新编麻醉技术与临床应用

朱云章　李涵葳◎主编

吉林科学技术出版社

图书在版编目（CIP）数据

新编麻醉技术与临床应用 / 朱云章，李涵葳主编
. -- 长春：吉林科学技术出版社，2019.5
ISBN 978-7-5578-5519-2

Ⅰ. ①新… Ⅱ. ①朱… ②李… Ⅲ. ①麻醉学 Ⅳ.
①R614

中国版本图书馆CIP数据核字(2019)第102481号

新编麻醉技术与临床应用

XINBIAN MAZUI JISHU YU LINCHUANG YINGYONG

主　　编	朱云章　李涵葳
出 版 人	李　梁
责任编辑	郑　旭　解春谊
封面设计	长春市阴阳鱼文化传媒有限责任公司
制　　版	长春市阴阳鱼文化传媒有限责任公司
幅面尺寸	185mm×260mm
字　　数	537 千字
印　　张	28
印　　数	1—300 册
版　　次	2019年5月第1版
印　　次	2020年1月第1版第2次印刷

出　　版	吉林科学技术出版社
发　　行	吉林科学技术出版社
地　　址	长春市净月区福祉大路5788号出版大厦A座
邮　　编	130021
发行部电话/传真	0431-81629530
储运部电话	0431-8605911
编辑部电话	0431-8162951
网　　址	www.jlstp.net
印　　刷	北京虎彩文化传播有限公司

书　　号	ISBN 978-7-5578-5519-2
定　　价	115.00元

《新编麻醉技术与临床应用》编委会

主 编

曹 蓉 赵 薇

朱云章 李涵葳 刘 冲

副主编

夏炳春 张 宏

余丽珍 赵东升 杨红梅

编委（按姓氏笔画排序）

朱云章	沈阳市骨科医院
刘 冲	贵州省人民医院
李涵葳	深圳市人民医院
杨红梅	四川省达州市大竹县人民医院
余丽珍	龙岩市第一医院
张 宏	深圳市人民医院龙华分院
赵 薇	自贡市第四人民医院
赵东升	深圳市眼科医院
夏炳春	四川省达州市大竹县人民医院
曹 蓉	成都市妇女儿童中心医院

前　言

　　麻醉学探讨的是一门生命机能调控、诊疗监测以及疼痛治疗的学科，对于病人减轻痛苦、维持生命都具有重要意义。而近年来，随着我国医学的发展与进步，人们对麻醉也越来越关注。有鉴于词，我们组织了一批具有丰富经验的专家学者在他们多年临床实践和潜心研究的基础上，并且参照当前麻醉医学领域大量文献资料，编写此书。中心希望本书在出版以后能够为临床上提供一些便利。

　　本书总体上围绕我国麻醉医学发展的重点领域展开，十分全面地阐述了麻醉医学技术的基本方法和专科应用，对临床上的麻醉医学具有十分积极的意义。因此，本书的重点内容总体上可以划分为两个部分，第一个部分是麻醉方法的介绍，主要有局部麻醉、椎管麻醉、吸入麻醉和静脉麻醉，并且探讨了危重病人的生命监测；第二个部分是专科麻醉医学的介绍，主要有颅脑手术麻醉、心血管麻醉、胸外科麻醉、骨科麻醉、妇产科麻醉、腹部手术麻醉、泌尿外科麻醉、五官科麻醉、儿科麻醉和老年患者麻醉。总体上，本书在内容选择上做到了丰富系统，同时注重实用性。在文字表达方面，力求简明扼要，通俗易懂。

　　本书在编写过程中，虽然对每一篇文字都经过反复的推敲，但是由于每一位编者在构思方式以及撰稿风格上的差异，而且由于本书时间仓促，难免会存在一些疏漏与欠妥之处，衷心希望诸位同道不吝斧正，以期再版时修订完善。

编者

2018 年 6 月

目 录

第一章　概述：现代临床麻醉的范畴

第一节　麻醉医学概述

麻醉学是研究消除手术病人疼痛，保证患者安全，为手术创造良好条件的一门学科。它是近代临床医学中的一门重要学科。现代麻醉学是临床医学发展最快的学科之一，其发展突破了麻醉原有的领域，包括对手术麻醉期间患者的生命活动和生理功能（如心跳、呼吸、血压和代谢）进行监测、调控和支持，已成为一门研究临床麻醉、镇痛、生命复苏及重症监测治疗的临床二级学科，是医院的一级临床科室。

一、麻醉工作的特点

1.重要性

实践已充分证明近代麻醉学在医学中的重要作用,特别是近 20 年来近代麻醉专业的巨大发展,对医院许多业务技术建设和救治危重濒死患者起着重大作用,手术禁区的突破。外科学的长足进步和危重患者病死率的降低等成就,无一不是在麻醉学的发展下获得的。这使麻醉学发展成为临床二级学科。

2.专业性

麻醉学是一门完全独立的、专业性极强的、理论性全面的学科。它集中了基础医学、临床医学、生物工程学及多种边缘学科中有关麻醉学的基本理论和工程技术,形成麻醉学自身的理论和技术体系,成为具有多学科理论和技术的综合性学科。其发展趋势是精细的专业分工和多学科的综合统一。麻醉专业是其他学科替代不了的。然而。随着医学科学的发展。麻醉专业与其他学科专业的关系将更加密切,在实践中互相促进,共同提高。

3.实践性

麻醉学是一门理论性很强的应用学科,更是一门实践性很强的学科。麻醉的各项专业知识和技术操作必须要过得硬。无论是麻醉操作。还是手术前、中、后患者的安全维护;无论是急救与生命复苏,还是疼痛治疗;无论是对解除患者痛苦,还是使生命起死回生等诸方面,都发挥着重要的独特作用,是其他科医师代替不了的。

4.机动性

麻醉学与急救医学密切相关,是一门研究死亡与复苏规律的学科。在一定意义上讲,麻醉科是一个急救性科室,突发性任务多,担负着医院内外的急救和复苏任务。在医院应急任务中,均少不了麻醉科医师,且都是接到命令后立即出发的紧急急救任务。

5.连续性

麻醉科又是医院里工作极其辛苦的科室,承担着紧张而繁重的手术麻醉任务,不分昼夜地开展平、急症手术麻醉、抢救危重患者的生命。麻醉科医师长时间不知疲倦地连续进行麻醉工作，常常是无上班和下班之分，既是无名英雄，又要担当极大的麻醉风险。

6.被动性

麻醉工作性质被动性强。一是手术患者的病情是复杂的，对药物的耐受性也存在着个体差异。二是对于外科手术一天有多少，急症手术到底什么时候来，手术患者的思想情况等，麻醉科医师知之甚少，不好预见，给工作带来很多困难和被动性。提高责任心，加强科学性，克服盲目性；增强计划性，以变被动性为主动性，做好麻醉工作。

7.风险性

麻醉科是医院中风险最大的科室，这是由麻醉科所承担的任务及工作性质所决定的。麻醉医师被誉为"生命的保护神负责着患者术中的生命安全，麻醉专业是医院的高风险专业，医疗事故及意外较多。麻醉医师要承受巨大压力，责任非常重大。无论复杂的大手术，还是简单的小手术，凡麻醉都具有危险性。因此，麻醉科医师必须加强学习，开阔思路，坚持制度，随机应变，克服各种困难；加强监测和观察，包括监测报警等新仪器的应用，控制手术患者的生命活动，以提高麻醉疗效。

二、麻醉工作的范围

麻醉学的内涵在发展中不断丰富、延伸、拓展，正向着更广泛的医学领域渗透，麻醉医师的工作已从手术室走到医院的各个科室，工作范围在不断扩大，任务日益繁重。

（一）手术麻醉

1.实施麻醉

这是麻醉科的最基本任务，消除手术疼痛，确保患者安全和手术顺利进行，以满足手术需要。

2.围术期管理

麻醉医师的工作贯穿在手术的全过程。麻醉前访视，与受术者沟通、交流，要对患者全身情况和重要器官生理功能做出恰当评估，并尽可能加以维护和纠正，这是外科手术治疗学的重要环节，也是麻醉工作的主要内容。麻醉期间要确保麻醉效果满意、安全、无痛；麻醉恢复期要迅速让受术者脱离麻醉状态，有效地预防术后疼痛，要防治恢复期并发症。

（二）管理麻醉恢复室和重症监护治疗病房（ICU）

在有条件的单位，麻醉科医师单独管理或和病室医师一起直接参与、共同管理。

（三）急救复苏

麻醉科是医院保障医疗安全的关键学科，麻醉科急救复苏和重症监护治疗的水平高低体现了医院的整体医疗水平。

1.参加抢救

平时应备好急救器材（用具及仪器），由值班麻醉医师协助各临床科及门诊的各种场所中的病人进行复苏及危重患者的抢救工作，并做好麻醉抢救复苏记录。

2.组织复苏

麻醉医师应充分利用所掌握的专业知识和技术，在各种场所的复苏抢救中发挥应有的作用。

（四）麻醉治疗

麻醉科开展疼痛门诊和病房。协助有关临床科室辅助治疗有关疾病。在麻醉的疼痛治疗中发挥专业优势。

1.协助有关临床科室开展医疗活动，如应用硬膜外麻醉治疗麻痹性肠梗阻、血管神经性水肿及胃肠功能紊乱等。

2.各种急慢性疼痛治疗，包括顽固性癌痛，可运用麻醉技术和镇痛性药相结合的方法治疗。

3.应用麻醉技术在产房进行无痛分娩。

4.在内镜检查、心导管检查、脑血管造影、放射介入治疗室、人工流产室及拔牙术等为病人镇静、镇痛，使患者在舒适的无痛苦的状态下进行检查、治疗。

（五）其他工作做好训练、科研等工作。

1.按分工负责麻醉记录单的整理、登记及保管工作。

2.麻醉机、监测仪器及药品的保管，麻醉后及时清洗麻醉用具，定期检查维修，及时更换失灵的部件，定期及时补充麻醉药品及氧气等，按规定管理。

3.规范化住院医师培训。对毕业实习生、麻醉进修生进行培训及技术指导。

4.协助处理体系单位的疑难麻醉工作。

5.负责本单位的麻醉基本知识普及和麻醉技术培训，为战时麻醉工作做好准备。

6.积极参加业务学习和科研工作，开展临床创新性临床研究等。

三、麻醉工作的阶段

对每例手术患者都分配一名麻醉科医师施行麻醉，围术期麻醉工作分为 3 个阶段。

（一）麻醉前准备阶段

加强麻醉科医师和患者的交流，有利于提高患者对麻醉和麻醉科医师的认识及了解。了解并调整患者各器官功能，使之处于最佳状态，与手术医师共同做好患者必要的术前准备。

1.术前会诊

主要涉及患者情况、手术特点、麻醉处理、生命复苏、呼吸管理、休克抢救、镇痛治疗及呼吸机使用等。

2.术前访视

手术前 1 天到病房，全面了解病情，阅读病历，检查患者，了解手术的目的，发现对麻醉构成威胁的因素，对实验室检查项目、生理指标、器官功能等做出正确估计。

3.特殊处理

了解患者治疗用药史及特殊病情，如过度肥胖、昏迷、休克等，应拟订相应应急防治措施，并于术前 1 天晚 9 时前向上级医师汇报。

4.麻醉准备

认真仔细地准备并检查麻醉用药、麻醉器械、监测仪器和急救设备等。

5.书写预案

将麻醉工作预案和术中治疗预案书写出来，贴到手术室墙上，以便沟通与实施。

6.麻醉前知情协议书

签字有关患者潜在的麻醉安全与危险，手术的益处及可能出现的异常情况，应实事求是地向领导、上级医师或家属交代清楚。提高患者对麻醉和手术的知情权，了解麻醉医师对保障手术安全所起的重要作用；了解本次麻醉情况，包括麻醉期间难免会发生的某些特殊情况及并发症，麻醉的危险性及意外。解释清楚并取得家属和患者的理解和支持后签字。知情同意是《医疗事故处理条例》中明确规定的必须执行的医疗程序。

（二）麻醉实施阶段

按照具体患者的麻醉工作计划和预案，正确执行麻醉操作规程，尽量减少或避免创伤。以保证麻醉效果和术中安全。

1.执行麻醉操作规程开放静脉，连接监测仪，检查麻醉机、氧气、吸引器、麻醉气体、气管插管盘。按计划实施麻醉诱导、穿刺、插管等操作，麻醉操作应稳、准、轻、快，严格执行麻醉操作规程。

2.保证麻醉效果与手术医师及手术室护士密切协作，积极为手术创造良好条件，使麻醉效果达到最佳状态，保证患者无痛、安全、安静、无记忆、无不良状态，并满足手术的特殊要求，如低温、低血压、肌肉松弛等。

3.严密观察病情严守岗位，不擅离职守，严密观察患者情况，掌握麻醉深浅和阻滞平面范围，持续生理监测，按要求记录呼吸、脉搏和血压等生命体征，认真记录手术步骤、患者术中反应、用药及其他特殊处理。如需要时定期检测血型、血气、电解质、血糖等。

4.正确处理生理变化调节和控制患者生理功能和生理活动，使其处于安全范围内，如采用人工呼吸、控制血压、体温等。必须在短时间内分析判断出各种剧烈生理变化，及时正确处理。防治并发症。

5.做好生理支持管理好术中输液、输血及治疗用药，维持酸碱平衡，调节输入速度及用量，保证静脉输液通畅，以便使患者更好地耐受麻醉和手术，手术主要步骤结束后，进入麻醉后期管理，逐渐减浅麻醉，使生理指标恢复到安全范围，并为术后康复创造条件。

6.是否保留麻醉导管手术结束后，即终止麻醉操作，让患者尽早脱离麻醉状态，根据病情考虑是否拔除或保留麻醉插管。

（三）麻醉恢复阶段

待患者生理指标稳定后。安全送回病房或麻醉恢复室，随访观察和完成麻醉总结。

1.认真交接班

决定送回时机后，亲自护送患者回病室、麻醉恢复室或ICU，认真向病室接班医师及接班护士交代术中情况、麻醉后注意事项，并提出有关术后治疗、处理及监测建议。如继续呼吸、循环功能支持、继续进行脑保护、术后监测及术后镇痛等。

2.随访观察

术后继续随访观察1~3d，协助预防和处理麻醉后有关并发症。

3.完成麻醉总结

全部麻醉工作完成后，应做好麻醉后的总结和记录单登记、保管工作。参加有关术后讨论，对于特殊和死亡病例，组织病例讨论，总结经验教训。

四、麻醉急救与复苏

非上班时间内急诊手术麻醉及危重患者抢救，由值班麻醉科医师负责处理。随时做好急诊手术的麻醉和抢救工作。一切处置要在安全的基础上实施，如果处理有困难时，立即报告上级医师。值班期间，严守岗位，随叫随到。需麻醉医师参与急救与复苏的危重濒死患者主要有以下种类。

1.呼吸功能衰竭如严重肺部疾病，成人呼吸窘迫综合征、中枢呼吸抑制及呼吸麻痹等。

2.呼吸系统急症有气道阻塞、窒息、呼吸停止（包括新生儿复苏）等。

3.气体中毒包括一氧化碳、毒气等。

4.休克包括低血容量性、心源性、分布失常性和阻塞性等休克。

5.循环骤停及复苏后治疗包括脑缺氧损害后遗症等。

6.药物中毒如吗啡、巴比妥、地西泮、有机磷和酒精中毒等。

7.肾衰竭如急性肾功能衰竭。

8.烧伤如大面积烧伤。

9.脑部疾病如脑外伤、出血和栓塞等。

10.意外事件如电击伤、溺水和窒息等。

11.严重心血管病如心肌梗死、心肌炎、冠心病及严重心律失常等。

12.自然灾害如地震等引起的挤压伤等。

五、麻醉医师的素质要求

（一）思想素质好

良好的思想素质表现在医德医风好，树立全心全意为患者服务的思想，发扬救死扶伤的精神；有高度的责任心；愿意献身于麻醉事业，艰苦创业，不争名利地位，甘当无名英雄，安心本职工作；遇到困难，敢于负责，勇挑重担，任劳任怨，不怕疲劳和辛苦，积极做好工作。

（二）资格认可

必须是受过医学教育和专门训练、有能力、被认可的医学专业人员。麻醉专业思想牢固，掌握唯物辩证法。既重视理论，又注重实践，养成分析的习惯，善于抓住主要矛盾。学会全面地看问题，对具体情况进行具体分析，正确处理一般和特殊的关系。

（三）医术精湛

包括丰富的临床经验和纯熟的操作能力。通过临床实践和不断学习、不断提高业务技术，熟练而灵活地掌握各项麻醉技能和操作能力。如气管内插管、硬膜外穿刺及神经阻滞等基本操作，掌握动、静脉穿刺术及中心静脉置管术。有条件的专科医院还应掌握肺动脉插管、经食管超声心动图、听觉诱发电位及脑电图等特殊监测方法，会使用电脑监测系统。能正确使用心脏起搏、除颤器。根据病情变化，对于围术期的安全维护、并发症诊断的及时性、处理的准确性、抢救技巧及动作的协调性及灵活性，以及各种用药的合理性等，都能达到掌握并运用自如。

（四）理论知识扎实

现代麻醉学是建立在基础医学和临床医学的广泛基础上的边缘性学科。麻醉科医师首先是一名全科医师，其次才是麻醉科医师，不仅要有熟练的麻醉技术和熟悉各种急救措施的临床工作能力，而且还要有扎实的基础医学知识和丰富的临床医学知识；要懂得内、外、妇、儿等一般临床医学知识，特别还应具有麻醉的解剖、生理、生化和药理等基础医学知识，以及先进的边缘学科知识，包括统计、微量分析、自控遥控、参数处理、电子计算机等知识；了解各种手术的主要操作步骤和对麻醉的要求，也了解一些内科疾患与麻醉的关系；不仅知识渊博，还须灵活掌握处理各方面的突发事件、高危事件的能力，也就是既懂科学，又有技艺；要不断学习国内的新知识和掌握新技术、新技能，还须学好外文，借鉴国外先进经验。根深叶必茂。

（五）严谨机敏

麻醉医师平时要注意养成严肃、严格和严谨的工作作风。在日常医疗、教学和科研工作中，养成对工作认真负责、一丝不苟的工作态度。工作中要有计划性和预见性，思维敏捷，能机敏地观察问题，及时发现，果断处理。对于麻醉和手术中常遇到的意外事件，既大胆又谨慎，紧张而有秩序，冷静沉着，避免慌张，既有心理和药物准备，又能正确判断和妥善处理。提高应付突发事件的反应能力，严防差错事故发生。

（六）沟通能力和团结协作

医师之间应有良好的同事关系，一项手术的成功，是许多人密切配合、通力合作的结果，是集体智慧和劳动的结晶。施行外科手术麻醉或抢救危重患者也不是一个人能完成的，需要各方面的相互配合，才能完成任务。麻醉科医师应及时与手术医师、上级医师和领导沟通，和科室的医师建立良好的合作关系。和外科医师术前协商，团结协作，术中主动配合，谦虚谨慎，虚心听取意见，遇到问题时，能坚持正确的意见和原则，又能虚心听取不同的意见，正确处理分歧意见，不断改进工作。

（七）钻研创新

重视调查研究，注意积累资料，认真总结经验教训，不断提高科学技术水平。借鉴他人的经验，运用先进的理论指导临床实践，实事求是地结合具体情况做好每一例麻醉。通过临床实践，不断提高认识。临床医疗工作是进行科研的基础，只要坚持不懈，不断开拓创新，就能总结出新经验，甚至提出新的理论学说，为我国麻醉事业的现代化作出应有的贡献。

（八）体魄强健

麻醉工作任务重，要有一定数量和业务能力强的麻醉队伍，且要有健康的身体。麻醉科医师要拥有很好的身体素质，才能够胜任长时间的连台手术麻醉工作。

（张宏）

第二节　麻醉科的组织结构、设备及常用药品

一、组织

1.科室设立

一般的综合医院应设立麻醉科。在省级以上医院的麻醉科内要建立麻醉实验室。

2.人员编配数量

麻醉医师人数必须与外科等手术科室的床位数、人员数以及手术台数相适应。县和市级医院手术台与麻醉科医师人数的比例，至少应达 1：1.5；省级医院及 500 张床位以上的综合性医院手术台与麻醉科医师比例，至少应达到 1：1.5~2.0。如成立麻醉恢复室或 ICU，则视床位和收治范围另行定编。教学医院按科内编制总数，每 10 人增加麻醉科

医师 1 或 2 人。另外需配备一定数量的辅助人员，包括技师、检验师等。

3.人员结构及职责

经过系统的专业训练，有较高的理论和技术水平。在职称方面，医师、主治医师、副主任医师和主任医师（医学院校则为助教、讲师、副教授和教授）都应有。麻醉科护士负责麻醉科药品和器械的管理，在麻醉科医师的指导下进行以技术操作为主的一般性麻醉管理，担任麻醉科医师的助手。各级麻醉人员均胜任工作职责。

4.基础设施

设有办公室、麻醉准备室、储藏室、实验室、男女值班室、麻醉研究室、麻醉恢复室和 ICU。

5.组织工作

形成医、教、研三者的统一体。不断应用医学新成果和麻醉新器械开展临床创新工作，发挥自己聪明才智，保证麻醉科整体医疗质量，提高麻醉安全性。

二、设备

1.麻醉给药设备

麻醉机包括普通麻醉机、多功能综合型麻醉机、微量注射泵等。

2.气管插管用具

包括喉镜、气管导管、套囊、管芯及各种接头等。

3.血压计

立式、表式和电子自动式等。

4.必备用品

如听诊器、手电筒、光源、麻醉记录台和吸引装置等。

5.各种穿刺针

包括神经阻滞、腰椎穿刺和硬膜外等穿刺针，硬膜外导管。

6.全麻附件

如麻醉面罩、开口器、舌钳、通气管（道）、滴瓶、钠石灰罐和简易呼吸器等。

7.监测设备

无创性血压计、脉搏监测仪；有创性血流动力学监测仪；脉搏血氧饱和度监测仪；呼吸末 CO_2 浓度监测仪；神经肌肉阻滞监测仪；电子测温监测仪；心电图监测除颤仪（应附有示波、起搏、除颤和记录装置）；呼吸容量测定仪和神经刺激仪等。

8.支持器材

氧气、自动充气囊、人工呼吸机；纤维光束喉镜或纤维支气管镜；针头、注射器、套管针等。

9.需配备的设备

在有条件的单位。麻醉科应有以下配备：生化血气分析仪；呼吸气体分析仪；脑电图机；热交换器等。

10.其他

电冰箱、温度计等。

三、常备用药

（一）麻醉药

1.吸入麻醉药

氧化亚氮、氟烷、恩氟烷和异氟烷、地氟烷和七氟烷等。

2.静脉麻醉药

硫喷妥钠、地西泮、咪达唑仑、羟丁酸钠（γ-OH）、氯胺酮、丙泮尼地、羟黄体酮酯钠、阿法多龙、依托咪酯和丙泊酚等。

3.局部麻醉药

可卡因、普鲁卡因、丁卡因、利多卡因、丁哌卡因、辛可卡因、氯普鲁卡因和罗哌卡因等。

4.肌肉松弛药及对抗药

琥珀胆碱、筒箭毒碱、戈拉碘铵、氨酰胆碱、泮库溴铵、哌库溴铵、阿库氯铵、阿曲库铵和维库溴铵、罗库溴铵、杜什溴铵、米库氯铵等肌松药的拮抗药有新斯的明、依酚氯铵、加兰他明、吡哆斯的明等。

5.镇痛药及对抗药

吗啡、哌替啶、芬太尼、舒芬太尼、曲马朵、瑞芬太尼、美沙酮、丁丙诺非、喷他佐辛、烯丙吗啡、纳洛酮、丙烯左吗喃和纳曲酮等。

6.降压药

硝普钠、樟磺咪芬、硝酸甘油、三磷腺苷、尼卡地平、六甲溴铵、酚妥拉明、拉贝洛尔和乌拉地尔等。

7.镇静催眠药

苯巴比妥钠、异戊巴比妥钠、戊巴比妥钠和司可巴比妥。

8.神经安定药

氯丙嗪、异丙嗪、乙酰丙嗪、氟哌啶醇、氟哌利多等。

（二）急救药

1.抗胆碱药

阿托品、东莨菪碱等。

2.强心药

毛花苷 C、毒毛花苷 K 和地高辛等。

3.升压药

肾上腺素、去甲肾上腺素、异丙肾上腺素、麻黄碱、甲氧明、间羟胺、氨力农、去氧肾上腺素、多培沙明和多巴胺等。

4.中枢兴奋药

尼可刹米、咖啡因、洛贝林、野靛碱、多沙普仑、二甲弗林、戊四氮和哌甲酯。

5.抗心律失常药

普萘洛尔、美托洛尔、艾司洛尔和维拉帕米等。

6.扩冠药

亚硝酸异戊酯和硝苯地平等。

7.止血药

酚磺乙胺、氨甲苯酸和巴曲酶等。

8.纠酸药

碳酸氢钠、乳酸钠等。

9.脱水药

甘露醇、山梨醇等。

10.利尿药

呋塞米、依他尼酸等。

11.抗高血压药

硝酸甘油、乌拉地尔、可乐定、利血平、硝普钠和尼卡地平等。

（三）其他常备药

1.晶体液

生理盐水、复方氯化钠、平衡盐液、氯化钾、氯化钙、葡萄糖酸钙、镁剂、高张溶液等。

2.大液体

如葡萄糖类。

3.抗凝血剂

肝素、枸橼酸钠和华法林等。

4.激素类

氢化可的松、地塞米松等。

5.血浆代用品

右旋糖酐、羟乙基淀粉、明胶制剂、聚明胶肽等。

麻醉药品和精神药品按"四专"加强管理，即专人、专柜加锁、专册登记、专用处方。

（张宏）

第三节　麻醉学现状及展望

一、临床工作

临床麻醉、疼痛治疗、外科重症治疗和急救复苏是麻醉学科医师承担的基本临床工作。我们有可观数量的临床病例，我国的麻醉科医师在颈丛和臂丛神经阻滞、椎管内阻滞、腰硬联合阻滞和全麻复合硬膜外腔阻滞等方面积累了丰富的临床经验。靶控输注全凭静脉麻醉，特别是瑞芬太尼等药靶控输注以及闭环靶控输注等方面，我们处于世界领先水平。我国某些重点医院建立的麻醉信息管理系统，能够自动采集术中患者的各项主要生命体征、记录麻醉管理信息、完成麻醉科临床资料的自动管理和实现麻醉学专家咨询系统在线服务，达到了临床麻醉的现代化管理水平。

但是，对于我国大量的临床麻醉资料，丰富的临床麻醉经验，还缺乏完整、系统和深入地总结和报道，更加缺乏多中心、大样本、循证医学指导下的临床麻醉研究。我们已经有基本临床麻醉操作、常见疾病麻醉、镇痛技术和疼痛治疗的规范，但是我们还没有覆盖面广、涵盖重症疾病、包括各种最新治疗手段的临床麻醉、疼痛治疗的相关指南，使得我国麻醉学的临床工作水平差异很大，从整体水平而言，与世界上发达国家相比，存在较大的差距。我国是世界上最大的发展中国家，人口众多，尤其是基层医院和边远地区医疗设施配备不足及医务人员缺乏，麻醉科则较其他临床各科相对落后，麻醉与围术期并发症和死亡率仍然较高。因此。我们要继续努力提高麻醉安全性，改善术后恢复质量和转归，最终为降低麻醉和围术期并发症和死亡率贡献力量。

中华医学会麻醉学分会第九届和第十届委员会已经努力制定、完善和推广我国临床麻醉、疼痛治疗及相关指南，今后我们将逐步建立和完善我国临床麻醉数据库，全面落实我国临床麻醉规范，全面制定我国临床麻醉及相关指南，为缩小我国麻醉学与世界先进水平的差距而努力。

二、教学和培训工作

我国医学院校建立麻醉学住院医师培训制度已有多年，培养了相当数量的麻醉学住院医师，他们已经成长为我国的麻醉学主治医师或副主任医师，承担着我国临床麻醉、疼痛治疗和外科重症治疗以及麻醉学教育的重任。但正规接受麻醉学住院医师培训的麻醉科医师，占我国从事临床麻醉医师的比例不大，远远达不到临床麻醉的需求，也就是目前在我国有相当部分从事临床麻醉、疼痛治疗的医师，并没有接受正规、系统的麻醉学住院医师培训，他们经历的是医学院校毕业后，师傅带徒弟、自学成才的成长之路。可喜的是近几年来成都、上海和北京等大城市已开始实行麻醉学住院医师2~3年的正规培训制度。

另一个普遍存在的问题是没有充分认识到临床麻醉、疼痛治疗和外科重症治疗是实践性很强的学科，对患者病情认识不清楚或不全面，差错或失误，都可能给患者造成伤害，甚至引起患者的死亡。目前将理工科培养人才的模式，机械地移植到麻醉学人才的培养之中，麻醉学住院医师和麻醉学研究生培训混为一体，毕业论文对他们似乎是更直接、更明确的考核项目，他们议论和思考的更多是如何在影响因子高的SCI期刊上发表研究论文。因此，他们在接受麻醉学住院医师培训和同时完成研究生学业时，很难全力以赴地去了解患者可能存在的并发症，钻研、掌握这些并发症对麻醉的影响以及围术期应该对其处置的原则，他们可能时时想的是实验和论文，很难让他们脑子里装满各类需要临床麻醉的患者，这样培养出来的麻醉学医师，难于承担起全面提升我国临床麻醉学水平，实现与世界全面接轨的重任。

临床麻醉的有创性和高风险性，要求对于每一位初学者认真培训、严格考核，否则不能够让他独立地处理患者。为此，发达国家建立了麻醉学模拟人培训中心，麻醉学住院医师在完成各阶段培训课程后，必须通过麻醉学模拟人考试，才算正式结业，取得麻醉学住院医师培训合格证。我国至今麻醉学模拟人培训中心还未建立或很不完善，与世界麻醉学先进水平存在相当的差距。

我们必须充分认识到我国在麻醉学医师培训方面存在的严重不足，在上级部门的直接领导、关心和支持下，尽快在全国范围内健全麻醉学住院医师培训基地，完善麻醉学住院医师培训内容和考核制度，建立麻醉学医师再认证制度，获得上级部门的理解和资金支持后，建立麻醉学模拟人培训中心，再经过几代人的不懈努力，提高麻醉学教学质量，全面提升我国临床麻醉、疼痛治疗和外科重症治疗的水平。

三、科研工作

在 45 届美国麻醉学医师协会年会上，Rovenstine Lecture 的演讲者 Reves 教授介绍了美国麻醉学科从美国国立卫生院获得的研究经费是在众多医学学科中处于倒数第二位，仅强于全科医学。他分析形成这种状态与麻醉学科较为年轻、发展太晚有关；另外，与临床麻醉中主要问题和麻醉药物的毒性问题基本得到了解决有关；还与麻醉科医师临床工作量较大，麻醉科主任和主治医师对确定完成重大、系统麻醉学相关课题的研究，申请国家级科研经费重视不够等有关。我国麻醉学的科研工作，近几年里有了长足的发展，高质量的科学研究论文，陆续在世界知名杂志上发表。获得国家自然科学基金的研究项目数迅速增加。据统计自 1999~2009 年共获得 250 项国家自然科学基金，且 11 年中获资助项目数逐年上升。自 1999~2008 年中国大陆麻醉科医生发表 SCI 论文共 1143 篇，且 10 年中发表论文数目迅速增长，分别发表在 88 种不同的期刊上，期刊影响因子从 0.29 到 6.238。但是，和其他学科相比，仍有较大的差距，还很少能承担国家重大科研课题。麻醉相关并发症和死亡率虽已经显著下降，由于麻醉失误引起术中患者死亡已属罕见，然而，手术后的并发症和死亡率仍然居高不下。我们在积极开展麻醉药物作用机制和器官保护研究的同时，应该积极努力，深入地开展对术后全身炎症综合征和术后认知功能障碍等手术后相关并发症的研究，充分认识手术后死亡的相关原因，竭尽全力为降低围术期并发症和死亡率而努力奋斗。

麻醉学科在医院中的重要作用以及在社会上的影响也日益增长。但是由于我国幅员辽阔，医疗单位星罗棋布，县级以上综合性医院就有 16000 余所，发达地区和一般地区，教学医院、城市大医院和基层医院麻醉学发展很不平衡，医疗水平悬殊。而且大学本科毕业的麻醉科医师数量不够多，还有许多基层医院主要是大专医务人员从事麻醉工作，住院医师的培训也不规范。与世界先进国家相比，即使是大医院的研究工作也有很大差距，全国整体麻醉学水平尚需进一步提高，传承历史，发展未来，任重道远，任务还十分艰巨，仍需我们继续努力奋斗。

（张宏）

第二章 麻醉质量控制与安全

第一节 麻醉质量控制与管理

通过管理提高安全和效率是科学化和系统化医疗服务质量管理的重要体现。持续质量改进是遵循"计划-实施-评价"的循环管理模式。实施有效的持续质量改进计划的步骤为：①通过群体调查确认严重事件和并发症，选择指标，设立质量管理目标；②找出发生问题的原因；③制定相应的改进措施；④采取一定方法推进这些措施的实施；⑤监测实施改进措施后的结果。

实施持续质量改进的关键在于优化整个系统和程序，可能涉及麻醉科的结构管理、麻醉过程管理和麻醉质量的结果管理。质量改进必须成为麻醉医师每日日常工作的组成部分。

一、麻醉质量控制发展历史

质量就是满足消费要求的能力。提高医疗服务质量是以当代的知识和能力，最大限度地满足医疗消费者（患者及其家属）的要求。对接受医疗服务的消费者来说，医疗服务质量就是以最少的花费产生最好的医疗结果，承担最小的损害和并发症的风险。质量控制起源于工业生产，医疗质量控制是在工业质量控制的基础上发展起来的。1960年，由 Donabedian 和 Codman 将工业质量管理的理论应用于医疗质量管理。美国医疗机构认识到实行医疗质量管理的必要性，并且直接将相关的质量管理理论应用于现代医学领域。美国最主要的医疗质量管理组织是医疗机构评审委员会（Joint Commission on Accreditation of Health care Organizations，JCAHO）。JCAHO 对质量管理的理念也经历了逐步发展和不断完善的过程。随着社会的发展和公众对麻醉要求的提高，从单纯的医疗质量考虑显然还不能满足当今医疗消费者的要求，因此，麻醉质量的评估要与医疗服务质量，尤其是患者的舒适度和满意度密切结合。

麻醉工作范围已不局限在临床麻醉，已扩展到急救、重症监护治疗、心肺脑复苏、疼痛治疗等，麻醉科已经发展为临床二级学科。随着麻醉工作范围的扩大，与麻醉学科发展密切相关的麻醉质量管理在越来越受到麻醉界、医疗行业乃至社会关注。

我国麻醉学科质量管理工作也是逐渐发展起来的。1989年浙江省最早成立麻醉质量控制中心，随后天津、上海、安徽、山东等省市相继建立了麻醉质控中心，至今卫计委也成立了全国麻醉质量管理和改进中心，各省市自治区也已经全部建立了麻醉质控中心。麻醉质控中心为提高麻醉质量和麻醉安全性，提高患者满意度和降低麻醉风险，起到了行业监管的积极作用，并进行了广泛的交流，以期在为患者提供更高水平的医疗服务和努力实现麻醉质量全面管理的同时，推动麻醉学科的整体发展。

二、建立有权威性的质控机构

权威性的质量管理机构是实行质量管理的必要条件。质量管理机构不仅要通过医疗行政主管部门授权和专家的学术地位获得管理的权威性，还应该通过定期发布公正的质控评审信息来巩固和发展管理机构的权威性。麻醉质控中心通过制定麻醉学科标准，发布麻醉质控信息，为麻醉医师和医院服务。这不仅有利于麻醉质量的提高，也有助于麻醉学科的发展。同时，对于高风险的麻醉学科来说，提高麻醉质量、增加麻醉安全和降低麻醉风险的受益者不仅仅是患者，也包括医院和麻醉医师。

麻醉质量控制中心的主要任务包括：①制定麻醉规范，包括麻醉科人员结构、设备要求、操作规范和流程，促进麻醉技术水平的提高和学科的发展，通过适当的行政指令，完善麻醉学科建制；②开展督察活动，实施标准化、规范化、科学化管理，开展室内、室间质控活动，进行科学评估；③加强麻醉科队伍建设，培训麻醉人员，开办专门学习班，提高麻醉医师的专业能力和综合素质，开展业务指导；④开展调查研究，收集相关数据资料，详细调查医院麻醉科的人员编制、科室建制、麻醉设备和麻醉工作统计等，并从调查结果分析中把握现状，针对薄弱环节，提出改善质量管理的计划；⑤领导和组织各医院的麻醉科参加麻醉工作的质量控制体系，建立质控网络。实行全面覆盖，应该充分利用现代信息技术，开发和推广麻醉质量管理软件系统。经过信息化处理获得的麻醉质量信息，将有助于全面提升麻醉质量管理水平。

麻醉质控中心需建立专家委员会，委员会要有权威性和广泛的覆盖面，设立办公室，并设专职或不脱产工作人员（如秘书等），以便进行日常工作。

各医院麻醉科须设立质量控制小组，麻醉科质量控制小组应有相应的工作制度，须制定年度工作计划，定期召开质量控制小组会议并有开展工作记录，开展麻醉质量评估，将麻醉并发症的预防措施与控制指标作为科室质量与安全管理与评价的重点内容。同时建立科室麻醉信息系统，并以此为麻醉科质量控制的技术平台。麻醉科质量控制小组应对涉及麻醉质量的相关结果指标建立年度统计档案，并对各项结果指标不断改进和提高。

三、麻醉质量控制环节

（一）结构管理

结构指提供医疗服务的各种设置，通常包括人员、设备及其组织形式。麻醉学科的结构则包括麻醉科的建制、麻醉医师的数量和素质、开展的业务范围和工作量、麻醉仪器及监测设备、手术室和麻醉恢复室的规模设置、麻醉科的各项规章制度等。麻醉结构管理就是要求符合各项麻醉基本标准的管理，也是实施麻醉质量管理的基础。

实施结构管理的初期，要确定质量管理地对象和范围，进行基础调查，通常是对麻醉结构的内容进行调查。调查可根据不同的项目，采用不同形式如建立月报表或年报表的形式，定期调查有利于比较分析。对调查结果的分析并以此为依据，制定必要的计划和采取有针对性的措施。在实施计划的过程中要跟踪检查结果，使麻醉学科的结构建设不断完善。

1.工作环境

实施麻醉及其相关的工作环境包括住院手术室和门诊手术室；在手术室外场所实施麻醉或镇静，包括内镜麻醉、无痛分娩、无痛计划生育手术、导管室、CT/MRI检查室、放射治疗室、介入、MECT（无抽搐电休克治疗）、口腔科门诊内无痛诊疗操作等；麻醉科门诊主要工作内容有麻醉前患者体格检查，准备及风险评估，麻醉前会诊或咨询，出院患者麻醉后随访，麻醉相关并发症诊断和治疗；手术室内须设置麻醉后恢复室，承担患者麻醉后的恢复和监护管理工作。麻醉后恢复室应设置在紧邻手术区域，并靠近手术转运通道。麻醉后恢复室床位与手术台比例不低于1∶3；在开展非住院手术的医疗机构，宜设置离院前恢复室，为患者离院做准备；有条件的医疗机构，应在手术室内设置麻醉前准备室，建立疼痛门诊和疼痛病房；此外须在手术室区域内设立专用的药品储存间、耗材储存间、专用设备储存间，以及办公室、值班休息室、教学示教或会议室。

2.人员

麻醉科医师及相关人员的数量需与麻醉科开展业务范畴、手术台数、手术医生数量、年手术总量和手术台周转情况相适应。总体人员配备的最低要求应同时可满足手术室内麻醉、手术室外麻醉、麻醉科门诊、麻醉后恢复室、疼痛门诊、疼痛病房、体外循环、科研和教学工作对人员数量的需求，同时满足主治医师负责制的要求。手术室外麻醉、麻醉科门诊和疼痛门诊，至少配备有主治医师（含主治）以上麻醉科医师。麻醉后恢复室根据工作量应配有麻醉科主治医师、医师和护士。

从事临床麻醉及相关工作的医护人员资质要求必须具有相应的资格证书、执业证书；医技人员具有相应专业技术职称证书。独立从事临床麻醉工作的医师应为主治医师以上职称（含主治）的麻醉科医师。按照医疗机构的分级实行相应的麻醉科医师资格分级授权管理制度，并落实到每一位麻醉科医师。麻醉科医师资格分级授权管理必须严格执行、无超权限操作情况。定期对麻醉科医师执业能力进行再评价和再授权，并有相关记录。

3.设备

管理所有麻醉相关设备须有准许证件，仪器设备应定期检查，按要求对设备进行定标和质量控制。有麻醉设备出现故障时的应急预案和措施，确保患者安全。每一个手术间、手术室外麻醉场所必须配备以下设备和设施：供氧装置、麻醉机、多功能监护仪（血压、心率、心电图、脉搏血氧饱和度）、气道管理工具、吸引器、简易人工呼吸器、应急照明设施等。全身麻醉需配备呼气末二氧化碳监测仪。婴幼儿、高龄、危重患者、复杂疑难手术应配备体温监测及保温设备。每一个麻醉治疗区域均须配备急救设备并保证功能完好，包括抢救车、困难气道处理工具、除颤仪等。

麻醉后恢复室须配备如下设备，麻醉机或呼吸机（至少一台）、吸引器、急救车、气道管理工具、简易人工呼吸器等。每张麻醉后恢复室床位须配备吸氧装置、监护仪。

根据开展临床麻醉特色、特殊手术和患者病情的实际情况，还需选择必要的专用设备，如有创血流动力学监测仪、心排血量监测仪、呼吸功能监测仪、体温监测及保温设备、肌松监测仪、麻醉深度监测仪、麻醉气体监测仪、血气分析仪、自体血回收机、出凝血功能监测、血细胞压积或血红蛋白测定仪、渗透压检测仪、血糖监测仪、超声定位引导装置、经食管心脏超声设备、神经刺激器、纤维支气管镜、处理气道困难的装置、转运危重患者专用转运呼吸机和监护仪、麻醉机专用消毒机等。

（二）过程管理

过程就是为了实现既定目标的工作程序，即医疗的活动顺序和相互协调。过程管理是对遵循指南或者诊疗常规实施麻醉工作的实际过程的监管。应该明确定义和详细说明所有的过程，并且将过程记录在科室的质量管理手册上。过程管理是整个质量管理中最为重要的环节。好的过程管理是获得好结果的必要保证。围术期不同层面的过程管理分为术前、术中和术后三大部分。①术前管理包括：术前访视及病情评估、患者知情同意、麻醉实施方案制定、特殊准备和伴随疾病的处理等；②术中管理包括：麻醉监测、麻醉实施和麻醉记录；③术后管理包括：麻醉后恢复、术后随访、并发症处理和重大事件讨论及报告等。

1.麻醉科制度

重点制度应包括（但不限于），麻醉科医师分级授权管理制度、三级医生负责制、麻醉前访视与讨论制度、患者知情同意制度、麻醉风险评估制度、麻醉前准备和检查制度、病历书写规范与管理制度、麻醉操作管理制度、手术安全核查制度、麻醉交接班制度、死亡和重症病例讨论制度、麻醉科院内感染管理制度、麻醉不良事件无责上报制度、危重患者抢救制度、临床用血管理制度、人员培训和准入制度、仪器设备维修保养制度、麻醉用具消毒保管制度、药物器械准入制度、新技术和新项目准入制度、毒麻药品管理制度等。

建立科室突发事件和危机处理流程、制度和预案，及时有效处理各种意外事件。制定相应的逐层呼叫机制，科室成员需提供应急通讯方式。确保麻醉科应急预案与其他科室及医院应急预案的衔接。

2.麻醉操作标准和指南

麻醉标准是实施麻醉时，对于麻醉医师、麻醉设备以及麻醉场所等提出的基本要求。麻醉指南是对各项具体麻醉工作的指导和建议。标准和指南的共同目的都是用来指导做正确的事情以及将正确的事情做好。标准和指南的根本区别在于：指南是应当执行的，而标准是必须执行的。

标准和指南的制定是以历史回顾和现状分析的信息为基础，根据需要和可能性，确定标准或指南的项目名称，再结合临床的效果评估和应用价值，制定出各项麻醉标准或指南。美国麻醉医师协会（ASA）在1969年发表第一本实用指南，并且在1986年出版了第一套严格的麻醉标准。这些标准包括：围术期最低限度的监测，手术室外麻醉场所的基本要求，仪器检验和麻醉后监护等。ASA还出版了特殊领域的实用指南，如：围术期急性疼痛治疗，成分输血疗法，癌性疼痛治疗，困难气道处理，围术期经食管心脏超声，肺动脉插管，非麻醉医师实施镇静和镇痛的要求等。这些标准和指南特别强调围术期的生理监测并且已经对临床麻醉产生明显影响。随着社会的进步，标准和指南也需要不断发展。标准和指南的发展依据是标准和指南对临床作用的结果。必要时，就应该根据新的论证结果修订标准和指南。因此，ASA的麻醉指南每年都在发展和更新。

国内安徽、江苏、上海等不少省市已经出版了麻醉诊疗常规或操作规范，卫计委目前正在组织编写麻醉操作技术规范。操作规范将涉及麻醉的准备和操作，全身麻醉（包括吸入麻醉、静脉麻醉和静吸复合麻醉）的诱导、维持和恢复，常用神经阻滞麻醉和椎管内麻醉的实施规范。各级人员须在技术规范指导下开展相关临床麻醉工作，建立技术规范的培训制度，并有相关培训记录。

3.麻醉前质量控制

麻醉安排需根据临床麻醉医师资格分级授权管理规定、手术种类、麻醉难易程度、患者状况、麻醉科医师的技术水平及业务能力予以合理安排。实施手术风险评估制度，于术前对患者进行评估，分析麻醉和围术期间可能发生的问题和防治方法，拟定麻醉方案，并填写术前访视评估记录。对患者全身情况和麻醉风险进行分级，可参考美国麻醉医师协会"ASA体格情况分级"对患者进行评定。对择期疑难病例，手术科室应提前请麻醉科会诊或共同进行术前讨论。

知情同意是在医疗活动中医疗机构及其医务人员将患者的病情、医疗措施、医疗风险等如实告知患者或亲属并且得到患者或亲属认可同意和签名的过程。麻醉科医师应向患者或亲属说明拟定麻醉方法、监测方法、有创操作、术后镇痛方法、自费项目、可能发生的并发症和意外，以及所采取的预防措施和备选麻醉方案等。知情同意也包括患者需要在充分知情的情况下，对自己疾病的诊断、治疗做出选择，参与医疗决策。麻醉知情同意书应该特别强调：①努力使患者亲属理解所有麻醉都有可能发生并发症和损伤，在极少情况下可能发生原因明确的或不明确的意外死亡；②记录已经与患者或亲属充分讨论了麻醉的危险，以及改变麻醉方式的可能性。知情同意既体现了患者的应有权利，也是对医师职业的正当保护，有助于医生与患者的沟通，减少医疗风险。

术前访视患者时若发现特殊疑难情况，应有逐级上报和讨论制度。对高危或麻醉处理十分复杂的病例，应于术前向医疗管理部门报告。根据手术要求、患者身体状况、本单位设备条件并考虑患者权益，选择合适的麻醉方式，制定麻醉计划，包括意外情况处理预案。

麻醉设备准备要求每一例麻醉均应常规准备麻醉机、监护仪、氧气和吸氧装置、吸引器，并根据手术和麻醉的需求，可准备其他相关设备。设备按要求开机、检测，调整相关参数。对所有接受麻醉的患者全程监测脉搏血氧饱和度和心电图，无创或直接动脉血压。

建立手术安全核查与手术风险评估制度与流程，并确实履行"三步安全核查"。实施麻醉前、手术开始前和患者离开手术室前，麻醉科医师、手术医师和手术室护士对包括患者信息等安全事项进行三方核对，填写《手术安全核查表》。

4.麻醉过程中质量控制

实施麻醉时，应严格执行诊疗规范和技术操作常规。任何情况下均须确保患者气道通畅和有效通气，包括自主呼吸和人工通气时。所有接受全身麻醉的患者必须辅助供氧。按照计划实施麻醉，变更麻醉方法需有明确的理由，并获得家属知情且记录于病历/麻醉单中。术中严密观察患者，关注手术进程，随时与术者保持有效沟通。按照要求填写麻醉知情同意书、麻醉术前访视记录、手术安全核查表、麻醉记录单和麻醉术后访视记录等医疗文书。出现并发症或意外情况，应按麻醉前准备的预案采取必要的救治措施，并及时汇报和求助，全力保证患者安全。

良好的医疗记录不仅是患者诊治过程的记载，也是医师的自我保护手段。医疗记录不当将导致难以预料的后果。麻醉医师术中的主要医疗记录是麻醉记录单。必要时，有些麻醉工作可以记录在病史的病程录中。麻醉记录单应按照病历书写规范记录，至少应包括：ASA分级、每5min的生命体征监测记录、使用的其他监测、使用的液体、药物的剂量和使用时间。如果麻醉过程中发生事件，应该以叙述形式记录发生的事件，发生的时间，处理的过程，处理的转归。以及在场的相关人员。各种记录应该内容相符。记录应该及时，不能涂改，记录如有错误可用附加说明的方式更正。

5.麻醉后质量控制

要求所有患者麻醉后均应在适当场所进行恢复，严格麻醉恢复室管理，确保麻醉后恢复期患者安全，恢复室应有必要的监测设备、抢救设备和药品；应按床位数配备有资质的麻醉科医生和经过专业培训的麻醉科恢复室护士；建立健全麻醉恢复室各项规章制度；须有麻醉恢复室患者转入、转出标准与流程。在恢复室继续对患者进行生命体征监测，并根据情况给予氧气治疗，密切观察，预防和处理相关并发症，如意识和精神障碍、呼吸抑制、循环波动、疼痛、恶心呕吐、伤口出血等。患者在离开恢复室前，应由麻醉科医生进行评估。建立术后镇痛管理相关制度和规范，及时调整剂量，确保镇痛效果，同时，预防和处理相关并发症，尤其是对呼吸和循环的严密监测，早期发现问题和及时治疗并发症，加强麻醉恢复室管理，是确保麻醉安全的重要环节。

术后需要较长时间连续监测生命体征的患者应转送至重症监护室进行监护治疗。患者转入重症监护室由麻醉科医师、外科医师、手术室护士共同转送。患者进入恢复室应交班，交接内容包括血压、心率、脉搏血氧饱和度、呼吸、意识、术中情况等，并对患者入室情况进行共同评估。

术后根据不同情况对患者进行术后随访，重点关注麻醉并发症和恢复情况。

四、结果管理

结果管理是对反映结果的指标进行测量和分析，并经过反馈，进一步改进过程管理中存在的问题。

指标是测定一个机构功能、工作程序和结果的工具。指标也相当于提示需要进行质量改进评审的标志。对于发生率低的重大事件如硬膜外麻醉后的截瘫，只有通过大样本调查确定的发病率才有意义。发生率较高的指标如硬膜外穿破后头痛可以直接用率来表示。当采用发病率或死亡率作为测量指标来评估质量结果时，应该进行多因素分析，如：年龄、性别、ASA分级、疾病严重程度和伴发疾病、手术时间（通常作为外科手术的严重程度）和急症状态。对于影响指标结果的临时变化因素[例如：不同患者数的变化、手术和（或）麻醉技术改变、麻醉操作者的类型]也须再评价。

结果测量中，质量项目的定义必须标准化，宜采用量化指标衡量结果。在结果管理中，建立数据库是非常必要的。数据库资料必须定义明确，采样合理。麻醉数据库收集的内容包括麻醉总量、麻醉种类、手术种类、急症手术、ASA评级分类、术后疼痛治疗、麻醉复苏室人数、术前访视率、知情同意率和术后随访率等统计资料，以及围术期死亡、各种不良事件等发生率。此类统计通常采用月报制度。通过数据库资料分析，可以跟踪质量变化。应该将麻醉指标跟踪逐渐引入麻醉质量的检查和评审过程中。各医院根据指标测量系统要求向数据库提供各指标的数据。数据库将向各医院提供相应的质量信息，包括从其他医院获得的比较数据，医院可以利用这些信息监控和改进自身医疗质量。

（张宏）

第二节　麻醉质量管理标准

一、全麻后气管拔管操作常规

手术结束后拔除气管或支气管导管，操作虽较简单，但必须考虑拔管的时机、方法、程序，防止拔管后发生误吸、喉痉挛和通气不足等不良后果。具体要求如下。

（一）拔管指征

首先分析麻醉全程中使用的镇静、镇痛、肌松药的情况，包括应用次数、总量和最后一次用药距离术毕的时间。

无术后即刻并发症，自主呼吸恢复，循环稳定，潮气量、每分通气量、脉搏氧饱和度（不吸氧）属正常范围，咳嗽反射、吞咽反射恢复正常，呼唤有反应能睁眼，最好能完成指令性动作再考虑拔管。必要时应测血气做参考。

（二）拔管方法

拔管前先将气管内、口、鼻、咽喉部存留的分泌物吸引干净，气管内吸引的时间一般每次不宜超过 10s，否则可导致低氧，可按间歇吸引、轮换吸氧的方式进行。可用药物抑制拔管反应。

一般拔管应先将吸引管前端略超出导管前端斜口，注意避免刺激患者引起呛咳。放入后将吸引管与气管导管一同徐徐拔出，也可在人工膨肺或令患者吸气时拔除气管导管。

拔管困难在过浅麻醉下拔管，偶尔可发生因喉痉挛而将导管夹紧，不能顺利拔管的情况。为避免造成严重的喉损伤，可先充分供氧，等待喉松弛后再拔管，必要时可给琥珀胆碱 0.5mg/kg，过度通气数次后拔管，然后立即用面罩控制呼吸，直到肌松作用消失。

（三）其他特殊情况

（1）麻醉仍较深，咳嗽、吞咽反射尚未恢复，必须先设法减浅麻醉。评估药物代谢过程，估计药物代谢时间已超过，可考虑用催醒药或肌松拮抗药。待诸反射恢复后再行拔管。

（2）饱食患者要谨防拔管后误吸，必须等待患者完全清醒后，再采取侧卧头低体位拔管。

（3）颜面、口腔、鼻腔手术后如存在张口困难或呼吸道肿胀者，也应等待患者完全清醒后再慎重拔管。

（4）颈部手术，尤其是甲状腺切除术有喉返神经损伤或气管软化塌陷可能者，拔管前宜先置入喉镜（或导引管），在明视下将导管慢慢退出声门，一旦出现呼吸困难，应立即重新插入导管。

（四）拔管后监测与处理

导管拔出后的一段时间内，喉头反射仍迟钝，故应继续吸尽口咽腔内的分泌物，并将头部转向一侧，防止呕吐误吸；也可能出现短暂的喉痉挛，应予面罩吸氧，同时密切观察呼吸道是否通畅，皮肤、黏膜色泽是否红润，通气量是否足够，脉搏氧饱和度是否正常，血压、脉搏是否平稳等；拔管后必须观察 10min 以上，并在麻醉单上记录拔管后生命体征情况的各项数据。遇有异常情况，应及时处理并报告上级医师或科主任。

二、麻醉患者转出手术室标准

一旦手术结束，麻醉医师应依据手术麻醉期间患者总体情况的评判，参考麻醉前评估以及手术结束时患者实际所处状态优劣，特别是呼吸、循环、意识水平等要素观察结果，迅速对患者能否转出手术室及其去向（如送回原病房、转入麻醉后恢复室或重症监测治疗室）做出客观、正确的决断，使患者能安全度过手术麻醉后恢复期。

（一）麻醉后患者恢复情况评定

除了集中对呼吸、循环、肌张力和神志方面进行评定外，还应结合不同麻醉方法的特点，有所侧重，尤其是注意有无严重麻醉并发症发生。

1.全麻患者恢复情况（包括气管内麻醉和静脉麻醉者）

手术结束患者拔除气管导管前和（或）停止静脉注射麻醉药后，可通过计分法评定患者麻醉后恢复程度和质量，对恢复缓慢者可进行必要的治疗，如肌松药的拮抗或继续予以呼吸支持等。麻醉恢复情况评分可参照以下标准（表2-2-1），恢复最好者为9分。

表 2-2-1　全麻后恢复评分

体征	临床表现	评分
神志	完全清醒/睁眼/交谈	4
	浅睡状态/有时睁眼	3
	呼唤时睁眼	2
	对夹耳或痛刺激有反应	1
	无反应	0
呼吸	按指令张口/深呼吸/咳嗽	3
	能保持呼吸通畅/无有意识咳嗽	2
	特定的体位下能保持呼吸道通畅	1
	需保留气管导管/放置通气道	0
肌力	能按指令抬高/活动肢体	2
	无意识的肢体活动	1
	无肢体活动	0

2.椎管内麻醉患者恢复情况

一般情况下若能在椎管内麻醉下顺利完成手术，且麻醉平稳、效果良好的患者，术后会在短时间内从麻醉状态下完全恢复过来。但鉴于术后短时间内椎管内麻醉药及术中麻醉辅助药的残余作用，尤其是对那些麻醉管理困难，术中呼吸循环功能变异较大的患者，手术结束时要对其麻醉恢复情况作出正确评估，特别要注意麻醉并发症的出现，做到早发现、早治疗。应注意观察下列体征、症状：①低血压状态；②呼吸抑制、费力或主观上有气促感；③恶心、呕吐危险性；④尿潴留；⑤麻醉平面过高；⑥神经根或脊髓损伤征兆，肌力弱及肢体活动差；⑦血管损伤椎管内血肿形成迹象，硬膜外导管折断或拔管困难；⑧神志异常或严重头痛；⑨局麻药毒性或过敏反应；⑩ECG异常。

3.神经阻滞麻醉患者恢复情况

临床上常采用的神经阻滞包括颈丛神经（深、浅丛神经）阻滞、臂丛阻滞（肌间沟法和腋路法）以及坐骨神经、股神经阻滞等。通常在实施这些麻醉技术时，若注药过程中或注药后短时间内患者无不良反应（如局麻药过敏或中毒，误入血管内等），且安全平稳地度过手术期，手术结束后往往麻醉药作用已基本消失，即便有麻醉药的残余作用也不会对患者术后恢复构成大的威胁。尽管如此，麻醉医师仍须在手术结束时认真评定患者麻醉恢复情况，尤其要注意有无下列征象：①麻醉平面过广，麻醉药误入椎管内造成高位硬膜外阻滞或"全脊麻"；②局麻药过敏体征；③喉返神经损伤或麻痹，表现为声音嘶哑；④霍纳综合征；⑤锁骨上法臂丛神经阻滞时损伤胸膜顶造成气胸；⑥椎动脉、腋动脉和颈内动脉损伤造成局部血肿或出血；⑦术后肢体、肌麻痹渐进性加重或长时间恢复不良，往往提示神经损伤。

（二）麻醉后转送普通病房标准

绝大多数患者手术结束后被送回原病房，即普通病房。在那里他们将接受一般的护理和监测，度过手术麻醉后恢复期。鉴于普通病房的工作性质、人员及硬件设备的配置，无法对麻醉后需严密观察或监护的手术患者提供更高层次的诊疗服务。因此，麻醉医师应于手术结束时根据患者实际情况（生命体征、麻醉状态的恢复等）及医院的现有条件，决定患者去向，确保其恢复期安全。术后麻醉患者能否送回普通病房，其标准可参考生命体征稳定程度和病情总体状况两方面加以评判。

1.根据生命体征稳定程度评定

可将患者术后生命体征（血压、心率、呼吸）稳定程度大致分成四级，粗略衡量麻醉患者是否达到转送普通病房的标准。

I级：生命体征稳定，无须经常观察病情或麻醉恢复情况，也不需行有创监测的患者。

II级：术后生命体征稳定，但为防止意外而须予以某些必要监测（如脉搏氧饱和度监测）和治疗（如吸氧）的患者。

III级：生命体征虽稳定，但仍需行有创监测（如中心静脉压、桡动脉测压等），且麻醉处于较深状态需加强护理的患者。

IV级：生命体征明显紊乱（如低血压，心律失常等）和（或）受麻醉药残余作用影响较明显，必须严密监测和治疗的患者。

I~II级患者可送回普通病房，对于III级患者普通病房难以满足其监测及严密观察病情变化的要求，IV级患者切勿送回原病房。

（三）根据病情总体情况评定

手术结束时麻醉患者，若总体情况能达到下述标准，即可直接送返普通病房。

1.一般情况

神志清楚，定向力恢复，能辨认时间和地点，能接受指令性动作；肌张力恢复或接近正常；平卧位抬头能持续>5s；无急性麻醉和（或）手术并发症，如呼吸道水肿、神经损伤、内出血、恶心和呕吐等。

2.循环

血压、心率稳定，末梢循环良好；心电图无明显心律失常和（或）ST-T改变。

3.呼吸

呼吸道通畅，保护性吞咽及咳嗽反射恢复，无须安放口咽或鼻咽通气道，通气功能正常，能自行咳嗽并排出分泌物；$PaCO_2$在正常范围或达到术前水平，PaO_2>70mmHg，SpO_2>95%。

4.其他方面

胸或肺X线片无特殊异常，尿量>25ml/h，血浆电解质及血球压积（HCT）测定值在正常范围内。术中最后一次应用麻醉性镇痛药或镇静催眠药无异常发现，且已观察>30min。

凡手术结束麻醉患者能达到：①醒觉和警觉状态，能辨认时间、人物和地点；②血压、脉搏平稳，或血压虽比麻醉前低，但不超过20mmHg（收缩压>90mmHg）；③能做深呼吸和有效咳嗽，呼吸频率和幅度正常；④能自动或按指令活动四肢或抬头；⑤末梢循环良好，皮肤红润、温暖等。皆可直接送返原病房。

（四）麻醉后转送 ICU 标准

1.转送条件

鉴于手术、麻醉及病情等诸多因素，有些患者须送往 ICU 进行严密监测和治疗，主要涉及：①手术复杂且时间冗长，病情较重且麻醉管理困难的患者；②心内直视手术后的患者；③手术麻醉中或术后有严重并发症者；④术后患者全身情况不稳定，需严密观察的患者；⑤严重创伤或大手术后需监测重要器官功能者；⑥休克或心衰患者需行心血管功能支持疗法者；⑦急性呼吸功能衰竭、麻醉前呼吸功能差术后需予以机械通气呼吸支持者；⑧败血症、中毒，水、电解质、酸碱严重失衡者；⑨器官移植手术麻醉后者；⑩手术麻醉期间曾发生严重心律失常或心搏骤停者。

2.注意事项

术毕转运必须由麻醉科的主治医师和（或）住院医师与外科医师同时参加。需注意以下事项：①手术结束后，再一次记录血压、心率、中心静脉压，以确保循环平稳；②检查简易呼吸器是否完好；③保护好气管插管及动、静脉通路，以防脱出；④持续动脉压监测，将动脉测压"0"点固定在平患者左房水平的肩部。在连有连续动脉压示波下搬动患者，必要时连同心电图监测一起搬床，搬床后循环平稳再撤除连续动脉压示波并开始压力表测压；无连续动脉测压者搬床后，必须再测至少一次无创血压；⑤用血管活性药的患者，应选用充电良好的微量泵，最好能停用扩血管药；⑥搬床后观察动脉压，如血压降低，不能运送患者，应加快输血或调整血管活性药物，使循环平稳后方可转送患者；⑦断开麻醉机，接简易呼吸器时必须立即检查胸部是否正常起伏；⑧运转患者途中由外科医师和工人在推车前方拉车、开门等，麻醉科医师在推车后方（患者头部处）保证充分通气，必要时简易呼吸器应连接氧气袋或氧气钢瓶；⑨运送患者途中经常观察动脉血压、患者面色、脉搏；⑩为减少运送时间，应提前传唤电梯等候；⑪必要时应由巡回护士从恢复室推复苏床到手术室接患者，以减少搬动；⑫到达 ICU，在搬床前后仔细观察血压变化并做相应处理；搬床后首先连接呼吸机，并观察患者胸廓活动及呼吸机工作状态；⑬搬运后无特殊情况时严禁干扰 ICU 护士工作，最好在一旁仔细观察患者的呼吸和循环；禁止将患者转到 ICU 床上后急急忙忙交班，测血压后回手术室；⑭要求 ICU 护士首先连接经皮脉搏氧饱和度，连接压力传感器并观察血压及读数，再连接心电图导线，观察心律及心率；⑮根据循环情况与恢复室医师商讨并适当调整血管活性药及血管扩张剂需入量；⑯口头交班：a.患者姓名、诊断、手术名称；b.术中主要经过穿刺、诱导、插管、放血量、转流时间、阻断时间、心肌保护、复跳情况、血管活性药及血管扩张药的应用情况；c.转流后血钾、血球压积、尿量、肝素中和情况及转流后 ACT；d.输血种类、数量及补钾情况；e.动、静脉通路及用液情况交班；f.特殊情况交代：起搏器、IABP、过敏及处理；g.呼吸道压力、双肺呼吸音、神志、双侧瞳孔、心脏血管活性药物使用情况、肛温、胸腔引流情况。

完成麻醉单总结之后，交主治医师总结签字。最后将原始页放入病历，复印页留做术后随访用。主治医师对每例由自己负法律责任完成的麻醉必须对住院医师呈交的麻醉前探视单、麻醉记录单、各种处方、收费单和住院医师培训基本内容登记表进行认真检查后签字。

（五）麻醉后转送麻醉后恢复室标准

原则上麻醉后恢复室是所有麻醉患者术后转出手术室的第一站。在恢复室中经过一段时间观察，根据患者麻醉恢复情况和病情的轻重程度，再决断患者去向，即直接送返普通病房或转送 ICU。但限于现有的医疗设施条件，目前我们仅将那些既达不到 ICU 收治标准且回普通病房又有一定危险的手术后麻醉患者，术后送至麻醉后恢复室。即麻醉药、肌松药和神经阻滞药作用尚未完全消失，易发生呼吸道阻塞、通气不足、呕吐、误吸或循环功能不稳定等并发症者；全麻气管导管尚未拔除，呼吸功能恢复不良及小儿全麻尚未完全苏醒者，需在麻醉恢复室进行监测和处理。待患者完全脱离麻醉状态且整体情况稳定后，再转回普通病房。

麻醉后恢复室常规能提供的监测和治疗措施包括：①鼻导管或面罩吸氧，短时间辅助呼吸或机械通气呼吸支持；②SpO$_2$、ECG、尿量及体温监测；③输血、输液，纠正水、电、酸碱平衡失调；④至少每隔 10~15min 测定并记录一次生命体征（血压、脉搏、心律、呼吸频率和神志）恢复情况；⑤体腔引流量及引流液性质的观察；⑥连续应用血管活性药和（或）抗心律失常药；⑦气管插管、拔管，或更换气管导管；⑧深静脉（颈内静脉、锁骨下静脉、股静脉）穿刺置管；⑨周围动脉（桡动脉、足背动脉）置管测压；⑩术后镇痛。

（六）麻醉后患者回普通病房交接班内容

手术麻醉后患者送至普通病房时，责任麻醉医师应以书面（麻醉记录单）和（或）口头方式向值班医师及病房护士详细交班，内容主要包括五个方面。

1.一般资料

患者姓名、年龄、性别、所采用的麻醉方法及最终所施手术名称。

2.术中麻醉管理

所用麻醉药种类，麻醉性镇痛药和肌松药的总量及最后一次用药时间和剂量，肌松药拮抗药种类，以及其他用药情况（包括术前用药、抗生素、利尿药、血管活性药等）、失血量、输液、血量和尿量。

3.术中特殊情况

是否出现过险情、重大变化或不良反应，处理经过及结果；生命体征变化趋势以及重要实验室检查结果。

4.恢复期应注意的重点问题

（1）估计手术麻醉后有可能出现的并发症。

（2）目前存在的问题及应采取的治疗措施。

（3）可耐受的生命体征范围。

（4）可能发生的心肺问题以及必要的检查（包括胸片、动脉血气分析等）。

5.病房

需准备的仪器、设备如氧气、吸引器、血压表和其他监测仪器。

（七）麻醉恢复期并发症防范

尽管患者已达到送返普通病房标准，但并不能说患者已完全摆脱了麻醉药的残余作用对机体的影响，加上手术创伤对机体的严重损害，机体自身调控能力及抵御外界因素干扰的能力大大削弱。术后患者有可能出现迟发性并发症，若忽视必要的观察，有时后果也相当严重。术后麻醉恢复期最常见的并发症如下。

1.呼吸系统

通气量不足，气道阻塞，低氧血症，高碳酸血症，呕吐、误吸，支气管痉挛，呼吸窘迫综合征。

2.循环系统

低血压和（或）休克，高血压，心律失常，CHF，甚至心搏骤停。

3.其他

继发性出血，凝血功能障碍，弥漫性血管内凝血（DIC），水、电解质及酸碱平衡失调，肝、肾功能衰竭，颅内压升高。

三、门诊患者手术/麻醉后离院标准

通常情况下，门诊患者手术后均需在恢复室（或观察室）内留观一段时间，使患者安全度过恢复期。一般来说，区域麻醉或局部麻醉手术患者术后恢复期较短，而全身麻醉、椎管内麻醉以及镇静程度较深的患者术后恢复过程较长。患者在恢复室留观期间应有专职护理人员管理，麻醉医师负责诊断和指导治疗，同时给予患者吸氧，监测 ECG、SpO_2。直到患者达到并符合离院标准，经麻醉医师认可后方可离院。

（一）总则

门诊患者手术麻醉后的一项特殊要求就是能尽快离院，而患者能否离院则要依据综合评估做出正确的判断，主要有生命体征、

并发症、神志、创面渗/出血、生理反应能力及功能、消化道症状（恶心/呕吐）、疼痛控制程度以及心血管功能稳定与否等情况。对情况严重或复杂的病例，非但不能尽快离院，必要时还应收住入院，进一步观察、治疗。离院标准（表 2-2-2）。

表 2-2-2　麻醉后离院评分表

观察项目	测试水平评分	
生命体征	（要求稳定在术前水平） 血压和心率波动在术前基础值	
	<20%	2
	20%~40%	1
	>40%	0
活动水平	（要求恢复至术前水平）	
	步态平稳，无头晕	2
	需要搀扶	1
	不能行走	0
恶心呕吐	（离院时仅有轻度恶心、呕吐）	
	轻度：经口服药治疗有效	2
	中度：经肌肉注药治疗有效	1
	重度：需连续反复治疗	0
疼痛	（要求无痛或仅有轻度疼痛） 疼痛程度患者能接受，口服用药能止痛， 且疼痛部位，类型及范围与手术相符合	
	是	2

	否	0
外科出血	（须与手术预期失血量相符）	
	轻度：无须更换敷料	2
	中度：需更换 2 次敷料	1
	重度：需更换 3 次以上敷料	0

（二）门诊患者术后允许离院的标准

1.主要包括

（1）患者意识和定向力恢复。

（2）肢体的感觉和肌张力恢复正常。

（3）呼吸、循环功能正常。

（4）坐起或走动后无明显眩晕、恶心或（和）呕吐。

（5）闭眼站立时无摇摆不稳现象。

也可参考麻醉后离院评分系统，凡累计总分>9 分者，皆符合离院标准。

（三）小儿门诊手术麻醉后离院标准

门诊小儿手术要求术后患儿能迅速恢复，早期活动，以便尽早离院。

1.离院标准

（1）充满活力，无呼吸抑制，能经口进饮，无严重恶心、呕吐。

（2）咳嗽及咽喉保护性反射恢复。

（3）能达到同龄组儿童行走活动能力，无眩晕。

（4）留观察期间知觉状态良好。

2.除此之外，小儿离院需有人护送回家，同时留下住址和（或）通信地址（电话号码），以防离院后出现并发症。

（四）其他需注意的问题

全麻或椎管内麻醉后患者，尽管已达到离院标准，但仍需有人陪伴回家，以防意外。并要求患者：①至少 24h 内不得饮酒、驾车和操作复杂机器或仪器，不得参与工作讨论和决策；②饮食从少量清淡流质开始，逐渐增量，以不出现胃胀、恶心或呕吐为原则；③伤口疼痛，3 个月以内婴儿无须用镇痛药，较大儿童或成人可服水杨酸类止痛片或哌替啶。

四、麻醉记录单填写标准

麻醉记录是临床麻醉工作中一个不容忽视的环节，麻醉者必须对患者在麻醉手术过程中的情况与变化、采取的处理措施及术后随访等全过程做出及时、真实、确切的记录。麻醉记录不仅有助于确保临床麻醉准确，总结经验教训，提高麻醉技术水平，也为临床麻醉教学、科研提供极为宝贵的第一手材料；此外，还是举足轻重的法律依据。因此，麻醉记录的优劣是临床麻醉质量考评的重点之一。

（一）总的要求

1.及时

麻醉术前小结要按时完成记录，麻醉中的管理记录在麻醉中完成；麻醉小结应在麻醉结束 24h 内完成；麻醉后应随访 72h，每次随访须立即记录。

2.准确

按实查结果，准确无误，实事求是记录原始数据和\过程，记录"符号"必须按麻醉记录单左侧样板，切勿自设"符号"。

3.清晰

字体工整，字迹清楚，字的大小不应超出格子。

4.完整

每一项目必须有内容或"未查""/"，不能有空格。

5.一致

正副页记录必须一致。

（二）麻醉前访视记录

1.病史复习

首先详细复习全部住院病史记录，然后有目的地追寻与麻醉有关的病史。

（1）主诉现病史：了解发病以来的症状、体征及演变过程，治疗用药及效果，特别注意了解与麻醉用药有相互作用的一些治疗用药的时间、剂量。

（2）既往史及个人史：了解个人嗜好，有无吸服麻醉毒品成瘾史，有无长期使用安眠药史，有否怀孕等，特别注意与麻醉有关的疾病，同时追问曾否发生过心肺功能不全或休克等症状。

（3）麻醉手术史：做过哪些手术，用过何种麻醉药和麻醉方法，麻醉中及麻醉后的情况，有无并发症或后遗症。

（4）过敏史：有无药物（包括麻醉药）过敏史。

2.全身情况

体检、化验、特殊检查。通过视诊观察患者有无发育不全、营养障碍、贫血、脱水、发绀、发热、消瘦或过度肥胖，注意体温，测定血压、脉搏、呼吸、体重、身高、ASA评级，了解血、尿、粪、出凝血系列等常规检查及特殊检查的结果。针对与麻醉实施有密切关系的器官和部位进行重点复查，包括呼吸系统、心血管系统、脊柱、颈部、口腔和体表器官。对拟施复杂大手术的患者，或与常规检查有明显差异者，或合并有各种内科疾病时，尚需进一步做有关的实验室检查和特殊功能测定，必要时请有关专科医师会诊，商讨进一步的术前准备措施，按会诊要求做好记录。

3.术前评价

根据麻醉前有关访视结果包括病史、体检和实验室资料，全面了解手术患者的全身状态和某些特殊病症；明确全身状态和器官功能存在哪些不足，麻醉前尚需做哪些积极处理；明确器官疾病和特殊病情的危险所在，术中可能出现的并发症及其防治措施；结合手术类别，对患者接受本次麻醉和术的耐受力进行综合分析和评价，简明扼要地填写在病情估计栏内。

4.麻醉前用药

麻醉前为减轻患者精神负担和完善麻醉效果，在麻醉前预先给患者使用某些药物。常用的麻醉前用药有：①镇静和催眠药；②麻醉性镇痛药；③神经安定；④抗胆碱药；⑤抗组胺药。药物的种类、剂量、用药时间和途径的选择应根据病情、手术方式、麻醉方法等选择，总的要求是希望药效发挥最高峰的时间，恰好是患者被送入手术室的时间，并记录药名、剂量和效果。

（三）麻醉中管理记录

1.一般项目

（1）全身情况：根据 ASA 分类标准评级和急诊或择期上划"V"。②麻醉用药：要根据体重或体表面积计算，对危急或不能站立的患者，凡无法作体重测量者，简单的做法是询问患者或作大致的估计，填写"约 XX kg"，虽准确性差些，但也实用；不过对择期及小儿患者必须强调测量体重并记录。③体温、血压、脉搏、呼吸：指术前接近手术麻醉时最近的测量值，便于术中对照；体温用℃、血压为 kPa（或 mmHg）、脉搏呼吸为 bpm，术中血压脉搏呼吸每 3min 或 5min 测量 1 次。④临床诊断：记录需手术的疾病诊断和其他并存的疾病诊断。

（2）麻醉药记录：麻醉用药（可简单）名称、浓度，而用药时间、每次用量、吸入药浓度时间、静脉用药滴速应填写在记录单上；诱导用药可写在麻醉期用药量栏内。

（3）监测：结果数值写在记录单上方所标时间部位下。

（4）术中吸氧及体位改变记录在：记录单上方所标时间部位下。

（5）呼吸机应用呼吸机必须在记录呼吸处写明潮气量、频率、气道压力等参数。

（6）输血输液有两格，供两路静脉开放应用。注明输液名称、剂量、滴速，标明起止时间，↓5%GS500ml↓；输血要标明成分、血型、数量、起止时间，如↓AB 型全血400ml（或血浆 200ml）↓。

（7）附记：此栏填写治疗用药和手术关键操作，书写格式为横写。

（8）麻醉剂总量：是指整个麻醉过程的总用药量，按所列剂量单位表示。

（9）麻醉方法：连硬、侧入（直入）、穿刺间隙 $L_{1~2}$、针深（cm）、置管方向（如↑↓），全麻如清醒鼻腔插管静脉复合加吸入麻醉，快诱导插管静脉复合麻醉。

（10）麻醉效果评价分级评定。

（四）麻醉后医嘱

根据麻醉种类和病情开出麻醉后医嘱。

（五）麻醉总结

1.患者入室后麻醉前，生命体征和精神状态。麻醉前用药是否达标，并做出评价。

2.找出麻醉操作中的优势、缺点和存在的问题，特别对操作困难获成功或失败加以分析总结，以便提高和改进。

3.麻醉过程中对手术的意外或特殊要求的配合情况，如手术方案改变或遇到损伤重要器官，对呼吸、循环系统等有直接影响，麻醉是如何配合处理的，效果如何。

4.通过麻醉中监测手段了解术中液体进出量（输血、补液，出血、尿量）、麻醉深浅的判断、供氧等情况，以及术中各种药物施予的处理是否合理，尚有哪些不足之处有待改进，有哪些优点需加以肯定，可作重点分析；应监测的项目是否已实行并记录。

5.对术中出现的各种并发症或意外的原因、处理和效果，应做深入分析和讨论。

6.根据麻醉深度、镇痛、肌松、控制内脏牵拉反应、呼吸、循环系统变化，对麻醉效果做出客观评价。

7.出手术室患者情况按各种麻醉的特点简述之，如全麻患者的反射恢复情况、清醒程度、肌张力的恢复情况及呼吸、循环系统的稳定情况等，椎管内麻醉术终麻醉平面等。

8.总结本次麻醉中的经验教训，最后交代需术后特殊随访或留置硬膜外导管止痛等。

（六）术后随访记录

常规在麻醉后访视 3d，写明访视时间，对神经、呼吸、循环、消化、泌尿系统进行逐项观察；如果发现并发症应继续随访，记录有关资料，并会同手术医师共同分析病情和共同处理，直至患者痊愈；有严重并发症者应向麻醉科上级医师或科主任汇报，随访时应根据麻醉方法、手术种类及患者手术中情况有重点地进行，并作详细记录，特别要强调的是对并发症出现时间、持续时间、采取措施与效果等要详细记载。

1.全身麻醉

（1）气管插管后并发症，查鼻、齿、口腔、咽喉有否损伤，有无声嘶、咽痛、喉水肿、咽炎、声带麻痹、皮下气肿、纵隔气肿、咳嗽、痰液堵塞等。

（2）开胸手术可了解有无肺不张、继发性肺炎、张力性气胸等，胸腔引流情况亦须记录。

2.椎管内麻醉

（1）记录麻醉作用消退时间，有无出现感觉异常。如出现触痛、温度、震动或体位异常时，增强者用"感觉过敏"、减弱者用"感觉减退"做记录，并记录发生时间、持续时间、范围及处理效果。

（2）了解穿刺点有无红肿、压痛或其他感染征象。

（3）下肢活动情况及肌力，注意有无出现马尾综合征。

（4）记录头痛部位、发作时间、持续时间，体位与头痛关系，有无并发恶心呕吐，是否颈项强直、头晕，听视觉情况，有无复视；脊麻后如果出现与体位无关的持续性头痛、颈项强直与呕吐，提示有脑膜刺激征，应密切随访。

（5）有无尿潴留。如已经导尿，要记录时间与次数，是否需要留置导尿管。

3.颈丛、臂丛阻滞

（1）记录麻醉作用消退时间和有无感觉异常。

（2）呼吸是否正常，有无胸闷及持续时间，有呼吸异常如何处理。

（3）上臂活动情况。

（4）在循环系统方面无论何种麻醉随访时均应进行检查、观察。对有关情况如低血压、心动过缓，与缩血管药有关的持续性高血压或心动过速均应记录，对麻醉前有血管疾患者更应引起注意。

（张宏）

第三节 麻醉风险管理与麻醉医疗事故

一、麻醉风险管理

麻醉区域是个不安全的地方，所有的麻醉均存在一定的风险。麻醉科医师要时刻警惕，严格执行安全操作规程，防止出现不良后果或发生任何事故，达到保护患者、保护自己的目的。

（一）麻醉风险

1.麻醉致死率

麻醉的安危是重要课题。关系到围术期患者的安全。麻醉的危险性体现在麻醉致死率和麻醉致病率。麻醉死亡，国内外尚无明确定义。一般认为，在麻醉过程中，由于各种相关因素，如麻醉药物、麻醉方法和管理等的影响，使病人的重要生理功能发生失代偿或生命体征不稳定，导致病人死亡，称之为麻醉死亡。其发生率如下。

（1）国外：1980 年以来，麻醉致死率为 1：1 万，并有下降趋势。不同国家报道麻醉死亡不同。美国为 0.9：1 万，英国 1：186056，法国 1：13207，澳大利亚 1：2.6 万。最近报道为 1：10 万。

（2）国内：无麻醉死亡调查，从上海、武汉和沈阳等地数据看，稍比国外高。1：1万~1.5：1 万。最新报道四川大学华西医院（过去 5 年里）1：5 万。

2.麻醉死亡原因

（1）与麻醉相关因素

1）麻醉器械故障，造成死亡和身残，包括麻醉机故障、气源搞错、喉镜失灵、氧导管堵塞、吸引器负压不大、监测仪和除颤器故障、供氧和供电中断等。

2）麻醉药过量。

3）术前患者准备不够和麻醉选择不当。

4）术中、术后监测不严密或失误。如缺乏循环、呼吸监测。

5）麻醉管理不当和处理不及时。如麻醉中低氧血症、高碳酸血症、误用麻醉药或治疗用药、输液过多、急救药品、器械准备不足及搬运动作过大等。

6）患者本身疾病引起。如心脏病、高血压病、糖尿病和肝硬化等。

7）手术意外失误，如大出血、创伤和误伤等。

8）过敏和特异质反应。

（2）麻醉中突发事件

1）急性气道堵塞：窒息死亡，如甲状腺次全切除、气管插管误入食管、导管脱出气道。

2）脑血管意外：高血压危象致脑卒中。

3）内分泌意外：术中恶性高热、肺栓塞等。

4）迷走神经反射：如常见的胆心反射、眼心反射等。

5）骨粘剂反应：如骨水泥中毒或过敏反应。

6）手术操作意外：误伤大血管出血。

7）麻醉并发症：如气胸、心脏压塞、心律失常、动脉破裂等。

（二）麻醉意外的防治

在麻醉致死原因中，不少是可以避免的，关键是要树立预防为主的思想。

1.麻醉风险因素

（1）病人因素：是麻醉医师麻醉思维和决策的主要因素。高危人群麻醉风险高于一般病人，急症手术病人麻醉风险比择期手术病人更是明显增加。

（2）麻醉因素：麻醉本身就是风险。麻醉医师的能力和麻醉科的设备优劣都可能成为麻醉风险的主要因素。

2.加强防止麻醉意外意识训练

针对以下原因，以高度责任心，主要是加强预防，增强防患于未然意识，减少意外发生。

（1）使用药物不严格：主要是麻醉药物本身的风险。用后未严格观察，未能事先发现苗头，失去抢救时机。

1）药物过量：不能掌握各种药物的浓度、用法和用量等。①全麻药用量大，全身麻醉过深，静脉全麻药剂量过大或注射速度过快；②局麻药用量过大，如2%利多卡因局部浸润>10mg/kg 或>7mg/kg；③两种以上药物间的协同或强化作用；④辅助用药量大，如自主神经阻滞药、升压药用量过大。以上情况未能及时发现和处理，均可发生危险。

2）药物过敏反应：发生率硫喷妥钠 1∶2.9 万~3.1 万，丙泊酚 1∶300 万，琥珀胆碱、筒箭毒、泮库溴铵 1∶5000。盐酸普鲁卡因，青、链霉素等抗生素，右旋糖酐，羟乙基淀粉。明胶制品。细胞色素 C，输血等，均可发生过敏反应。

3）药物变质：如硫喷妥钠等变质。

4）患者用药禁忌：如脑外伤及颅内压高时应用吗啡。颈部炎症或呼吸道梗阻使用硫喷妥钠。甲亢患者使用肾上腺素。

5）错用药物：配制时装错药液。标签写错药名。使用时看错药名或不懂药物的性能而盲目应用。输错血型。用错氧气，如误将氮气为氧气吸入等。

（2）麻醉机械故障：未及时发现和处理麻醉时的机械故障，导致缺氧、窒息、心跳呼吸骤停。

1）人工呼吸无效：应用肌松药后，人工呼吸无效，导致低氧血症。

2）钠石灰失效：使二氧化碳蓄积，出现高碳酸血症。

3）麻醉机出现故障：如阀门、活瓣、流量表、蒸发罐失灵等各种故障。

4）导管管道失误：导管及管道扭曲、漏气、导管连接处脱接或导管脱出声门裂。

5）呼吸机失灵。

（3）患者因素：麻醉医师要认识麻醉时的患者生理功能失常，认识高危人群。

1）呼吸功能障碍：最常见的是对呼吸系统疾病估计不足而发生失误，引起严重后果。①呕吐物、异物、分泌物等阻塞气道或导致支气管痉挛；②通气量不足及吸入氧气不充足，中枢抑制、椎管内麻醉平面过高，体位不当，人工控制呼吸不得法等而吸入氧不充足；③肺循环障碍，如肺水肿及肺充血等。

2）循环功能障碍：受麻醉药等因素的影响，或麻醉医师操作不当，心血管功能发生变化。①失血量补充不足，术前准备不够，或术前病情了解不细，致术中严重低血压和休克；②心衰；③肾上腺皮质功能不足；④输血过量。

3）代谢紊乱：临床上最常遇到代谢严重紊乱的患者，稍不注意易发生失误。①体液丢失，如中暑或高热；②呼吸性和代谢性酸血症和碱血症；③电解质失调，如高血钾、低血钾和低血钠。

（4）麻醉选择不当或失误：麻醉方法或药物选择不当或失误，增加患者痛苦，甚至危及患者生命。

1）椎管内麻醉适应证过宽：脾破裂误诊肠穿孔，或休克患者未补充血容量，而选用椎管内麻醉，致严重低血压和休克。

2）违犯用药禁忌：哮喘患者等使用硫喷妥钠等，诱发哮喘发作。

3）违犯麻醉选择禁忌：肠梗阻患者用开放点滴麻醉，诱发呕吐物误吸，甚至窒息、死亡。

4）术前诊断失误或准备不足：张力性气胸未做闭式引流处理，就仓促进行气管内插管和施行正压控制呼吸。

5）麻醉用药选择失误：颈部血肿、巨大包块压迫气管，使气管扭曲移位，麻醉诱导错误地使用了琥珀胆碱等。

（5）责任性因素：麻醉科医师业务水平过低引起，一些麻醉事故是可以避免的。

1）判断错误：全麻误深为浅，血压高误认为低而处理。

2）缺乏识别能力：缺氧及 CO_2 蓄积不能及时识别。

3）输液量识别错误：输血输液过多反误为液体补充不足。

4）掌握麻醉深浅失误：不会辨别麻醉深浅，只会深麻不会浅麻。

5）使用肌松药失误：误认为肌松药碘季铵酚不会影响呼吸（指不抑制呼吸），在不做气管内插管，又不做辅助呼吸的情况下使用之，引起严重呼吸抑制。

6）麻醉操作失误导致气胸：过于相信颈路（肌沟法）臂丛阻滞并发症少，不知会有并发气胸的危险，在应用时不注意、不慎重而损伤胸膜引起气胸。

7）血细胞比容过低：抗休克时过分强调平衡盐液的使用，使之用量过多、速度过快致使血液过度稀释，造成氧含量减少，而引起肺水肿和呼吸困难综合征。

8）催醒并发症发生：东莨菪碱静脉复合全麻时，应用催醒宁等药催醒时引起血压过低，脉搏过慢，未能及时发现和处理。

9）体位性损伤失误：手术中肢体受压过久，或过度外展牵拉造成肢体压伤，或引起臂丛等神经麻痹，或坐骨神经麻痹。

10）麻醉后截瘫：椎管内麻醉消毒不严格，不符合卫生学要求，或误用未经消毒的药品、器材引起脑脊膜炎或硬膜外脓肿等严重感染。

11）椎麻后神经并发症：椎管内麻醉穿刺时位置不正确，偏向一侧，穿刺引起脊神经根机械损伤；或出现触电感后，未停止麻醉操作，仍持续进针或置入导管，盲目操作致使肢体麻木、疼痛或截瘫。

12）全脊麻：硬膜外麻醉穿破硬膜未能及时发现而导致全脊髓麻醉。

3.提高业务技术水平

由于麻醉科医师经验不足、水平有限、能力不够而发生麻醉失误或事故不在少数，要防范麻醉事故，当务之急是培养和提高麻醉科医师的素质和水平，以适应医学水平的不断发展和手术患者及社会对麻醉的更高要求。

（1）改变领导观念：各级领导要重视麻醉专业人员的培养，重视麻醉科的建设和发展，要把麻醉专业看作是智力投资的工作，加强人才培养和设备更新。

1）麻醉科医师应熟练本职业务：麻醉医师资格认证制度必须严格执行。麻醉医师一旦被录用，要加强训练，重视培养。培养中要高标准、严要求，着重提高理论和操作水平。熟悉业务，会麻醉，会管理呼吸，会抗休克，会复苏，对操作和监测标准要熟练掌握，成为名副其实的麻醉科医师。

2）麻醉科医师要德才兼备：实践证明，没有经过严格训练的护士、技士或其他非医务人员改行做麻醉工作，是难以胜任麻醉、抗休克及复苏等业务技术工作的，也是绝对不允许的。麻醉科医师最好选择医大本科毕业生，或具有2~3年实践经验的外科医师。要德、才、体并重。只有基础好、有干劲、有技能、责任心强，并加强管理，才能提高麻醉质量、防止事故的发生。

3）麻醉科医师人数应充足和够用：以便更好地开展麻醉、抢救、治疗和科研工作。否则一个人夜以继日不知疲倦地工作，容易发生事故。

（2）注重毕业后教育：麻醉科医师要有广泛的知识。既要有内、外、妇、儿科等临床知识，也要有生理学、解剖学、病理生理学、药物学、生物学、有机化学、物理学等基础知识。采取各种形式的继续教育，不断加强有关临床医学和基础医学的学习，提高业务水平和业务素质，以降低和避免麻醉致死。

（3）开展学术交流：麻醉科医师要虚心学习各兄弟医院的新经验，包括请进来、走出去及参加各项学术活动，取人之长为我长，以适应形势发展的需要，不断开展新麻醉业务，确保手术患者安全。

（4）重视麻醉的研究和知识的更新：麻醉科医师要经常开展麻醉专业的临床研究，提高技术业务层次，增加预防和处理麻醉事故的能力。

4.配齐设备和加强监测

麻醉设备是麻醉安全的必要条件，配齐麻醉设备和加强监测是提高麻醉工作质量，防止麻醉事故的重要措施之一。

（1）配备必需的设备：麻醉科应配备常规的临床设备，如麻醉机、监护仪、除颤器和微量注射泵等。把由设备故障导致的意外降低到最低限度。麻醉机的功能要齐全，要添置必备的监测仪器，保障患者麻醉中的安全。在配齐基本设备的工作环境条件下，要做好麻醉器械故障的预防和处理，对麻醉机及附件使用前，按程序进行检查。对麻醉工作中的仪器故障，若得到及时的处理，能最大限度地。

（2）在仪器使用中保障患者的安全。

（3）改善麻醉设备：麻醉致死也与麻醉装备落后、麻醉设备陈旧有十分密切关系。更新陈旧的麻醉机、监测仪和呼吸机是降低风险的一个关键因素。

（4）加强监测及准确处理：有价值的监测仪增加了麻醉前、中、后的安全性。保证每一例手术都应在有基本监护的条件下进行麻醉。但监护仪不能代替麻醉医师的观察。麻醉中要精力集中，密切观察患者病情，监测要严密，遇有变化查出原因，及时准确处理。如估计有代谢性酸中毒时应给予碳酸氢钠纠正，忌拖延耽误，必要时请示上级医师协助处理。

5.严格执行规章制度

（1）提高执行各项制度的自觉性：应严格执行规章制度和操作规程。任何时候都要以制度来规范自己的行为，减少或避免麻醉失误发生。做老实人，说老实话，办老实事，经常检查自己执行制度和履行责任的情况。

（2）增强质量意识：养成一丝不苟的习惯，不贪图省力和草率行事对防止不良事件和处理危急情况很有帮助。要做到4个一样：即有人监督和无人监督一样，小麻醉和大麻醉一样，白天和晚上一样，急诊手术和非急诊手术一样。科领导要以身作则，做群众的表率。

（3）麻醉工作规范化：现代麻醉需要一个共同的团队和规范的指南，要求麻醉医师工作要有条不紊、忙而不乱、绝不嫌麻烦。小儿手术，麻醉前一定要测体重、一定要禁食、一定要用颠茄类药物。中、大手术一定要先做好静脉穿刺，保持静脉开放，保证有一个抢救给药和紧急输血输液的途径，然后实施麻醉，再开始手术。

（4）坚守岗位与分工明确：麻醉科医师不得擅离工作岗位，更不得擅自离开患者。必须离开时，一定要有人接替观察患者，并做到交接清楚。全麻时，需要两人同时施行麻醉时，责任要有主有次，分工要明确，防止互相依赖而误事。

（5）用药目的明确及认真查对：麻醉和手术期间所用药物及输血输液要做到"三查七对"。对药名、剂量、配制日期、用法、给药途径等要经两人认真查对，准确无误后方可使用。特别注意最易搞错的相似药物-如普鲁卡因和丁卡因，异丙嗪和异丙肾上腺素，肾上腺素和去氧肾上腺素等。

（6）麻醉思路清晰：麻醉中要维护循环系统功能稳定，重视呼吸管理，预防和及时处理低氧血症和高碳酸血症，并做好麻醉药品的保管工作。将要用的麻醉药液放在固定的麻醉台上，防止与巡回护士的输液台相混。复合麻醉药液的静麻液体，要放在麻醉科医师较近位置。输液瓶中麻醉液体的多少要有明显标志（如贴一胶布），便于观察和管理。及时调节麻醉深度，亲自掌握麻醉药液的输注速度，防止他人"帮忙"而发生事故。

6.带教从严及要放手不放眼

分配麻醉工作任务时，要在保证患者安全的前提下，照顾教学。在带教实施麻醉前，做必要的示范讲解。实施操作中要放手不放眼。如有技术操作上的困难，不可勉强从事，必要时由带教者亲自操作。

7.高度重视术前访视和麻醉前准备

临床麻醉工作有不可预见性的特点，麻醉医师手术前一天应常规访视手术患者，全面了解病情、病人本身及家属对治疗的期望值，充分估计麻醉手术的危险性。认真做好麻醉前准备，备好所用的仪器、设备、各种抢救药品等，方能开始麻醉。

8.临床创新工作要科学管理

要严肃谨慎地对待开展新业务、新技术、新药物。使用前有周密计划，报告上级领导批准。事先必须详尽阅读有关文献资料，全面了解药物的性质、特点、副作用，并有积极的预防措施，做到确有把握，以防茫然无所适从。并鼓励医师围绕麻醉的安全与有效性进行创新性研究，促进麻醉质量的提高。

9.正确处理麻醉意外

重大麻醉意外发生后应积极抢救，及时辅助呼吸，在上级医师协助下控制事态；应详细地做好抢救记录；隔离可疑仪器、药品，上报有关部门。同时做到：

（1）科学总结与吃一堑长一智：一旦发生意外事故，要认真地、实事求是地向上级汇报，绝不能隐瞒不报。要按级负责，领导要深入调查。对于事故要认真分析，严肃处理=总结经验，吸取教训，防止再次发生类似的差错事故。要抓苗头，防微杜渐，不断提高麻醉质量，确保安全。

（2）认真讨论与共同提高：对麻醉意外、死亡病例，要组织全科或与临床科的病例讨论会，共同进行讨论。对疑难问题和有意义的病例应充分讨论，研究、分析，找出致死原因，总结经验教训及暴露麻醉工作中的缺点、错误，并将讨论结果向上级领导报告。

10.麻醉质量控制

临床麻醉的管理重点是手术患者的安全，麻醉学为临床医学中的高风险的专业，麻醉质量尤为重要。要建立健全质控组织机构和质控体系，不断改善麻醉质量。忽视质量问题必然遗留明显隐患。

二、麻醉污染预防

麻醉污染，系指麻醉时挥发性液体或气体全麻药逸出致手术室内空气污染，消毒性液体或气体对手术室的污染，及噪声污染等，影响在手术室内工作人员的健康。

（一）麻醉污染的原因

1.全麻药

国内外应用气体和挥发性液体全麻药仍然很普遍，造成麻醉对大气的污染。

（1）吸入麻醉药逸漏：吸入全麻药容易漏出而污染手术室的空气。即使选用半紧闭或紧闭式麻醉法也同样，只是受污染的程度不同而已。

（2）选用吸入麻醉方法不当：实施开放或半开放式麻醉法，全麻气体或蒸汽被混杂到手术室空气中，造成空气污染极其严重。

（3）麻醉污染程度不一：在同一间手术室内麻醉污染的程度各处不一样，接近手术台患者头部附近浓度最高。故麻醉科医师比手术医师、护士受污染的机会和程度更大。比较麻醉科医师和外科医师鼻腔部位的全麻药浓度，前者为后者的5~70倍。

（4）使用科学仪器测定：麻醉污染程度需要使用仪器测定，如用红外线分光计测定氟烷浓度，以气体色谱分析法测试混合气体。

2.化学物质

用于空气、器械和手臂消毒的液体气雾和气体，以及各种清洁剂等也会造成手术室内空气污染。

3.感染因素

经常有传染病患者存在，易致污染。如传染性肝炎、传染性肺结核等。麻醉医师经常和感染的患者接触，如与烧伤、化脓感染、铜绿假单胞菌感染、气性坏疽感染等患者接触而使自己受感染机会增多。

4.生活无规律

麻醉医师的麻醉工作时间长，常常不能按时进食和休息，经常处于生物钟紊乱、疲劳状态中，使抵抗力降低。

5.精神紧张

麻醉科医师经常在抢救危重患者时思想高度集中、紧张等，使皮质类固醇分泌增多，通过中枢内分泌系统使免疫防御功能减退。

6.放射线

术中造影及摄片或在放射线辐照下施行麻醉的机会日益增多，麻醉科医师可遭受放射线的直接损害而影响健康等。

7.噪声污染

系指手术室内的不悦耳、可造成情绪紧张的声音。它来自医务工作人员的动作、交谈及机器设备工作时的声音，以及常规手术操作所产生的声音，如手术器械的相互接触撞击声，给患者做气管内吸引、手术器械放入弯盘、器械台及麻醉台轮子滚动及呼吸机的响声，各种监测仪器的报警声等。

（二）污染的危害

1.污染对健康产生危害的途径

麻醉污染对健康造成危害，通过以下途径：

（1）直接损害：全麻药对机体细胞有直接损害作用。

（2）抑制免疫反应：全麻药进入体内抑制机体免疫反应，使白细胞的吞噬作用和淋巴细胞转化活动受到抑制，机体抵抗力降低。

（3）间接损害作用：全麻药吸入体内，其代谢物直接损害机体细胞，或对机体造成间接影响。

（4）接触传染：麻醉医师直接接触传染病患者，或经常接触有致病菌存在的患者机会较多，被感染的机会增多，如传染性肝炎、肺结核等。

（5）接触腐蚀性损害：化学物质，如空气消毒的甲醛（福尔马林）蒸气、乙醇、苯扎溴铵、过氧乙烷等消毒剂，长时间地对接触者进行腐蚀作用。可对麻醉医师气道黏膜、眼结膜、胃肠等产生直接的损害作用，发生组织慢性充血、增生、萎缩等炎症。

（6）直接损伤作用：放射线对接触者的机体细胞有直接损伤作用。

（7）噪声污染损害：噪声>40分贝（dB），对人体有直接损害作用。可造成机体内分泌、心血管和听觉系统的生理改变。如刺激垂体肾上腺轴，使下丘脑核释放 ACTH，引起皮质激素的分泌增加和髓质分泌肾上腺和去甲肾上腺素增加，使周围血管收缩，血糖和血压升高。超过 80dB，可使有的人听力减退。达 90dB，影响患者休息和安睡，影响麻醉医师的思想集中，使其精力分散，思绪中断，工作中质量下降，容易出现差错和事故。

2.污染对机体危害的后果

麻醉污染和噪声污染均对麻醉科医师的机体产生非常严重的后果，分述如下。

（1）立即产生不良反应：感到疲劳、头痛、皮肤瘙痒、皮肤过敏性药疹。理解力、记忆力下降，识别能力下降，运动能力变化等。

（2）骨髓抑制：氧化亚氮对人体造血系统产生毒性作用，长期吸入氧化亚氮可抑制组织细胞快速分裂，影响白细胞的生成，产生白细胞减少症。其他吸入性全麻药也有类似作用。

（3）对生育的影响：有资料证明，长期在手术室工作的女性麻醉科医师，流产、早产、不孕症和新生儿畸形的发生率较非手术室工作者为高。流产也与麻醉污染有关。麻醉污染对女性不孕症、对胎儿发育的影响和致畸胎作用尚需进一步观察。

（4）致癌：吸入全麻药可能有致癌作用。在一份调查麻醉科医师死因的报告中，显示死于淋巴系统和网状内皮系统恶性肿瘤者高于对照组。女性麻醉科医师中白血病的发病率较高。吸入全麻药的致癌作用，有可能与全麻药抑制细胞生长、使细胞分裂减慢，或产生不正常的分裂物质，影响脱氧核糖核酸（DNA）的合成有关。当然，也与紧张、焦虑和体内免疫功能抑制有关。

（5）肝病：麻醉科医师肝病的发生率较其他医务人员高 1.3~3.2 倍（PC0.05）。

（6）肾病：麻醉科医师和手术室护士肾病的发病率较对照组高 1.2~1.4 倍（除外膀胱炎和肾盂肾炎）。

（7）胃炎及胃、十二指肠溃疡病：麻醉科医师胃病的发病率略增高，除有生活不规律，精神高度集中、紧张的原因外，找不到直接原因。

（8）心脏病：麻醉科医师心脏病的发病率也略高。找不到直接原因。

（9）呼吸系统疾病：麻醉科医师的鼻炎、气管炎、肺炎、感冒、哮喘的患病率升高。因经常接触全麻药挥发气体及化学气体后，使机体免疫防御功能减退；化学消毒药等对呼吸道黏膜的直接刺激作用等，有时有致敏作用。

（10）耳聋或听力下降：如上所述，噪声对听力及神经系统等的损害。>80dB，听力可减退，严重时可致聋。

（三）污染的预防

麻醉气体或挥发性液体蒸汽污染手术室空气，造成对手术室内麻醉医师的危害不应忽视，应积极预防。

1.控制和减少全麻药的临床应用

减少和控制吸入麻醉药的应用概率；尽可能选用静脉复合全麻或椎管内麻醉。

2.清除污染源

（1）对麻醉污染积极预防的同时，尽量做到清除污染源。

（2）建立清除麻醉废气系统：手术室建立废气清除系统，即在麻醉机的排气活瓣连一导气管，与吸引器相连，将废余麻醉气体及时排到手术室外，中间若能通过活性炭以吸收废气中的有机成分，则效果更为理想。

（3）定期维修麻醉机：尽量减少和防止麻醉气体的逸漏。

（4）麻醉中控制和减少污染：麻醉医师操作麻醉时应时刻注意防止麻醉气体外逸对空气的污染。麻醉后应及时关闭气体流量表和蒸发罐、麻醉面罩应与患者面部密切接触；麻醉中尽量避免脱开连接管；向蒸发罐内加添麻药时，为了避免麻药外溅，尽量用漏斗法；应采用完好的气管内导管套囊，以避免漏气。

（5）麻醉方法的改进：根据手术对麻醉的要求和患者情况，尽量选用紧闭式麻醉方法。减少或尽量不用吸入麻醉药，即使采用吸入麻醉药，也要采取静吸复合麻醉，减少吸入麻醉药的用量，并选用低流量紧闭式麻醉，可大大减少污染的机会。

3.改进手术室的通风换气条件

改善通气条件对预防麻醉污染很重要，当前对手术室的通风换气设备非常关注。

（1）手术室空调设施：宜采用无反复循环式空调机，保持室内空气经常清新洁净。确保手术室内（指中央地区）麻醉污染的许可阈值为：氟烷为15ppm（0.0015%），氧化亚氮170ppm（0.017%），甲氧氟烷5ppm（0.0005%）。

（2）定时通风换气：手术室定期定时打开门窗，通风换气。

4.避免手术室内噪声

手术室是抢救和治疗患者的重地，应避免或减少噪声污染.防噪声侵害的标准：手术室噪声应<90dB。应做到如下几点。

（1）严禁喧哗：限制不必要的交谈.禁止大声喧哗。

（2）限制入室人数：限制进入手术间参观及室内不必要的流动人数。

（3）室内无噪声器械：噪声大的器械尽量移到手术室外。

（4）应用无噪声技术：如凳足加橡皮垫，改制金属性器械为塑料制器械等措施。

（5）落实手术间"四轻"：加强保护性医疗制度，做到"四轻"，即走路轻、说话轻、操作动作轻、关闭门窗轻。

（6）限制参观人数：建立闭路电视可减少入手术室内参观人数。

（7）对手术室墙壁建筑要求：采用无声反射墙壁更为理想。

三、手术室安全管理

（一）预防燃烧爆炸

燃烧爆炸是麻醉和手术室内最常见的危及安全的因素。

1.发生率

据国外资料，1945年前为1/（1万~7.5万），1945年后1/（8万~25万），1952年1/5.8万。乙醚爆炸事件因乙醚、环丙烷的摒弃而越来越少见，但不能放松警惕，因为用电和用高压氧越来越多。

2.燃烧爆炸物

对氧气（助燃）等易燃易爆物要减少和限制其使用。特别要注意降低手术间空气中氧气的浓度。

3.燃烧爆炸的条件

手术室内常见的燃烧爆炸原因有两点。

（1）明火：如电炉、酒精灯、电灼器、激光刀等。

（2）静电火花：一是通风不良、湿度过低（湿度<50%易产生静电），二是麻醉用橡胶制品，如贮气囊、螺纹管等易产生静电，三是手术室地板无导电装备，可产生静电达千伏蓄积；四是手术室内工作人员的衣着（如尼龙、塑料等）产生静电。

4.防燃烧爆炸

措施手术室内防止燃烧爆炸的措施：

（1）定期进行安全教育。

（2）手术室内杜绝一切火源。

（3）电源及动力电源均应绝缘。

（4）使用易燃性麻药时禁用电刀、电凝及明火，仪器不能漏电。

（5）避免在手术间大量漏出麻醉气体。

（6）手术室应备有通风设备。保持合适的相对湿度（45%~50%为适宜）。

（7）进入手术室工作人员不穿自己的衣服或不穿毛织品及合成纤维类衣着。

（8）手术室内应备有防火设备。

（二）预防用电意外

在手术室和麻醉区的用电意外危及患者及工作人员的健康与生命安全。

1.发生率

电器化的发展使手术室的电器设备日渐增多，电源及电器漏电现象常见，用电意外的发生率有增高趋势。

2.电对人体的伤害

（1）电灼伤：电热效应引起，由于电极板故障所致。

（2）微电冲击。

（3）电击或触电：电击指患者触电后的表现。轻型表现为惊恐等，无心肌损害；重型表现为抽搐、瞳孔散大、意识消失、心跳呼吸停止或心律不齐、心室纤颤等。触电是指医务人员的失误使电流通过机体形成闭合电路时，而引起本身损害，有轻微影响和严重后果之分。

3.触电伤害的影响因素

触电伤害的严重程度决定于以下影响因素。

（1）电流种类：交流电比直流电危害大。

（2）电压：电压愈高危害性愈大，电压高，穿透机体的力量大，伤害重，

（3）电流量：通过人体电流越大、通电时间越长伤害越重。

（4）人体电阻的大小。

（5）电流在人体的通路：通过头部，只使呼吸停止，心脏损害较小；电流通过心脏引起室颤、室扑或心跳停止。

4.触电预防

手术室及麻醉区触电的预防包括以下方面。

（1）学习用电知识。

（2）尽量不用插板或电盒，避免用过长的电线。

（3）电源选用悬吊式。

（4）保护电线，电线不应打结，不让器械车轮子压乳电线。

（5）磨损线及松动插座要及时更换，不得使用已潮湿的电插板和导线。

（6）电器使用地线，电灼器负极板可连地线，电灼脚踏板不用时不要踏住不放。

（7）一个患者切忌用两个以上的电器设备，若必须用时要注意另一个要脱离电源。

（8）使用电源时要尽量保持干燥。

四、麻醉医疗事故

医疗事故是指医疗机构及其医务人员在医疗活动中，违反医疗卫生理法律、行政法规、部门规章和诊疗护理规范、常规，过失造成患者人身损害的事故。根据对患者人身造成的损害程度，医疗事故分为四级。

一级医疗事故：造成患者死亡、重度残疾。

二级医疗事故：造成患者中度残疾、器官组织损伤导致严重功能障碍。

三级医疗事故：造成患者轻度残疾、器官组织损伤导致一般功能障碍。

四级医疗事故：造成患者明显人身损害的其他后果。

医疗事故一级乙等至三级戊等对应伤残等级一至十级。

麻醉科是一个高风险科室，医疗安全的高危科室，"只有小手术，没有小麻醉"，"差之毫厘、失之千里"，必须加强麻醉质控工作，使麻醉管理工作步入法制轨道。

（张宏）

第三章　椎管内神经阻滞

第一节　蛛网膜下腔神经阻滞

蛛网膜下腔神经阻滞系把局麻药注入蛛网膜下腔，使脊神经根、背根神经节及脊髓表面部分产生不同程度的阻滞，常简称为脊麻。脊麻至今有近百年历史，大量的临床实践证明，只要病例选择得当，用药合理，操作准确，脊麻不失为一简单易行、行之有效的麻醉方法，对于下肢及下腹部手术尤为可取。

一、适应证和禁忌证

一种麻醉方法的适应证和禁忌证都存在相对性，蛛网膜下腔神经阻滞也不例外。在选用时，除参考其固有的适应证与禁忌证外，还应根据麻醉医师自己的技术水平、患者的全身情况及手术要求等条件来决定。

（一）适应证

1.下腹部手术

如阑尾切除术、疝修补术。

2.肛门及会阴部手术

如痔切除术、肛瘘切除术、直肠息肉摘除术、前庭大腺囊肿摘除术、阴茎及睾丸切除术等。

3.盆腔手术

包括一些妇产科及泌尿外科手术，如子宫及附件切除术、膀胱手术、下尿道手术及开放性前列腺切除术等。

4.下肢手术

包括下肢骨、血管、截肢及皮肤选植手术，止痛效果可比硬膜外神经阻滞更完全，且可避免止血带不适。

（二）禁忌证

1.精神病、严重神经官能症以及小儿等不能合作的患者。

2.严重低血容量的患者

此类患者在脊麻发生作用后，可能发生血压骤降甚至心搏骤停，故术前访视患者时，应切实重视失血、脱水及营养不良等有关情况，特别应衡量血容量状态，并仔细检查，以防意外。

3.止血功能异常的患者

止血功能异常者包括血小板数量与质量异常以及凝血功能异常等，穿刺部位易出血，可导致血肿形成及蛛网膜下腔出血，重者可致截瘫。

4.穿刺部位有感染的患者

穿刺部位有炎症或感染者，脊麻有可能将致病菌带入蛛网膜下腔引起急性脑脊膜炎的危险。

5.中枢神经系统疾病，特别是脊髓或脊神经根病变者，麻醉后有可能后遗长期麻痹，疑有颅内高压患者也应列为禁忌。

6.脊椎外伤或有严重腰背痛病史以及不明原因脊神经压迫症状者，禁用脊麻。脊椎畸形者，解剖结构异常，也应慎用脊麻。

7.全身感染的患者慎用脊麻。

二、蛛网膜下腔神经阻滞穿刺技术

（一）穿刺前准备

1.急救准备

在穿刺前备好急救设备和物品（麻醉机和氧气、气管插管用品等），以及药物（如麻黄碱和阿托品等）。

2.麻醉前用药

用量不宜过大，应让患者保持清醒状态，以利于进行阻滞平面的调节。可于麻醉前1h肌肉注射苯巴比妥钠0.1g（成人量），阿托品或东莨菪碱可不用或少用。除非患者术前疼痛难忍，麻醉前不必使用吗啡或哌替啶等镇痛药。氯丙嗪或氟哌利多等药不宜应用，以免导致患者意识模糊和血压剧降。

3.无菌

蛛网膜下腔穿刺必须执行严格的无菌原则。所有的物品在使用前必须进行检查。

4.穿刺点选择

为避免损伤脊髓，成人穿刺点应选择不高于$L_{2~3}$，小儿应选择在$L_{4~5}$。

5.麻醉用具

穿刺针主要有两类一类是尖端呈斜口状，可切断硬膜进入蛛网膜下腔，如Quincke针；另一类尖端呈笔尖式，可推开硬膜进入蛛网膜下腔，如Sprotte针和Whitacre针。应选择尽可能细的穿刺针，24~25G较为理想，可减少穿刺后头痛的发生率。笔尖式细穿刺针已在临床上广泛应用，使腰麻后头痛的发生率大大降低。

（二）穿刺体位

蛛网膜下腔穿刺体位，一般可取侧卧位或坐位，以前者最常用（图3-1-1）。

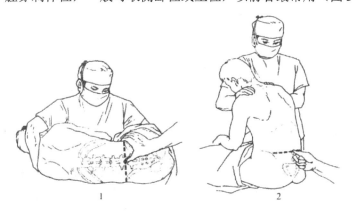

图3-1-1 脊麻穿刺体位
1.侧卧位；2.坐位

1.侧卧位

侧卧位时应注意脊柱的轴线是否水平。女性的髋部常比双肩宽，侧卧位时脊柱水平常倾向于头低位。男性相反。因此应该通过调节手术床使脊柱保持水平。取左侧或右侧卧位，两手抱膝，大腿贴近腹壁。头尽量向胸部屈曲，使腰背部向舌弓成弧形，以使棘突间隙张开，便于穿刺。背部与床面垂直，平齐手术台边沿。采用重比重液时，手术侧置于下方；采用轻比重液时，手术侧置于上方。

2.坐位

臀部与手术台边沿相齐，两足踏于凳上，两手置膝，头下垂，使腰背部向后弓出。这种体位需有助手协助，以扶持患者保持体位不变。如果患者于坐位下出现头晕或血压变化等症状，应立即改为平卧，经处理后改用侧卧位穿刺。鞍区麻醉一般需要取坐位。

（三）穿刺部位和消毒范围

成人蛛网膜下腔常选用腰 2~3 或腰 3~4 棘突间隙，此处的蛛网膜下腔较宽，脊髓于此也已形成终丝，故无伤及脊髓之虞。确定穿刺点的方法是：取两侧髂嵴的最高点作连线，与脊柱相交处，即为第 4 腰椎或腰 3~4 棘突间隙。如果该间隙较窄，可上移或下移一个间隙作穿刺点。穿刺前须严格消毒皮肤，消毒范围应上至肩胛下角，下至尾椎，两侧至腋后线。消毒后穿刺点处需铺孔巾或无菌单。

（四）穿刺方法

穿刺点可用 1%~2% 利多卡因作皮内、皮下和棘间韧带逐层浸润。常用的蛛网膜下腔穿刺术有以下两种。

1.直入法

用左手拇、食两指固定穿刺点皮肤。将穿刺针在棘突间隙中点，与患者背部垂直，针尖稍向头侧作缓慢刺入，并仔细体会针尖处的阻力变化。当针穿过黄韧带时，有阻力突然消失"落空"感觉，继续推进常有第二个"落空"感觉，提示已穿破硬膜与蛛网膜而进入蛛网膜下腔。如果进针较快，常将黄韧带和硬膜一并刺穿，则往往只有一次"落空"感觉。这种"落空感"在老年患者常不明显。

2.旁入法

于棘突间隙中点旁开 1.5cm 处作局部浸润。穿刺针与皮肤约成 75° 对准棘突间孔刺入，经黄韧带及硬脊膜而达蛛网膜下腔。本法可避开棘上及棘间韧带，特别适用于韧带钙化的老年患者或脊椎畸形或棘突间隙不清楚的肥胖患者。

针尖进入蛛网膜下腔后，拔出针芯即有脑脊液流出，如未见流出可旋转针干 180° 或用注射器缓慢抽吸。经上述处理仍无脑脊液流出者，应重新穿刺。穿刺时如遇骨质，应改变进针方向，避免损伤骨质。经 3~5 次穿刺而仍未能成功者，应改换间隙另行穿刺。

三、常用药物

（一）局麻药

蛛网膜下腔神经阻滞较常用的局麻药有普鲁卡因、丁卡因、丁哌卡因和罗哌卡因。其作用时间取决于脂溶性及蛋白结合力。短时间的手术可选择普鲁卡因，而长时间的手术（膝或髋关节置换术及下肢血管手术）可用丁哌卡因、丁卡因及罗哌卡因。普鲁卡因成人用量为 100~150mg，常用浓度为 5%，麻醉起效时间为 15 分钟，维持时间仅 45~90 分钟。丁哌卡因常用剂量为 8~12mg，最多不超过 20mg，一般用 0.5%~0.75% 浓度，起效时间需 5~10 分钟,可维持 2~2.5 小时。丁卡因常用剂量为 10~15mg,常用浓度为 0.33%,起效缓慢,需 5~20 分钟,麻醉平面有时不易控制,维持时间 2~3 小时,丁卡因容易被弱碱中和沉淀,使麻醉作用减弱,须注意。罗哌卡因常用剂量为 5~10mg,常用浓度为 0.375%~0.5%,多采用盐酸罗哌卡因,甲磺酸罗哌卡因用于脊麻的安全性尚有待进一步证实,故而不推荐使用。

(二)血管收缩药

血管收缩药可减少局麻药血管吸收,使更多的局麻药物浸润至神经中,从而使麻醉时间延长。常用的血管收缩药有麻黄碱、肾上腺素及去氧肾上腺素。常用麻黄碱(1:1000)200~500μg(0.2~0.5ml)或去氧肾上腺素(1:100)2~5mg(0.2~0.5ml)加入局麻药中。但目前认为,血管收缩药能否延长局麻药的作用时间与局麻药的种类有关。丁卡因可使脊髓及硬膜外血管扩张、血流增加,将血管收缩药加入至丁卡因中,可使已经扩张的血管收缩,因而能延长作用时间;而丁哌卡因和罗哌卡因使脊髓及硬膜外血管收缩,药液中加入血管收缩药并不能延长其作用时间。麻黄碱、去氧肾上腺素作用于脊髓背根神经元α受体,也有一定的镇痛作用,与其延长麻醉作用时间也有关。因为剂量小,不会引起脊髓缺血,故血管收缩药被常规推荐加入局麻药中。

(三)药物的配制

除了血管收缩药外,尚可加入一些溶剂,以配成重比重液、等比重液或轻比重液以利药物的弥散和分布。重比重液其比重大于脑脊液,容易下沉,向尾侧扩散,常通过加 5% 葡萄糖溶液实现,重比重液是临床上常用的脊麻液。轻比重液其比重小于脑脊液,但由于轻比重液可能导致阻滞平面过高,目前已很少采用。5% 普鲁卡因重比重液配制方法为:普鲁卡因 150mg 溶解于 5% 葡萄糖液 2.7ml,再加 0.1% 肾上腺素 0.3ml。丁卡因重比重液常用 1% 丁卡因、10% 葡萄糖液及 3% 麻黄碱各 1ml 配制而成。丁哌卡因重比重液取 0.5% 丁哌卡因 2ml 或 0.75% 丁哌卡因 2ml,加 10% 葡萄糖 0.8ml 及 0.1% 肾上腺素 0.2ml 配制而成。

四、影响阻滞平面的因素

阻滞平面是指皮肤感觉消失的界限。麻醉药注入蛛网膜下腔后,须在短时间内主动调节和控制麻醉平面达到手术所需的范围,且又要避免平面过高。这不仅关系到麻醉成败,且与患者安危有密切关系,是蛛网膜下腔神经阻滞操作技术中最重要的环节。

许多因素影响蛛网膜下腔神经阻滞平面(表 3-1-1),其中最重要的因素是局麻药的剂量及比重、椎管的形状以及注药时患者的体位。患者体位和局麻药的比重是调节麻醉平面的两个主要因素,局麻药注入脑脊液中后,重比重液向低处移动,轻比重液向高处移动,等比重液即停留在注药点附近。所以坐位注药时,轻比重液易向头侧扩散,使阻滞平面过高;而侧卧位手术时(如全髋置换术),选用轻比重液可为非下垂侧提供良好的麻醉。但是体位的影响主要在 5~10 分钟内起作用,超过此时限,药物已与脊神经充分结合,体位调节的作用就会消失。脊椎的四个生理弯曲在仰卧位时,腰 3 最高,胸 6 最低(图 3-1-2),如果经腰 2~3 间隙穿刺注药,患者转为仰卧后,药物将沿着脊柱的坡度向胸段移动,使麻醉平面偏高;如果在腰 3~4 或腰 4~5 间隙穿刺,患者仰卧后,大部药液向骶段方向移动,骶部及下肢麻醉较好,麻醉平面偏低。因此腹部手术时,穿刺点宜选用腰 2~3 间隙;下肢或会阴肛门手术时,穿刺点不宜超过腰间隙。一般而言,注药的速度愈快，麻醉范围愈广；相反，注药速度愈慢，药物愈集中，麻醉范围愈小（尤其是低比重液）。一般以每 5s 注入 1ml 药物为适宜。穿刺针斜口方向（whiteacare 针）对麻醉药的扩散和平面的调节有一定影响，斜口方向向头侧，麻醉平面易升高；反之，麻醉平面不宜过多上升。局麻药的剂量对阻滞平面影响不大，Lambert（1989）观察仰卧位时应用不同剂量的局麻药，由于重比重液的下沉作用，均能达到相同的阻滞平面，但低剂量的阻滞强度和作用时间都低于高剂量组。

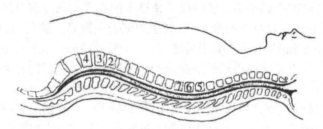

图 3-1-2　脊柱的生理弯曲与药物移动的关系

表 3-1-1　影响蛛网膜下腔神经阻滞平面的因素

一、患者情况	抽液加药注射
年龄	三、脑脊液因素
身高	脑脊液组成
体重	循环
性别	容量
腹内压	压力
脊柱的解剖结构	密度
体位	四、局麻药因素
二、穿刺技术	局麻药比重
穿刺点	局麻药体积
针头方向	局麻药浓度
斜面方向	局麻药注入量
注射速度	辅助用的血管收缩药

具体实际操作中，有人建议以腰1阻滞平面为界：阻滞平面在腰1以上，应选择重比重液，因这些患者转为水平仰卧位时，由于重力作用局麻药下沉到较低的胸段（胸6），可达满意的阻滞效果；而需阻滞腰1以下平面，可选用等比重液，因局麻药停留在注药部位，使阻滞平面不致过高。在确定阻滞平面时，除了阻滞支配手术部位的皮区神经外，尚需阻滞支配手术的内脏器官的神经，如全子宫切除术，阻滞手术部位皮区的神经达胸12即可，但阻滞支配子宫的神经需达胸11、胸10，而且术中常发生牵拉反射，要阻滞该反射，阻滞平面需达胸6，所以术中阻滞平面达胸6，方能减轻患者的不适反应。

五、阻滞平面的确认

阻滞平面是指皮肤感觉消失的界限，可以用针尖轻刺皮肤，测试阻滞的平面。如果患者表述不清，可与上臂的感觉相对照。观察运动阻滞的情况，也有助于测定阻滞范围，如骶神经被阻滞，足趾不能活动。腰神经被阻滞，不能屈膝等。一般运动神经阻滞平面较感觉神经阻滞平面低两个脊神经节段。注入局麻药后 10min，患者阻滞部位感觉和运动均无变化，表明没有局麻药注入蛛网膜下间隙，需重新穿刺。

六、麻醉中的管理

蛛网膜下腔神经阻滞后，可能引起一系列生理扰乱，其程度与阻滞平面有密切关系。平面愈高，扰乱愈明显。因此，需切实注意平面的调节，密切观察病情变化，并及时处理。

（一）血压下降和心率缓慢

蛛网膜下腔神经阻滞平面超过胸$_4$后，常出现血压下降，多数于注药后 15~30 分钟发生，同时伴心率缓慢，严重者可因脑供血不足而出现恶心呕吐、面色苍白、躁动不安等症状。这类血压下降主要是由于交感神经节前神经纤维被阻滞，使小动脉扩张，周围阻力下降，加之血液淤积于周围血管系，静脉回心血量减少，心排血量下降而造成。心率缓慢是由于交感神经部分被阻滞，迷走神经呈相对亢进所致。血压下降的程度，主要取决于阻滞平面的高低，但与患者心血管功能代偿状态以及是否伴有高血压、血容量不足或酸中毒等情况有密切关系。处理上应首先考虑补充血容量，如果无效可给予适量血管活性药物（去氧肾上腺素、去甲肾上腺素或麻黄碱等），直到血压回升为止。对心率缓慢者可考虑静脉注射阿托品 0.25~0.3mg 以降低迷走神经张力。

（二）呼吸抑制

因胸段脊神经阻滞引起肋间肌麻痹，可出现呼吸抑制，表现为胸式呼吸微弱，腹式呼吸增强，严重时患者潮气量减少，咳嗽无力，不能发声，甚至发绀，应迅速有效吸氧。如果发生全脊麻而引起呼吸停止、血压骤降或心搏骤停，应立即施行气管内插管人工呼吸、维持循环等措施进行抢救。

（三）恶心呕吐

主要诱因包括：①血压骤降，脑供血骤减，兴奋呕吐中枢；②迷走神经功能亢进，胃肠蠕动增加；③手术牵引内脏。一旦出现恶心呕吐，应检查是否有麻醉平面过高及血压下降，并采取相应措施；或暂停手术以减少迷走刺激；或施行内脏神经阻滞，一般多能收到良好效果。若仍不能制止呕吐，可考虑使用异丙嗪或氟哌利多等药物镇吐。

七、操作时注意事项

操作时注意事项：①应熟悉蛛网膜下间隙解剖和生理特性：脊髓由内而外由三层脊膜包裹即软膜、蛛网膜和硬膜。93%成人其末端终止于 L_2，终止于 L_1 及 L_3 各占 3%。出生时脊髓末端在 L_3，到 2 岁时，其末端接近成人达 L_2。蛛网膜下腔位于软膜和蛛网膜之间，上至脑室，下至 S_2。腔内含有脑脊液、神经和血管。脑脊液为无色透明的液体，其比重为 1.003~1.009。②穿刺针进入蛛网膜下腔而无脑脊液流出，应等待 30s，然后轻轻旋转穿刺针，如仍无脑脊液流出，可用注射器注入 0.5ml 生理盐水以确保穿刺针无堵塞。缓慢稍退针或进针，并同时回抽脑脊液，一旦有脑脊液抽出即刻停止退针或进针。如果仍无脑脊液流出，需重新穿刺。③穿刺针有血液流出，如血呈粉红色并能自行停止，一般没问题。如果出血呈持续性，表明穿刺针尖位于硬膜外间隙静脉内，只需稍稍推进穿刺针进入蛛网膜下腔便可。④患者述说尖锐的针刺或异感，表明穿刺针偏离中线，刺激脊神经根，需退针，重新定位穿刺。⑤穿刺部位疼痛，表明穿刺针进入韧带旁的肌肉组织。需退针，重新定位穿刺。⑥直入法穿刺中无论如何改变穿刺针的方向，始终遇到骨骼，可改为旁正中法或更换间隙穿刺。

八、连续蛛网膜下腔神经阻滞

连续蛛网膜下腔神经阻滞现已少有。美国食品监督管理局（FDA）于 1992 年停止了连续硬膜外导管在蛛网膜下腔神经阻滞中的临床应用。

（杨红梅）

第二节　硬膜外间隙神经阻滞

将局麻药注入硬脊膜外间隙，阻滞脊神经根，使其支配的区域产生暂时性麻痹，称为硬膜外间隙神经阻滞，简称为硬膜外神经阻滞。

硬膜外神经阻滞有单次法和连续法两种。单次法系穿刺后将预定的局麻药全部陆续注入硬膜外间隙以产生麻醉作用。此法缺乏可控性，易发生严重并发症，故已罕用。连续法是在单次法基础上发展而来，通过穿刺针，在硬膜外间隙留置一导管，根据病情、手术范围和时间，分次给药，使麻醉时间得以延长，并发症明显减少。连续硬膜外神经阻滞已成为临床上常用的麻醉方法之一。

根据脊神经阻滞部位不同，可将硬膜外神经阻滞分为高位、中位、低位及骶管阻滞。

一、适应证及禁忌证

（一）适应证

1.外科手术

因硬膜外穿刺上至颈段、下至腰段，通过给药可阻滞这些脊神经所支配的相应区域，所以理论上讲，硬膜外神经阻滞可用于除头部以外的任何手术。但从安全角度考虑，硬膜外神经阻滞主要用于腹部及其以下部位的手术，包括泌尿、妇产及下肢手术。颈部、上肢及胸部虽可应用，但管理困难。此外，凡适用于蛛网膜下腔神经阻滞的手术，同样可采用硬膜外神经阻滞麻醉。

2.镇痛

包括产科镇痛、术后镇痛及一些慢性疼痛的镇痛常用硬膜外阻滞。硬膜外神经阻滞是分娩镇痛最有效的方法，通过腰部硬膜外神经阻滞，可阻滞支配子宫的交感神经，从而减轻宫缩疼痛；通过调节局麻药浓度或加入阿片类药物，可调控阻滞强度（尤其是运动神经）；而且不影响产程的进行；即便要行剖宫产或行产钳辅助分娩，也可通过调节局麻药的剂量和容量来达到所需的阻滞平面；对于有妊娠高血压的患者，硬膜外神经阻滞尚可帮助调控血压。硬膜外联合应用局麻药和阿片药，可产生最好的镇痛作用及最少的并发症，是术后镇痛的常用方法。硬膜外给予破坏神经药物，可有效缓解癌症疼痛。硬膜外应用局麻药及激素，可治疗慢性背痛，但其长远的效果尚不确切。

（二）禁忌证

蛛网膜下腔神经阻滞的禁忌证适用于硬膜外腔神经阻滞。

二、穿刺技术

（一）穿刺前准备

硬膜外神经阻滞的局麻药用量较大，为预防中毒反应，麻醉前可给予巴比妥类或苯二氮䓬类药物；对阻滞平面高、范围大或迷走神经兴奋型患者，可同时加用阿托品，以防心率减慢，术前有剧烈疼痛者可适量使用镇痛药。

硬膜外穿刺用具包括：连续硬膜外穿刺针（一般为 tuohey 针）及硬膜外导管各一根，15G 粗注射针头一枚（供穿刺皮肤用）、内径小的玻璃接管一个以观察硬膜外负压、5ml 和 20ml 注射器各一副、50ml 的药杯两只以盛局麻药和无菌注射用水、无菌单两块、纱布钳一把、纱布及棉球数个，以上物品用包扎布包好，进行高压蒸气灭菌。目前，硬膜外穿刺包多为一次性使用。此外，为了防治全脊麻，须备好气管插管设备，给氧设备及其他急救用品。

（二）穿刺体位及穿刺部位

穿刺体位右侧卧位及坐位两种，临床上主要采用侧卧位，具体要求与蛛网膜阻滞法相同。穿刺点应根据手术部位选定，一般取支配手术范围中央的相应棘突间隙。通常上肢穿刺点在胸 3~4 棘突间隙，上腹部手术在胸 8~10 棘突隙，中腹部手术在胸 9~11 棘突间隙，下腹部手术在胸 12 至腰 2 棘突间隙，下肢手术在腰 3~4 棘突间隙，会阴部手术在腰 4~5 间隙，也可用骶管麻醉。确定棘突间隙，一般参考体表解剖标志。如颈部明显突出的棘突为颈，棘突；两侧肩胛骨连线交于胸 3 棘突；两侧肩胛下角连线交于胸 7 棘突；两侧髂嵴最高点连线交于腰 4 棘突或腰 3~4 棘突间隙。

（三）穿刺方法及置管

硬膜外间隙穿刺术有直入法和旁入法两种。颈椎、胸椎上段及腰椎的棘突相互平行，多主张用直入法；胸椎的中下段棘突呈叠瓦状，间隙狭窄，穿刺困难时可用旁入法。老年人棘上韧带钙化、脊柱弯曲受限制者，一般宜用旁入法。直入法、旁入法的穿刺手法同蛛网膜下腔神经阻滞的穿刺手法，针尖所经的组织层次也与脊麻时相同，如穿透黄韧带有阻力骤失感，即提示已进入硬膜外间隙。

穿刺针穿透黄韧带后，根据阻力的突然消失、推注无菌注射用水或盐水无阻力、负压的出现以及无脑脊液流出等现象，即可判断穿刺针已进入硬膜外间隙。临床上一般穿刺到黄韧带时，阻力增大有初感，此时可将针芯取下，用一内含约 2ml 无菌注射用水或盐水和一个小气泡（约 0.25ml）的 35ml 玻璃注射器与穿刺针衔接，当推动注射器芯时即感到有弹回的阻力感（图 3-2-1）且小气泡受压缩小，此后边进针边推动注射器芯试探阻力，一旦突破黄韧带则阻力消失，犹如"落空感"，同时注液毫无阻力，表示针尖已进入硬膜外间隙。临床上也可用负压法来判断硬膜外间隙，即抵达黄韧带后，拔出针芯，于针尾置一滴液体（悬滴法）或于针尾置一盛有液体的玻璃接管（玻管法），当针尖穿透黄韧带而进入硬膜外间隙时，悬滴（或管内液体）被吸入，这种负压现象于颈胸段穿刺时比腰段更为明显。除上述两项指标外，临床上还有多种辅助试验方法用以确定硬膜外间隙，包括抽吸试验（硬膜外间隙抽吸无脑脊液）、正压气囊试验（正压气囊进入硬膜外间隙而塌陷）及置管试验（在硬膜外间隙置管无阻力）。试验用药也可初步判断是否在硬膜外间隙。

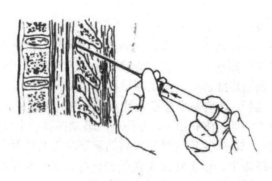

图 3-2-1　用注射器试探阻力

确定针尖已进入硬膜外间隙后，即可经针蒂插入硬膜外导管。插管前应先测量皮肤至硬膜外间隙的距离，然后即行置管，导管再进入硬膜外腔 4~6cm。然后边拔针边固定导管，直至将针退出皮肤，在拔针过程中不要随意改变针尖的斜口方向，并切忌后退导管以防斜口割断导管。针拔出后，调整导管在硬膜外的长度，使保留在硬膜外的导管长度在 2~3cm；如需要术后镇痛或产科镇痛时，该硬膜外导管长度可为 4~6cm。然后在导管尾端接上注射器，注入少许生理盐水，如无阻力，并回吸无血或脑脊液，即可固定导管。置管过程中如患者出现肢体异感或弹跳，提示导管已偏于一侧而刺激脊神经根，为避免脊神经损害，应将穿刺针与导管一并拔出，重新穿刺置管。如需将导管退出重插时，须将导管与穿刺针一并拔出。如导管内有全血流出，经冲洗无效后，应考虑另换间隙穿刺。

（四）硬膜外腔用药

用于硬膜外神经阻滞的局麻药应该具备弥散性强、穿透性强、毒性小，且起效时间短、维持时间长等特点。目前常用的局麻药有利多卡因、丁卡因、丁哌卡因和罗哌卡因等。利多卡因起效快，5~10 分钟即可发挥作用，在组织内浸透扩散能力强，所以阻滞完善，效果好，常用 1%~2%浓度，作用持续时间为 1.5 小时，成年人一次最大用量为 400mg。丁卡因常用浓度为 0.25%~0.33%，10~15 分钟起效，维持时间达 3~4 小时，一次最大用量为 60mg。丁哌卡因常用浓度为 0.5%~0.75%，4~10 分钟起效，可维持 4~6 小时，但肌肉松弛效果只有 0.75%溶液才满意。

罗哌卡因是第一个纯镜像体长效酰胺类局麻药。等浓度的罗哌卡因和丁哌卡因用于硬膜外神经阻滞所产生的感觉神经阻滞近似，而对运动神经的阻滞前者则不仅起效慢、强度差且有效时间也短。所以在外科手术时为了增强对运动神经的阻滞作用，可将其浓度提高到 1%，总剂量可用至 150~200mg，10~20 分钟起效，持续时间为 4~6 小时。鉴于罗哌卡因的这种明显的感觉-运动阻滞分离特点，临床上常用罗哌卡因硬膜外神经阻滞作术后镇痛及无痛分娩。常用浓度为 0.2%，总剂量可用至 12~28mg/h。

氯普鲁卡因属于酯类局部麻醉药，是一种相对较安全的局部麻醉药，应用于硬膜外腔阻滞常用浓度为 2%~3%。其最大剂量在不加入肾上腺素时为 11mg/kg，总剂量不超过800mg；加入肾上腺素时为 14mg/kg，总剂量不超过 1000mg。

左旋丁哌卡因属于酰胺类局部麻醉药，作用时间长。应用于硬膜外的浓度为0.5%~0.75%，最大剂量为 150mg。

　　局麻药中可加用肾上腺素，以减慢其吸收，延长作用时间。肾上腺素的浓度，应以达到局部轻度血管收缩而无明显全身反应为原则。一般浓度为1∶200000~400000，如20ml药液中可加0.1%肾上腺素0.1ml，高血压患者应酌减。

　　决定硬膜外神经阻滞范围的最主要因素是药物的容量，而决定阻滞强度及作用持续时间的主要因素则是药物的浓度。根据穿刺部位和手术要求的不同，应对局麻药的浓度作不同的选择。以丁哌卡因为例，用于颈胸部手术，以0.25%为宜，浓度过高可引起膈肌麻痹；用于腹部手术，为达到腹肌松弛要求，常需用0.75%浓度。此外，浓度的选择与患者全身情况有关，健壮患者所需的浓度宜偏高，虚弱或年老患者，浓度要偏低。

　　为了取长补短，临床上常将长效和短效局麻配成混合液，以达到起效快而维持时间长的目的，常用的配伍是1%利多卡因和0.15%丁卡因混合液，可加肾上腺素1∶200000。

　　穿刺置管成功后，即应注入试验剂量如利多卡因40~60mg，或丁哌卡因或罗哌卡因8~10mg，目的在于排除误入蛛网膜下腔的可能；此外，从试验剂量所出现的阻滞范围及血压波动幅度，可了解患者对药物的耐受性以指导继续用药的剂量。观察5~10分钟后，如无蛛网膜下腔神经阻滞征象，可每隔5分钟注入3~5ml局麻药，直至阻滞范围满足手术要求为止；此时的用药总和即首次总量，也称初量，一般成年患者需15~20ml。最后一次注药后10~15分钟，可追求初量的20%~25%，以达到感觉阻滞平面不增加而阻滞效果加强的效果。之后每40~60分钟给予5~10ml或追加首次用量的1/2~1/3，直至手术结束。

三、影响硬膜外阻滞的因素

（一）穿刺部位

　　等量局麻药在胸段扩散范围最广，颈段次之，腰段最小。胸部硬膜外间隙比腰部的硬膜外间隙小，因此胸部硬膜外间隙药物剂量比较小，其阻滞范围与穿刺间隙密切相关。腰部硬膜外间隙较大，注药后往头尾两端扩散，尤其L_5和S_1间隙，由于神经较粗，阻滞作用出现的时间延长或不完全。因此不同部位的硬膜外阻滞，其阻滞每一节段局麻药的需要量有差异，如骶管、腰段和胸段阻滞每一节段需2%利多卡因分别为2.0ml、1.2~1.5ml和1.0~1.2ml。

（二）导管的部位与插入方向硬膜外间隙易插入

　　导管的其药液的扩散范围可能稍大。无论导管向头侧或是向尾侧插入，药液总是易向头侧扩散，但导管向尾侧插入，药液有向尾侧扩散增加1~2个节段的趋势。

（三）体位

　　体位对局麻药在硬膜外间隙内扩散影响较小，注药后改变体位对扩散范围几乎没有影响，而注药前改变体位，则注药后局麻药有向体位低的一侧多扩散多1~2个节段的趋势。但临床实践表明，由于药物比重的关系，坐位时低腰部与尾部的神经容易阻滞。侧卧位时，下侧的神经容易阻滞，也可能该侧的阻滞效果较好。

（四）局麻药剂量

　　通常需要1~2ml容量的局麻药阻断一个椎间隙。一般较大剂量的低浓度局麻药能产生较广平面的浅部感觉阻滞，但运动和深部感觉阻滞作用较弱，而高浓度局麻药肌松较好。持续硬膜外阻滞，追加剂量通常为初始剂量的一半，追加时间为阻滞平面减退两个节段时。追加注药量可增加其沿纵轴扩散范围。

（五）注药方式

等容量的局麻药快速一次注入与间隔一定时间分次缓慢注入，前者弥散广、阻滞平面高，但快速注入局麻药在硬膜外间隙内分布可能不均匀，易产生阻滞不全影响麻醉效果。分次重复给药扩散范围较一次注药局麻药扩散范围小 1~2 个节段，但局麻药在硬膜外间隙分布均匀，发生阻滞不全相对较少。

（六）年龄、身高和体重

1.年龄

随着年龄的增长，硬膜外间隙变窄，局麻药所需剂量减少。临床资料表明，青年期局麻药在硬膜外间隙内的扩散范围最小，所需药量最大。20~30 岁每阻滞 1 个神经节段约需 2%利多卡因 1.5ml，而从 20~40 岁硬膜外阻滞所需药量随年龄增加而逐渐减少，至 70~80 岁每阻滞 1 个神经节段所需的药量较 20~30 年龄段几乎减少一半，这是由于老年人椎间孔狭窄致药液经椎间孔向椎旁间隙扩散减少及老年人的硬膜变薄使药液易透过硬膜等因素所致。

2.身高

与剂量相关。身材较矮的患者约需 1ml 容量的局麻药可阻滞一个节段，身材较高的患者需 1.5~2ml 阻滞一个节段。但硬膜外阻滞所需局麻药量与身高的相关性不及其与脊椎长度的相关性大。

3.体重

与局麻药的剂量关系并不密切。肥胖患者可能由于硬膜外间隙内脂肪组织增加，使硬膜外间隙的容量减小，以致等容量的局麻药扩散范围较正常人增加，其所需药量减少。

4.孕妇

由于腹腔内压升高，加之下腔静脉受压增加了硬膜外静脉丛的血流量，硬膜外间隙变窄，用药剂量需减少。其他如腹腔内肿瘤、腹水患者也需减少用药量。

（七）局麻药

pH 大多数局麻药偏酸性 pH 在 3.5~5.5。在酸性溶液中，局麻药的理化性质稳定，不利于细菌的生长。但由于局麻药的作用原理是以非离子形式进入神经细胞膜，在酸性环境中，局麻药大多以离子形式存在，药理作用较弱。如在局麻药使用前加入 7.5%~8.4% 的碳酸氢钠（每 10ml 利多卡因或氯普鲁卡因加碳酸氢钠 0.5ml，每 10mg 丁哌卡因或罗哌卡因加碳酸氢钠 0.05ml），碱化局麻药液，有利于局麻药穿透细胞膜，可缩短起效时间约三分之一，增加阻滞时效。

（八）血管收缩药

局麻药中加入血管收缩药减少局麻药的吸收，降低局麻药的毒性反应，并能延长阻滞时间，但丁哌卡因中加入肾上腺素并不延长作用时间。

（九）阿片类药物

局麻药液中加芬太尼 2mg/ml 能缩短起效时间，且明显增加时效，提高阻滞效果，延长局麻药的作用时间。减少内脏牵拉痛。可能的原因为芬太尼选择性作用于脊髓背角神经元阿片类受体的作用，调控疼痛的传导，与局麻药产生协同作用。

四、硬膜外神经阻滞的管理

（一）影响阻滞平面的因素

1.药物容量和注射速度

容量愈大，阻滞范围愈广，反之，则阻滞范围窄。临床实践证明，快速注药对扩大阻滞范围的作用有限。

2.导管的位置和方向

导管向头侧时，药物易向头侧扩散；向尾侧时，则可多向尾侧扩散 1~2 个节段，但仍以向头侧扩散为主。如果导管偏于一侧，可出现单侧麻醉，偶尔导管进入椎间孔，则只能阻滞数个脊神经根。

3.患者的情况

婴幼儿、老年人硬膜外间隙小，用药量需减少。妊娠后期，由于下腔静脉受压，硬膜外间隙相对变小，药物容易扩散，用药量也需减少。某些病理因素，如脱水、血容量不足等，可加速药物扩散，用药应格外慎重。

（二）术中管理

硬膜外间隙注入局麻药 5~10 分钟内，在穿刺部位的上下各 2、3 节段的皮肤支配区可出现感觉迟钝；20 分钟内阻滞范围可扩大到所预期的范围，麻醉也趋完全。针刺皮肤测痛可得知阻滞的范围和效果。除感觉神经被阻滞外，交感神经、运动神经也被阻滞，由此可引起一系列生理扰乱。同脊麻一样，最常见的是血压下降、呼吸抑制和恶心呕吐。因此术中应注意麻醉平面，密切观察病情变化，及时进行处理。

（三）注意事项

1.穿刺时遇到骨质

应让患者尽可能地屈曲身体以便拉开椎间隙，或者改变体位、改换间隙或用旁正中法穿刺。应避免反复穿刺。

2.穿刺针内出血

表明穿破硬膜外间隙血管，应退针重新定位穿刺，或者换一个间隙穿刺。

3.放置导管困难

将穿刺针稍退出、进入或稍旋转穿刺针改变斜面方向，再置管。如不成功，表明穿刺针可能偏向侧间隙，或不在硬膜外间隙内。此时，将穿刺针与导管同时退出。切不可单独拉出导管，以免导管被针尖割断。

4.液体从穿刺针中滴出

可能是穿刺时使用过生理盐水，几秒钟后会停止。如发现液体回流较多，这时要排除针尖或导管可能进入蛛网膜下腔。鉴别回流液是否是脑脊液可用下列方法：①观察回流液量，注液至硬膜外间隙，在重复回吸时回流出的液量逐次减少。②测定回流液理化特性，脑脊液 pH 为 7.28~7.32，温度接近体温，脑脊液中有蛋白质和葡萄糖。而局麻药的 pH<6.0，温度接近室温，不含蛋白质和葡萄糖。③给药试验，如果注入数毫升局麻药后产生迅速而足够的阻滞，这可能是蛛网膜下腔给药。试验药量可用利多卡因 50mg、丁哌卡因 7mg、罗哌卡因 8mg 或氯普鲁卡因 60mg。硬膜外阻滞给药均先注试验量，其局麻药量大小是根据病情决定，万一是误注蛛网膜下腔，也不致引起全脊麻。

5.置导管时少数患者有一过性的触电感

如果呈持续性触电感，针与导管须一同退出。并放弃硬膜外阻滞。

6.置导管后有血液从导管中流出或回抽

有血液表明导管误入硬膜外静脉，退出导管1cm后，出血仍不止时，则应放弃硬膜外阻滞。怀疑穿刺针或导管在静脉内时可作下列试验：①肾上腺素试验：在导管内注入肾上腺素15μg，如果导管误入静脉内，给药后可使心率加速超过30次/min，持续时间约30s，患者可能有心悸、头痛、面色苍白等症状。②局麻药试验：单次注入利多卡因100mg观察症状和体征，如患者出现耳鸣、口中有金属味感、口周麻木和刺痛感、肌肉颤动和全身异常感觉等，提示系静脉内给药。

7.达不到预期的阻滞范围

硬膜外间隙注药后30min仍不能达到预期的阻滞范围，需重新穿刺或改全麻。

8.硬膜外阻滞效果不佳

效果不佳或术中牵拉反应及不适，应避免大量或多次重复使用辅助药，以免抑制呼吸、循环。

9.加强呼吸管理

硬膜外阻滞手术中应吸氧。尤其中、高位硬膜外阻滞时，肋间肌和膈肌可能不同程度麻痹，应加强呼吸管理。

10.骶管阻滞的注意事项

包括：①严格无菌操作，以免感染；②穿刺针位于正中线，不可太深，以免损伤血管或穿破硬膜；③试验剂量3~5ml；④预防局麻药进入蛛网膜下间隙或误注入血管；⑤骶管先天畸形较多，容量差异也大，阻滞范围很难预测。

五、骶管神经阻滞

骶管神经阻滞是经骶裂孔穿刺，注局麻药于骶管腔以阻滞骶脊神经，是硬膜外神经阻滞的一种方法，适用于直肠、肛门会阴部手术，也可用于婴幼儿及学龄前儿童的腹部手术。

骶裂孔和骶角是骶管穿刺点的重要解剖标志，其定位方法是：先摸清尾骨尖，沿中线向头端方向摸至约4cm处（成人），可触及一个有弹性的凹陷，即为骶裂孔，在孔的两旁可触到蚕豆大的骨质隆起，是为骶角。两骶角连线的中点，即为穿刺点（图3-2-2）。髂后上棘连线在第二骶椎平面，是硬脊膜囊的终止部位，骶管穿刺针如果越过此连线，即有误入蛛网膜下腔而发生全脊麻的危险。

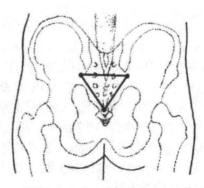

图3-2-2　骶裂孔与髂后上棘的关系及硬膜囊终点的部位

骶管穿刺术：可取侧卧位或俯卧位。侧卧位时，腰背应尽量向后弓曲，双膝屈向腹部。俯卧位时，髋部需垫厚枕以抬高骨盆，暴露骶部。于骶裂孔中心做皮内小丘，将穿刺针垂直刺进皮肤，当刺到骶尾韧带时有弹韧感觉，稍做进针有阻力消失感觉。此时将针干向尾侧方向倾倒，与皮肤呈 30°~45°，顺势推进约 2cm，即可到达骶管腔。接上注射器，抽吸无脑脊液，注射带小气泡的生理盐水无阻力，也无皮肤隆起，证实针尖确在骶管腔内，即可注入试验剂量。观察无蛛网膜下腔神经阻滞现象后，可分次注入其余液。

骶管穿刺成功的关键，在于掌握好穿刺针的方向。如果针与皮肤角度过小，即针体过度放平，针尖可在骶管的后壁受阻；若角度过大，针尖常可触及骶管前壁。穿刺如遇骨质，不宜用暴力，应退针少许，调整针体倾斜度后再进针，以免引起剧痛和损伤骶管静脉丛。

骶管有丰富的静脉丛，除容易穿刺损伤出血外，对局麻药的吸收也快，故较易引起轻重不等的毒性反应。此外，当抽吸有较多回血时，应放弃骶管阻滞，改用腰部硬膜外神经阻滞。约有 20%正常人的骶管呈解剖学异常，骶裂孔畸形或闭锁者占 10%，如发现有异常，不应选用骶管阻滞。鉴于传统的骶管阻滞法，针的方向不好准确把握，难免阻滞失败。近年来对国人的骶骨进行解剖学研究，发现自骶4至骶2均可裂开，故可采用较容易的穿刺方法，与腰部硬膜外神经阻滞法相同，在骶2平面以下先摸清骶裂孔，穿刺针自中线垂直进针，易进入骶裂孔。改进的穿刺方法失败率减少，并发症发生率也降低。

六、硬膜外阻滞失败原因探讨

硬膜外阻滞失败包括以下几种情况：①硬膜外阻滞范围过窄或单侧阻滞，达不到手术要求；②阻滞不全，患者有痛感或肌松不满意；③完全无效；④硬膜外阻滞后患者的呼吸循环严重抑制而被迫放弃硬膜外阻滞。其主要原因包括下列三个方面。

（一）麻醉选择欠妥或反应异常

麻醉选择欠妥见于：①患者脊柱畸形、退行性变使椎间孔狭窄、韧带钙化、过度肥胖穿刺点定位困难，均可导致穿刺失败或引起局麻药液在硬膜外间隙内扩散的异常。②多次硬膜外阻滞或有脊柱部位的手术史，可使硬膜外间隙出现粘连，局麻药扩散受阻，使硬膜外阻滞作用不完全或在穿刺时增加穿破硬膜和操作失败的可能性。③术前未全面了解病情和手术性质，对手术操作的部位和范围估计不足，或临时改变手术范围，延长切口，以致阻滞范围不能满足手术需要。④硬膜外阻滞是阻滞脊神经，不能阻滞迷走神经，且阻滞平面达不到阻滞膈神经水平，因此腹腔内脏器手术时可能出现牵拉内脏疼痛或牵引反射，以及涉及膈面的手术，如探查或牵拉膈肌时常引起不适，使患者难以配合手术。某些矫形手术需肌肉极度松弛，而硬膜外阻滞肌松较脊麻差，偶尔也有因肌松不良不能满足手术操作需要而改变麻醉方式。

1.术前评估欠全面，患者不能耐受硬膜外阻滞，如心功能差、失血、脱水、血容量降低、呼吸衰竭等，硬膜外阻滞使循环呼吸受到明显抑制，不得不放弃硬膜外阻滞。

2.患者难以合作，不能耐受长时间体位固定和硬膜外阻滞后麻木、乏力等不适感，使硬膜外阻滞维持困难。

3.患者对局麻药异常敏感或有过敏反应。⑧如低浓度局麻药总量过多或浓度偏高易发生局麻药中毒。

（二）硬膜外阻滞操作不当

硬膜外阻滞操作不当有以下几方面：①患者体位不当，硬膜外穿刺定位和操作失误，均可使穿刺失败。②穿刺时误伤血管、神经或多次穿破硬膜，不宜继续施行硬膜外阻滞。③穿刺针误入椎旁肌群或其他组织而未被察觉，注入局麻药后无麻醉效果。④硬膜外导管过软或与穿刺针不匹配，使导管插入困难。⑤导管插入硬膜外间隙长度过短或固定不牢，在拔针或患者改变体位时脱出硬膜外间隙，注药后无麻醉平面。⑥导管误入蛛网膜下腔。⑦导管在硬膜外间隙未能按预期方向插入，误入静脉或进入椎间孔。导管误入静脉，注入局麻药后会出现毒性反应，导管穿出椎间孔最多只能出现几个脊神经根阻滞。⑧硬膜外间隙内的后纵韧带异常致密，导管插入一侧致单侧硬膜外阻滞。⑨导管扭折、受椎板挤压或被血块阻塞，无法注入局麻药。⑩在测试穿刺针是否进入硬膜外间隙过程中，注入过多空气或液体，影响局麻药的扩散和分布。

（三）硬膜外阻滞管理不佳

硬膜外阻滞管理不佳，影响阻滞效果见于：①选用的局麻药效能差，弥散和穿透能力弱，影响硬膜外阻滞效果，尤其是肌松效果。②局麻药用量不足，如浓度过低、容量过小，使局麻药在硬膜外间隙的扩散围小，阻滞作用差，对运动神经的阻滞效果犹差。而用药过量或未能认识到妊娠、老年等特殊患者的病理生理特点，给予相对过量的局麻药，使麻醉范围过广，严重抑制呼吸和循环功能，也是硬膜外阻滞失败的原因之一。③给药方式不当，如诱导期过短，手术开始时麻醉作用仍不完全；快速一次注入局麻药过多，阻滞平面高，但局麻药在硬膜外间隙内分布可能不均匀，易产生阻滞不全影响麻醉效果；分次追加局麻药的间隔时间过长，前次注入的局麻药的作用已消退，追加剂量的麻醉效果未及时出现。④辅助用药使用不当，使用过多的辅助用药，严重抑制患者的呼吸和循环功能，或者使患者失去配合手术的能力。⑤病情较严重，硬膜外阻滞期间又未能及时有效地预防和处理硬膜外阻滞的不良反应，如已有严重低血压和呼吸抑制而阻滞范围及阻滞深度尚不能满足手术需要，造成追加药液与循环呼吸功能改变之间的矛盾，不能有效地解决而被迫放弃硬膜外阻滞。

（杨红梅）

第三节　腰-硬联合神经阻滞

联合蛛网膜下腔与硬膜外腔麻醉（combined spinal and epidural anesthesia，CSEA），也简称为腰-硬联合神经阻滞或腰硬联合麻醉，是将蛛网膜下腔阻滞与硬膜外腔阻滞联合使用的麻醉技术。CSEA 既具有脊麻起效快、效果确切、局麻药用量小的优点，又有硬膜外腔阻滞可连续性、便于控制平面和可用作术后镇痛的优点。主要用于下腹部及下肢手术的麻醉与镇痛，尤其是产科麻醉与镇痛。

一、适应证与禁忌证

（一）适应证

CSEA 适用于分娩镇痛、剖宫产手术以及其他下腹部与下肢手术。

（二）禁忌证

凡有脊麻或（和）硬膜外腔阻滞禁忌证的患者均不适合选用 CSEA。

二、常用的 CSEA 技术

CSEA 技术主要有两种：两点穿刺法与单点穿刺法：两点穿刺技术（double-segment technique DST）是在腰段不同间隙分别实施硬膜外穿刺置管和蛛网膜下腔阻滞，是由 Curelaru 于 1979 年首先报道，目前已很少使用。单点穿刺技术（single-segment technique, SST）于 1982 年用于临床，该技术使用硬膜外穿刺针置入硬膜外腔，然后从硬膜外穿刺针头端侧孔（也称为背眼，back eye）或直接从硬膜外穿刺针内腔插入细的脊髓麻醉针穿破硬膜后进入蛛网膜下腔实施脊髓麻醉。SST 是目前实施 CSEA 的通用方法。

目前国内外市场供应有一次性 CSEA 包，其中有 17G 硬膜外穿刺针，有的针距其头端约 1cm 处有一侧孔，蛛网膜下腔穿刺针可经侧孔通过。蛛网膜下腔穿刺针一般为 25~26G，以尖端为笔尖式为宜，如 Sprotte 针或 Whitacre 针。蛛网膜下腔穿刺针完全置入硬膜外穿刺针后突出硬膜外穿刺针尖端一般约 1.1~1.2cm。

穿刺间隙可为 $L_{2~3}$ 或 $L_{3~4}$。常规先行硬膜外腔穿刺，当硬膜外穿刺针到达硬膜外腔后，再经硬膜外穿刺针置入 25~26G 的蛛网膜下腔穿刺针，后者穿破硬膜时多有轻微的突破感，此时拔出蛛网膜下腔穿刺针针芯后有脑脊液缓慢流出。经蛛网膜下腔穿刺针注入局麻药至蛛网膜下腔后，拔出蛛网膜下腔穿刺针，然后经硬膜外穿刺针置入硬膜外导管，留置导管 3~4cm，退出硬膜外穿刺针，妥善固定导管。

三、CSEA 的用药方案

CSEA 的用药方案可因分娩镇痛或手术要求而有所不同。CSEA 用于分娩镇痛，以下介绍 CSEA 用于成人下腹部和下肢手术的用药方案。

（一）脊髓麻醉的用药

可选用 0.5%~0.75% 丁哌卡因，宜控制在 10mg 以内，可加入芬太尼 25μg。

（二）硬膜外阻滞的用药

当脊髓麻醉 15 分钟以后，如果平面低于 T_8 或未达到手术要求的阻滞水平、或单纯脊髓麻醉不能满足较长时间手术的要求或考虑硬膜外镇痛时，则需要经硬膜外导管给药。

1.试验剂量

脊髓麻醉后 15 分钟，平面低于 T_8 或未达到手术要求的阻滞水平，可经硬膜外导管给予 2% 利多卡因 1.5ml，观察 5 分钟。

（1）如果平面上升仅为约两个脊椎平面，提示硬膜外导管位置合适。

（2）如果导管在蛛网膜下隙，则阻滞平面升高明显，但该试验剂量一般不会引起膈肌麻痹。

2.确认硬膜外导管在硬膜外腔后可每 5 分钟给予 2% 利多卡因 3ml，直至阻滞达到理想平面。一般每次升高 1~2 个脊椎平面。

3.90~120 分钟后可考虑经硬膜外导管追加局麻药，如 2% 利多卡因或 0.75% 丁哌卡因 5~8ml（下肢手术腰麻阻滞时间较长，可达 4~5 小时）。

四、注意事项

1.如果脊髓麻醉平面能满足整个手术要求，则术中硬膜外腔不需要给药，或仅作为术后镇痛。

2.硬膜外导管可能会经脊髓麻醉穿刺孔误入蛛网膜下腔，此时可能有脑脊液经导管流出。上述试验剂量可初步判断导管是否在蛛网膜下腔，因此启用硬膜外阻滞或镇痛时必须给予试验剂量，并且每次经硬膜外导管给药时均须回抽确认有无脑脊液。

3.CSEA 时脊髓麻醉用药量以及硬膜外阻滞用药量均较小，但是阻滞平面往往较单纯脊髓麻醉或硬膜外阻滞的范围广。主要原因可能包括：①硬膜外腔穿刺后硬膜外腔的负压消失，使脊膜囊容积缩小，促使脑脊液内局麻药易于向头侧扩散；②注入硬膜外腔的局麻药挤压硬脊膜，使腰骶部蛛网膜下腔的局麻药随脑脊液向头侧扩散；③注入硬膜外腔的局麻药经硬脊膜破损孔渗入蛛网膜下腔（称为渗漏效应）；④体位改变等。研究提示，前两个因素可能是 CSEA 时平面容易扩散的主要原因。

4.硬膜外腔置管困难，导致脊髓麻醉后恢复仰卧位体位延迟，结果出现单侧脊髓麻醉或脊髓麻醉平面过高或过低。一般要求蛛网膜下腔注药后 3~4 分钟内应完成硬膜外腔置管。

5.CSEA 时可出现单纯脊髓麻醉或硬膜外阻滞可能出现的并发症，同样需引起高度重视。

（杨红梅）

第四节　椎管内神经阻滞并发症

椎管内神经阻滞并发症是指椎管内注射麻醉药及相关药物所引起的生理反应、毒性作用以及技术操作给机体带来的不良影响。总体而言，椎管内神经阻滞并发症可分为椎管内神经阻滞相关并发症、药物毒性相关并发症和穿刺与置管相关并发症三类。根据中华医学会麻醉学分会制定的《椎管内阻滞并发症防治专家共识》（2008 年）总结如下。

一、椎管内神经阻滞相关并发症

（一）心血管系统并发症

低血压和心动过缓是椎管内神经阻滞最常见的反应。低血压一般定义为收缩压低于90mmHg，也可定义为收缩压（或平均动脉压）的下降幅度超过基础值的 30%。椎管内神经阻滞中低血压的发生率为 8%~33%。心动过缓一般指心率低于 50 次/分钟，其发生率为 2%~13%。严重的低血压和心动过缓会导致心搏骤停，是椎管内神经阻滞严重的并发症。

1.低血压和心动过缓的发生机制

（1）交感神经阻滞引起体循环血管阻力降低和回心血量减少，是最常见的原因。

（2）椎管内神经阻滞后血液再分布、心室充盈不足，引起副交感神经活动增强及交感神经活动减弱，导致椎管内神经阻滞后突发低血压、心动过缓，甚至心搏骤停。

（3）T_4 以上高平面阻滞，阻断心脏交感神经纤维（发自 $T_{1~4}$ 水平），削弱心脏代偿功能，进一步加重血流动力学的变化。

（4）其他因素，如局麻药吸收入血引起心肌负性肌力作用；所添加的小剂量肾上腺素吸收入血的 β_2 兴奋作用（扩血管效应）；可乐定的 α_2 兴奋作用、抑制突触前去甲肾上腺素释放和直接增加副交感活性等机制，均可引起血流动力学的变化。

2.危险因素

（1）引起低血压危险因素：包括：①广泛的阻滞平面；②原有低血容量；③原有心血管代偿功能不足、心动过缓，高体重指数、老年；④术前合并应用抗高血压药物或丙嗪类药物；⑤突然体位变动可发生严重低血压、心动过缓，甚至心搏骤停；⑥椎管内神经阻滞与全身麻醉联合应用。

（2）引起心动过缓危险因素：包括：①广泛的阻滞平面；②应用β-受体阻滞剂；③原有心动过缓或传导阻滞。

（3）引起心搏骤停的危险因素：包括：①脊麻心搏骤停发生率明显高于硬膜外腔阻滞；②进行性心动过缓；③老年人；④髋关节手术。

3.预防

（1）避免不必要的阻滞平面过广、纠正低血容量，必要时适当头低脚高位和（或）抬高双下肢以增加回心血量；

（2）对施行剖宫产的患者常规左侧倾斜30°体位。

（3）椎管内神经阻滞前必须建立通畅的静脉通路，输入适量液体。

4.治疗

（1）一般治疗措施，包括吸氧、抬高双下肢、加快输液等。

（2）中度到重度或迅速进展的低血压，静注适量去氧肾上腺素、去甲肾上腺素、麻黄碱。

（3）对严重的心动过缓，静注阿托品。

（4）同时出现严重低血压和心动过缓，静注适量麻黄碱或多巴胺，如无反应立即静注小剂量肾上腺素。

（5）一旦发生心搏骤停立即施行心肺复苏。

（二）呼吸系统并发症

严重呼吸抑制或呼吸停止极为罕见。呼吸停止多由于全脊髓阻滞或广泛的硬膜外腔阻滞时，局麻药直接作用于延髓呼吸中枢或严重低血压导致脑干缺血以及呼吸肌麻痹所引起；硬膜外腔阻滞对呼吸的影响与运动阻滞平面和程度相关。静脉辅助应用镇痛药、镇静药可引起呼吸抑制或加重椎管内神经阻滞的呼吸抑制。椎管内神经阻滞，特别是复合静脉给予镇痛药、镇静药引起呼吸抑制未被及时发现和处理，可导致心搏骤停，预后较差。

1.危险因素

（1）呼吸功能不全患者在应用椎管内神经阻滞时容易出现呼吸功能失代偿。

（2）高平面阻滞、高浓度局麻药或合并使用抑制呼吸的镇痛药和镇静药，可引起严重呼吸抑制。

2.预防

（1）选择适当的局麻药（浓度、剂量及给药方式），避免阻滞平面过高。

（2）凡辅助应用镇痛药、镇静药物者，应严密监测呼吸功能，直至药物作用消失。

3.治疗

（1）椎管内神经阻滞中应严密监测阻滞平面，早期诊断和及时治疗呼吸功能不全。

（2）发生轻度呼吸困难，但阻滞平面在颈段以下，膈肌功能尚未受累，可给予吸氧，并密切加强监测。

（3）患者出现呼吸困难伴有低氧血症、高碳酸血症，应采取面罩辅助通气，必要时建立人工气道，进行呼吸支持。

（三）全脊髓麻醉

全脊髓麻醉多由硬膜外腔阻滞剂量的局麻药误入蛛网膜下腔所引起。由于硬膜外腔阻滞的局麻药用量远高于脊麻的用药量，注药后迅速出现广泛的感觉和运动神经阻滞。表现为注药后迅速出现（一般 5 分钟内）意识不清、双瞳孔扩大固定、呼吸停止、肌无力、低血压、心动过缓，甚至出现室性心律失常或心搏骤停。

1.预防

（1）正确操作，确保局麻药注入硬膜外腔：注药前回吸确认无脑脊液回流，缓慢注射及反复回吸。

（2）强调采用试验剂量，且从硬膜外导管给药，试验剂量不应超过脊麻用量，观察时间足够（不短于 5 分钟）。

（3）如发生硬膜穿破建议改用其他麻醉方法。如继续使用硬膜外腔阻滞，应严密监测并建议硬膜外腔少量分次给药。

2.治疗

（1）建立人工气道和人工通气。

（2）静脉输液，使用血管活性药物维持循环稳定。

（3）如发生心搏骤停应立即施行心肺复苏。

（4）对患者进行严密监测直至神经阻滞症状消失。

（四）异常广泛的阻滞脊神经

异常广泛的阻滞脊神经是指硬膜外腔阻滞时注入常用量局麻药后，出现异常广泛的脊神经被阻滞现象。其临床特征为：延迟出现（注药后约 10~15 分钟）的广泛神经被阻滞，阻滞范围呈节段性，没有意识消失和瞳孔的变化，常表现为严重的呼吸循环功能不全。

1.发生原因

（1）局麻药经误入硬膜下间隙的导管注入。

（2）患者并存的病理生理因素：如妊娠、腹部巨大肿块、老年动脉硬化、椎管狭窄等，致使潜在的硬膜外间隙容积减少。

2.预防

椎管内神经阻滞应采用试验剂量。对于妊娠、腹部巨大肿块、老年动脉硬化、椎管狭窄等患者局麻药的用量应酌情减少。

3.治疗

异常广泛地阻滞脊神经的处理原则同全脊髓麻醉，即严密监测并维持呼吸和循环功能稳定，直至局麻药阻滞脊神经的作用完全消退。

（五）恶心呕吐

恶心呕吐是椎管内神经阻滞常见的并发症，脊麻中恶心呕吐的发生率高达13%~42%。女性发生率高于男性，尤其是年轻女性。

1.发生诱因

（1）血压骤降造成脑供血骤减，呕吐中枢兴奋。

（2）迷走神经功能亢进，胃肠蠕动增强。

（3）手术牵拉内脏。

2.危险因素

阻滞平面超过 T_5、低血压、术前应用阿片类药物、有晕动史。

3.治疗一旦出现恶心呕吐，立即给予吸氧，嘱患者深呼吸，并将头转向一侧以防误吸，同时应检查是否有阻滞平面过高及血压下降，并采取相应措施，或暂停手术以减少迷走刺激，或施行内脏神经阻滞；若仍不能缓解呕吐，可考虑使用氟哌利多等药物；高平面（T_5 以上）阻滞所致脑供血不足引起的恶心呕吐应用升压药和（或）阿托品有效。

（六）尿潴留

椎管内神经阻滞常引起尿潴留，需留置导尿管，延长门诊患者出院时间。尿潴留由位于腰骶水平支配膀胱的交感神经和副交感神经麻痹所致，也可因应用阿片类药物或患者不习惯卧位排尿所引起。如果膀胱功能失调持续存在，应除外马尾神经损伤的可能性。

1.危险因素

椎管内神经阻滞采用长效局麻药（如丁哌卡因）、腰骶神经分布区的手术、输液过多以及应用阿片类药物等。

2.防治

（1）对于围手术期末放置导尿管的患者，为预防尿潴留引起的膀胱扩张，尽可能使用能满足手术需要作用时间最短的局麻药，并给予最小有效剂量，同时在椎管内神经阻滞消退前，在可能的范围内控制静脉输液量。

（2）椎管内神经阻滞后应监测膀胱充盈情况。如术后 68 小时患者不能排尿或超声检查排尿后残余尿量大于 400ml，则有尿潴留发生，需放置导尿管直至椎管内神经阻滞的作用消失。

二、药物毒性相关并发症

药物毒性包括局麻药、辅助用药和药物添加剂的毒性，其中局麻药的毒性有两种形式：

（一）马尾综合征

马尾综合征（cauda aquino syndrome）是以脊髓圆锥水平以下神经根受损为特征的临床综合征，其表现为：不同程度的大便失禁及尿道括约肌麻痹、会阴部感觉缺失和下肢运动功能减弱。

1.病因

（1）局麻药鞘内的直接神经毒性。

（2）压迫性损伤：如硬膜外腔血肿或脓肿。

（3）操作时损伤。

2.危险因素

（1）影响局麻药神经毒性最重要的是在蛛网膜下腔神经周围的局麻药浓度，其主要因素为：①脊麻使用的局麻药浓度是最重要的因素；②给药剂量；③影响局麻药在蛛网膜下腔分布的因素，如重比重溶液（高渗葡萄糖）、脊麻中选择更接近尾端的间隙、注药速度缓慢（采用小孔导管）等，将导致局麻药的分布受限而增加其在尾端的积聚，加重对神经的毒性作用。

（2）局麻药的种类，局麻药直接的神经毒性。

（3）血管收缩剂，肾上腺素本身无脊髓损伤作用，但脊麻药中添加肾上腺素可加重鞘内应用利多卡因和 2-氯普鲁卡因引起的神经损伤。

3.预防

由于局麻药的神经毒性目前尚无有效的治疗方法，预防显得尤为重要。

（1）连续脊麻的导管置入蛛网膜下腔的深度不宜超过 4cm，以免置管向尾过深。

（2）采用能够满足手术要求的最小局麻药剂量，严格执行脊麻局麻药最高限量的规定。

（3）脊麻中应当选用最低有效局麻药浓度。

（4）注入蛛网膜下腔局麻药液葡萄糖的终浓度（1.25%至 8%）不得超过 8%。

4.治疗

一旦发生目前尚无有效的治疗方法，可用以下措施辅助治疗。

（1）早期可采用大剂量激素、脱水、利尿、营养神经等药物。

（2）后期可采用高压氧治疗、理疗、针灸，功能锻炼等。

（3）局麻药神经毒性引起马尾综合征的患者，肠道尤其是膀胱功能失常较为明显，需要支持疗法以避免继发感染等其他并发症。

（二）短暂神经症（transient neroloqical syndrome，TNS）

TNS 的临床表现为：症状常发生于脊麻作用消失后 24 小时内；大多数患者表现为单侧或双侧臀部疼痛，50%~100%的患者并存背痛，少部分患者表现为放射至大腿前部或后部的感觉迟钝。疼痛的性质为锐痛或刺痛、钝痛、痉挛性痛或烧灼痛。通常活动能改善，而夜间疼痛加重，给予非甾体消炎药有效。至少 70%的患者的疼痛程度为中度至重度，症状在 6 小时到 4 天消除，约 90%可以在一周内自行缓解，疼痛超过二周者少见。体格检查和影像学检查无神经学阳性改变。

1.病因和危险因素

目前病因尚不清楚，可能的病因或危险因素如下。

（1）局麻药特殊神经毒性，利多卡因脊麻发生率高。

（2）患者的体位影响，截石位手术发生率高于仰卧位。

（3）手术种类，如膝关节镜手术等。

（4）穿刺针损伤、坐骨神经牵拉引起的神经缺血、小口径笔尖式腰麻针造成局麻药的浓聚等。

2.预防

尽可能采用最低有效浓度和最低有效剂量的局麻药液。

3.治疗

（1）椎管内神经阻滞后出现背痛和腰腿痛时，应首先排除椎管内血肿或脓肿、马尾综合征等后，再开始 TNS 的治疗。

（2）最有效的治疗药物为非甾体抗炎药。

（3）对症治疗，包括热敷、下肢抬高等。

（4）如伴随有肌肉痉挛可使用环苯扎林。

（5）对非甾体抗炎药治疗无效可加用阿片类药物。

（三）肾上腺素的不良反应

局麻药中添加肾上腺素的目的为延长局麻药的作用时间、减少局麻药的吸收、强化镇痛效果，以及作为局麻药误入血管的指示剂。若无禁忌证，椎管内神经阻滞的局麻药中可添加肾上腺素（浓度不超过 5μg/ml）。不良反应包括。

1.血流动力学效应：肾上腺素吸收入血常引起短暂的心动过速、高血压和心排血量增加。

2.肾上腺素无直接的神经毒性，但动物实验显示局麻药中添加肾上腺素用于脊麻可增强局麻药引起的神经损伤；动物实验和临床观察显示常规添加的肾上腺素不减少脊髓的血流，但动物实验显示可明显减少外周神经的血流。

三、穿刺与置管相关并发症

（一）椎管内血肿

椎管内血肿是一种罕见但后果严重的并发症。临床表现为在 12 小时内出现严重背痛，短时间后出现肌无力及括约肌功能障碍，最后发展到完全性截瘫。如感觉阻滞平面恢复正常后又重新出现或更高的感觉阻滞平面，则应警惕椎管内血肿的发生。其诊断主要依靠临床症状、体征及影像学检查。

1.血肿的形成因素

（1）椎管内神经阻滞穿刺针或导管对血管的损伤。

（2）椎管内肿瘤或血管畸形、椎管内"自发性"出血。大多数"自发性"出血发生于抗凝或溶栓治疗之后，尤其后者最为危险。

2.危险因素

患者凝血功能异常或接受抗凝药物或溶栓药物治疗是发生椎管内血肿的最危险因素。

（1）患者因素：高龄，女性，并存有脊柱病变或出凝血功能异常。

（2）麻醉因素：采用较粗穿刺针或导管，穿刺或置管时损伤血管出血，连续椎管内神经阻滞导管的置入及拔除。

（3）治疗因素：围手术期抗凝或溶栓治疗。

3.预防

（1）对有凝血障碍及接受抗凝或溶栓治疗的患者原则上尽量避免椎管内神经阻滞，但是临床上可能面临着椎管内麻醉可显著增加患者风险，但是其替代的麻醉方式一全身麻醉所带来的风险更大，所以必须由经验丰富的医师权衡利弊。这类患者经过麻醉前准备行椎管内麻醉时，应由经验丰富的麻醉医师进行操作。

（2）对凝血功能异常的患者，应根据血小板计数、凝血酶原时间（PT）、活化部分凝血活酶时间（APTT）、纤维蛋白原定量等指标对患者的凝血状态做出评估，仔细权衡施行椎管内神经阻滞的利益和风险后做出个体化的麻醉选择。

（3）有关椎管内神经阻滞血小板计数的安全低限，目前尚不明确。一般认为，在凝血因子及血小板质量正常情况下，血小板$>100\times10^9$/L 属于安全范围；血小板低于 75×10^9/L 椎管内血肿风险明显增大。

（4）针对接受抗凝药物或预防血栓形成药物的患者椎管内麻醉，相关学会与组织发布了诸多指南或建议，如2010年美国区域麻醉与疼痛医学学会（ASRA）和欧洲麻醉学会（ESA）分别发布了《接受抗栓或溶栓治疗患者的区域麻醉—美国区域麻醉与疼痛医学学会循证指南（第3版）》《区域麻醉与抗栓药物：欧洲麻醉学会的建议》；2013年大不列颠和爱尔兰麻醉医师学会（AAGBI）、产科麻醉医师学会（OAA）和英国区域麻醉学会（RAUK）联合发布了《凝血功能异常患者区域麻醉风险评估指南》。综合上述指南或建议，接受抗凝药物或溶栓药物患者椎管内麻醉/镇痛的建议见（表3-4-1）。

表3-4-1　接受抗凝药物或溶栓药物患者椎管内麻醉/镇痛管理的建议

华法林	长期服用华法林抗凝的患者在椎管内麻醉/镇痛及评估1NR前4~5（1停药。椎管内穿刺（置管）或拔除硬膜外导管时INR应SI.4近年来，为缩短术前准备时间，较多采用"华法林快速停药法"。术前华法林停药仅l~2d，静注 vith₁（2.5~10）mg/d，并监测INR。但须保证椎管内穿刺（置管）或拔除硬膜外导管时INIi应.≤1.4。
抗血小板药物	阿司匹林或NSA1D8无禁忌。噻吩吡啶类衍生物（氯吡格雷和噻氯匹定）应在椎管内穿刺（置管）前分别停药和14d，拔管后6h才可接受用药。血小板糖蛋白nb/ma受体拮抗剂操作前应停用，以确保血小板功能的恢复（替罗非班、依替巴肽停用8h，阿昔单抗停用48h），拔管后6h才可接受用药溶栓剂/纤维蛋白没有数据显示椎管内麻醉/镇痛前或拔7前后应何时停用或使用这类药物。建议实施椎管内麻溶解剂醉/镇痛前或拔管前后10d禁用这类药物。
低分子肝素	最后一次使用预防血栓剂量的LMWH后至少10~12h，才可行椎管内穿刺（置管）或拔除硬膜外导管，且阻滞或拔管后4h才可给予LMWH；而对于使用治疗剂量的LMWH，停用至少24h，才可行椎管内穿刺（置管）或拔除硬膜外导管，且阻滞或拔管后4h才可给予LMWH。严格避免额外使用其他的影响凝血功能的药物，包括酮咯酸皮下注射预防剂预防剂量普通肝素在最后一次用药后4~6h或APTTR正常，才可行椎管内穿刺（置管）或拔除量普通肝素硬膜外导管，且阻滞或拔管后1h才可给予普通肝素。
治疗剂量普通	静脉注射治疗剂量普通肝素在最后一次用药后4~6h或4h正常，才可行椎管内穿刺（置管）肝素或拔除硬膜外导管，且阻滞或拔管后4h才可给予普通肝素。皮下注射治疗剂量普通肝素在最后一次用药后8~12h或APTTR正常，才可行椎管内穿刺（置管）或拔除硬膜外导管，且阻滞或拔管后4h才可给予普通肝素，应监测神经功能，并且应当谨慎联合服用抗血小板药物达比加群根据用量，在椎管内麻醉/缜痛前应停药48~96h；在穿刺置管24h后及导管拔除6h方可使用。

4.诊断及治疗

（1）新发生的或持续进展的背痛、感觉或运动缺失、大小便失禁。

（2）尽可能快速地进行影像学检查，最好为核磁共振成像（MRI），同时尽可能快速地请神经外科医师会诊以决定是否需要行急诊椎板切除减压术。

（3）椎管内血肿治疗的关键在于及时发现和迅速果断处理，避免发生脊髓不可逆性损害，脊髓压迫超过8h则预后不佳。

（4）如有凝血功能障碍或应用抗凝药，可考虑有针对性地补充血小板和（或）凝血因子。

（二）出血

在行椎管内神经阻滞穿刺过程中，可因穿刺针或置管刺破硬脊膜外腔血管，见血液经穿刺针内腔或导管溢出，其发生率约为2%~6%。对于凝血功能正常的患者，此情况极少导致严重后果（如硬膜外血肿），但对于穿刺置管后出血不止并且有凝血功能异常或应用抗凝治疗的患者，则是硬膜外血肿的危险因素。

处理：①是否取消该次手术，应与外科医师沟通，权衡利弊，根据患者具体情况作出决定；②如仍行椎管内神经阻滞，鉴于原穿刺向隙的出血，难以判断穿刺针尖所达部位是否正确，建议改换间隙重新穿刺；③麻醉后应密切观察有无硬膜外血肿相关症状和体征。

（三）感染

椎管内神经阻滞的感染并发症包括穿刺部位的浅表感染和深部组织的严重感染。前者表现为局部组织红肿或脓肿，常伴有全身发热。后者包括蛛网膜炎、脑膜炎和硬膜外脓肿。细菌性脑膜炎多表现为发热、脑膜刺激症状、严重的头痛和不同程度的意识障碍，潜伏期约为 40 小时。其确诊依靠腰穿脑脊液化验结果和影像学检查。

1.危险因素

（1）潜在的脓毒症、菌血症、糖尿病。

（2）穿刺部位的局部感染和长时间导管留置。

（3）激素治疗、免疫抑制状态（如艾滋病、癌症化疗、器官移植、慢性消耗状态、慢性酒精中毒、静脉药物滥用等）。

2.预防

（1）麻醉的整个过程应严格遵循无菌操作程序，建议使用一次性椎管内神经阻滞材料。

（2）理论上任何可能发生菌血症的患者都有发生椎管内感染的风险，是否施行椎管内神经阻滞取决于对每个患者个体化的利弊分析。

（3）除特殊情况，对未经治疗的全身性感染患者不建议采用椎管内神经阻滞。

（4）对于有全身性敏染的患者，如已经过用适当的抗生素治疗，且表现出治疗效果（如发热减轻），可以施行脊麻，但对这类患者是否可留置硬膜外腔导管或鞘内导管仍存在争议。

（5）对在椎管穿刺后可能存在轻微短暂菌血症风险的患者（如泌尿外科手术等），可施行脊麻。

（6）硬膜外腔注射类固醇激素以及并存潜在的可引起免疫抑制的疾病，理论上会增加感染的风险，但 HIV 感染者并不做为椎管内神经阻滞的禁忌。

3.治疗

（1）中枢神经系统感染早期诊断和治疗是至关重要的，即使是数小时的延误也将明显影响神经功能的预后。

（2）浅表感染经过治疗很少引起神经功能障碍，其治疗需行外科引流和静脉应用抗生素。

（3）硬膜外腔脓肿伴有脊髓压迫症状，需早期外科处理以获得满意的预后。

（四）硬脊膜穿破后头痛（postural puncture headache，PDPHA）

硬脊膜穿破后头痛是脊麻后常见的并发症，其发生率在 3%~30%；其也是硬膜外阻滞常见的意外和并发症，发生率约为 1.5%。一般认为硬膜穿破后头痛是由于脑脊液通过硬膜穿刺孔不断漏入硬膜外腔，使脑脊液压力降低所致。

1.临床表现

（1）症状延迟出现，最早 1 日、最晚 7 日，一般为 12~48 小时。70%患者在 7 日后症状缓解，90%在 6 个月内症状完全缓解或恢复正常。

（2）头痛特点为体位性，即在坐起或站立 15 分钟内头痛加重，平卧后 30 分钟内头痛逐渐缓解或消失。症状严重者平卧时亦感到头痛，转动头颈部时疼痛加剧。

（3）头痛为双侧性，通常发生在额部和枕部或两者兼有，极少累及颞部。

（4）可能伴随有其他症状：前庭症状（恶心、呕吐、头晕）、耳蜗症状（听觉丧失、耳鸣）、视觉症状（畏光、闪光暗点、复视、调节困难）、骨骼肌症状（颈部强直、肩痛）。

2.危险因素

（1）患者因素：最重要的是年龄，其中年轻人发病率高。其他因素有：女性、妊娠、慢性双侧性张力性头痛病史、既往有硬脊膜穿破后头痛病史、既往有意外穿破硬脊膜病史，有研究表明低体重指数的年轻女性发生硬脊膜穿破后头痛的风险最大。

（2）操作因素：脊麻时细针发病率低、锥形针尖较切割型针尖发病率低；穿刺针斜口与脊柱长轴方向平行发病率低、穿刺次数增加时发病率高。然而硬膜外穿刺的 tuohey 针斜口平行或垂直，其硬膜穿刺后脑脊液泄漏几乎相同。

3.预防

（1）采用脊-硬联合阻滞技术时建议选用 25~27G 非切割型蛛网膜下腔穿刺针。

（2）如使用切割型蛛网膜下腔穿刺针进行脊麻，则穿刺针斜口应与脊柱长轴平行方向进针。

（3）在硬膜外腔阻力消失试验中，不应使用空气。使用不可压缩介质（通常是生理盐水）较使用空气意外穿破硬脊膜的发生率低。

（4）在硬膜外腔穿刺意外穿破硬脊膜后，蛛网膜下腔留置导管 24 小时以上可明显降低硬脊膜穿破后头痛的发生率。

（5）麻醉后延长卧床时间和积极补液并不能降低硬脊膜穿破后头痛的发生率。

4.治疗

减少脑脊液渗漏，恢复正常脑脊液压力为治疗重点。

（1）硬脊膜穿破后发生轻度到中度头痛的患者，应卧床休息、注意补液和口服镇痛药治疗，有些患者无须特殊处理，头痛能自行缓解。

（2）硬脊膜穿破后发生中度到重度头痛等待自行缓解的病例，可给予药物治疗。常用咖啡因 250mg 静脉注射或 300mg 口服，需反复给药。口服乙酰唑胺（Diamox）250mg，每日 3 次，连续 3 日。

（3）硬膜外腔充填法：是治疗硬脊膜穿破后头痛最有效的方法，适用于症状严重且难以缓解的病例。方法：患者取侧卧位，穿刺点选择在硬膜穿破的节段或下一个节段。穿刺针到达硬膜外腔后，将拟充填液体以 1ml/3s 的速度缓慢注入硬膜外腔。注入充填液体时，患者述说腰背部发胀，两耳突然听觉灵敏和突然眼前一亮，均为颅内压恢复过程正常反应。拔针后可扶患者坐起并摇头，确认头痛症状消失，使患者建立进一步治疗的信心。充填液体的选择：①无菌自体血 10~20ml。应用该方法的最佳时间可能在硬膜穿破 24 小时后。该方法能获得立即恢复颅内压和解除头痛的效果，与注入中分子量人工胶体的效果相同，但有引起注射部位硬脊膜外腔粘连之虑。自体血充填不建议预防性应用；禁用于凝血疾病和有菌血症风险的发热患者；目前尚无证据证明禁用于艾滋病患者；②

6%中分子量右旋糖酐溶液 15~20ml。与注入无菌自体血的效果相同，人工胶体在硬膜外腔吸收缓慢，作用维持时间较长；③由粗针（如硬膜外腔穿刺针）引起的硬脊膜穿破后的头痛症状多较严重，持续时间长，往往需要进行多次硬膜外腔充填后症状方能逐渐缓解。值得注意的是，硬膜外腔血片充填有可能导致腰腿痛，但通常不需要干预即可自行好转。

（4）在综合治疗时可以配合针刺印堂、太阳、头维、丝足空及合谷穴治疗。

（五）硬膜外血肿（epidural hematoma）

1.发生率

常规穿刺置管硬膜外间隙血管损伤率为 2.8%~11.5%。在美国部位麻醉学会（ASRA）指南出版之前，蛛网膜下腔血肿发生率为 1∶10000，硬膜外间隙血肿发生率为 1∶1000。ASRA 指南出版后，由于加强了操作的规范性，发生率分别下降为 1∶220000 和 1∶150000。

2.早期诊断

依据硬膜外间隙有丰富的静脉丛，当穿刺或置导管和拔导管损伤静脉时，在有凝血功能障碍或服用抗凝剂的患者中可发生大血肿，进而压迫脊髓，如不能及时发现和解除压迫，甚至会产生截瘫。早期诊断依据：麻木、肌无力、根性背痛，其中肌无力占 46%、38% 和 14% 的患者分别出现背痛和感觉障碍。Kreppel 等报道约 85% 的患者出现背痛，个别发生膀胱或（和）肠道功能紊乱。临床上应注意在麻醉平面消退后，又重新出现麻木及下肢活动障碍，应警惕有发生血肿的可能，应加强术后随访，此外，还需注意硬膜外镇痛患者，可掩盖血肿产生的疼痛。一旦发现神经症状或截瘫，应立即进行 CT 或 MRI 检查，椎管内麻醉拔除硬膜外导管后出现新的神经功能障碍，也应立即行 MRI 检查，如确诊有血肿压迫，则尽早急诊手术（8h 之内效果较好），清除血肿和椎板减压。

3.硬膜外血肿的处理

确诊硬膜外血肿后应立即行外科手术，取出血肿和椎板减压。对于伴有神经障碍的硬膜外血肿，通常需要紧急外科手术，据报道，椎管内血肿的患者，如 8h 内清除血肿和椎板切除减压，77% 患者可痊愈或恢复部分神经功能，如果延误超过 24h，只有 15% 患者能恢复部分神经功能。Kreppel 报道，在症状出现 12h 内行外科手术，2/3 的患者能够完全或较好地恢复神经功能，症状发作后 13~24h 行手术治疗，几乎 2/3 的患者其神经症状不能改善，神经功能极少能恢复。

4.预防措施

硬膜外血肿预防措施包括：①凝血功能异常（血小板<7.5 万患者）禁用硬膜外阻滞、镇痛；②停用阿司匹林连续 7d，可行硬膜外阻滞；③应用新抗血小板药塞氯批啶（ticlopidine）、血小板膜 GPIIb/HIa 抑制药，停药 14d 后才能用硬膜外阻滞；④溶栓治疗 10d 内不宜行硬膜外阻滞，如已置导管，每 2h 作神经功能评估。停治疗后 24h 才能拔管；⑤长期服用华法林者术前 4~5d 停药，PT 正常或 INRC1.5 可行硬膜外阻滞。Parvizi 等报道全膝置换术 1030 例，手术当日用华法林，48h 后拔除硬膜外导管，保持 INR 为 1.54（0.93~4.25）没有一例发生硬膜外血肿；⑥用皮下注射肝素 5000U，用药前 2h 可行脊麻及硬膜外穿刺置管；最后 1 次用肝素后 4h，血小板计数正常才能行脊麻及硬膜外穿刺置管；硬膜外阻滞后使用肝素，必须在肝素作用消失后 2h 才能拔管，拔管后 2h 才能再用肝素；⑦用低分子肝素（enoxaparin）30mg，至少 12h 后才能穿刺置管，大剂量需

24h 后，血小板计数正常才能施行硬膜外阻滞，拔管 2h 后才能再用肝素；⑧香豆素：长期使用者应待 INR 正常后才能行硬膜外阻滞，INRC1.5 才能拔导管；⑨中草药：某些中草药如活血化瘀药如丹参、红花等影响凝血功能，术前应询问服药史，并引起注意，术前应停用大蒜 7d、银杏 36h、人参 24h。

尽管上述多中心或循证医学研究结果对临床有重要指导意义，但临床实践中还应根据患者具体情况，谨慎行事，非急症患者待校正后实施，有疑问时不要勉强，以改用全麻为上策。

（六）神经机械性损伤

神经损伤的发生率，脊麻为 3.5/1000~8.3/10000，硬膜外腔阻滞为 0.4/10000~3.6/10000。

1.病因

（1）穿刺针或导管的直接机械损伤：包括脊髓损伤、脊髓神经损伤、脊髓血管损伤。

（2）间接机械损伤：包括硬膜内占位损伤（如阿片类药物长期持续鞘内注射引起的鞘内肉芽肿）和硬膜外腔占位性损伤（如硬膜外腔血肿、硬膜外腔脓肿、硬膜外腔脂肪过多症、硬膜外腔肿瘤、椎管狭窄）。

2.临床表现及诊断

对于椎管内神经阻滞后发生的神经损伤，迅速地诊断和治疗是至关重要的。

（1）穿刺时的感觉异常和注射局麻药时出现疼痛提示神经损伤的可能。

（2）临床上出现超出预期时间和范围的运动阻滞、运动或感觉阻滞的再现，应立即怀疑是否有神经损伤的发生。

（3）进展性的神经症状，如伴有背痛或发热，则高度可疑硬膜外腔血肿或脓肿，应尽快行影像学检查以明确诊断。

（4）值得注意的是产科患者椎管内神经阻滞后神经损伤的病因比较复杂，并不是所有发生于椎管内神经阻滞后的神经并发症都与椎管内神经阻滞有关，还可能由妊娠和分娩所引起，应加以鉴别诊断。

（5）影像学检查有利于判定神经损伤发生的位置，肌电图检查有利于神经损伤的定位。由于去神经电位出现于神经损伤后两周，如果在麻醉后不久便检出该电位则说明麻醉前就并存有神经损伤。

3.危险因素

尽管大多数的神经机械性损伤是无法预测的，但仍有一些可以避免的危险因素。

（1）肥胖患者，需准确定位椎间隙。

（2）长期鞘内应用阿片类药物治疗的患者，有发生鞘内肉芽肿风险。

（3）伴后背痛的癌症患者，90%以上有脊椎转移。

（4）全身麻醉或深度镇静下穿刺。

4.预防

神经损伤多无法预知，故不可能完全避免。如下方法可能会减少其风险。

（1）对凝血异常的患者避免应用椎管内神经阻滞。

（2）严格的无菌操作、仔细地确定椎间隙、细心地实施操作。

（3）在实施操作时保持患者清醒或轻度镇静。

（4）对已知合并有硬膜外肿瘤、椎管狭窄或下肢神经病变的患者应避免应用椎管内神经阻滞。

（5）穿刺或置管时如伴有明显的疼痛，应立即撤回穿刺针或拔出导管。此时应放弃椎管内神经阻滞，改行其他麻醉方法。

5.治疗

出现神经机械性损伤应立即静脉给予大剂量的类固醇激素（氢化可的松 300mg/d，连续 3 天），严重损伤者可立即静脉给予甲泼尼龙 30mg/kg，45 分钟后静注 5.4mg/（kg·h）至 24 小时，同时给予神经营养药物。有神经占位性损伤应立即请神经外科会诊。

（七）脊髓缺血性损伤和脊髓前动脉综合征

脊髓的血供有限，脊髓动脉是终末动脉，但椎管内神经阻滞引起脊髓缺血性损伤极为罕见。脊髓前动脉综合征是脊髓前动脉血供受损引起，典型的表现为老年患者突发下肢无力伴有分离性感觉障碍（痛温觉缺失而本体感觉尚存）和膀胱直肠功能障碍。

1.产生脊髓缺血性损伤的原因

（1）直接损伤血管或误注药物阻塞血管可造成脊髓缺血性疾病。

（2）患者原有疾病致脊髓血供减少，如脊髓动静脉畸形，椎管内占位性病变的压迫或动脉粥样硬化和糖尿病。

（3）外科手术时钳夹或牵拉胸、腹主动脉致脊髓无灌注或血供不足。

（4）椎管内血肿或脓肿压迫血管引起脊髓血供不足或无灌注。

（5）局麻药液内应用强效缩血管药或肾上腺素的浓度高、剂量大，致动脉长时间显著收缩影响脊髓血供。

2.防治

重视预防，椎管内神经阻滞时应注意如下几点。

（1）测试穿刺针或导管是否在硬膜外腔时建议使用生理盐水。

（2）椎管内避免使用去氧肾上腺素等作用强的缩血管药，应用肾上腺素的浓度不超过（5μg/ml）。

（3）控制局麻药液容量避免一次注入过大容量药液。

（4）术中尽可能维护血流动力学稳定，避免长时间低血压。

（5）对发生椎管内血肿和脓肿病例应尽早施行减压术。

（6）已诊断明确的脊髓前动脉综合征病例主要是对症支持治疗。

（八）导管折断或打结

导管折断或打结是连续硬膜外腔阻滞的并发症之一。其发生的原因有：导管被穿刺针切断、导管质量较差、导管拔出困难以及导管置入过深。

1.预防

（1）导管尖端越过穿刺针斜面后，如需拔出时应连同穿刺针一并拔出。

（2）硬膜外腔导管留置长度 2~4cm 为宜，不宜过长，以免打结。

（3）采用一次性质地良好的导管。

2.处理

（1）如遇导管拔出困难，应使患者处于穿刺相同的体位，不要强行拔出。

（2）椎肌群强直者可用热敷或在导管周围注射局麻药。

（3）可采用钢丝管芯作支撑拔管。

（4）导管留置3天以便导管周围形成管道有利于导管拔出。

（5）硬膜外腔导管具有较高的张力，有时可以轻柔地持续牵拉使导管结逐渐变小，以便能使导管完整拔出。

（6）如果导管断端位于硬膜外腔或深部组织内，手术方法取出导管经常失败，且残留导管一般不会引起并发症，所以不必进行椎板切除术以寻找导管，应密切观察。

（九）其他

药物毒性相关性粘连性蛛网膜炎通常由误注药物入硬膜外腔所致。临床症状逐渐出现，先有疼痛及感觉异常，以后逐渐加重，进而感觉丧失。运动功能改变从无力开始，最后发展到完全性弛缓性瘫痪。

（杨红梅）

第四章　吸入全身麻醉技术

吸入全身麻醉是利用一定的设备装置使麻醉气体通过肺泡进入血液循环，作用于中枢神经系统而产生全身麻醉效应的一种麻醉方法。由于其实施需要相应的设备和装置及操控技术，故只有熟练掌握吸入麻醉的基本概念与操作系统，方能将吸入麻醉技术安全有效地应用于临床。

第一节　吸入全身麻醉的药理学基础

一、肺泡最低有效浓度

（一）定义

肺泡最低有效浓度（minimum alveolar concentration，MAC）是指在一个大气压下，50%的患者对外科手术切皮引起的伤害性刺激不产生体动或逃避反应时肺泡内麻醉药浓度，一般以所测呼气终末吸入麻醉药浓度予以代表（表4-1-1）。

表 4-1-1　常用吸入麻醉药的 MAC（1 个大气压下，37℃）

	0.65MAC	1.0MAC	MACawake	2MAC
氧化亚氮	65.00	105	41.00	202
氟烷	0.48	0.75	0.30	1.50
恩氟烷	1.09	1.7	0.67	3.36
异氟烷	0.75	1.2	0.46	2.32
七氟烷	1.11	2.0r	0.78	3.42
地氟烷	6.0	-	-	-
氙气	-	71	-	-

注：氧化亚氮：N_2O

（二）MAC 的临床意义

1.吸入麻醉药在肺泡与血液内达到平衡后，MAC 即可能反映脑内吸入麻醉药分压，类似于量-效曲线的 ED_{50}，一般认为可借此评价不同吸入麻醉药的效能，且此时与其他组织的摄取和分布无关。但 MAC 不能代表反映麻醉深度的所有指标，在相等的 MAC 下，药物对机体的生理影响并不相同。

2.由于进入麻醉状态主要取决于麻醉药的分子数量而不是分子类型。因此，MAC 具有相加性，即若同时吸入两种麻醉药，各为 0.5MAC，其麻醉效能相当于 1.0MAC 的单一吸入麻醉药。临床上利用此特性复合应用两种吸入麻醉药，以减轻各自的副作用。

3.外科手术一般需要 1.5~2.0MAC 方可达到适当的麻醉深度。

（三）MAC 的延伸

1.MAC$_{95}$

其意义类同于 ED$_{95}$，可使 95%的患者达到对切皮引起的伤害性刺激无体动反应时的
MAC，一般为 1.3MAC。

2.MAC awake

MACawake$_{50}$，即停止吸入全麻后患者半数苏醒时肺泡气浓度，亦即 50%患者能执
行简单的指令时呼气终末吸入麻醉药浓度（代表肺泡气浓度）；MAC awake$_{95}$是指 95%
患者达到上述条件。一般可视为患者苏醒时脑内吸入全麻药分压，不同吸入麻醉药的
MAC awake 均约为 0.4MAC。

3.MAC EI

指患者气管插管时声带不动以及插管前后不发生体动时的 MAC，其中 MACE EI$_{50}$
为 50%患者满足上述插管条件时的肺泡气麻醉药浓度，通常为 1.5MAC；MAC EI$_{95}$则是
95%患者满足上述条件时的肺泡气麻醉药浓度，一般为 1.9MAC。

4.MAC BAR

为阻滞肾上腺素能反应的鼾泡气麻醉药浓度，MAC BAR$_{50}$意即 50%的患者在切皮时
不引起交感、肾上腺素等内分泌反应的 MAC，一般为 1.6MAC；MAC BAR$_{95}$则为 95%
的患者不出现此应激反应的 MAC，常为 2.5MAC。

（四）与 MAC 相关的因素

1.影响 MAC 的内在因素

（1）体温：在哺乳动物中，MAC 可随着体温下降而下降，此特性系由麻醉气体的
液相效能在温度下降时仍能保持相对稳定所决定，但体温每下降 1℃不同麻醉药的 MAC
下降幅度不一致。

（2）年龄：MAC 值在 6 个月龄时最高，以后随年龄增长而下降，一般年龄每增长
10 年，MAC 值下降 6%，至 80 岁时，其 MAC 仅为婴儿期的一半。

（3）甲状腺功能：在甲亢状态下，由于全身各组织对吸入麻醉药的摄取量相应增加，
故 MAC 无明显影响；但亦有学者认为 MAC 值下降。

（4）妊娠：妊娠可使 MAC 降低，尤其是前 8 周，MAC 下降 1/3，产后 72h 后 MAC
即可恢复至妊娠前水平。

（5）血压：平均动脉压（MAP）<50mmHg 时可使 MAC 下降，高血压则对 MAC
影响不大。

（6）血容量：贫血状态时，血细胞比容（Hct）<10%可使 MAC 下降，等容性贫血
时影响不大。

（7）动脉二氧化碳分压（PaCO$_2$）、动脉氧分压（PaO$_2$）：PaCO$_2$>90mmHg 或
PaO$_2$<40mmHg（动物研究）时均可使 MAC 下降。

（8）酸碱度：一般认为代谢性酸中毒可降低 MAC。

（9）离子浓度：在动物实验中发现，低钠血症可使 MAC 下降，而高钠血症则升高
MAC，血浆镁离子高于正常值 5 倍以内不影响 MAC，但在 10 倍范围内，则降低 MAC，
而高钟血症对 MAC 则无明显影响。

（10）酒精：急性酒精中毒可使 MAC 下降，但长期嗜酒者 MAC 上升。

2.药物对 MAC 的影响

（1）升高 MAC：使中枢儿茶酚胺释放增加的药物如右旋苯丙胺等。

（2）降低 MAC：使中枢儿茶酚胺释放减少的药物如利血平、甲基多巴等以及局麻药（可卡因除外）、阿片类、氯胺酮、巴比妥类、苯二氮䓬类、胆碱酯酶抑制剂、α-肾上腺素受体阻滞药等降低 MAC。近年来的研究表明，以羟乙基淀粉、明胶、平衡盐等行高容量血液稀释亦可降低 MAC。

（3）其他因素种族、性别、昼夜变化均不影响 MAC。传统观念认为麻醉持续时间不影响 MAC，但近年来的许多研究表明，吸入麻醉持续时间、伤害性刺激方式和部位均可影响 MAC 在动物研究中，当生物体所处环境压力增加，MAC 则下降，称为"麻醉作用的压力逆转"，其产生机制及意义目前尚无定论。

二、吸入麻醉药的药动学

麻醉气体在各种组织器官的分配系数是决定其摄取、分布、排泄的重要因素，分配系数与麻醉诱导、维持及苏醒过程密切相关。

1.吸收

（1）吸入麻醉药的吸收过程包括麻醉药从麻醉机挥发罐，氧化亚氮（N_2O）从气体管道经过呼吸管道到达血液循环。在向肺泡内输送气体的过程中，麻醉药吸入浓度越高，肺泡内气体浓度上升越快，此为浓度效应。若两种不同浓度的麻醉气体同时输送，则高浓度气体（称为第一气体）被吸收的同时，可提高低浓度气体（称为第二气体）的吸收速率，此种现象谓之第二气体效应（见图 4-1-1）、（表 4-1-2）。

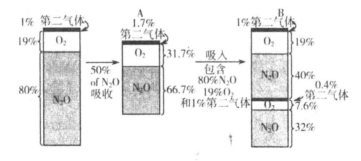

图 4-1-1　第二气体效应

表 4-1-2　常用吸入麻醉药的分由系数（1 个大气压下，37℃）

	血/气	脑/血	肌肉/血	脂肪/血
氧化亚氮	0.47	1.1	1.2	2.3
氟烷	2.5	1.9	3.4	51
恩氟烷	1.8	1.4	1.7	36
异氟烷	1.4	1.6	2.9	45
七氟烷	0.65	1.7	3.1	48
地氟烷	0.45	1.3	2.0	27
氙气	0.115	0.13	0.1	-

（2）肺循环对吸入麻醉药的摄取取决于麻醉气体的血/气分配系数（λ）、心排出量（Q）和肺泡-静脉血麻醉药分压差（PA-PV），通常用公式"摄取=[（λ）×（Q）×（PA-Pv）/大气压]"表示，λ大者，麻醉气体易溶于血，可经肺循环被迅速移走，使肺泡内分压上升速度慢，麻醉诱导时间长；λ小者则相反，其麻醉诱导时间缩短。肺循环与心排出量对肺内吸入麻醉药分压的影响与其同理，肺血流增加以及心排出量增加，均能使药物迅速被血流移走而降低肺泡内分压。而存在心衰、休克等情况时，药物移走速度减慢，肺内分压则很快上升。

2.分布

（1）吸入麻醉药吸收进入血液循环后，很快随血流到达全身各组织器官。某一组织所摄取的麻醉药量与组织的容积、组织对麻醉药的亲和性或该药的溶解度密切相关。气体麻醉药在各个器官内的分布与麻醉诱导、维持以及恢复均密切相关。

（2）一般根据麻醉药的分布将不同组织分为四组：脑、心、肝、肾、内分泌器官等为血管丰富组织（VRG），在诱导早期便能摄取大量的药物，使组织内麻醉药分压与动脉血分压迅速达到平衡，在4~8min内，便能达动脉血中的95%；肌肉和皮肤组成肌肉群（MG），在VRG达平衡后的长时间内，MG是主要的麻醉药分布系统，在2~4h内可达到平衡；脂肪群（FG）是MG达平衡后的主要药贮藏库；由韧带、肌腱、骨骼和软组织等组成的血管稀疏组织（VPG）血流灌注少，所以并不参与麻醉药的分布。

（3）在麻醉诱导开始时，VRG的摄取决定脑内达到所需MAC的时间。在麻醉维持阶段，麻醉药在不同组织内的分布差异相当大，并影响麻醉药的用量以及药物对各器官的作用。当停止输送麻醉气体，机体转人麻醉恢复阶段时，VRG的分压迅速下降，并与肺泡内分压相等。但对MG、FG、VPG而言，麻醉时间长短决定其达到平衡与否及药物摄取量的多少。因此在麻醉恢复中，若麻醉维持时间短，血流灌注量少的组织由于吸入麻醉药量少，此时仍未与血中浓度达到平衡而继续摄取，从而使动脉血中麻醉药浓度下降，对麻醉的苏醒具有促进作用；但长时间麻醉后，上述组织群内吸入麻醉药摄取董增多并已达平衡，一旦血中麻醉药浓度降低，则低血流灌注组织中向血中释放麻醉药，再分布至VRG，使苏醒时间延长。

3.转化

各种吸入麻醉药在体内均有不同程度的生物转化，目前在临床应用的吸入麻醉药中，以地氟烷在体内代谢最少。吸入麻醉药脂溶性大，首先要在肝内进行氧化代谢以及与亲水基团结合，最后才能经肾排出体外。肝内的细胞色素P450，是主要的药物氧化代谢酶。氟烷、甲氧氟烷、N_2O均有自身酶诱导作用，长时间吸入亚麻醉剂量的健康人，其肝脏药物代谢能力明显增强。

4.排泄

麻醉气体大部分通过肺部以原形排出，小部分在体内进行生物转化，极少量经手术创面、皮肤排出体外。吸入麻醉药的排泄与麻醉过程相似，亦受吸收及分布等相关因素的影响，其中最大影响钼素为血液溶解度、组织/血分配系数、心排出量及肺泡通气量。组织溶解度大者，从组织释放回血液到肺泡的速率则减慢，导致苏醒延长。足够的心排出量可快速将药物从组织带到血液中，再经血液从肺泡排出。目前临床所应用的吸入麻醉药均具有苏醒快的优点，停止吸入后多能在6~10min内达到苏醒浓度以下，尤其与

N_2O 合用时，苏醒更迅速、平稳。

三、临床常用吸入麻醉药的药理学特成

（一）氟烷

氟烷（fluothane，halothane）又名三氟氯溴乙烷，1951 年由 Sukling 合成，1956 年开始广泛应用于临床。

1.药物作用

（1）中枢神经系统：氟烷为强效吸入麻醉药，对中枢神经系统可产生较强的抑制作用，但镇痛作用差，并有扩张脑血管作用，可增高颅内压。

（2）循环系统：氟烷对循环系统有较强的抑制作用，主要表现为抑制心肌和扩张外周血管。由于其抑制交感和副交感中枢，削弱去甲肾上腺素对外周血管的作用，因而交感神经对维持内环境稳定的调控作用减弱，使氟烷对心脏的抑制得不到代偿，两者共同影响使血压下降程度较其他吸入麻醉药强。

（3）呼吸系统：氟烷对呼吸道无刺激，不引起咳嗽和喉痉挛，可用于小儿麻醉诱导，同时由于其具有抑制腺体分泌和扩张支气管的作用，故术后肺部并发症少。

（4）肝脏：对肝脏有一定影响，尤其是短期内再次接受氟烷麻醉者，可出现"氟烷相关性肝炎"。肝损害的表现为：在麻醉后 7d 内发热，同时伴有胃肠道症状，血中嗜酸性粒细胞增多，血清谷草转氨酶（谷草转氨酶）、碱性磷酸酶增高，凝血酶原时间延长，并可出现黄疸，病死率高。建议在 3 个月内避免重复吸入氟烷。

（5）肾脏：氟烷降低血压的同时可减少肾小球滤过率及肾血流量，直至血压恢复，对肾脏无直接损害。

（6）子宫：浅麻醉时对子宫无明显影响，加深麻醉则可使子宫松弛，收缩无力；用于产科宫内翻转术虽较理想，但可增加产后出血。

（7）内分泌系统：氟烷麻醉时可使血中 ADH、ACTH、肾上腺皮质醇、甲状腺素浓度增高。浅麻醉时升高血中儿茶酚胺浓度，加深麻醉后则无影响。不影响人类生长激素及胰岛素水平。

2.临床应用

氟烷麻醉效能强，适用于各科手术，尤其适用于出血较多、需控制性降压的患者。对气道无刺激，诱导和苏醒迅速，适用于吸入诱导，尤其小儿麻醉诱导。有扩张支气管的作用，可用于哮喘、慢性支气管炎或湿肺患者。不升高血糖，可适用于糖尿病患者。术后很少发生恶心、呕吐，肠蠕动恢复快。但氟烷具有较强的呼吸、循环抑制作用，不适用于心功能不全以及休克等心血管功能不稳定的患者；由于可增高心肌对肾上腺素的敏感性，从而易致心律失常。安全范围小，镇痛作用弱，肌松不充分，对橡胶、金属有腐蚀作用，并可发生严重的肝损害，故虽麻醉效能强，但目前已不主张单独使用。

（二）异氟烷

异氟烷（isoflurane，forane）是恩氟烷的同分异构体，合成于 1965 年，自 1978 年始广泛应用于临床。

1.药物作用

（1）中枢神经系统：异氟烷对中枢神经系统的抑制呈剂量依赖性，在低 CO_2 条件下对颅内压的影响小于氟烷和恩氟烷，吸入浓度达 0.6~1.1MAC 时，不增加脑血流量；

1.6MAC 时，脑血流量虽增加，但增幅不如氟烷。深麻醉、低 CO_2 或施加听刺激时不产生恩氟烷样的抽搐，故可安全用于癫痫患者。

（2）循环系统：异氟烷对心血管功能仅有轻度抑制作用。在 2.0MAC 以内，对心肌的抑制小，能降低心肌氧耗量及冠脉阻力，但不减少冠脉血流量；异氟烷致血压下降的主要原因是其降低周围血管阻力。异氟烷能增快心率，却较少引起心律失常。

（3）呼吸系统：异氟烷抑制呼吸与剂量相关，可大幅度降低肺通气量，在增高 CO_2 的同时抑制中枢对其引起的通气反应。异氟烷增加肺阻力，并能使肺顺应性和功能余气量减少。

（4）肝脏：异氟烷物理性质稳定，临床应用证实对肝脏无损害，潜在的肝脏毒性很小。

（5）肾脏：异氟烷在体内代谢少，对肾功能影响小，虽能通过降低全身血压而减少肾血流量，但并无明显肾功能抑制和损害，长时间麻醉后血清尿素氮、肌酐和尿酸不增加。

（6）子宫：异氟烷对子宫肌肉收缩有抑制作用，与剂量相关。浅麻醉时并不抑制分娩子宫的收缩，深麻醉时则有较大的抑制作用，故能增加分娩子宫的出血。浅麻醉时对胎儿无影响，但深麻醉时由于降低子宫血流灌注，可对胎儿产生不良影响。异氟烷类同于恩氟烷，能增加入流术中的子宫出血，故不提倡用于该类手术。

（7）神经肌肉：异氟烷有肌肉松弛作用，能强化去极化和非去极化肌松药的效应，术中可减少肌松药的用量，因此适用于重症肌无力患者。

3.临床应用

异氟烷具有很多优点，其磁醉诱导迅速，苏醒快，不易引起呕吐，可适用于各种手术。由于其对心血管功能影响很轻，并可扩张冠脉，故可安全用于老年、冠心病患者。不增加脑血流量，适用于神经外科或颅内压增高的手术，尤其是癫痫病人。吸入低浓度异氟烷尚可用于 ICU 患者的镇静。

异氟烷镇痛作用较差，并有一定刺激性气味，麻醉诱导时小儿难以合作。能增快心率；由于扩张阻力血管而降低血压。可增加子宫出血，不适用于产科麻醉。

（三）恩氟烷

恩氟烷（enflurane，ethrane）由 Terrell 在 1963 年合成，于 70 年代应用于临床。

1.药物作用

（1）中枢神经系统：对中枢神经系统的抑制随血中浓度升高而加深，吸入 3%~3.5% 的浓度时，可产生暴发性中枢神经抑制，脑电图呈现单发或重复发生的惊厥性棘波，临床上可伴有四肢肌肉强直性、阵挛性抽搐。惊厥性棘波是恩氟烷深麻醉的特征性脑电波，也称之为癫痫样脑电活动，低 C02 时棘波更多，此种发作为自限性暂时性。在动脉压波动不大时，恩氟烷可使脑血管扩张，增加脑血流量，从而使颅内压增高。

（2）循环系统：恩氟烷对循环系统的抑制程度呈剂量依赖性。增快心率，抑制心肌收缩力，并能减少每搏量及心排血量，使血压下降，而右房压增高。血压下降与心肌抑制相关外，尚由外周血管阻力下降所致。血压下降与麻醉深度呈平行关系，可作为麻醉深度的判断指标。恩氟烷不增加心肌对儿茶酚胺的敏感性，可安全用于嗜铬细胞瘤病人的麻醉。

（3）呼吸系统：恩氟烷对呼吸道无刺激作用，不增加气道分泌物，不引起气道痉挛和咳嗽。但对呼吸有较强的抑制作用，强于其他吸入麻醉药，主要是减少潮气量，也可降低肺顺应性。

（4）肝脏：对肝脏功能影响轻微，研究表明多次重复吸入恩氟烷不产生明显的肝脏损害。

（5）肾脏：对肾脏功能有轻度抑制作用，但麻醉结束后可迅速恢复。恩氟烷麻醉后血清中无机氟可升高，但未超过肾功能损害的阈值，如术前肾功能受损者，需谨慎或避免应用。

（6）子宫：恩氟烷有松弛子宫平滑肌的作用，呈与用药剂量相关性宫缩减弱，甚至出现宫缩乏力或产后出血。

（7）神经肌肉：恩氟烷具有肌肉松弛作用，亦可增强肌松药的神经肌肉阻滞效能，单独使用所产生的肌松作用可满足手术的需要。恩氟烷的肌肉松弛作用与剂量相关，新斯的明不能完全逆转其神经肌肉阻滞作用。

（8）眼内压：恩氟烷能降低眼内压，故可适用于眼科手术。

（9）内分泌：恩氟烷麻醉时可使血中醛固酮浓度增高，命对皮质激素、胰岛素、ACTH、ADH 及血糖则均无影响。

2.临床应用

恩氟烷诱导及苏醒相对较迅速，恶心、呕吐发生率低，对气道刺激性少，不增加气道分泌物，肌松效果佳，可适用于各部位、各种年龄的韦术，如重症肌无力、嗜铬细胞瘤手术等。但恩氟烷对心肌有抑制作用，在吸入高浓度时可产生癫痫样脑电活动，深麻醉时抑制循环及呼吸。因此对于严重的心、肝、肾脏疾病以及癫痫、颅内压过高患者需慎用或禁用。

（四）七氟烷

七氟烷（sevoflurane）由 Regan 于 1998 年合成，1990 年在日本正式开始使用。

1.药物作用

（1）中枢神经系统：七氟烷抑制中脑网状结构的多种神经元活动，与剂量相关，在吸入 4%浓度时，脑电图可出现有节律的慢波，随麻醉加深慢波逐渐减少，出现类似巴比妥盐样的棘状波群。麻醉过深时可出现全身痉挛，但较恩氟烷轻。七氟烷亦增加颅内压，降低脑灌注压，但程度较氟烷弱。

（2）循环系统：吸入一定浓度的七氟烷（2%~4%），可抑制左室收缩及心泵功能，且与剂量相关，对心率的影响不大，但能使血压下降，与其抑制心功能、减少心排血量以及扩张阻力血管有关。

（3）呼吸系统：七氟烷对气道的刺激非常轻，尤其适用于小儿麻醉面罩诱导，此特点与氟烷相似。在麻醉加深的同时，对呼吸的抑制亦#应增强。

（4）肝脏：七氟烷麻醉可使肝脏血流量已过性少，对门静脉的影响稍大，但均能恢复到术前水平。

（5）肾脏：七氟烷的组织溶解性低，在体内的代谢相对较少，肾毒性小，故目前尚未见七氟烷引起肾脏损害的报道。

（6）神经肌肉：七氟烷与其他吸入麻醉药一样，可强化肌松药的作用。

2.临床应用

七氟烷因诱导、苏醒快，气道刺激少，麻醉深度容易控制，适用于各种全麻手术，亦为小儿麻醉诱导及门诊手术的良好选择。七氟烷遇碱石灰不稳定，能一过性降低肝血流量，故一月内使用吸入全麻、有肝损害的患者需慎用。当新鲜气流量较少时，管道内可产生其他化合物，因而使用七氟烷时需保证足够的新鲜气流。

（五）N_2O

N_2O（nitrous oxide），亦即笑气，1779 年由 Priestley 合成，自 1844 年 Wells 用于拔牙麻醉始，广泛用于临床，历史悠久。

1.药物作用

（1）中枢神经系统：吸入 30%~50%N_2O 即有较强的镇痛作用，浓度在 80%以上方产生麻醉作用，可见其麻醉效能较弱，MAC 在所有吸入麻醉药中居于最高达 105，并有增高颅内压的作用。

（2）循环系统：N_2O 对心肌无直接抑制作用，不影响心率、心排血量、血压、周围血管阻力等，但在单纯 N_2O 麻醉下，可出现平均动脉压、右房压、食管温度升高，全身血管阻力增高，瞳孔增大。

（3）呼吸系统：对呼吸道无刺激，不抑制呼吸，术前如使用镇痛药，N_2O 可增强术前药的呼吸抑制作用。

2.临床应用

N_2O 诱导迅速，苏醒快，镇痛效果强，对气道无刺激，无呼吸抑制作用，可安全用于各种非气管插管患者的麻醉，但由于其麻醉作用弱，常需吸入较高浓度，易出现缺氧，故常与其他吸入麻醉药复合应用，并可增强其麻醉效能，同时使麻醉后恢复更趋于平稳。N_2O 对循环影响小，可安全用于严重休克或危重患者，以及分娩镇痛或剖宫产患者。长期使用 N_2O 对骨髓有抑制作用，一般以吸入 50%，48h 内为宜。使用高浓度的 N_2O 容易引起术中缺氧。N_2O 麻醉还可使体内含气空腔容积增大，以吸入 3h 后最明显，故肠梗阻、气腹、空气栓塞、气胸、气脑造影等有闭合空腔存在时，体外循环、辅助体外循环时禁用。近期对于 N_2O 的应用及其相关不良影响，尤其吸入高浓度（70%），存在很大争议。

（六）地氟烷

地氟烷（desflurane）为近年投入使用的吸入麻醉药，1959 年至 1966 年间由 Terrell 等人合成，直至 1988 年方通过鉴定，于 1990 年初在临床试用。

1.药物作用

（1）中枢神经系统：地氟烷对中枢神经系统呈剂量相关性抑制，但并不引起癫痫样脑电活动，其脑皮质抑制作用与异氟烷相似。如同其他吸入麻醉药，大剂量时可引起脑血管扩张，并减弱脑血管的自身调节功能。

（2）循环系统：与其他吸入麻醉药相似，地氟烷对心功能亦呈剂量依赖性抑制，也可扩张阻力血管，但在一定 MAC 下与 N_2O 合用能减轻其循环抑制及增快心率的作毕。在冠心病患者，地氟烷能抑制劈开胸骨时的血压反应，维持正常的心脏指数及肺毛细血管楔压。

（3）呼吸系统：地氟烷对呼吸功能的抑制作用较异氟烷、恩氟烷弱，可减少分钟通气量，增加 CO_2，抑制机体对高 CO_2 的通气反应。

（4）肝、肾脏：地氟烷对肝、肾功能无明显的抑制及损害作用。

（5）神经肌肉：地氟烷的神经肌肉阻滞作用强于其他氟化烷类吸入麻醉药。

2.临床应用

地氟烷昇有组织溶解度低，麻醉诱导、苏醒快，对循环功能影响小和在体内几乎无代谢产物等特点，属于较好的吸入麻醉药，但由于价格昂贵，有刺激性气味，麻醉效能较同类弱，故在实际应用中受限。此外，由于其蒸汽压是其他吸入麻醉药的 4 倍左右，沸点接近室温，因此要用专一的抗高蒸发压、电加热蒸发器。

（七）氙气

氙气（xenon）属于惰性气体，化学性质稳定，不产生环境污染，具备吸入麻醉药的许多理想条件，2001 年作为药物开始应用。

1.药物作用

（1）中枢神经系统：氙气的麻醉效能强于 N_2O，两者镇痛作用相仿，吸入低浓度的氙气即可提高人体的痛阈，延长对听觉刺激的反应时间，对中枢神经系统具有兴奋与抑制双重作用，当吸入浓度达 60% 时，可增加脑血流量。

（2）循环系统：不影响心肌收缩力，由于此药的镇痛作用而降低机体应激反应，有利于心血管系统的稳定。

（3）呼吸系统：对呼吸道无刺激，由于氙气血/气分配系数低，排出迅速，故自主呼吸恢复较快；其对肺顺应性影响小，适用于老年人以及慢性肺病的患者。

2.临床应用

氙气的麻醉效能显著强于 N_2O，诱导和苏醒迅速，具有较强的镇痛效应。对心功能无明显影响，血流动力学稳定，不影响肺顺应性，对呼吸道无刺激，是较理想的吸入麻醉药，尤其对心功能储备差的患者。但由于氙气提取困难，不能人工合成，导致价格昂贵，输送困难，目前在临床不可能广泛应用，尚需进一步深入进行临床应用研究。

（李涵葳）

第二节　吸入全身麻醉的技术设备

一、麻醉机简介

麻醉机是实施吸入麻醉技术不可缺少的设备，其发展过程为提供高质量吸入麻醉管理的关键，从简单的气动装置发展至晚近相当完善的麻醉工作站，从单一送气系统发展至复合型监控反馈系统，使吸入麻醉技术也因此向更加高效、安全、可控的方向发展。

（一）麻醉机基本组成部件

1.气源

现代麻醉机一般都含有氧气、N_2O 的进气管道，甚至根据需要提供空气进气口。

（1）压缩气筒：压缩气筒是活动式的气体来源，一般医院均有氧气、N_2O、CO_2 以及空气等压缩气筒。压缩气筒要求有明确的完整标签说，所贮气体，应有不同的接头阀门，称为轴针系统，可防止在连接过程中出现错误；同时，在气筒出口应有压力调节器，以调整进出气筒的气体压力。

（2）中心供气系统：多数医院均已有中心供气系统，主要是氧气，目前国内亦有较多医院设 N_2O 中心供气系统。中心供气系统可提供连续、稳定的供气，但必须时刻保证其压力及流量充足、准确，以免造成意外。

（3）压力调节器：也称减压阀，通过减压阀可向通气回路提供低而稳定的压力，一般保证压力在 0.3~0.4mPa。

（4）压力表：是连接在气筒阀和减压阀之间的压力提示装置，所指示的是压缩气筒内压力。

2.流量计装置

流量计可精确控制进入气体出口的气流。常用的流量计有悬浮转子式和串联型流量计。打开气源后，可调节旋钮，气体通过流量管，使活动的指示浮标显示，可得知通过流量控制阀门的流量，流量管上的刻度提示气流速度。

3.流量控制阀门

由流量控制钮、针形阀、阀座和阀门挡块组成，处于麻醉机的中压系统与低压系统之间，调节流量控制阀门，可调节进入气道的气体流量，在含有两种气体流量计时，可通过配比方式，以机械或联动方式对氧气和 N_2O 流量进行自动调节，防止因气体流量过大而发生缺氧。

4.CO$_2$ 吸收装置

为循环紧闭式麻醉必配装置，内装有碱石灰，可直接吸收气道回路中的 CO_2，在吸收时发生化学反应，同时使指示剂发生颜色变化。在麻醉通气过程中，若碱石灰过于干燥，可增加一氧化碳以及其他化合物的生成，需予以注意。

5.麻醉气体回收装置

麻醉气体排放可污染手术室内空气，对医护人员可产生不良影响。因此，在麻醉通气系统的末端，一般装有麻醉废气回收装置，并可通过管道排放至手术室外。

6.麻醉蒸发器

麻醉机中蒸发器是实施吸入麻醉的主要部件，一般装有 2~3 种不同吸入麻醉药的专用蒸发器，并以串联形式相连，但中间装有可防止同时开启的连锁装置。现代麻醉机可排除温度、流量、压力等因素的影响，即所谓温度、流量、压力自动补偿，能精确的稀释和控制吸入麻醉药的蒸汽浓度。

（二）麻醉蒸发器的类型及使用

1.常用类型

（1）可变旁路蒸发器：如 Datex-OhmedaTec4、Tec5 和 Tec7，North American Drager Vapor19.n 和 20.n 等，可变旁路是指调节输出药物浓度的方法，此类蒸发器通过浓度控制盘的设定决定进入旁路室和蒸发室的气流比例，从而决定输出饱和蒸汽的浓度。适用气体为氟烷、恩氟烷、异氟烷和七氟烷。

（2）地氟烷蒸发器：如 Datex-OhmedaTec6，为地氟烷的专用蒸发器。由于地氟烷的 MAC 是其他麻醉气体的 3~4 倍，沸点接近室温，因此需使用专用的抗高蒸发压、电加热蒸发器控制其蒸发。

（3）盒式蒸发器：如 Datex-Ohmeda Aladin，其属于电控蒸发器，可用于氟烷、异氟烷、恩氟烷、七氟烷和地氟烷等 5 种麻醉药，由于该蒸发器采取独特的蒸发器系统，可识别不同气体的药盒，采取不同的蒸发方式使输出浓度均达到要求。是目前较先进的麻醉蒸发器。

2.影响蒸发器输出的因素

（1）气体流速：当气体流速过高（>15L/min）或者过低（<250ml/min）时，均将降低输出气体浓度。

（2）温度：温度可影响麻醉药物的挥发，目前麻醉蒸发器均有温度补偿系统，可保证蒸发器内温度时刻达到气体蒸发的条件。

（3）间歇性反压力：正压通气以及快速充气时可产生"泵吸效应"，称为间歇性反压力，最终可使麻醉气体的输出浓度高于浓度控制钮设定值。尤其在高频率通气、高吸气峰压、呼气相压力快速下降时，此种效应影响更大。

（4）载气成分：由于 N_2O 在含氟麻醉气体中的溶解度高于氧气，因此，在混合输送气体时，可相应产生浓度变化，在调整输出气体浓度刻度时，需考虑此影响。

3.使用注意事项

专用蒸发器只可装专用药液；不可斜放；药液不可加入过多或过少，避免溢出或引起输出浓度过低；气流太大或者突然开启可导致药液进入呼吸环路；浓度转盘不能错位，否则可引起浓度不准确；使用前要进行漏气检查，以免泄漏，在进行漏气检查时，需打开蒸发器。

二、麻醉通气系统

麻醉通气系统亦即麻醉呼吸回路，提供麻醉混合气体输送给患者。同时，患者通过此系统进行呼吸，不同麻醉通气系统可产生不同麻醉效果以及呼吸类型。

（一）Mapleson 系统

属于半紧闭麻醉系统，有 A~F 六个类型（图 4-1-2），其系统及各部件简单。A~F 每个系统中多种因素可影响 CO_2 的重吸收：新鲜气流量、分钟通气量、通气模式（自主呼吸/控制呼吸）、潮气量、呼吸频率、吸/呼比、呼气末停顿时间、最大吸气流速、储气管容积、呼吸囊容积、面罩通气、气管插管通气、CO_2 采样管位置等。目前 MaplesonA、B、C 系统已经很少用，D 和 E、F 系统仍广泛应用，其中 D 系统最具代表性。

Bain 回路为 MaplesonD 的改良型，可用于自主呼吸及控制呼吸，具有轻便、可重复使用等优点，当新鲜气流量达到分钟通气量的 2.5 倍时可防止重复吸入。

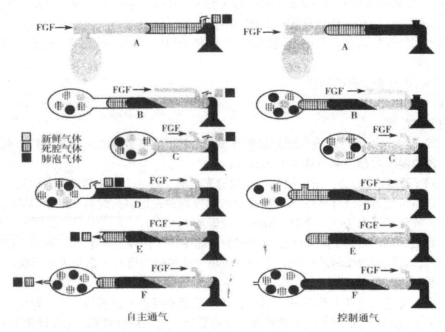

图 4-1-2　Mapleson 系统 A-F

图例：
- 新鲜气体
- 死腔气体
- 肺泡气体

（左侧）自主通气　　　　　（右侧）控制通气

（二）循环回路系统

循环回路循环回路为目前最常用的麻醉通气系统，具有贮气囊和呼出气的部分或全部重复吸入。重复吸入的程度依赖于回路的设计以及新鲜气流量大小，可分为半开放型、半紧闭型和紧闭型。在紧闭回路系统中，新鲜气流量等于患者气体的总消耗量，呼吸机的安全阀和减压阀处于关闭状态，所有 CO_2 被全部吸收。

循环回路的优点吸入气体浓度十分稳定，呼出气体中的水分和热量丢失少，减少了麻醉气体对手术室内的污染。

循环回路的缺点由于循环回路的构造比较复杂，各个接头处容易出现泄漏、错接、堵塞等意外。而一旦阀门发生故障，可带来相当大的危险，回路可能堵塞或重复吸入。因此在循环回路中，必须定时检查各种设置、接头以及患者通气情况。

三、吸入麻醉气体的浓度和深度监测技术

在进行吸入麻醉时，对吸入麻醉药与气体的浓度监测是保证以及提高吸入麻醉安全性的重要手段。

（一）吸入麻醉药以及相关气体的浓度监测

1.红外线气体分析仪

红外线气体分析仪是临床中最为常用的吸入麻醉药监测设备，其以特定波长的红外线照射待测定气体，透过的红外光强度与被测物质浓度成反比，当其被红外光检测器检出并与已知参照气体比较后即可计算出被测物质的百分比浓度。可分为主流型和旁流型，主流型只能测定 CO_2 和 O_2 的浓度，而旁流型则可测定所有常用挥发性麻醉气体、O_2、N_2O 和 CO_2 浓度。加装滤光轮的分析仪每个呼吸周期可进行数百次测量，实现实时更新监测波形及读数。但此类分析仪受多种因素干扰，易发生误差，在分析数据时必须排除

监测气体中其他气体成分及水蒸气等干扰，并由于其反应时间相对慢，当呼吸频率过快时可影响吸入与呼出的浓度检测值。

2.质谱仪

质谱仪测量范围广，反应时间短，使用方便，为相当理想的气体浓度监测仪，其根据质谱图提供的信息进行多种物质的定性和定量分析，可测定 O_2、CO_2、N_2、N_2O、钾发性麻醉气体以及气等气体成分。可分为共享型和单一型，前者可安装于中央室，经管道系统与若干周围站相连，使用轮流阀在不同时间采集不同患者的呼吸气体，以满足同时监测若干患者的需要；单一型体积小，移动灵活，可对某一患者进行连续监测。使用质谱仪时，需注意其对麻醉气体的监测可能有所偏离；同时样气经测量后不再返回回路，需补充新鲜气体流量；在发生气栓或气管插管等需观测患者呼吸气体浓度的突然变化时，间隔时间过长。

3.气相色谱仪

气相色谱仪利用以气相作为流动相的色谱技术，根据各色谱峰的出现位置、峰高、峰下面积及再经标准气样校正即可得到样品中各种成分的浓度。具有高灵敏性、高选择性、高效能，通用性强、重复性好、所需样品量少等优点，但由于不能用于连续监测，故临床应用较少。

4.拉曼散射气体分析仪

拉曼散射气体分析仪由氦氖激光光源、检测室、光学检测系统和电子系统组成，待测气体被送入仪器，在检测室内激光与气体相遇产生散射，并且每一波长的散射光子数均与某一被测气体浓度相关，光电二极管探测出光子后转换成电流，通过对电流的计算则可得知各气体成分的浓度。该分析仪可同时进行多种气体的浓度测定，启动快，反应时间短，准确性高，可进行实时监测，使用简单。缺点为体积和重量均大于红外光分析仪，进行测量后可使回路内％浓度增高，并不能检测氦气、氩气和氙气，且气体中含有 N_2O 也影响其他气体的检测。

5.压电晶体振荡式气体分析器

当吸入麻醉药被该分析器中的一块振荡晶体表面的液体层吸收后，其质量的增加改变晶体的振动频率，由此引起的电流变化与吸入麻醉药的浓度成正比，借此可得知麻醉药的浓度。其准确性高，N_2O、乙醇等对吸入麻醉药的浓度测定影响小，预热快。但不能测定 O_2、CO_2、N_2 和 N_2O 浓度，也不能区别各种挥发性麻醉药，当吸入混合麻醉气体时，其读数接近各药物浓度之和。

（二）吸入麻醉深度的监测技术

麻醉深度监测复杂且难以统一标准，在临床麻醉中，对术中患者的意识、疼痛、体动以及自主反应的监测一直是麻醉科医生判断麻醉深度的指标。在长久的研究过程中，目前较公认的能切实反应麻醉深度的指标为脑电监测（包括双频谱指数、熵、Narcortrend）、诱发电位监测（包括脑干听觉诱发电位、中潜伏期听觉诱发电位、听觉诱发电位指数、事件相关电位）和脑成像技术（包括 PET 和功能磁共振成像）。

四、废气清除系统

施行吸入麻醉过程中会产生一定量的废气，包括麻醉气体的原形及其代谢产物，此类废气在手术室中达到一定浓度时，可对医护人员产生不利影响。目前虽尚无足够的数据证明麻醉废气影响生殖、促发肿瘤等,但清除废气仍是手术室中值得关注的重要问题。

(一)传统的废气清除系统的组成

1.废气收集系统

麻醉废气从 APL 阀或呼吸机的排气孔排出,这些多余的废气通常由特定的装置集合后进入输送管道。

2.输送管道

负责将废气输送至处理中心,输送管道的通畅是预防回路内压力增高的首要问题,一般要求管道尽量短,且具备一定硬度,防止扭曲。

3.中间装置

中间装置的作用是防止系统中出现过度的负压或正压,必须具备正压及负压释放功能,根据负压与正压释放的方式,可分为开放式中间装置以及闭合式中间装置。开放式中间装置与大气相连,需要一个储气室,其压力释放孔处于储气室顶端,储气室及负压吸引的大小决定整个装置的排放效率。闭合式中间装置通过阀门与大气相通,必须具备正压排气通道,避免下游受压等情况时系统内出现过高压力,造成气压伤。闭合式装置中若采取主动式负压吸引,则尚需使用负压进气阀,避免系统内过度负压。

4.废弃排放系统

负责将废气从中间装置输送处理装置。废气处理装置分为主动式和被动式,目前常使用负压吸引的主动式处理装置。如前所述,主动式系统的中间装置中,必须使用负压进气阀以及储气囊,并且需根据常用气流量的大小进行负压大小的调节。而被动式则依靠废气本身的压力将废气排出系统之外,必须具备正压排气阀。

(二)废气清除系统中存在的问题

1.废气清除系统增加麻醉机的复杂性,对麻醉机的性能提出更高的要求。

2.所增添的管道设计以及系统的运转增加麻醉管理中出错的概率。

3.系统中管道的堵塞或扭曲可使回路内压力增高,气压伤的可能性提高。

4.主动式排放装置使用的负压吸引可使回路中出现过度负压现象,影响通气。

(三)国内研制的改进式废气排除装置

1.迷宫式麻醉废气吸附器

其专利号为 ZL98226685.5。主要由盒盖、分流罩、滤网和盒体组成的迷宫式通气容器和装在盒体内的活性炭组成,具有结构简单、体积小、活性炭用置少及吸附效率高等优点,装在麻醉呼吸机的废气排出口上,可使排出的麻醉废气含量减少 90%以上,起到净化空气的作用,能有效保护医护人员身体健康。

2.麻醉废气排除装置缓冲系统

其专利号为 ZL200420071427.2。包括上连接管、T 型管、调节阀门、下连接管、储气囊、透气管。其中上连接管的下端与 T 型管的上端相连接,T 型管的下端与调节阀门的上端相连接,调节阀门的下端与下连接管的上端相连接,而 T 型管的支路在中段位置连接储气囊,此支路在末端位置连接透气管。适用于各类麻醉机(紧闭式与半紧闭式)。

3.尚在研制中的新型废气排除装置

包括四个组成部分:单向活瓣,储气囊,正压排气阀,负压调节器。其储气囊的设计在负压吸引条件下,能保证只清除已被排出麻醉机的废气,而不影响整个麻醉回路中的压力以及气体量。

（李涵葳）

第三节 吸入全身麻醉的实施方法

一、吸入麻醉的实施

（一）吸入麻醉的诱导

1.良好的麻醉诱导要求

（1）用药简单无不良反应。

（2）生命体征平稳。

（3）具有良好的顺行性遗忘、止痛完全、肌肉松弛。

（4）内环境稳定、内分泌反应平稳。

（5）利于麻醉维持等。

2.吸入麻醉的诱导方法

（1）慢诱导法：即递增吸入麻醉药浓度。具体实施：麻醉诱导前常规建立静脉通道；将面罩固定于患者的口鼻部，吸氧去氮后打开麻醉挥发罐，开始给予低浓度的吸入麻醉药，每隔一段时间缓慢增加全麻药的浓度至所需麻醉深度 MAC，同时检测患者对外界刺激的反应。如果需要可插入口咽或鼻咽通气导管，以维持呼吸道通畅。浓度递增式慢诱导法可使麻醉诱导较平稳，但同时诱导时间延长，增加兴奋期出现意外的可能性。

（2）快诱导法：即吸入高浓度麻醉药。具体实施：建立静脉通道，使用面罩吸纯氧去氮，然后吸入高浓度气体麻醉药，在患者意识丧失后可用呼吸气囊加压吸入麻醉气体，但压力不宜过高，避免发生急性胃扩张引发呕吐甚至导致误吸。直至达到所需麻醉深度。快速诱导中若使用高浓度、具有刺激性（如异氟醚）吸入麻醉药，可出现呛咳、分泌物异常增加以及喉痉挛等反应，伴有脉搏血氧饱和度（SpO_2）一过性下降。

（3）诱导时间的长短：主要取决于新鲜气流的大小及不同个体对麻醉气体和氧的摄取率。起始阶段可因下列因素缩短。

1）适当大的新鲜气流以加速去氮及麻醉药的吸入。

2）选择合适的吸入麻醉药（对呼吸道刺激小、血/气分配系数低者）。

3）快速增加吸入麻醉药浓度，以加速其达到预定浓度。

4）逐步减少新鲜气流量。

（4）小儿吸入麻醉诱导：吸入麻醉药在小儿诱导中有避免肌肉及静脉注射时的哭闹，诱导平稳、迅速等优点；但在诱导过程中，由于小儿合作性差，故诱导时需特殊处理。

1）术前用药：可使小儿较容易接受面罩诱导，可保持患儿在安静状态下自主呼吸吸入麻醉药。

2）药物选择：七氟烷血/气分配系数低，诱导迅速，且无明显气道刺激性，气味较易被小儿接受，麻醉诱导迅速，是目前进行小儿吸入全麻诱导的较佳选择。地氟烷血/气分配系数较七氟烷低，但对呼吸道有刺激性，单独诱导时容易发生呛咳，屏气，甚至喉痉挛。异氟烷对呼吸道刺激性最大，同样可引起呛咳，屏气，喉或支气管痉挛，不宜用于小儿麻醉诱导。恩氟烷与异氟烷是同分异构体，其为强效吸入全麻药，对呼吸道刺激性较小且能扩张支气管，哮喘患儿亦可选择。但恩氟烷对呼吸、循环抑制程度较重，且高浓度下可诱发脑电图棘波，故诱导时尽量避免。氟烷无刺激性，药效强，在早期常用于小儿诱导，但其血/气分配系数高，起效慢，且对器官存在毒性作用，故已少用。

3）注意事项：小儿合作性差，对面罩扣压存在恐惧感，术前用药可使其较易接受；较大患儿则在实施过程中给予安慰以及提示。

在患儿进入深度镇静状态下，可适当手控加压通气，使其迅速进入麻醉状态，避免兴奋期躁动及呕吐等不利因素加重诱导风险。

小儿宜选择快诱导法，缩短诱导时间，减少诱导期间出现的各种并发症。

（二）吸入麻醉的维持和苏醒

1.吸入麻醉的维持

应注意吸入麻醉诱导与维持间的衔接，并力求平稳过渡。气管插管后立即给予肌松药，同时可吸入30%~50%N_2O及0.8~1.3MAC挥发性麻醉药。吸入麻醉期间应保持患者充分镇静、无痛、良好的肌松，遏制应激反应，血流动力学平稳。吸入麻醉药本身虽具有肌松作用，但为满足重大或特殊手术所需的良好肌松，如单纯加深吸入麻醉深度以求达到所需的肌松程度，可能导致麻醉过深、循环过度抑制。此时需静脉定时注射肌松药以维持适当肌松。挥发性麻醉药与非去极化肌松药合用时可产生协同作用，明显强化非去极化肌松药的阻滞效应，故二者合用时应适当减少肌松药的用量。

2.因人按需调控吸入麻醉深度

术中应根据术前用药剂量与种类及个体反应差异、患者基础情况、手术特点与术中对手术伤害性刺激的反应程度予以调控麻醉深度，维持平稳的麻醉需以熟练掌握麻醉药理学特性为基础，并充分了解手术操作步骤，能提前3~5min预测手术刺激强度，及时调整麻醉深度，满足手术要求。目前低流量吸入麻醉是维持麻醉的主要方法。在不改变患者分钟通气量时，深度麻醉的调控主要通过调节挥发罐浓度刻度和增加新鲜气流量。

3.吸入麻醉后苏醒

术毕应尽快促使患者苏醒，恢复自主呼吸及对刺激的反应，尤其呼吸道保护性反射，以达到拔除气管导管的要求。麻醉后恢复速度主要取决于麻醉药的溶解度。在麻醉后恢复过程中，随着通气不断清除肺泡中的麻醉药，回到肺部的静脉血与肺泡之间可逐渐形成麻醉药分压梯度，此梯度驱使麻醉药进入肺泡，从而对抗通气使肺泡内麻醉药浓度降低的趋势。溶解度较低的吸入麻醉药如异氟烷，对抗通气清除麻醉药的作用比溶解度较高的氟烷更为有效，因为溶解度较高的氟烷在血液中的储存量更大，而在同一麻醉时间及分压下可有更多的异氟烷被转运回肺泡。肺泡内氟烷的分压下降速度较七氟烷慢，而后者又慢于地氟烷。吸入麻醉诱导及加深麻醉的速度亦受此特性的影响，其速度为地氟烷>七氟烷>异氟烷。吸入麻醉药的清除速度决定患者苏醒的快慢，因此，目前常用吸入全麻药在手术结束前大约15min关闭挥发罐，N_2O可在手术结束前5~10min停用。但此（15min）仅为相对的时间概念，需根据手术时间长短、年龄、性别、体质状况等个体差异灵活调整。手术结束后，应用高流量纯氧迅速冲洗呼吸回路内残余的吸入麻醉药。当肺泡内吸入麻醉药浓度降至0.4MAC（有报道为0.5或0.58MAC）时，约95%的患者可按医生指令睁眼，即 MAC awake95。吸入麻醉药洗出越快越彻底越有利于患者平稳的苏醒，过多的残留不仅可导致患者烦躁、呕吐、误吸，且抑制呼吸。在洗出吸入性麻醉药时，静脉可辅助给予：①镇痛药（如氟比洛芬脂）等，以增加患者对气管导管的耐受性，有利于尽早排除吸入麻醉药，减轻拔管时的应激反应；②5-HT3 受体拮抗剂（如恩丹西酮和阿扎西琼），防止胃内容物反流；③肾上腺素能受体阻断剂和选择性心受体拮抗剂（如美托洛尔、艾司洛尔），减轻应激反应所致的不良反应；④钙离子拮抗剂（如尼卡地平、硝苯地平、尼莫地平），改善冠脉循环、扩张支气管、抑制心动过速。力求全麻患者苏醒过程安全、迅速、平稳、舒适，减少并发症及意外。

（三）吸入麻醉深度的判断

麻醉深度是麻醉与伤害性刺激共同作用于机体而产生的一种受抑制状态的程度。术中应维持适度的麻醉深度，防止麻醉过深或过浅对患者造成不良影响，满足手术的需要，保证患者围术期的安全，因此如何正确判断吸入麻醉的深度显得至关重要。

1.麻醉深度临床判断

Plomley 于 1847 年首先明确提出"麻醉深度"的概念，并将其分为三期：陶醉（lntocicalion）期、兴奋（Excitement）期和深麻醉（the deeper levels of narcosis）期。1937 年 Guedel 根据乙醚麻醉时患者的临床表现描述经典乙醚麻醉分期：痛觉消失期（Analgesia）、兴奋谵妄期（Delirium）、外科手术期（Surgical stage）、呼吸麻痹期（Respiratoryanalysis）。对于乙醚麻醉而言，Guedel 的麻醉分期临床实用，可明确地界定患者的麻醉深度。而随着现代新型吸入麻醉药、静脉全麻药、镇痛药及肌松药的不断问世及广泛使用，Guedel 的麻醉深度分期便失去其临床意义，麻醉深度的概念及分期与临床中使用的不同麻醉药物密切相关。

2.麻醉深度的分期

现临床通常将麻醉深度分为浅麻醉期，手术麻醉期和深麻醉期，如（表 4-3-1）所示，对于掌握临床麻醉深度有一定参考意义。术中密切观察患者，综合以上各项反应作出合理判断，并根据手术刺激的强弱及时调节麻醉深度，以适应手术需要。

表 4-3-1　临床麻醉深度判断标准

麻醉分期	呼吸	循环	眼征	其他
浅麻醉期	不规则	血压上升	睫毛反射（-）	吞咽反射（+）
	呛咳	脉搏↑	眼球运动（+）	出汗
	气道阻力↑		眼睑反射（+）	分泌物↑
	喉痉挛		流泪	刺激时体动
手术麻醉期	规律 气道阻力↓	血压稍低但稳定 手术刺激无改变	眼睑反射（-） 眼球固定中央	刺激时无体动 黏膜分泌物消失
深麻醉期	膈肌呼吸	血压、脉搏↓	对光反射（-）	
	呼吸浅快	循环衰竭	瞳孔散大	
	呼吸停止			

3.麻醉深度的临床检测

麻醉中可应用脑电图分析麻醉深度，但因其临床实施中影响因素较多，并未推广应用，为克服其缺陷，近年发展形成的双频指数（bispectral index，BIS）脑电图分析，认为其对判断麻醉深度有较大实用价值。BIS 的范围为 0~100，数字大小表示大脑抑制程度深浅，脑电双频指数虽来自大脑神经细胞的自发性电活动，但很多因素均可影响 BIS，所以用其判断麻醉深度并不十分可信。将体感诱发电位（somatosensory evoked potential，SEP）、脑干听觉诱发电位（brainstem auditory evoked potential，BAEP）用于麻醉深度监测亦为研究热点。利用中潜伏期脑干听觉诱发电位监测全麻下的意识变化，以手术刺激下的内隐记忆消失作为合适麻醉深度的监测标准均正在研究中。人工神经网络（artificial neural networks，ANN）是近年发展起来的脑电分析技术，根据 EEG4 个特征波形α、β、γ、δ的平均功率作为其频谱的特征参数，再加上血流动力学参数如血压、心率以及 MAC 等数据，利用 AR 模型、聚类分析和 Bayes 估计理论，最终形成 ANN 参数代表麻醉深度，其临床应用有待进一步探索。2003 年 Datex-Ohmeda 公司推出 S/5TMM-Entropy 模块，第一次将熵值数的概念作为监测麻醉深度的一种手段，并在临床麻醉中应用。其他如复杂度和小波分析法、患者状态指数（the patientstate index，PSI）、功率谱分析（power spectral analyses，PSA）、唾液 cGMP 含量分析等方法，均处在临床研究阶段，可能具有良好的发展前景。

4.麻醉深度的调控

在手术过程中随着麻醉与伤害性刺激强度各自消长变化，相对应即时麻醉深度处于动态变化之中。麻醉深度调控目的是使患者意识丧失，镇痛完全，无术中知晓，但也不能镇静过度；同时需保持血压、心率、酸碱、电解质、血糖、儿茶酚胺等内环境正常稳定；提供满足手术要求的条件。因此，临床麻醉中需及时、实时监测，依据个体差异，按需调控麻醉深度，达到相对"理想麻醉深度"。

（四）吸入全麻的优缺点

吸入全麻具有作用全面、麻醉深度易于监控、保护重要生命器官等优点。但同时兼有污染环境、肝肾毒性、抑制缺氧性肺血管收缩、恶心、呕吐及恶性高热等缺点。静脉全麻诱导迅速、患者舒适、对呼吸道无刺激、苏醒迅速、无污染、不燃不爆、操作方便及不需要特殊设备，但可控性不如吸入麻醉药。当药物过量时不能像吸入麻醉药那样通过增加通气予以"洗出"，而只能等待机体对药物的代谢和排除，对麻醉深度的估计往往依赖于患者的临床表现和麻醉医生的经验，而缺乏如监测体内吸入麻醉药浓度相类似的直观证据，二者优缺点对比如（表 4-3-2）所示。

表 4-3-2　吸入麻醉与静脉麻醉对比

吸入麻醉	静脉麻醉
起效慢、诱导过程有兴奋期	起效快、诱导迅速、无兴奋期
有镇痛效应	基本无镇痛作用
有肌松作用	无肌松作用
无知晓	术中可能知晓
术后恶心呕吐多见	术后呕吐、恶心发生率低
需要一定复杂的麻醉设备	设备简单
操作简单，可控性好	操作可控性差
有环境污染	无环境污染
基本不代谢	代谢物可能有药理活性

个体差异小	个体差异大
可用 MAC 代表麻醉深度	尚无明确的麻醉深度指标（最小滴注速率 MIR）

二、紧闭回路吸入麻醉

（一）紧闭回路吸入麻醉的技术设备要求

紧闭回路麻醉为在紧闭环路下达到所需的麻醉深度，严格按照病人实际消耗的麻醉气体量及代谢消耗的氧气量予以补充，并维持适度麻醉深度的麻醉方法。

麻醉过程中整个系统与外界隔绝，麻醉药物由新鲜气体及重复吸入气体带入呼吸道，呼出气中的 CO_2 被碱石灰吸收，剩余气体被重复吸入，对技术设备要求如下。

1.专用挥发罐

挥发罐应能在<200ml/min 的流量下输出较精确的药物浓度，即便如此，麻醉诱导仍难以在短时间内达到所需肺泡浓度。因此诱导时采用回路内注射给药或大新鲜气流量，以期在短时间内达到所需的肺泡浓度。

2.检测仪配备

必要的气体浓度监测仪，其采样量应小，且不破坏药物，并能将测量过的气样回输入回路。

3.呼吸机

只能应用折叠囊直立式呼吸机，使用中注意保持折叠囊充气适中，不宜过满或不足，以此观察回路内每次呼吸的气体容量。

4.流量计

流量计必须精确，以利于低流量输出。

5.CO_2 及麻醉气体吸收器

确保碱石灰间隙容量大于患者的潮气量；同时碱石灰应保持湿润,过干不仅吸收 CO_2 效率降低，且可吸收大量挥发性麻醉药，在紧闭回路中配备高效麻醉气体吸附器，可在麻醉清醒过程中快速吸附麻醉气体，缩短患者清醒时间。

6.回路中避免使用橡胶制品

因橡胶能吸收挥发性麻醉药，可采用吸收较少的聚乙烯回路。回路及各连接处必须完全密闭。

如 Drager Phsio Flex 麻醉机，其为高智能、专用于紧闭吸入麻醉的新型麻醉机。机内回路完全紧闭，含有与传统麻醉机完全不同的配置，如膜室、鼓风轮、控制计算机、麻醉剂注入设备、麻醉气体吸附器、计算机控制的 O_2、N_2、N_2O 进气阀门等，以实现不同的自控工作方式。上述配置有机组合可自动监测各项参数，并通过计算机伺服反馈控制设备的工作状态。其特点如下。

（1）吸入麻醉药通过伺服反馈注入麻醉回路，而不是通过挥发罐输入。

（2）输入麻醉回路的新鲜气流量大小通过伺服反馈自动控制。

（3）自动控制取代手动调节。

（4）具有本身独特的操作流程，现有麻醉设备的许多操作理念和习惯在 PhsioFlex 麻醉机上均不适用。

计算机控制紧闭回路麻醉是在完全紧闭环路下以重要生命体征、挥发性麻醉药浓度及肌松程度为效应信息反馈控制麻醉药输入，以保证紧闭回路内一定的气体容积和挥发性麻醉药浓度，达到所需麻醉深度的一项技术，其出现代表吸入全身麻醉的发展方向。

（二）紧闭回路麻醉的实施

紧闭回路麻醉通常需要补充三种气体，即 O_2、N_2O 和一种高效挥发性麻醉药，每种气体的补充均受不同因素影响。氧气的补充应保持稳定，但应除外刺激引起交感系统兴奋性反应、体温改变或寒战使代谢发生变化。N_2O 的补充相对可予以预测，部分原因是其吸入浓度一般不经常变动。溶解度很低（特别是在脂肪中）以及最易透皮丢失（丢失量稳定）的麻醉药在补充时同样可预测。

（三）麻醉前准确计算氧耗量及吸入麻醉药量

1.机体对 O_2 的摄入为恒量，根据体重 kg3/4 法则可计算每分钟耗氧量（VO_2，单位 ml/min）：$VO_2=10×BW（kg）3/4$（Brody 公式），其中 BW 为体重（单位 kg）。$VT=VA/RR+VD+Vcomp$，其中 VT 为潮气量；VA 为分钟肺泡通气量；RR=每分钟呼吸次数；VD=解剖无效腔，气管插管时=1ml/kg；Vcomp=回路的压缩容量。当 VO_2 确定后，在假设呼吸商正常（0.8）和大气压 101.3kPa 条件下，通过调节呼吸机的 VT 达到所要求的 $PaCO_2$ 水平。$PaCO_2（kPa）=[570×VO_2/RR×（VT-VD-Vcomp）]/7.5$，570=[（760-47）×0.8]。紧闭回路麻醉平稳后麻醉气体在麻醉系统中所占比例保持不变，麻醉气体摄取率符合 Lowe 公式：$QAN=f×MAC×λB/G×t-0.5$（ml/min），其中 QAN=麻醉气体摄取率（ml 蒸汽/min）；$f=1.3-N_2O（\%）/100$；MAC=最低肺泡有效浓度（ml 蒸气/min）；λB/G=血/气分配系数；t=麻醉任意时间。麻醉气体的摄取率随时间推移成指数形式下降，即 QAN 与 t-0.5 成比例，此即为摄取率的时间平方根法则，其意为各时间平方根相同的间隔之间所吸收的麻醉药量相同。例如：0~1、1~4、4~9min 等之间的吸收麻醉药量相同，其剂量定义为单位量（unit dose）。蒸气单位量（ml）=2×f×MAC×λB/G×t-0.5，$f=1.3-N_2O（\%）/100$。液体单位量约为蒸气单位量的 1/200。由于 N_2O 的实际摄取量仅为预计量的 70%，因此 N_2O 的计算单位量应乘以 0.7。根据以上公式，即可计算各种吸入麻醉药的单位 M 和给药程序。

为便于临床医师计算，可在（表 4-3-3）、（表 4-3-4）、（表 4-3-5）中查找，如体重与表内数值不符，可取相邻的近似值。

表 4-3-3 体重与相应的生理量

体重（kg）	Kg3/4	VO_2（ml/min）	VCO_2（ml/min）	VA（dl/min）	Q（dl/min）
5	3.3	33	26.4	5.28	6.6
10	5.6	56	44.8	8.96	11.2
15	7.6	76	60.8	12.16	15.2
20	9.5	95	76.0	15.20	19.0
25	11.2	112	89.6	17.92	22.4
30	12.8	128	102.4	20.48	25.6
35	14.4	144	115.2	23.04	28.8
40	15.9	159	127.2	25.44	31.8
45	17.4	174	139.2	27.84	34.8
50	18.8	188	150.4	30.08	37.6
55	20.2	202	161.6	32.32	40.4
60	21.6	216	172.8	34.56	43.2

65	22.9	229	183.2	36.64	45.8
70	24.2	242	193.6	38.72	48.4
75	25.5	255	2040	40.80	51.0
80	26.8	268	214.4	42.88	53.6
85	28.0	280	224.4	44.80	56.0
90	29.2	292	233.6	46.72	58.4
95	30.4	304	243.2	48.64	60.8
100	31.6	316	252.8	50.56	63.2

表 4-3-4 吸入麻醉药的物理特性

麻醉药	MAC（%）	AB/C	蒸气压（20℃）kPa	37℃时液态蒸发后气压体积（ml）
氟烷	0.76	2.30	32.37	240
恩氟烷	1.70	1.90	24	210
异氟烷	1.30	1.48	33.33	206
N_2O	101.00	0.47	5306.6	-

表 4-3-5 吸入麻醉药的单位量（ml）

体重（kg）	相	氟院	恩氟烷	异氟烷	65%N_2O
10	气	50	92	55	475
	液	0.21	0.44	0.27	
20	气	86	160	95	813
	液	0.36	0.76	0.46	
30	气	116	215	128	1095
	液	0.48	1.02	0.62	
40	气	145	269	160	1368
	液	0.61	1.28	0.78	
50	气	172	319	190	1625
	液	0.72	1.52	0.92	
60	气	195	361	215	1839
	液	0.81	1.72	1.04	
70	气	218	403	240	2053
	液	0.91	1.92	1.16	
80	气	241	445	265	2267
	液	1.00	2.12	1.29	
90	气	264	487	290	2481
	液	1.10	2.32	1.41	
100	气	286	529	315	2694
	液	1.20	2.52	1.53	

注：表中剂量为不加 N_2O 的剂量，如如用 65% N_2O，则剂量应减半。

（四）紧闭回路麻醉的实施

紧闭回路麻醉前，对患者实施充分吸氧去氮。此后每隔 1~3h 采用高流量半紧闭回路方式通气 5min，以排除 N_2 及其他代谢废气，保持 N_2O 和 O_2 浓度的稳定。给药方法包括直接向呼吸回路注射液态挥发性麻醉药和依靠挥发罐蒸发两种。注射法给药可注射预充剂量，以便在较短的时间内使之达到诱导所需的麻醉药浓度，然后间隔补充单位剂量维持回路内麻醉药挥发气浓度。采用注射赛玲，续泵注液态挥发性麻醉药可避免间隔给药产生的浓度波动，使吸入麻醉如同持续静脉输注麻醉。以挥发罐方式给药仅适合于麻醉的维持阶段。而在诱导时应使用常规方法和气体流量，不仅有利于吸氧去氮，且加快麻醉药的摄取。

（五）紧闭回路麻醉应注意的问题

1.在使用 N_2O 时，应监测 O_2 浓度、血氧饱和度、$P_{ET}CO_2$ 以及麻醉气体的吸入和呼出浓度，及时检查更换 CO_2 吸附剂，如发现缺氧和 CO_2 蓄积应及时纠正。

2.确保气体回路无漏气。

3.气体流量计要准确。

4.密切注意观察呼吸囊的膨胀程度，调节气流量，使气囊膨胀程度保持基本不变，不必机械地按计算给药。

5.如有意外立即转为半开放式麻醉。

三、低流量吸入麻醉技术

（一）低流量吸入麻醉的技术设备要求

1.设备要求

施行低流量吸入麻醉必须使用满足相应技术条件的麻醉机，该麻醉机应具备下述配置。

（1）精密或电子气体流量计：麻醉机必须能进行精确的气体流量监测，一般要求流量的最低范围达 50~100ml/min，每一刻度为 50ml，并定期检测其准确性。

（2）高挥发性能和高精度的麻醉挥发器。

（3）能有效监测麻醉机内部循环气体总量并实行机械控制/辅助通气的呼吸回路目前常用的呼吸回路分为带有新鲜气体隔离阀的悬挂式风箱回路（代表机型为 Drager 系列麻醉机），以及不带新鲜气体隔离阀的倒置式风箱回路（代表机型为 Ohmeda、Panlon 系列麻醉机及国内大多数麻醉机型）。

2.密闭性要求

为保证低流量吸入麻醉的有效实施，麻醉前应进行麻醉机密闭性和机械顺应性的检测（目前部分国际先进机型具备自我检测能力。多数麻醉机型要求内部压力达 $30cmH_2O$ 时，系统泄漏量小于 100ml/min，若其超过 200ml/min，则禁止使用该机施行低流量吸入麻醉。系统机械顺应性不做强制性检测要求。

3.CO_2 吸收装置

由于低流量吸入麻醉中重复吸入的气体成分较大，因而可增加 CO_2 吸收剂的消耗量。在施行低流量吸入麻醉前，应及时更换 CO_2 吸收剂，采用较大容量的 CO_2 吸收装置和高效能的 CO_2 吸收剂。必要时监测呼气末二氧化碳（$P_{ET}CO_2$）浓度。

4.气体监测

在施行低流量吸入麻醉并进行气体成分分析监测时，必须了解气体监测仪的工作方式为主流型或旁流型采样方式。主流型气体采样方式不影响麻醉机内部循环气体总量，对低流量吸入麻醉无不利影响；旁流型气体采样方式需由麻醉回路中抽取气样（50~300ml/min 不等），应在新鲜气体供给时适当增加此部分流量，以满足气体总量平衡的要求。

5.废气排放问题

低流量吸入麻醉减少麻醉废气的排放较其他方法虽具有一定优势，但在使用过程中仍有麻醉废气自麻醉机中源源不断地排出，仍需使用废气清除系统，以保障手术室内部工作人员的身体健康。

（二）低流量吸入麻醉的实施

低流量吸入麻醉是在使用重复吸入型麻醉装置系统、新鲜气流量小于分钟通气量的一半（通常少于 2L/min）的条件下所实施的全身麻醉方法。此法具有操作简单，费用低，增强湿化、减少热量丢失、减少麻醉药向环境中释放，并可更好评估通气量等优点。实施麻醉中应监测吸入 O_2、$P_{ET}CO_2$ 及挥发性麻醉气体浓度。

1.低流量吸入麻醉的操作过程

在低流量输送系统中，麻醉药的溶解度、新鲜气流量等可影响蒸发罐输出麻醉药（FD）与肺泡内麻醉药浓度（FA）之间的比值。同时为节省医疗花费，要求对麻醉实行相对精确地控制，麻醉医师可根据气流量、麻醉时间和所选的麻醉药估计各种麻醉在费用上的差别。

根据上述各因素可采取以下麻醉方案：在麻醉初期给予高流显，而后采取低流量；在麻醉早期（摄取量最多的时间段）给予较高的气流量（4~6L/min），继而随着摄取量的减少逐渐降低气流量；麻醉诱导后 5~15min 内给予 2~4L 的气流量，随后气流量设定在 1L/min。如果平均气流量为 1L/min，用（表 4-3-6）中的 4 种麻醉药实施麻醉达 1h，需要的液体麻醉药量为 6.5ml（氟烷）至 26ml（地氟烷）此类麻醉药的需要量相差 4 倍，而效能却相差 8 倍，其原因为输送的麻醉药量要超出 4 达到麻醉效能的需要量，输送的麻醉药量尚需补充机体摄取量以及通过溢流阀的损失量。难 4 溶性麻醉药如地氟烷和七氟烷的摄取和损失相对较少，此为效能弱 8 倍，而需要量仅多 4 倍的原因，当气流量更低时差距可更小。此阶段除应根据麻醉深度调节挥发器输出浓度外，尚应密切观察麻醉机内部的循环气体总量和 $P_{ET}CO_2$ 浓度，使用 N_2O-O_2 吸入麻醉时，应连续监测吸入氧浓度，必要时进行多种气体成分的连续监测。

表 4-3-6 在不同气流量下维持肺泡气浓度等于 1MAC 所需液体麻醉药 ml 数

麻醉时间（min）	麻醉药（ml）	气流量 L/min（不包括麻醉药）				
		0.2	1.0	2.0	4.0	6.0
30	氟烷	3.0	4.1	5.4	8.0	10.5
60		4.6	6.5	9.0	13.9	18.8
30	异氟烷	4.0	5.8	8.0	12.3	16.7
60		6.3	9.6	13.9	22.3	30.7
30	七氟院	3.3	6.3	10.1	17.6	25.2

60		4.9	10.9	18.2	33.0	47.8
30	地氟烷	6.7	14.8	25.0	45.2	65.4
60		10.1	26.1	46.0	85.8	126.0

2.麻醉深度的调控

在低流量吸入麻醉过程中,当新鲜气流量下降后,新鲜气体中和麻醉回路内吸入麻醉药浓度之差增加。回路内与新鲜气流中麻醉气体浓度平衡有一定的时间滞后,可用时间常数 T 表示,如(表 4-3-7)所示。新鲜气流量越小,时间常数越大。回路内麻醉气体的成分比例发生变化达到稳定越滞后,此时应采取措施及时调控麻醉深度,如静脉注射镇静、镇痛药及增加新鲜气流量等。在麻醉过程中呼吸回路内 O_2 的浓度可下降,其原因有:①新鲜气体成分不变而流量减少时;②新鲜气体流量不变而 N_2O 浓度增加时;③成分和流量不变而麻醉时间延长时。因而在麻醉中必须提高新鲜气流中的氧浓度并予以连续检测。为保证吸入气中的氧浓度至少达到 30%,采取:①设定低流量:50vol.%O_2(0.5L/min),最低流量:60vol.%O_2(0.3L/min);②快速调整氧浓度至最低报警限以上:将新鲜气流中的氧浓度提高 10vol.%及 N_2O 浓度降低 10vol.%。

表 4-3-7 时间系数 T 与新鲜气流置的关系

新鲜气流量(L/min)	0.5	1	2	4	8
时间常数(min)	50	11.5	4.5	2.0	1.0

3.苏醒

低流量吸入麻醉时间较长,在手术即将结束时,关闭挥发器和其他麻醉气体的输入,同时将新鲜气体流量加大(4L/min 以上,纯氧),便于能迅速以高流量的纯氧对回路系统进行冲洗,降低麻醉气体浓度,尽早让患者恢复自主呼吸,必要时采用 SIMV 模式以避免通气不足或低氧血症,促使患者尽快苏醒。

(三)低流量吸入麻醉的安全性

1.实施低流量吸入麻醉的并发症

(1)缺氧:低流量麻醉时,如果吸入混合气体,吸入气中新鲜气流越少,气体重复吸入的比例越高,而实际吸入氧浓度降低。因此为确保吸入气中氧浓度在安全范围内,新鲜气体流速降低时,新鲜气中的氧浓度应相应提高。机体对 N_2O 的摄取随时间的延长而减少,N_2O:O_2 为 1:1,麻醉 60min 后,N_2O 的摄取量为 130ml/min,而氧摄取量保持稳定,为 200~250ml/min。在麻醉过程中,血液中释放出的氮气因麻醉时间的延长亦可导致蓄积,从而降低氧浓度。

(2)CO_2 蓄积:进行低流量麻醉时,回路中应有效清除 CO_2,此为必不可少的条件。钠石灰应用时间长短主要取决于重复吸入程度和吸收罐容积。因此在实施低流量麻醉时应先观察吸收罐中钠石灰的应用情况,及时更换,以避免 CO_2 蓄积,同时应连续监测 $P_{ET}CO_2$ 浓度,及时发现并纠正 CO_2 蓄积。

(3)吸入麻醉药的过量和不足:挥发性麻药的计算与新鲜气体容量有关,现已很少将挥发罐置于环路系统内。因其在低新鲜气流时,较短时间内可使吸入麻醉药浓度上升至挥发罐设定浓度的数倍,易导致吸入麻醉气体的蓄积。同时如果新鲜气体的成分不变,由于 N_2O 的摄取呈指数性下降,吸入气体的 N_2O 和 O_2 的浓度可持续性变化,此时若 N_2O 的摄取处于高水平,其浓度则下降;如摄取减少,则浓度升高;若新鲜气流提早减少,同时氧浓度提高不当，则可能出现 N_2O 不足。挥发罐设置于环路外时，挥发气与吸入气中吸入麻醉药的浓度有一定梯度，后者取决于新鲜气体的流速。如使用低流量新鲜气流，以恒定的速度维持麻醉 30min 后，肺泡中氟烷的浓度仅为挥发罐设定浓度的 1/4。因而必须向通气系统供应大量的麻醉气体以满足需要。在麻醉早期，用低流量新鲜气流无法达到此目的，可应用去氮方法清除缩留的氮，因此在麻醉的初始阶段 15~20min 内，应使用 3~4L/min 以上的新鲜气流，此后在气体监测下可将新鲜气流调控至 0.5~1L/min，以策安全。当新鲜气流量少于 1L/min 时，应常规连续监测药物浓度，应用多种气体监测仪对麻醉气体成分进行监测，可增加低流量吸入麻醉的安全性，便于该技术的掌握和推广。

（4）微量气体蓄积：存在于人体和肺部的氮气约为 2.7L。以高流量新鲜气体吸氧去氮，在 15~20min 内可排出氮气 2L，剩余量则只能从灌注少的组织中缓慢释放。在有效去氮后麻醉系统与外界隔离（即紧闭循环式），1h 后氮气浓度大于 3%~10%。长时间低流量麻醉，系统内氮气可达 15%。甲烷浓度的大量升高可影响红外分光监测氟烷浓度。但只要不存在缺氧，N_2 与甲烷的蓄积可不损害机体或器官功能。

具有血液高溶解度或高亲和力的微量气体，如丙酮、乙烯醇、一氧化碳等，此类气体不宜用高流量新鲜气流短时间冲洗清除。为保证围术期安全，在失代偿的糖尿病患者、吸烟者，溶血、贫血、紫质症以及输血的患者中进行低流量麻醉时，新鲜气流量不得低于 1L/min。

吸入性麻醉药的降解产物在长时间低流量麻醉时，如七氟烷的降解复合物 CF_2[=C（CF_3）OCH_2F]估计可达 60ppm，其最大值易导致肾小管组织的损害。七氟烷是否引起潜在性的肾损害尚需进一步研究，目前建议吸入七氟烷或氟烷时流速不应低于 2L/min，以确保可持续缓慢冲洗潜在的毒性降解产物。

四、吸入麻醉的影响因素

（一）CO_2 吸收

1.回路的设置

麻醉回路的设置为 CO_2 重复吸入程度的关键性因素，在使用回路进行不同手术的麻醉时，尤其是各个不同年龄阶段，需首先考虑 CO_2 重复吸入程度对患者生理的影响。

2.CO_2 吸收罐

一般麻醉机中 CO_2 吸收罐内为碱石灰，分为钠、钙与钡石灰，在吸收 CO_2 过程中发生化学反应，以将其清除。吸收剂的湿度、效能、颗粒的大小、吸收罐的泄漏等因素均可影响 CO_2 的吸收。

（二）新鲜气流量

在各种通气方式中，对新鲜气流量大小的要求不一，欲达不同重复吸收程度，首先须调整新鲜气流量。同时，为按需调控诱导与苏醒速度，在通气过程中也可调整新鲜气流量。

（三）呼吸回路

完整性呼吸回路的完整性是防止出现意外的首要条件，由于系统中均存在多个接头以及控制装置，而接头的脱落常可造成严重的医疗意外，故一般麻醉机均配有监测回路是否完整的装置，但麻醉科医师的观测及检查更为重要，对呼吸次数与胸廓起伏度的观察最为直接，此外尚需结合其生命体征的实时监测结果。

通畅性回路中有多个活瓣，在其出现堵塞时，可出现张力性气胸、气压伤等严重情况，亦导致 CO_2 不断被重复吸入。

（李涵葳）

第四节　吸入麻醉的脏器保护与神经毒性

目前临床上常用的吸入麻醉药氧化亚氮、异氟烷、七氟烷和地氟烷对于各个脏器的损伤作用几乎可以忽略。同时越来越多的研究证明，吸入麻醉药具有细胞水平的多脏器保护效应。研究最多的是心脏保护，最近也有研究显示，对于中枢神经系统、肝脏、肾脏和肺等也具有保护作用。吸入麻醉药诱发的脏器保护作用机制还不清楚，但已知并非是吸入麻醉药引起血流动力学变化的结果。本节主要叙述相关的临床研究结果。另外，近年来的研究更加重视吸入麻醉药的神经毒性，认为吸入麻醉药对于发育中的脑组织和老年脑组织具有一定的神经毒性，但是现有的临床研究还不足以得出确定性的结论。

一、心脏保护作用

吸入麻醉药心脏保护作用的定义是能预防或减轻缺血、再灌注后心肌坏死和（或）心肌功能障碍。1986 年，Murry 等首先发现并描述了缺血预处理的心脏保护作用，即反复短暂缺血可明显减轻后续长时间缺血/再灌注后的心肌损害。并认为是目前心脏保护最有效方法之一。很多实验研究证实，挥发性吸入麻醉药具有显著的心肌保护作用，并达到了缺血预处理同等保护效应，但临床研究所得出的结论并不令人满意。

（一）临床研究结果

目前临床研究主要集中于体外转流的患者。首次临床研究是 Belhomme 等在 1999 年进行的，他们的研究方法是在体外转流前，通过氧合器给予 2.5MAC 异氟烷 5min，10min 清洗期，接着阻断主动脉，结果异氟烷组 PKC 的活性增加，但术后 MB 激酶和肌钙蛋白和对照组相比无显著差异；另一项研究是在体外转流前 10min 给予 2.5MAC 七氟烷，结果尽管单独转流组和七氟烷预处理组的 PKC 和 38PMAPK 均显著增加，但仅七氟烷组酪氨酸激酶显著增加，提示其效果优于单独体外转流组；体外转流前给予 1.3%恩氟烷 5min，可有效加快术后左室功能的恢复，但和对照组相比，激酶 MB 和肌钙蛋白-I 不变。Tomai 等给患者直接吸入 1.5%的异氟烷 15min，10min 清洗期，再进行体外转流，结果发现，和对照组相比，两组术后心功能和肌钙蛋白的峰值含量无显著差异，但在心脏射血分数<50%的亚组，异氟烷预处理组术后 24h 肌钙蛋白的含量稍低于对照组；30 例瓣膜置换患者随机分为对照组（以芬太尼麻醉为主），地氟烷组和异氟烷组分别于体外转流前吸入 1~1.5MAC 地氟烷或异氟烷，持续累积时间不少于 30min。结果，与对照组相比，地氟烷与异氟烷可显著降低血浆中肌酸激酶-MB（CK-MB）、cTnT（肌钙蛋白 T）和丙二醛（MDA）升高幅度，阻止一氧化氮（NO）和超氧化物歧化酶（SOD）活性的下降，以地氟烷作用更明显。另外，冠状动脉搭桥手术的患者，CPB 前吸入 2.5MAC 异氟烷可有效地降低术后肌钙蛋白-I 及 CK-MB 的浓度。还有作者对比研究了吸入麻醉和全凭静脉麻醉两种麻醉方法对体外转流后心功能的影响，结果发现体外转流前，两组

的血流动力学变化过程相似，体外转流后吸入麻醉组（七氟烷和地氟烷）心功能指标如心排血量，dP/dt_{max} 等显著优于以丙泊酚为主的全凭静脉麻醉组，正性肌力药的需要量和血浆肌钙蛋白含量均小于全凭静脉麻醉组。

吸入麻醉剂对心肌的保护效应同样见于非停跳冠状动脉搭桥的患者，Conzen 等对比研究七氟烷麻醉及全凭静脉麻醉对非停跳冠脉搭桥的影响，结果发现七氟烷组心功能的恢复优于丙泊酚组，其肌钙蛋白含量显著低于丙泊酚组。

总之，临床研究所得到的结论差异较大，可能与每次研究的样本量相对较小及干扰因素复杂有关；再者，不是所有的吸入麻醉剂临床上均表现心肌保护效应，氟烷甚至可能产生心肌抑制作用，故吸入麻醉剂对临床心肌缺血/再灌注损伤的影响还需进行深入广泛的研究。

（二）影响吸入麻醉药心脏保护的因素

1.吸入麻醉药的浓度

麻醉药浓度大于 1MAC，可产生显著的心脏保护效应，0.5~0.6MAC 虽有心脏保护作用，但保护效能已显著下降。吸入麻醉药在一定浓度范围，是否与其心脏保护效应呈正相关尚需进一步研究。

2.用药时机

心脏缺血前或缺血/再灌注期间用药，均可产生显著的心脏保护效应；与处理方式用即缺血前用药后，经历 30min 左右的药物清除期，至心脏缺血时血液或细胞培养液中已无吸入麻醉药，产生同样的心脏保护效应。预处理方式与缺血/再灌注期间联合用药，或预处理用药与缺血预处理联合应用，心脏的保护效应并无进一步增强。再灌注期间给予吸入麻醉剂同样可以产生心肌保护效应，其机制可能包括抗炎症反应效应，如降低核因子-κB 的活性、降低肿瘤坏死因子的表达、白介素-1、细胞间黏附因子、iNOS 等。吸入麻醉剂再灌注期间给药的效果是否优于缺血前给药，有不同的结论。Varadarajan 等发现无论缺血前或再灌注期给予七氟烷均可增加心肌的机械收缩和代谢功能，但缺血前给药的效果优于再灌注期给药。但 Obal 等则认为再灌注期给药的效果优于缺血前给药。

3.用药时间

吸入麻醉药用药 5min，即可产生显著的心脏保护效应，延长用药时间 15~20min，甚至更长时间，心脏保护效应并无进一步增强。

虽然有众多的研究结果证明吸入麻醉药的心肌保护作用，但是临床更应该重视的是其可能造成的心肌抑制，这在临床麻醉可能更有意义。

二、脑保护作用

吸入麻醉药对脑保护的效应，因实验所采用的脑缺血模型不同而有差异，早期研究吸入麻醉药对局灶性脑缺血损害具有保护作用，往往是不同吸入麻醉药之间的比较，缺乏清醒对照，这种设计方案如果两种麻醉药用后结果相似，就无法解释是两种麻醉药的保护效应相似，还是两种药都无保护效应。近年从更好地控制实验条件，得出了吸入麻醉药七氟烷、氟烷和异氟烷等对局灶性、脑半球和全脑严重缺血均具有显著的保护作用。表现为减轻脑组织学损害、减少细胞死亡和脑梗死范围，降低实验动物死亡率，改善缺血后脑功能和行为表现。中脑终末动脉脑缺血模型的建立，能够在动物清醒状态下，比较不同吸入麻醉药的保护作用。脑保护作用的研究多停留在动物实验水平，目前还没有可靠的临床证据证明其保护效应。

三、肝脏保护作用

吸入麻醉药对肝脏的影响，过去研究大多集中在对肝脏的毒性作用，然而吸入麻醉药可诱发肝保护作用。在大鼠缺血/再灌注及培养肝细胞缺氧/复氧损害模型中，异氟烷、七氟烷和氟烷能减轻早期缺血/再灌注或缺氧/复氧损害。在离体肝灌注模型中，七氟烷对 NADPH 水平（反映细胞内氧化还原状态）的影响明显轻于氟烷。犬肝血流阻断后，异氟烷和氟烷增加氧供比例作用强于七氟烷，而在以靛青绿为指标的肝功能评价中，七氟烷和异氟烷的肝功能维持良好。在另一对比研究中，全肝缺血 60min，以肝脏的乳酸摄取率为指标，异氟烷和芬太尼较恩氟烷、氟烷或戊巴比妥麻醉的肝功能恢复更好。这些研究提示，吸入麻醉药具有明显肝保护作用，不同麻醉药之间存在差异，由于用于评价肝功能的指标不同，对于不同麻醉药之间保护作用的差异难以作出肯定结论。

四、肾脏保护作用

多年前认识到人体具有继发性的抗肾损害的能力，这种继发性抗肾损害有几种模式，但它们有几个共同的特征：①继发性肾抗损害的作用是非特异性的；②这一保护效应通常具有迟滞时间；③保护直接表现在近端肾小管水平；④保护具有广泛的基础。继发性肾细胞抗损害的机制还不清楚，一种可能的解释是亚细胞致死的损害因子，引起胞膜重构，重构的胞膜使细胞具有抗损害能力，即细胞膜改变后而降低膜的脂质过氧化和磷脂酶 A_2 的脱酰作用，使细胞膜免于破坏。吸入麻醉药体内代谢产生的无机 F^-，其亚毒性浓度与高浓度的作用相反，高浓度可引起近端肾小管坏死，而亚浓度具有细胞保护效应。这就是人体继发性肾抗损害作用的一个例子。培养的人近端肾小管细胞，加入亚毒性浓度的氟化钠，可显著减轻肌红蛋白或 ATP 耗竭介导的肾小管细胞坏死。在大鼠甘油诱发肌红蛋白或 ATP 耗竭介导的肾毒性模型中，异氟烷能显著减轻甘油的肾毒性，而脱氟极少的地氟烷和无脱氟的戊巴比妥，对其损害则无明显保护作用，异氟烷的这种保护作用与肌肉坏死、溶血、急性肾血红素超负荷或血压的差异等无关，提示这是一种直接的肾脏细胞水平的保护效应。同样，由于缺乏相应的临床证据，吸入麻醉药的肾保护的作用还有待进一步证明。

五、吸入麻醉药的神经毒性

近年来的研究证明常用的吸入麻醉药均有不同程度的神经毒性作用，主要表现为对学习和记忆等认知功能的影响，尤其对幼龄和老年患者的神经功能影响。

（一）吸入麻醉药对幼年脑的神经毒性

全麻药物可能对神经元结构和神经认知功能的影响一直研究热点，早期的研究发现怀孕的大鼠长期暴露于亚麻醉剂量的氟烷导致出生的幼鼠突触形成延迟和脑功能异常。在动物实验方面，目前研究表明几乎所有临床应用的麻醉药（包括挥发性吸入麻醉药）和镇痛药均能引起发育未成熟脑的广泛性神经退行性变。七氟烷多用于小儿麻醉诱导和维持，有关七氟烷以及其他全麻药对幼年脑的神经毒性研究结果各不相同，因此很难得出确切的结论。

（二）吸入麻醉药对成年脑的毒性作用临床研究

发现中年人全麻术后出现早期认知功能障碍可以持续 1 周，但是术后 3 个月认知功能恢复。以往的动物实验表明全麻对认知功能的影响是与年龄相关的，也与吸入麻醉药的浓度和时间有关，全麻能增强青年和成年大鼠、小鼠的认知功能。挥发性吸入麻醉药氟烷、恩氟烷、异氟烷能增加年轻的成年小鼠的记忆力。但是临床研究证实手术室人员长期吸入低浓度的麻醉气体能损害神经行为学能力。目前有关吸入麻醉药对于成年脑组织的作用也无法得出确定性的结论。可以肯定的是成年脑组织对于吸入麻醉药造成潜在损伤的耐受能力明显高于老年和幼年个体。

（三）吸入麻醉药对老年脑的毒性作用

动物实验表明全麻药（包括吸入麻醉药）能引起老年大鼠学习记忆认知功能损伤。虽然并不能将动物实验的数据结果直接应用于人类临床研究，但这一解释与临床研究老年人全麻术后认知功能障碍（POCD）恢复的时间相一致，据国际术后认知功能障碍研究协作组 ISPOCD 研究报道 1218 名 60 岁以上行非心脏手术的老年全麻患者，术后 1 周 POCD 的发生率为 25.8%，术后 3 个月发病率为 9.9%，然而术后 1~2 年 POCD 的发病率差异并无统计学意义。研究表明，老年是术后 POCD 发生的独立危险因素。

总之，吸入麻醉药诱导神经毒性目前还是一个具有高度争议的问题。尽管人类临床研究证据缺乏，但是大量的细胞实验和动物实验表明吸入麻醉药（尤其是异氟烷）能诱导细胞凋亡。但是，并不能说明吸入麻醉药后引起的认知功能障碍就是麻醉药诱导细胞凋亡的结果。发育未成熟的脑、老年脑和阿尔茨海默病脑可能对麻醉介导的毒性更敏感。

（李涵葳）

第五章 静脉全身麻醉技术

第一节 静脉麻醉相关概念

一、基本定义

1.静脉全身麻醉（intravenous general anesthesia）

静脉全身麻醉是指将全麻药物注入静脉，通过血液循环作用于中枢神经系统而产生全身麻醉作用的麻醉方法。全凭静脉麻醉也称作全静脉麻醉（TIVA，total intravenous anesthesia）是指完全采用静脉麻醉药及静脉麻醉辅助药的麻醉方法。理想的静脉全身麻醉药应当具备以下条件：①麻醉诱导迅速、平稳，经过一次臂-脑循环时间即可发挥麻醉效应，在麻醉过程中不引起肌肉活动或肌张力增高；②不抑制呼吸和循环功能；③亚麻醉剂量即可发挥镇痛效应；④麻醉复苏平稳；⑤无高敏反应发生；⑥对机体重要器官、系统的生理机能无明显扰乱作用。但是，迄今为止，尚未发现任何一种已进入临床应用的静脉全麻药完全具备以上条件。

2.平衡麻醉（balanced anesthesia）

平衡麻醉的观念是 1926 年由 Lundy 首先提出，当时指麻醉用药、区域阻滞和全身麻醉进行联合应用。随着新的麻醉药物的不断出现，平衡麻醉的概念有所改变，即同时联合应用多种不同药理作用的麻醉药物，主要是将全身麻醉药物、阿片类药物和肌松药进行联合应用，以达到提高疗效，减少不良反应的目的。

3.神经安定镇痛（neuroleptanalgesia）1954 年 Laborit 和 Huguenard 等提出了人工冬眠状态的技术，联合使用精神抑制药（如氯丙嗪和异丙嗪）和阿片类药（如哌替啶）。其目的在于阻断引起机体内分泌和自主神经系统变化的伤害性刺激。DeCastro 等首先在神经安定镇痛术联合应用 phenoperidine（哌替啶的衍生物）和精神抑制药物氟哌啶醇，后来改用芬太尼和氟哌利多联合应用。通过使用较大剂量的#脉麻醉药或同时使用吸入麻醉药，最终使神经安定术变为神经安定镇痛麻醉（neurolept anesthesia）。

4.理想麻醉状态所谓理想麻醉状态是指满足以下条件的全身麻醉状态：①无意识、无知晓、无术后回忆：如 BIS<50，或 AEP<30；②抗伤害反应抑制适度：包括血压、心率的标准：BP90~110/60~80mmHg、HR55~80 次/min；心脏应激反应的标准：ST<1.2mV；组织灌注的标准：Pleth（灌注指数），目前还未确定具体的数值标准，只能定性描述为指脉波波幅宽大、波幅高、尿量>2ml/（kg•h）或>100ml/h，血气分析无酸中毒；抗逃避反射抑制适度，即肌肉松弛良好。

二、药物代谢动力学概念

药物代谢动力学（pharmacokinetics）是定量研究药物及其代谢产物在体内吸收、分布、生物转化（或代谢）及排泄的科学，简称药代动力学。

1.房室模型（compartment model）与效应室

房室模型是将体内药物转运和分布特性相似的部分抽象看成一房室。经过适当的数学处理，用药代学参数来反映药物分布及代谢特性的方法。认为机体有一个处于中心的房室（中央室），药物首先进入中央室，并在中央室和其他外周各室之间进行药物的分布和转运。中央室代表血流丰富的，药物能迅速混合的部分（如血浆或肺循环）；外周室则代表内脏或肌肉及脂肪组织。理论上，房室越多，越符合生理特征，但是过多的房室会增加数学运算的复杂性，而运用二室或三室模型均可以对静脉麻醉药达到满意的描述。从药理上讲，效应室同中央室，周边室一样，都是理论上的抽象空间组合，是用来指药物作用的靶部位，如受体，离子通道或酶等，是反映药物临床效果的部位。

2.首过消除（first pass elimination）和生物利用度（bioavailability）

某些药物口服后，经肠壁或（和）肝内药物代谢酶的作用，进入体循环的药物减少，这一现象称为首过清除。严格地说，除动脉给药外，其他各种给药途，皆有首过清除。生物利用度的含义应包括吸收速率和吸收程度。但实际工作中生物利用度常常只用来说明药物吸收的程度或药物进入血液循环的量。

3.表观分布容积（apparent volume of distribution，V_d）与峰效应时分布容积（V_d峰效应）

分布容积=所给药物的总量/该药的血药浓度（$V_d=X_0/C_0$），其单位是 L 或 L/kg。Vd的大小取决于该药物的理化性质、在组织中的分配系数及与血浆蛋白或组织的结合率等因素。

4.血浆清除率（clearance，CL）、消除/转运速率常数（K）与消除半衰期（half-life-time，$t_{1/2}$）

药物的消除速率（rate of elimination，RE）是指单位时间内被机体消除的药量。血浆清除率（CL）是指单位时间内血浆中的药物被完全清除的血容量。血浆清除率=药物的消除速率/血药浓度（CL=RE/C），其单位是 ml/min，消除或转运速率常数（K），是药物在单位时间内消除或转运的百分率（K=CL/V_d）。消除半衰期（$t_{1/2}$）为机体消除一半药物所需要的时间，一级消除动力学中，$t_{1/2}=0.693/K$，可以看出，$t_{1/2}$ 的大小与 CL 成反比，而与 CL 成正比。

5.ke0 与 $t_{1/2}$ke0

ke0 本指药物从效应室转运至体外的一级速率常数，而目前通常用来反映药物从效应室转运至中央室的速率常数。$t_{1/2}$ke0 是血浆与效应室之间平衡发生一半的时间。药物的 ke0 越大，其 $t_{1/2}$ke0 越小，说明该药物峰值效应出现快。

6.持续输注即时半衰期（context sensitive half time，CSHT）

Hughes 等提出了 CSHT 概念，将药代学参数与临床有机结合，预测稳态（保持血浆浓度恒定）输注某一药物不同时间后血浆浓度下降一半所需要的时间。Hughes 等原意是某种药物维持恒定的血浆浓度输注不同时间后中央室浓度（血浆浓度）降低 50%所需要的时间，实际上这仅在靶控输注的情况下才有理论上的可能。后来部分作者（包括部分国外文献）等均意指静脉输注某种药物不同时间后药物血浆浓度下降 50%所需要的时间，虽然长期输注的情况下（达到稳态）两者可能相同，但实际上两者有较大的差别，（图5-1-1）以芬太尼为例指出了两种概念的差异。

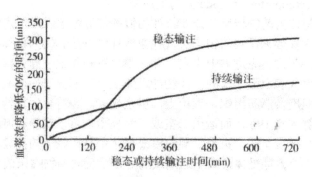

图 5-1-1 稳态输注与持续输注后血浆浓度降低 50%时间的差异

7.Cp50 与 Ce50

Cp50 是指防止 50%患者对伤害刺激产生反应的血浆药物浓度。但这个概念没有考虑到血浆与效应室之间的延迟，在两者浓度达到平衡以前，Cp50 有很大的误差。Ce50 是指防止 50%患者对伤害刺激产生反应的效应室药物浓度。当输注时间足够长时，血浆与效应室药物浓度可以达到平衡，此时 Cp50=Ce50。Ce/p50 是静脉用药的概念，反映了药物作用的相对强度，相当于吸入麻醉药的 MAC。与 MAC 不同，当同时吸入几种吸入麻醉剂时，其 MAC 值呈相加性；而不同类静脉麻醉药由于具有不同的作用受体和机制，所以静脉麻醉药联合应用时，其麻醉强度不可能呈简单的相加。

8.联合用药

联合用药是指同时或先后应用两种以上麻醉药物，以达到完善的术中和术后镇痛和满意的外科手术条件。联合用药时除了应了解每一种药物的药代和药效动力学外，还必须考虑到药物之间可能存在的相加，协同，敏感化和拮抗作用。相加作用（addictive action）是指两种药物合用时的代数和。合用药物作用于同一部位或受体，并对这个部位或受体作用的内在活性相等时，才能产生相加作用。例如同时吸入两种不同挥发性麻醉药时，最终所产生的麻醉强度（以 MAC 来衡量），为各药物吸入 MAC 值的代数和。协同作用（synergism）是指两种药物分别作用于不同的部位或受体，结果使合用时效用大于各药物单用效应的总和。例如在行异氟烷吸入麻醉时，如果再以硝普钠行控制性低血压，此时硝普钠的降压作用将得到显著加强，甚至出现严重的循环抑制。敏感化作用（sensitization）是指同时合用两种药物时，其中一种药物可以使受体或组织对另一种药物的敏感性增强。例如氟烷增加心肌对儿茶酚胺敏感性，在合用肾上腺素时，易导致心律失常。拮抗作用（antagonism）是指两种药物竞争性作用于同一受体，如纳洛酮可以与吗啡竞争性结合机体内的吗啡受体从而拮抗吗啡的药理作用，这也是临床上用纳洛酮来拮抗过量阿片类药物引起的呼吸抑制的机制。

三、药物效应动力学概念

药物效应动力学（phammco dynamics）简称药效学，是研究药物对机体作用的规律，以阐明药物的效应、作用机制、治疗作用和不良反应等。

（一）药物的基本作用

1.药物作用和药物的效应

药物作用（action）的确切含义是指药物与机体组织间的初始作用。药物的效应

（effect）是指药物引起机体功能或形态上改变。例如肾上腺素激动心脏β受体，使心肌收缩力增加，心率增快，传导加速，心脏兴奋。肾上腺素与β受体相结合是药物的作用，引起心脏兴奋是药物的效应。

2.药物的选择性

由于药物理化性质不同，不同组织器官细胞的生化特点不同，某些药物对一些组织器官有作用，对另外一些器官组织无明显的作用，这种性质称为药物的选择性（selectivity）。药物的选择性大多呈剂量依赖性，即在一定剂量范围内表现出选择性，剂量增加到一定程度，药物的选择性则不复存在。例如美托洛尔小剂量选择性地阻滞β_1受体，表现为心脏抑制作用；当大剂量时，不但阻滞β_1受体，同时也明显阻滞β_2受体，使气道阻力增加。

3.不良反应

用药的目的在于防治疾病，凡能达到防治效果的药物作用称为治疗作用。不符合用药目的的，给患者带来痛苦的反应称为不良反应（adverse reaction）。不良反应包括副反应、毒性反应、后遗效应、变态反应、类过敏反应及特异质反应等。

副反应（side reaction）是指在治疗剂量下出现与治疗无关的作用。这是由于药物的药理作用广泛所致。例如，肾上腺素不但可以兴奋心脏，扩张支气管平滑肌，还有升高血糖等作用。如用其扩张支气管平滑肌的作用，则兴奋心脏的作用为副反应。

后遗效应（residual effect）停药后，血药浓度虽已下降到阈浓度以下，但仍残留的生物效应。例如用苯巴比妥催眠，翌晨出现的头昏、困倦等效应。

毒性反应（toxic reaction）绝大多数的药物都有一定的毒性，不同药物的毒性可有很大不同。毒性反应是药物的药理作用的集中或延长。由于剂量过大引起的即时发生的毒性反应称为急性毒性反应，例如局麻药剂量过大或误注血管，可引起惊厥、循环抑制等；长期用药，药物在体内蓄积逐渐发展起来的毒性反应称为慢性毒性反应，例如长期服用氯丙嗪，可导致肝功能损伤甚至肝小叶坏死。

变态反应（allergic reaction）个体对药物的反应在质的方面不同于正常人的反应，且有免疫机制参与者称药物变态反应。例如青霉素引起某些患者发常的过敏反应，甚至过敏性休克。

类过敏反应（anaphylactoid reaction）亦称过敏样反应，不需预先接触抗原，也无抗体参与，可能与药物促进组胺释放有关。例如某些局麻药、静脉麻醉药、麻醉性镇痛药或肌松药等可直接促进肥大细胞和嗜碱性细胞释放组胺；也可能由于药物（局麻药等）通过补体旁路途径激活C_3，释放炎性介质；还有一些药物（右旋糖酐等）注射速度过快或与其他药物混合使蛋白质与循环中的某些免疫球蛋白（IgM或IgG）发生沉淀。类过敏反应的临床表现与变态反应相似。

特异质反应（idiosyncratic reaction）目前认为特异质反应指少数遗传缺陷的人，表现为特定生化（蛋白质、酶等）功能的缺陷，造成对药物反应的异常。例如遗传性血浆胆碱酯酶缺陷者，常规剂量的琥珀胆碱可引起长时间呼吸麻痹。特异质反应无免疫机制参与，故与药物的变态反应相区别。

（二）药物的量效关系

在一定的剂量范围，随着药物剂量的增减，药物的效应也相应增减，这种剂量和效应的关系称为量效关系。

量反应及质反应：以数值表示药理效应时，称为量反应；不以数值表示而以有或无、阴性或阳性等表示者称为质反应。半数有效量（50% effective dose，ED_{50}）系指引起 50% 的实验动物阳性反应的药物剂量。半数致死量（50% lethal dose，LD_{50}）指引起 50% 的实验动物死亡的剂量。治疗指数（therapeutic index，TI）是 LD_{50} 与 ED_{50} 的比值，即 $TI = LD_{50}/ED_{50}$，亦指半数有效量增加若干倍可使半数动物死亡，其意义在于指出该药的安全性。TI 越大，药物的安全性越大。以 LD_{50}/ED_{50} 表示的药物安全性仅适用于治疗效应与致死效应的量-效曲线相互平行的药物。对于治疗效应与致死效应的量-效曲线不平行或两条曲线平行，但收尾有重叠的药物，应以 ED_{95}~LD_{50} 范围表示，即 ED_{95} 至 LD_{50} 范围越大越安全。

（三）药物的构效关系

只有极少数药物是因其理化性质产生药理作用，大多数药物的药理作用取决于它们的化学结构，包括其基本骨架、立体构型、活性基团及其侧链性质等。化学构象的专一性就形成了药物的特异性和选择性。

受体（receptor）是指存在与细胞膜或细胞内，能够识别和结合周围环境中极微量的某种化学物质并引起一系列物理化学反应的大分子化合物。大多数药物与受体相作用，改变细胞相应成分的功能，进而触发药物所特有的一系列生理、生化效应。

配体（ligand）系指能与受体特异性结合的具有生物活性的物质。机体内有内源性配体，如神经递质、激素及自身生物活性物质等。受体与配体的结合具有专一性、特异性、选择性、饱和性及可逆性。配体与受体的亲和力决定结合的程度，亲和力大的配体与受体结合则多。配体与受体结合后激发继发反应的能力称为内在活性。能与受体特异性结合并产生效应的配体称为激动剂（agonist），它既与受体有亲和力，又具有较高的内在活性；对特异性的受体具有亲和力，但缺乏内在活性的配体称为拮抗剂（antagonist），它与受体结合后不能产生效应，同时妨碍激动剂与受体作用。

（夏炳春）

第二节　临床静脉麻醉药物

静脉麻醉药有几十种，但目前临床上用于静脉麻醉的仅几种，按化学性质分为巴比妥类和非巴比妥类，各种静脉麻醉药的各自的药理学特性见（表5-2-1）。硫喷妥钠、依托醚酯、咪达唑仑和丙泊酚起效时间快，由于硫喷妥钠排泄慢，反复用药患者苏醒时间长，所以一直不用于连续静脉滴注。

静脉麻醉药的药代动力学指标，可以指导药物的合理应用，提高疗效，减少不良反应，丙泊酚的清除率显著大于其他三种药物，因此，更适合连续静脉滴注（表5-2-2）。

静脉麻醉药对血流动力学均有一定的影响，在等效剂量时，硫喷妥钠和丙泊酚降低血压最为显著，前者以抑制心肌收缩为主，后者以外周血管扩张为主（表5-2-3）。

表 5-2-1 常用静脉全麻药的性质和应用

项目	硫喷妥钠	依托咪酯	咪达唑仑	丙泊酚
起用（年份）	1934	1972	1976	1977
pH 值	10-11	6.9	3.5	7.0
起效（min）	1	1	1/2-1	1
作用时间（min）	5~8	5	15-17	1
诱导剂量（mgAg）	2.5~4.5	0.2~0.6	0.1~0.2	1~2.5
维持剂量 [μg/（kg·min）]	不用	不用	0.15	80~150
缓静剂量 [μg/（kg·min）]	不用	不用	0.5~1.0	10~50
术后恶心呕吐（%）	10~20	30~40	8~10	1~3

表 5-2-2 常用静脉全麻药的药代动力学

项目	硫喷妥钠	依托醚酯	咪达唑仑	丙泊酚
$t_{1/2\alpha}$（min）	2.5~8.5	2.8	6-15	1.8-8.3
$t_{1/2\alpha}$（min）	5.6~17.6	68-75	102-156	35-45
V_d（L/kg）	1.4-3.3	2.2~4.5	1.1~1.7	2~10
CL[ml/（kg·min）]	3.4	18-25	6.4-11.1	20-30
敏感度 sensitive	>100	0	50	<40
半衰期（min）	0	0	2~3	1~2
$t_{1/2}ke0$（min）	72~86	76	97	96.8-98

注：0 无资料。

表 5-2-3 常用静脉全麻药对血流动力学影响

参数	硫喷妥钠	依托醚4	咪达唑仑	丙泊酚
HR	0-36	-5~10	-14-12	-10-10
MAP	-18~8	-17	-12-26	-10--40
Cl	0~24	-20~14	0~-25	-10--30
SV	-12~35	0~-20	0~-18	-10-25
PVK	0	-18-6	0	0~-10
dp/dt	-14	0~-18	0~-12	-15--40

注：-下降；+增加；0 无变化。

一、硫喷妥纳

（一）作用机制

硫喷妥钠（thiopental sodium）是临床上较常用的巴比妥类静脉全麻药。其作用机制有以下几个方面：主要作用于γ-氨基丁酸（GABA）受体，增加 GABA 与受体的亲和力，并延长氯离子通道开放时间。较高浓度的巴比妥类药物也可直接激活氯离子通道，产生镇静和催眠作用，抑制兴奋性神经递质的敏感性，提高大脑皮层的神经元的兴奋阈，故有抗惊厥作用。

（二）理化特性及作用特点

1.理化特点

其钠盐易溶于水，2.5%~5%水溶液 pH 为 10.6~10.8，水溶液不稳定，生理盐水稀释后一般不超过 72h，溶液混浊不透明者不宜使用，不可以乳酸林格液或其他酸性溶液稀释，因硫喷妥钠 pH 降低后可因游离酸产生而致沉淀。

2.作用起效快，苏醒迅速

硫喷妥钠脂溶性高，静脉注射后极易透过血脑屏障，经过一次臂脑循环就可发挥作用。临床常用剂量静脉注射后，10~20s 使患者意识消失，30s 脑组织内既达峰浓度，随即进行重分布，约经过 5min 后脑组织药物浓度下降一半，30rnin 后，仅剩余 10%。因此，硫喷妥钠注射后 40s 左右麻醉即开始变浅，约 15~20min 后初步清醒。

3.脑保护作用

硫喷妥钠可以使脑血管收缩，减少脑血流，降低颅内压；降低脑代谢，减少脑组织耗氧，脑代谢降低的程度超过脑血流的减少。因此，硫喷妥钠尤适用于颅脑外科手术的麻醉。

4.麻醉效果不完善，清醒不完全

硫喷妥钠基本没有镇痛作用，小剂量反而使痛阈降低，无肌松作用。脂肪中药物浓度可比血浆中高 11 倍，在全麻苏醒期，脂肪组织中储存的硫喷妥钠可重新释放入血，并再次透过血脑屏障，使患者发生"再抑制"。

5.循环和呼吸抑制

硫喷妥钠可选择性的抑制交感神经节的传导，产生中枢性的血压下降，还可以抑制离体心脏的心肌收缩；硫喷妥钠能抑制延髓和脑桥的呼吸中枢，对呼吸系统有剂量相关性的抑制作用。硫喷妥钠对呼吸的影响主要表现为潮气量减少，与阿片类麻醉药合用时，两者对呼吸系统的抑制作用会发生叠加。

硫喷妥钠浅麻醉时由于交感神经抑制而使副交感神经相对占优势，可以引起喉部和支气管平滑肌的应激性增高，诱发喉肌痉挛和支气管痉挛以及呼吸道分泌物增多，因此在应用硫喷妥钠之前抗胆碱药的用量一定要足够。

（三）临床应用

一般用于全身麻醉的诱导和日间短小手术的麻醉，如手法关节脱位复位、表浅手术活检和小儿刀口拆线等。常用浓度为 2.5%的硫喷妥钠溶液，剂量为成人 2.5~4.5mg/kg，儿童 5~6mg/kg，缓慢推注。患者呼唤不应或睫毛反射消失时表示麻醉深度基本足够。成人男性用药量一般不超过 15ml，女性不超过 12ml，总量以 20ml 为限。当患者入睡，睫毛反射消失，眼球固定，钳夹皮疼痛反应不敏感时开始手术。注意密切观察患者生命体征。

而连续给药法仅用于下列情况：①局麻、蛛网膜下隙和硬膜外阻滞时的辅助麻醉，以保持患者安静和对抗内脏牵拉反应；②破伤风、高热和癫痫等引起的惊厥。使用时配制成 1.33%硫喷妥钠溶液静脉滴注，但现在较少应用。

（四）禁忌证

婴幼儿；产妇分娩或剖宫产术；心功能不全者；休克和低血容量患者；呼吸道阻塞性疾病、呼吸道不通畅和有肺部疾患者，如：哮喘、喉水肿或外界压迫导致呼吸道狭窄阻塞等患者；严重肝、肾功能不全者；营养不良、贫血、电解质紊乱、氮质血症者；肾上腺皮质功能不全或长期使用肾上腺皮质激素者；紫质症先天性卟啉代谢紊乱者；高血压、动脉粥样硬化和严重糖尿病者；以及巴比妥类药物过敏史或疑似过敏者。

（五）不良反应

硫喷妥钠引起的不良反应有：局部刺激、动脉炎、循环抑制、呼吸抑制、过敏反应、毒性反应（严重毒性反应主要发生在潜在性紫质症患者）等。与吩噻类药合用可增强对循环抑制，与阿片类药合用增强呼吸抑制作用。

二、氯胺酮

（一）作用机制

氯胺酮（ketamine）对中枢神经系统有特异的抑制和兴奋双重选择作用，与多个结合位点相互作用，包括 N-甲基-D-天冬氨酸（NMDA）及非 NMDA 谷氨酸受体、烟碱和毒蕈胆碱、单胺和阿片受体等，并与 Na^+、Ca^{2+}通道产生作用，从而表现出复杂的药理学特征。

（二）理化特性及作用特点

氯胺酮进入循环后，很少与血浆蛋白结合，其脂溶性比硫喷妥钠大 5~6 倍，易于透过血-脑屏障。静注 2mg/kg 氯胺酮 15s 后即有意识模糊感，30s 意识消失，作用时间 10~15min。其主要通过肝脏转化，由肾脏排出。口服氯胺酮生物利用度为 16.5%，口服 300mg 可使意识消失。小儿直肠灌注 10mg/kg 加氟哌利多 0.0125mg/kg，可达较好的麻醉效果。

氯胺酮镇痛作用强。氯胺酮通过阻滞脊髓网状结构对痛觉的传入信号，产生很强的镇痛作用，是目前临床所用的静脉麻醉药中唯一可以产生镇痛作用的药物。

氯胺酮呼吸抑制作用轻微。单独使用氯胺酮静脉麻醉时，一般不会产生严重的呼吸抑制。氯胺酮麻醉时支气管平滑肌松弛，可以拮抗组胺、乙酰胆碱和 5-羟色胺的支气管收缩作用，可以有效缓解支气管哮喘状态。临床上可用于支气管哮喘患者的麻醉。

氯胺酮有循环兴奋作用。氯胺酮对循环系统的作用包括两个方面：直接抑制心肌和通过兴奋交感神经中枢间接兴奋心血管系统。具体的临床表现则是两种作用的综合。在一般情况下，可使心率加快、血压升高、心脏指数、外周血管阻力增加，有利于循环功能的维持。但对于心脏代偿能力低下或交感神经活性减弱的患者则表现为心血管系统抑制。

氯胺酮无肌松作用、增加脑组织血流量使颅内压升高，并可使脑代谢增高；口腔和支气管分泌物增加、眼压、颅内压升高，对循环代偿功能差或交感神经兴奋性低下的患者可导致循环功能抑制。麻醉苏醒期精神副反应发生率高，不能单独用于成人全身麻醉。

（三）临床应用

1.单纯氯胺酮麻醉

（1）肌肉注射法：主要用于小儿短小手术，或者作为其他麻醉方法的基础麻醉。常用剂量为 4~6mg/kg，对于年龄在 2 岁以内的婴幼儿剂量可增大至 10mg/kg。一般给药后 2~5min 起效，维持 30min 左右，可满足一般小手术的需要。术中还可根据情况追加首次剂量的 1/2~1/3。

（2）静脉注射法：首次剂量 1~2mg/kg，在 1min 内缓慢静脉注射。药物注射完毕就可手术。作用维持时间 10~15min，追加剂量为首剂的 1/2。该法适用于小儿或个别成人不需肌松的短小手术。

（3）静脉滴注法：先将氯胺酮配制成 0.1%的溶液，麻醉时先以氯胺酮 1~2mg/kg 静脉注射作为麻醉诱导，然后持续滴入 0.1%溶液维持麻醉。滴入速度掌握先快后慢的原则并据临床所需调整滴速。

2.临床复合麻醉

常将氯胺酮以及丙泊酚、咪达唑仑、度氟合剂等联合使用作麻醉诱导和维持。尤其对不合作的小儿，肌注氯胺酮 4~5mg/kg 可产生基础麻醉，用于 CT、磁共振、腔镜等检查和诊断性操作；为了配合建立静脉通道也常常采用此方法，如先天性心脏病、疝气、隐睾等。对心包填塞和缩窄性心包炎、联合瓣膜病变心功能较差者可选用氯胺酮作为麻醉诱导用药，以维持交感神经张力，保护缺氧性肺血管收缩以减少分流，提高氧合能力，但氯胺酮用于此类患者剂量为常人的 1/2 或 1/3，且复合其他镇静、镇痛、肌松等药物。

氯胺酮也可作为其他静脉麻醉或吸入全麻的辅助成分或椎管麻醉及神经阻滞不全的辅助用药，抑制过高的应激反应。此外，氯胺酮已成功用于治疗哮喘持续状态，其解痉、抗炎作用在治疗哮喘中发挥作用，但其使得气道松弛的作用机制尚未明确。

（四）禁忌证

严重的高血压、颅内压、眼压增高者，或是眼球开放损伤，手术需要眼球固定不动者；甲状腺功能亢进、嗜铬细胞瘤患者；心功能代偿不全者，冠状动脉硬化性心脏病、心肌病或有心绞痛病史者；咽喉口腔手术，气管内插管或气管镜检查时严禁单独使用此药以及癫痫和精神分裂症患者。

（五）不良反应

呼吸道梗阻和喉痉挛、呼吸、循环抑制、精神神经症状、暂时失明等；眼内压、颅内压增高以及急性胃扩张、恶心呕吐等。

三、依托咪酯

依托醚酯（etomidate）又名甲苄咪唑，为强效、安全的非巴比妥类静脉催眠药物，1965 年 Dodefroi 合成，1972 年 3 月 Doenicke 试用于临床，1979 年国内试制成功，并用于临床。

（一）作用机制

该药作用于类似中枢性 GABA 受体，镇痛效果不明显，催眠量时产生皮下抑制，出现新皮质样睡眠、脑干网状结构激活和反应处于抑制状态。

（二）理化特性和作用特点

1.理化特点

依托咪酯仅右旋体具有镇静、催眠作用，该药为白色结晶粉末，但目前临床上使用的依托咪酯为其脂肪乳剂和水剂两种，其 pH 约 6.0~8.1。

2.麻醉可控性好

依托咪酯是强效、安全、超短时效的非巴比妥类的静脉麻醉药，脂溶性强，静脉注射后很快通过血-脑屏障，约 1min 作用达到高峰。依托咪酯麻醉效能强，是硫喷妥钠的 12 倍。其清醒时间依赖于从脑组织重新分布，临床常用剂量单次注射维持时间 10min 左右。增加剂量可能使其作用持续时间相应延长。

3.对生理干扰小

循环功能的稳定，血流动力学平稳是依托咪酯时最显著特点。单次剂量的依托咪酯静脉注射后动脉血压稍有下降，冠脉扩张。因此它适合冠心病等心脏储备功能差的患者，对不适合用硫喷妥钠麻醉的患者也可安全使用。依托咪酯单独注射时呼吸抑制作用也较硫喷妥钠为轻。此外，它不影响肝肾功能，也不引起组胺释放。

4.无镇痛和肌松作用

5.肾上腺皮质功能抑制

这是限制依托咪酯在临床上广泛应用的最主要的特点，依托咪酯麻醉下皮质醇和醛酮分泌明显减少，ACTH 分泌显著增加。无论短期或长期使用均会发生，因此，临床上一般不用它来做 ICU 患者的镇静。

6.其他

依托咪酯能减少脑耗氧，降低脑血流，对缺氧性脑损害有一定保护作用。

（三）临床应用

1.全麻诱导剂量 0.1~0.4mg/kg，为避免局部刺激作用，可先给予芬太尼等镇痛药。入睡后再给予肌松药做气管插管。

2.全麻维持给药速度为 0.12~0.2mg/（kg•h），可以静脉滴注或泵注，同时给予麻醉性镇痛或肌松药，也可以吸入低浓度挥发性麻醉药。

3.短小手术如内镜检查、扁桃体摘除和人工流产以及心脏电复律等。成人剂量一般为 0.3mg/kg，可用芬太尼辅助，加强镇痛，但术后恶心、呕吐发生率较高。

4.其他有时也用作部位麻醉的辅助措施，但应用较少。

（四）禁忌证

对该药过敏和肾上腺皮质功能不全者；有免疫抑制、脓毒血症、器官移植后的患者；卟啉症（紫质症）的患者。

（五）不良反应

1.术后恶心呕吐

发生率较高，可达 30%~40%，是患者对依托咪酯麻醉不满意最重要的原因。与芬太尼合用时发生率还可进一步增加。

2.注射部位疼痛

发生率为 10%~80%，表现为注射局部疼痛，甚至发生静脉炎，疼痛的发生率与注射部位血管大小和药物溶剂有关，数日可以自行好转。选择较大静脉穿刺注药，注药前 1~2min 先静注芬太尼，或缓慢静脉注射少量利多卡因可以减轻疼痛。目前有新剂型采用脂肪乳剂为溶媒，该并发症的发生率已明显下降。

3.抑制肾上腺皮质功能

依托咪酯抑制 11-β羟化酶，临床需时较长的手术不宜选用依托咪酯麻醉，对于肾上腺皮质功能低下者使角依托咪酯麻醉时应给予适量的糖皮质激素。

4.其他

过敏反应、溶血作用以及心律异常等，均较少见。

四、咪达唑仑

（一）作用机制

咪达唑仑（midazolam）是咪唑苯二氮䓬类衍生物，其作用部位在苯二氮䓬类（BZ）受体，为其特异性激动剂。它具有苯二氮䓬类药物所共有的作用，如镇静、催眠、抗焦虑、抗惊厥、肌松和顺行性遗忘以及作用可被特异性拮抗等。

（二）理化特性和作用特点

1.理化特性

咪达唑仑是临床上一种新型的静脉麻醉药，临床上常用其盐酸盐或马来酸盐，其pH3.5供静注或肌注，局部刺激小，也可以加入5%葡萄糖、生理盐水或乳酸林格液中，与吗啡、东莨菪碱、阿托品无配伍禁忌。

2.作用特点

与传统苯二氮䓬类相比，咪达唑仑静脉麻醉还具有以下独特的特点。

（1）刺激性小：咪达唑仑是唯一一个可溶于水的苯二氮䓬类药物。临床应用者为其碱性水溶液，可直接静脉注射，也可用生理盐水或5%葡萄糖稀释后静脉滴注。

（2）作用时间短：咪达唑仑静脉注射后消除半衰期只有地西泮的1/10左右，作用时效2~3h，较地西泮清醒快速。

（3）效能强：咪达唑仑与苯二氮䓬类受体的亲和力是地西泮的2~3倍，其麻醉效能大约是地西泮的2倍。

（4）循环呼吸抑制：临床麻醉剂量下，对心肌无抑制，仅表现为轻度外周血管阻力降低伴心率轻度增快，但大剂量也可引起血压明显下降。咪达唑仑对呼吸动力无影响，但对呼吸中枢有轻度抑制作用，表现为潮气量稍降低，呼吸频率代偿性增快，偶可见呼吸暂停。

（5）呼吸道梗阻及舌后坠：尤其对俯卧位、体胖颈短、打鼾者慎用，一般在静注3~5min内发生，15min后减轻；发生时使得患者头后仰，并托起下颌，仍无效可放置鼻咽通气道，此时仍不能维持良好的血氧饱和度则采用面罩供氧或静注氟马西尼0.2mS注射。

（三）临床应用

1.麻醉诱导

咪达唑仑用于麻醉诱导，起效较硫喷妥钠慢，多数患者在1~2分钟内进入睡眠状态。诱导剂量为0.05~0.4mg/kg，15~20s内静注，速度不可太慢，否则药物难以在中枢神经系统达到有效浓度。老年患者、慢性肾衰及危重患者应减量。咪达唑仑和丙泊酚、麻醉性镇痛药以及肌松药联合用于全麻诱导，是目前临床上常用的方法，具有麻醉诱导平稳、术后苏醒快速等优点。

2.麻醉维持

咪达唑仑可有效消除术中知晓，而且能加强麻醉性镇痛药和肌松药的作用，减少这些药物的用量，因此常用于全麻的辅助成分。间断给药时追加剂量为诱导量的 1/4~1/3。连续给药可采用静脉滴注或泵注。

3.门诊手术的麻醉

通常与氯胺酮、芬太尼、瑞芬太尼等镇痛作用强的药物联合，主要用于脓肿切开、骨折复位、人工流产以及镜检查等短小手术，也可配合局麻或表面麻醉下进行。

4.镇静

咪达唑仑常用于 ICU 患者的靶控镇静，尤其需要维持较长时间机械通气者。一般采用微量泵给药，负荷剂量为 0.03~0.1mg/kg。维持速度为 0.03~0.2mg/（kg•h）。还可用于部位麻醉的镇静，消除患者的紧张焦虑情绪。

（四）禁忌证

对咪达唑仑高度敏感者，对苯二氮䓬类药物交叉过敏者，闭角型青光眼患者和严重疼痛未能控制的患者。

（五）不良反应

咪达唑仑常见的不良反应有：注射部位刺激；血栓形成和血栓性静脉炎；呼吸抑制。但发生率均较低。值得注意的是，咪达唑仑可以通过胎盘屏障，注药后 5min 内胳静脉血的浓度达到高峰，用于剖宫产的患者应该谨慎。

五、丙泊酚

（一）作用机制

丙泊酚（propofol）是一种静脉麻醉药，口服给药无活性，可能是由于胃肠道破坏所致。其确切作用机制尚不十分清楚。有研究表明，丙泊酚麻醉、抗惊厥和神经保护等特性与其对电压依赖性钠离子通道有关。在监测其电生理和生物化学方面的研究表明，丙泊酚可能与其他麻醉剂相似，与 GABA 受体复合物发生相呈作用而产生麻醉作

（二）理化特性和作用特点

1.理化特性

丙泊酚是一种新型快速短效静脉全麻药，其化学名为双丙泊酚。临床所用制剂为 1% 的水溶性溶液，溶媒包括 10%（w/v）大豆油、1.2%卵磷脂和 2.5%甘油。目前已广泛应用于临床麻醉和 ICU 患者的镇静。其强度为硫喷妥钠的 1.8 倍，pKaⅡ。新型制剂中包括 EDTA，可降低乳剂内细菌生长，对该药的药代动力学无明显影响。

2.作用特点

（1）麻醉可控性强：丙泊酚起效快，诱导迅速平稳，作用时间短，单次给药麻醉维持 5~10min。静脉注射后 98%与血浆蛋白结合，麻醉深度与血浆药物浓度相关性好。麻醉苏醒有赖于患者的肝肾功能。丙泊酚麻醉最显著的特点是清醒完全，无硫喷妥钠等其他全麻药的"宿醉感"，不引起噩梦、幻觉等精神症状。

（2）麻醉效能强：与巴比妥类药物硫喷妥钠相比，丙泊酚的麻醉效能为其 1.8 倍，无镇痛效应。

（3）具有脏器保护功能：丙泊酚能够抑制氧自由基的产生或拮抗其氧化效应，对缺血-再灌注损伤有预防或治疗作用。而且能降低颅内压和脑代谢率，用于神经外科手术的麻醉具有显著的优点。

（4）有一定程度的循环功能抑制：丙泊酚麻醉时外周血管总阻力降低，动脉血压有

所下降。

（5）呼吸抑制：丙泊酚麻醉一般对呼吸功能影响不大，仅表现为潮气量轻度降低。当剂量过大或注射速度过快，也可表现呼吸暂停，持续约 30~60s。

（6）局部刺激：清醒患者用丙泊酚麻醉诱导时，会有静脉疼痛。

（三）临床应用

1.麻醉诱导

丙泊酚是目前临床上最优秀的静脉麻醉诱导药之一，适合各类手术和全麻诱导，尤其是需要术后快速清醒的患者。健康成年人丙泊酚的诱导剂量为 1.5~2.5mg/kg，对体质强壮者剂量可适当增加 1/3，也可与依托咪酯、咪达唑仑等联合应用，但应减量。老年或血浆蛋白浓度降低的患者，剂量相应减少。小儿表现分布容积较大，清除率高，诱导用量可适当增加。

2.麻醉维持

可以单次静脉注射也可连续泵注，连续给药时血浆药物浓度稳定，心血管稳定性。并且停止用药后，血药浓度迅速下降，患者苏醒迅速。成人连续静脉给药的剂量为 4~12mg/（kg•h），TCI 时 1~3μg/ml，若用芬太尼，可减量。老年人、ASAIII~IV级和低血容量者剂量应当较成人减半。同时应用镇痛药和肌松药。

3.区域麻醉的镇静

应用丙泊酚以达到镇静、抗焦虑、消除牵拉反射、消除患者不适和减少术后呕吐的目的。椎管内阻滞辅助用药时可首先给予 0.2~0.7mg/kg 的负荷量，然后以 3~6mg/（kg•h）静滴维持，在镇静的过程中，应当注意监测生命体征。

4.ICU 患者的镇静

丙泊酚是目前 ICU 靶控镇静或患者自控镇静的常用药物。

5.门诊及日间手术和无痛内镜检查、无痛人流、介入治疗等。

（四）禁忌证

对丙泊酚过敏者；严重循环功能不全者；妊娠与哺乳期的妇女；3 岁以下的小儿；高血脂患者；有精神病史、癫痫病史和家族史者。

（五）不良反应

常见的不良反应有：注射部位疼痛、过敏反应、呼吸和循环功能抑制以及诱导时偶见患者精神兴奋、癫痫样抽动、肌痉挛。可用地西泮、咪达唑仑和毒扁豆碱等药物控制。

六、羟丁酸钠

（一）作用机制

γ-氨基丁酸是中枢神经系统中主要的抑制递质，但是其不能通过血脑屏障，因此，不能从血浆进入脑组织。γ-羟基丁酸是氨基丁酸的中间代谢产物，其中枢抑制作用明显强于后者。羟基丁酸静脉注射后可通过血脑屏障作用于中枢神经系统，γ-羟基丁酸转化为γ-丁酸内脂而其催眠作用，静脉注射后起效缓慢。

（二）理化特性和作用特点

1.理化特性

临床上所用的羟丁酸钠为 25% 的水溶液，稳定、无色透明，对静脉无刺激，可以直接静脉注射而无须稀释。

2.作用特点

（1）毒性低：羟丁酸钠（sodium hydroxybu ayrate）是体内飞-氨基丁酸（GABA）的中间代谢产物，通过干扰突触部位电活动而发挥作用。它引起的麻醉状态类似生理性的睡眠过程。羟丁酸钠静脉注射后代谢最终产物为二氧化碳和水，对机体无毒副作用。即使黄疸患者也可安全使用。

（2）对循环呼吸系统抑制轻微：羟丁酸钠麻醉下，患者可以保留自主呼吸，不影响呼吸中枢对 $PaCO_2$ 的正常反应。麻醉过程中，呼吸频率可能稍有减慢，潮气量有轻度增加，因此，肺泡有效通气量基本不受影响。患者的循环功能轻度兴奋；心排出量、收缩压维持不变或稍有增高；心肌对缺氧的耐受性增高；末梢循环良好。可用于老年、小儿等体质衰弱的患者以及处于休克状态患者的麻醉。

（3）应用羟丁酸钠麻醉时，患者下颌松弛，咽喉敏感性降低，有利于气管插管和气管导管的保留，减少其他全麻药物的用量，增加麻醉安全性。

3.安全范围广

羟丁酸钠的总量没有严格限制。

4.起效较慢、镇痛作用弱

羟丁酸钠进入体内后代谢为γ-丁酸内酯才能发挥麻醉作用，一般需要 2min，偶见有长达 10min 才起效者。而且，注射速度不能太快，应该在 1g/min 左右，否则有可能引起一过性呼吸抑制。羟丁酸钠镇痛作用很弱或基本没有。

5.气道分泌物增多

羟丁酸钠能兴奋副交感神经，麻醉中呼吸道分泌物较多。

（三）临床应用

1.氯胺酮羟丁酸钠静脉复合麻醉广泛应用于小儿，先以氯胺酮 4~6mg/kg 肌肉注射或 1~2mg/kg 静脉注射作为麻醉诱导，然后静脉给予羟丁酸钠。剂量根据手术的大小和时间的长短可为 50~120mg/kg。麻醉中应注意保持呼吸道干燥、通畅。

2.全麻诱导羟丁酸钠引起生理样睡眠，患者感觉舒适，易于接受。下颌松弛和咽喉敏感性降低，更有利于保留呼吸情况下的气管插管操作。成人剂量为 50~80mg/kg，婴幼儿可以用至 100~120mg/kg，年老、体弱、脱水以及休克患者应酌情减量。诱导过程中循环平稳，对各类心脏手术的患者也可选用。

3.麻醉维持单次剂量的羟丁酸钠作用时间可以持续 60~90min，对长时间手术可 1~2h 追加一次，追加剂量为麻醉诱导的 1/2，总量无严格限制，但应尽量集中在手术前半段时间给予，以免术后苏醒延迟。

（四）禁忌证

各种呼吸道难于维持得尤其急诊患者、严重高血压、低血钾、严重心脏传导阻滞、心动过缓以及有癫痫、哮喘等特殊病史的患者，均不宜接受羟丁酸钠麻醉。

（五）不良反应

1.上呼吸道梗阻

主要见于小儿和肥胖患者，由于舌根后坠，咽喉分泌物增多等因素引起。一般可采用使患者下颌托起、头后仰或偏向一侧、放入口咽通气道等方法来处理。

2.全麻苏醒期躁动及锥体外系症状

羟丁酸钠对网状激活系统的抑制作用较弱，在全麻苏醒期由于疼痛和呼吸清理等刺激可使患者发生躁动，手、臂、肩和面部肌肉颤动，甚至阵挛，尤其在静脉注射速度过快或用药量过大时。术后锥体外系症状也与此有关，但发生率较低。复合使用苯二氮䓬类或巴比妥类药物对之有预防和治疗作用。

3.术后苏醒延迟

羟丁酸钠与麻醉性镇痛药或其他全麻药有协同作用，合用时这些药物的用量应该减少。

4.降低血钾

羟丁酸钠的代谢过程中会使血浆钾离子进入细胞内，因此能产生一过性血钾降低。

5.其他

恶心、呕吐，甚至大小便失禁。

七、常用的阿片类药物及衍生物

（一）芬太尼（fentanyl）

1.作用机制及特点

芬太尼是人工合成的阿片受体激动剂，属于苯基哌啶衍生物，是目前临床上最主要的强效镇痛药。芬太尼的镇痛效应是吗啡的75~125倍，与其高脂溶性有关；它首次静脉注射后很快分布到非效应组织，如脂肪和肌肉，使血药浓度很快降低，因而作用时间较短。芬太尼的肺脏首过效应明显，首次剂量的75%经肺首过摄取。芬太尼代谢后生成去甲芬太尼，无镇痛作用，与吗啡相比，大剂量（50~100μg/kg）的芬太尼不会引起组胺释放，故不会出现血管扩张而发生低血压。

2.麻醉方法

临床上常将芬太尼作为全身麻醉的镇痛成分，与静脉全麻药、肌松药一起用于静脉全麻的诱导和维持。

（1）大剂量芬太尼麻醉：单纯大剂量芬太尼麻醉主要用于心脏、大血管手术，对循环抑制较小，有利于术后恢复。一般用芬太尼2μg/kg缓慢静脉注射行麻醉诱导，配合使用肌松药完成气管插管操作。术中间断静脉注射芬太尼维持麻醉，术中芬太尼总用量可达50~100μg/kg。为加强镇静作用，也可在麻醉诱导和维持时给予适量地西泮等中枢性镇静药。

（2）芬太尼静脉复合麻醉：这是临床上最常用的静脉复合麻醉方式。芬太尼在复合麻醉中提供镇痛成分。一般诱导时用芬太尼0.2~0.4mg，同时联合静脉全麻药和肌肉松弛药，充分给氧去氮后行气管插管。术中维持追加0.1~0.2mg/h。

3.不良反应

（1）循环系统：芬太尼兴奋延髓迷走神经核，使心率减慢，可以用阿托品纠正。大剂量芬太尼麻醉时血压下降，与迷走神经兴奋，心动过缓以及血管扩张而导致循环容量相对不足有关，此时应减慢输注速度，适当扩容。当手术刺激增强和麻醉减浅时，患者会出现高血压。

（2）肌肉僵硬：较常见。肌肉僵硬包括胸壁和腹壁肌肉，可引起肺动脉高压、中心静脉压和颅内压上升，严重者妨碍通气，需用肌松药才可以解除，纳洛酮可以拮抗肌肉僵硬，但镇痛作用也同时被拮抗。预防和减弱僵硬的方法是在给药前给予非去极化肌松药，减慢静注速度和给予巴比妥类或苯二氮䓬类药物。

（3）呼吸抑制：反复或大剂量的使用芬太尼的，可以在用药后 3~4h 出现延迟性呼吸抑制。其中的原因是储存在胃液中的芬太尼到了小肠的碱性环境中再次被摄取进入循环，出现二次血药浓度高峰；此外，在肺脏中蓄积的芬太尼释放也导致浓度升高。

（二）舒芬太尼（sufentanil）

作用机制及特点舒芬太尼于 1974 年合成，舒芬太尼是高选择性μ受体的激动剂，因此在阿片类药物中其镇痛效应最强，其强度为吗啡的 2000~4000 倍，为芬太尼的 10~15 倍。其脂溶性高，极易透过血-脑屏障，迅速在脑内达到有效血药浓度，起效时间短。舒芬太尼分布容积小，消除半衰期短，清除率高，作用持续时间及苏醒时间均短于芬太尼，反复应用后很少蓄积。主要通过肝脏代谢，它在肾小管有较高的重吸收率且极易进入肝微粒体酶，由于被肝脏大量摄取使得其清除率主要受肝血流量的影响。舒芬太尼对于循环系统的影响与芬太尼相似，对于呼吸系统的影响呈剂量依赖性，抑制应激反应效果较芬太尼更佳。舒芬太尼可以用于麻醉诱导和维持。

临床应用舒芬太尼作为平衡麻醉的组成部分，以大剂量用于心脏手术的麻醉具有一定的优势，其诱导剂量一般为 1.3~1.8μg/kg 可使患者意识消失。在气管插管之前 1~3min 给予 0.3~1.0μg/kg 可降低患者的插管反应。如同阿片类药物，诱导时易发生肌肉僵直。维持剂量为 0.1~0.5μg/kg 间断静注或以 0.3~1.0μg/（kg•min）持续输注。舒芬太尼稳态血药浓度为 0.15~0.2μg/ml。在心脏手术时，单一舒芬太尼麻醉的血药浓度增加到 6~60μg/ml，因此，无论采用何种剂量，都应当与其他麻醉药物复合使用更为安全合理。

不良反应舒芬太尼具有一般阿片类药物相似的不良反应，主要有肌肉强直和紧张性痉挛，呼吸抑制，恶心呕吐，大剂量应用可以导致心动过缓和低血压。

（三）阿芬太尼（alfentanil）

1.作用机制及特点

阿芬太尼是一种新型、超短效、强效的阿片类镇痛药，于 1976 年合成。它的镇痛效价和作用时间分别为芬太尼的 1/4 和 1/3，起效快，蓄积作用微弱，安全界限较大。静脉注射后，阿芬太尼主要和α-酸性蛋白结合，几乎全部经过肝脏代谢，其代谢产物无阿片类作用。由于肝脏代谢阿芬太尼的酶活性存在很大个体差异，故阿芬太尼药代动力学个体差异大，应当个体化给药。阿芬太尼主要和中枢的μ受体结合发挥作用，但亲和力较弱，很快解离，作用时间短暂；阿芬太尼可明显抑制脑干细胞网状核对于强刺激的反应，此作用可被纳洛酮迅速拮抗。阿芬太尼对于循环系统的影响轻微。与芬太尼相比，大剂量的阿芬太尼麻醉术后呼吸恢复迅速，无呼吸遗忘和再发性呼吸抑制，且不延长拔管和机械通气的时间。

2.临床应用

阿芬太尼可用于麻醉诱导，当给予 120μg/kg 时，可于 2~2.5min 内达到意识消失。当与苯二氮䓬类合用时，剂量相应减少。短小手术用量为 5~10μg/kg。对于较长时间手术者，可给予阿芬太尼静脉输注：在 10~50μg/kg 静脉推注后每小时给予 25~100μg/kg 持续输入，并同时给予镇静药。

阿芬太尼具有起效快、作用时间短、无蓄积、心血管稳定等优点，可以应用于各科手术的麻醉诱导和维持，也适用于门诊手术和各种短小手术的麻醉。

不良反应常见的不良反应有全身肌肉僵直，呼吸抑制，麻醉恢复期常有恶心呕吐。

（四）瑞芬太尼（remifentanil）

1.作用机制及特点

瑞芬太尼是继阿芬太尼后新合成的又一种超短时效的阿片类镇痛药。瑞芬太尼的化学结构中含有酯键，可被血液和组织中的非特异性酯酶迅速水解为无药理活性的代谢产物，此代谢方式使它具有作用时间短、恢复迅速、无蓄积作用等优点。应用瑞芬太尼后脑血管收缩，颅内压明显降低，它是纯粹的fl型阿片受体激动剂，镇痛作用与芬太尼相似。对呼吸呈剂量依赖性的抑制，可被纳洛酮拮抗。瑞芬太尼使收缩压和心率呈剂量依赖性降低，麻黄碱可逆转此效应。

瑞芬太尼的药效学和药代学特性使其用于临床具有下列优点：①可以根据药效精确调整剂量，作用可以预测，麻醉平稳，并易于逆转；②副作用较其他阿片类药物减少；③不依赖肝肾功能；④重复或持续应用无蓄积。但是瑞芬太尼也有一些不足之处，作用时间较短，注射停止后镇痛作用很快消失；具有同其他阿片类相似的不良反应，常见的有呼吸抑制，恶心呕吐和肌肉僵直等。

2.临床应用

（1）麻醉诱导及维持：瑞芬太尼用于麻醉诱导的剂量一般为 1~2μg/kg，维持量 0.25~1μg/（kg•min）。应用瑞芬太尼可以应用丙泊酚和给维库溴铵后，先静注瑞芬太尼 1μg/kg，然后以 0.6μg/（kg•min）静滴或靶控输注，5min 后可行气管内插管；术中可以静滴瑞芬太尼维持麻醉，当与丙泊酚或异氟烷合用时，滴 0.05~2μg/（kg•min），具体应根据术中刺激调节。当应激反应增强，可追加 0.5μg/kg，或者增加滴速 50%。

（2）门诊手术的镇痛：瑞芬太尼适合于门诊手术。在非气管插管麻醉下实施门诊手术的患者，瑞芬太尼也可以与丙泊酚或咪达唑仑合用。

此外，瑞芬太尼用于神经外科麻醉，可以降低颅内压，患者术后苏醒迅速。不良反应应用瑞芬太尼最常见的不良反应是呼吸抑制、恶心呕吐和肌肉僵直。所有患者均可以出现轻度的高碳酸血症和低氧血症。恶心呕吐的发生率分别为8%和5%。肌肉僵直的发生率和严重程度取决于给药剂量和速度。其他的并发症较少见。由于瑞芬太尼的作用消失快，术后可持续给予亚麻醉剂量瑞芬太尼或即刻注射长效阿片类药进行术后镇痛。

（夏炳春）

第三节　静脉全身麻醉技术

一、静脉全身麻醉技术的分类

1.单次输注

单次输注指一次注入较大剂量的静脉麻醉药，以迅速达到适宜的麻醉深度，多用于麻醉诱导和短小手术。此方法操作简单方便，但容易用药过董而产生循环、呼吸抑制等副作用。

2.分次输注

先静脉注入较大量的静脉麻醉药，达到适宜的麻醉深度后，再根据患者的反应和手术的需要分次追加麻醉药，以维持一定的麻醉深度，具有起效快、作用迅速及给药方便等特点。静脉麻醉发展的 100 多年来，分次注入给药一直是静脉麻醉给药的主流技术，至今广泛应用于临床。但是易导致血药浓度波动，从而可影响患者的麻醉深浅的变化，并且可能因体内药物蓄积而导致不同程度的循环、呼吸功能抑制。

3.连续输注

连续注入包括连续滴入或泵入，是指患者在麻醉诱导后，采用不同速度连续滴入或泵入静脉麻醉药的方法来维持麻醉深度。本方法避免了分次给药后血药浓度高峰和低谷的跌宕波动，不仅减少了麻醉药效的周期性的波动，也有利于减少麻醉药的用量。滴速或泵速的调整能满足不同的手术刺激需要。然而单纯的连续注入的直接缺点是达到稳态血药浓度的时间较长，因此在临床上可以将单次注入和连续注入结合起来使用，以尽快地达到所需要的血药浓度，并以连续输注来维持该浓度。

4.靶控输注（target controlled infusion，TCI）

靶控输注是指在输注静脉麻醉药时，以药代动力学和药效动力学原理为基础，通过计算机技术调节目标或靶位（血浆或效应室）的药物浓度来控制或维持适当的麻醉深度，以满足临床麻醉的一种静脉给药方法。

TCI 可以为患者快速建立所需要的稳定血药浓度，而麻醉医生也可以因此估计药物对患者产生的效果，这一点尤其见于 $t_{1/2}ke0$ 较小的药物浓度。在临床麻醉中，TCI 技术也可以用于巴比妥类、阿片类、丙泊酚、咪达唑仑等药物的诱导和麻醉维持。复合双泵给予丙泊酚与短效镇痛药，可满意地进行全凭静脉麻醉。TCI 迅速实现稳定血药浓度的特点，将有利于进行药效学、药物相互作用的实验研究。将 TCI 系统输注阿芬太尼应用于术后镇痛，与 PCA 技术相比，该系统不但同样可以由患者反馈控制，而且提供更为稳定的血药浓度。这对干治疗指数较小的阿片类药物无疑提供了更为安全的使用途径。此外还有 TCI 系统也可用于患者自控的镇痛和镇静。总之，TCI 技术为麻醉医师应用静脉麻醉药的可控性增强且操作简单。

二、静脉全身麻醉的实施

1.静脉全麻前的准备

与其他全身麻醉相同，主要包括患者身体与心理的准备、麻醉前的评估、麻醉方法的选择、相应麻醉设备的准备和检查以及合理的麻醉前用药。而麻醉诱导前期，是麻醉全过程中极重要的环节。应于此期间要做好全面的准备工作，包括复习麻醉方案、手术方案及麻醉器械、监测设备等准备情况，应完成（表 5-3-1）中的项目，对急症、小儿、老年人或门诊患者尤其重要。

表 5-3-1　麻醉前即刻应考虑的项目

病人方面	健康情况，精神状态，特殊病情，治疗史，病人主诉要求
麻醉方面	麻醉实施方案及预案，静脉输液途径，中心静脉压监测途径等
麻醉器械	氧源，麻醉机，监护、除氧气管插管、喉罩用具，一般器械用具
药品	麻醉药品，辅助药品，肌松药，急救药品
手术方面	手术方案，手术部位与切口，手术需时，手术对麻醉特殊要求，手术体位，预

	防手术体位损伤的措施，术后止痛要求等
术中处理	预计可能的意外并发症，应急措施与处理方案，手术安危估计

2.静脉全麻的诱导

静脉麻醉诱导剂量的计算静脉麻醉诱导剂量或称负荷剂量（loading dose）计算公式：

dose=C_T×$V_{peak\ effect}$

其中 C_T 是效应部位的靶浓度，具体由麻醉医生根据临床经验在一定范围内选定。V_{peak} 为峰效应时的分布容积，其计算公式为：

$V_{peak\ effect}$/V_1=$C_{p,\ initial}$/$C_{p,\ peak\ effect}$

V_1 为中央室分布容积；为最初血浆药物浓度；$C_{p,\ initial}$ 为峰效应时血浆药物浓度。

计算静脉诱导剂量的公式中之所以选用 $V_{peak\ effect}$（峰效应时的分布容积）。是因为从三室模型出发，如果选用 V_1（中央室分布容积），在药物达到效应室之前已发生再分布和排除，以致计算出的药物剂量偏低。（图 5-3-1）显示再次注射芬太尼，阿芬太尼，苏芬太尼后，达峰效应时血浆药物浓度与最初血浆药物浓度的关系。前者分别为后者的 17%、37%、20%。

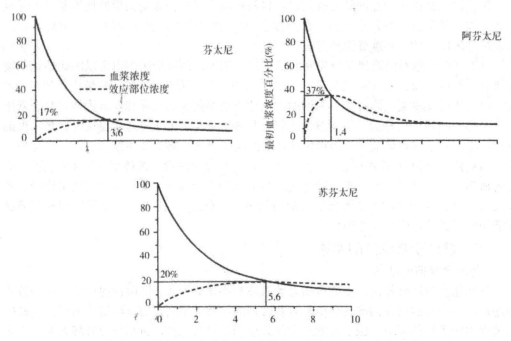

图 5-3-1 芬太尼、阿芬太尼、苏芬太尼与效应部位浓度的关系

由于在临床浓度范围内，这一比率是恒定的，因此根据上述公式很容易计算出（表 5-3-2）。

表 5-3-2 单词给药药物的峰效应分布容积和达峰时间

药物	峰效应分布容积 $V_{peak\ effect}$（L）	达峰效应时间（min）
丙泊酚	24	2.0
芬太尼	75	3.6
阿芬太尼	5.9	1.4

| 舒芬太尼 | 89 | 5.6 |
| 瑞芬太尼 | 17 | 1.6 |

根据（表 5-3-2）芬太尼的 $V_{peak\ effect}$ 是 75L，假如要达到 4.0ng/ml×75L=300μg，而达峰效应时间为 3.6min。如果要达到 5μg/ml 的丙泊酚效应浓度，计算出的丙泊酚剂量 =5μg/ml×24L=120mg，达峰效应时间为 2min。

3.诱导的步骤

麻醉前

（1）检查麻醉机、监护仪、吸引器、通气设备及维持呼吸道通畅用具、各类常规和急救药物。

（2）面罩给 100%$O_2$1~3min。

（3）给予镇静、止痛剂和抗胆碱药物：苯巴比妥钠、咪达唑仑、吗啡、地西泮、阿托品、东莨菪碱等。

诱导药物：硫喷妥钠 3~5mg/kg，丙泊酚：1.5~2.5mg/kg，依托咪酯：0.2~0.4mg/kg，芬太尼、肌松药等（详见表 5-3-3，5-3-4，5-3-5）。

表 5-3-3　阿片类用于全身静脉麻醉的使用方案

药物	符合剂量（μg/kg）	维持输注速率	单次剂量
芬太尼	4~20	2-10μg/（kg•h）	25-100μg
舒芬太尼	0.25~2	0.25~1.5μg/（kg•h）	2.5~10μg
阿芬太尼	25-100	1~3μg/（kg•h）	5~10μg/kg
瑞芬太尼	0.5-1.0	0.25~2μg/（kg•h）	0.25-1.0μg/kg

表 5-3-4　阿片类应用方案

药名	诱导剂量（mg/kg）	起效时间（S）	作用时间（min）	兴奋作用	注射痛	心率	血压
硫喷妥钠	3~6	<30	5~10	＋	0~＋	↑	↓
米索比妥	1~3	<30	5~10	＋＋	＋	↑↑	↓
丙泊酚	1.5-2.5	15~45	5~10	＋	＋	0~↓	↓
咪哒唑仑	0.2~0.4	30-90	10-30	0	0	0	0/↓
地西泮	0.3~0.6	45~90	15~30	0	＋/＋＋＋	0	0/↓
劳拉西泮	0.03~0.06	60~120	60-120	0	＋＋	0	0/↓
依托咪酯	0.2~0.3	15~45	3~12	＋＋＋＋	＋＋	00	0
氯胺酮	1	45~60	10~20	＋	0	↑↑	↑↑

注：0=无；＋＝轻度；＋＋＝中度；＋＋＋＝重度。

↑：增加；↓：降低

表 5-3-5　肌松药用量

药物	剂量	起效时间	持续时间
琥珀胆碱	1.0mg/kg	30~60s	4~6min
维库溴铵	0.1mg/kg	2~3min	24~30min
	0.2mg/kg（迅速起效）	<2min	45~90min

泮库溴铵	0.1mg/kg	3~4min	40~65min
米库氯铵	0.1-0.2mg/kg	1~2min	6~10min
阿曲库铵	0.2mg/kg	2min	40~80min
筒箭毒碱	0.5mg/kg	3~5min	30min
哌库溴铵	0.07~0.09mg/kg	2~3min	45~120min
罗库溴铵	0.6~1.2mg/kg	45-90s	30~120min

4.静脉麻醉联合诱导

联合诱导是指采用两种或多种不同麻醉药物联合应用于诱导期，以达到速效、强效、副作用小、对患者生理干扰小等优点。如咪唑达仑 0.02mg/kg 与丙泊酚联合诱导，此量仅相当于咪唑达仑产生意识消失时 ED_{50} 的 1/10，二者具有协同作用。而用阿芬太尼 0.02mg/kg 与丙泊酚联合诱导，虽也减少丙泊酚的用量，但两药呈相加作用，如将咪唑达仑 0.02mg/kg、阿芬太尼 0.02mg/kg 与丙泊酚联合诱导，可将丙泊酚诱导意识消失的用量平均减少 86%。

5.诱导期非麻醉性药物应用

为了减少麻醉诱导时麻醉诱导药物对机体各器官的影响以及气管插管、喉罩插入等操作刺激，常常采用一些预防和维持机体生理稳定的一些药物，尤其对患有心肌缺血、高血压、脑血管意外或梗死病史者、房室传导阻滞等患者尤为重要。常采用的药物有β-受体抑制药物，如短效、速效的艾司洛尔，对心率较快者在诱导前 1~5min 内，静注艾司洛尔 30~80mg，可显著减慢心率、缓解插管刺激诱发的血压增高。还有较为经典的可乐定，也可达到同样的效果，而且经循证医学得知其可以减少诱导期的心律失常、高血压等，对麻醉诱导可更加平稳。再有在患者鼻咽部、口腔内、会厌处喷洒少许 1%利多卡因或采用利多卡因凝胶涂抹管道等均可减少操作的刺激，减少并发症，以保证麻醉诱导的平顺。

6.诱导期的注意事项

静脉麻醉的过程中由于麻醉药物、患者的生理病理状况以及麻醉操作等因素的影响，患者易出现各种并发症，如低血压、心律失常、呼吸道梗阻。呕吐物反流误吸、气管内插管困难、高血压、甚至心脏骤停等。静脉麻醉的诱导过程时间短、病情变化快、并发症多，如处理不当易引起严重后果。因此，必须谨慎行事，尽力预防可能发生的各种并发症。应注意以下事项：

（1）做好麻醉前的访视和评估：这是预防并发症的前提和基础，必须做好麻醉前患者耐受能力的评估。

（2）做好麻醉前的准备工作（见表5-3-1）。

（3）静脉麻醉诱导过程中按操作程序进行。

（4）静脉麻醉诱导用药应强调个体化用药，按需给药：药量应以达到诱导需要为标准，根据患者的耐受能力调整全麻用药的种类、药量和给药速度。对循环影响大的药物，应分次给药，注药过程中观察患者的反应。

（5）保持呼吸道通畅，维持有效通气：全麻诱导期易出现呼吸道梗阻和呼吸抑制，应采用托下颌、口咽或鼻咽通气管、喉罩或气管内插管等方法保持呼吸道通畅，并用辅助或控制呼吸维持有效通气。

预防和及时处理诱导期的并发症。诱导期低血压是常见的并发症，应用快速输液扩容，必要时给予血管活性药能有效预防和治疗低血压。气管插管时易引起心血管反应如血压升高、心率增快等，诱导时给予芬太尼 2~4μg/kg，或插管前给予短效降压药如硝酸甘油、乌拉地尔，或喉气管内表面麻醉等均能预防和减轻此时的心血管反应。

静脉麻醉诱导适合多数常规麻醉情况（包括吸入性全身麻醉），特别适合需要快速诱导的患者。可以利用单次静脉注射麻醉药物来实现，也可利用术来完成静脉麻醉的诱导。

三、静脉全麻的维持和回复

（一）静脉全麻的维持

静脉麻醉维持期间给药速率的计算理论上静脉麻醉维持给药速率应等于药物从体内的总清除率（CLs）乘以血浆浓度。为了维持一个稳定的靶浓度（C_T），给药速率应与药物从体内排除的速率相等：

静脉麻醉维持的给药速率=C_T×CLs

此计算公式概念浅显易懂，但它不适用于多室模型的静脉麻醉药长时间持续输注时的药代动力学特征。药物的吸收和消除在以血液为代表的中央室，而药物的分布在一个或多个假定的周边室，消除和分布是同时进行的，且随着给药时间的延长，药物从中央室分布到周边室的量逐渐减少，其给药量也应随之减少，即以指数衰减形式输注给药：

维持给药速率=C_T×V_1×(K_{10}+$K_{12}e^{-K_{21}t}$+$K_{13}e^{-K_{13}t}$)

临床医师显然不会用此公式去计算给药速度，但有依据公式提供的计算好的给药模式，例如维持 1.5μg/ml 芬太尼血药浓度，给药速率可按下列步骤：最初 15min 速率为 4.5μg/（kg•h）；15~30min 速率为 3.6μg/（kg•h）；30~160min 速率为 2.7μg/（kg•h）；60~120min 速率为 2.1μg/（kg•h）。尽管此模型也可提供较精确的血药浓度，但显然不如 TCI 系统计算机控制给药速率来得更为方便。

静脉全麻的维持及注意事项连续输注：（包括连续静滴或泵入）是临床上应用最广泛的方法。是临床上应用最广泛的方法。靶控输注（TCI）可以快速建立所需的稳定的血药浓度，而麻醉医生也可据此估计药物对患者产生的效果，尤见于 $t_{1/2}ke0$ 较小的药物；而且可控性好，操作简单，逐渐应用于临床。

全麻维持方法的选择取决于麻醉医生所具有的设备条件和手术时间长短。全麻维持是在确保患者安全的前提下维持满足手术需要的麻醉水平，同时密切观察病情变化和及时处理术中各种情况。应注意以下事项：

确保麻醉过程平稳：应根据具体情况（手术的大小、刺激的程度及患者的反应等）选择合适的靶浓度，使全麻深度在确保患者安全的前提下维持在满足手术需要的水平。预先的主动调节靶浓度以适应即将出现的强刺激比等到出现伤害性刺激后才去被动调节其效果要好得多。

做好呼吸管理：全麻过程中应保持呼吸道通畅，按照脉搏氧饱和度、呼气末二氧化碳或血气分析结果调节通气参数。通气参数调节还应考虑患者的病情，如颅内手术患者，动脉血二氧化碳分压（$PaCO_2$）应在正常低限或略低于正常值，有利于降低或控制颅内压力；冠心病患者的 $PaCO_2$ 应在正常高限或略高于正常值，以避免呼吸性碱血症可能导致的冠状动脉收缩或痉挛而加重心肌缺血。

密切观察病情变化，并及时处理术中出现的各种情况全麻维持中，患者的情况由于麻醉、手术操作、输液输血等因素的影响，易发生变化，如出现高血压、低血压、失血性休克、心律失常、过敏性休克、呼吸道梗阻、呼吸抑制等，应及时发现和处理，尽可能地保持内环境的稳定和器官功能正常。

麻醉药的合理应用：TIVA 的维持强调联合用药。完善的麻醉在确保患者生命体征稳定的前提下，至少应做到意识消失、镇痛完全、肌肉松弛以及自主神经反射的抑制。为了实现这四个目标，单一药物是不可能的，这就需要麻醉药的联合。联合用药不仅可以最大限度地体现各类药的药理作用，而且还可以减少各药物的用量和副作用。完善的静脉全麻主要涉及三大类药物：静脉麻醉药、麻醉性镇痛药、肌松药。麻醉药的用量在诱导和维持的开始要大，维持中间适中，结束前适当减量，即在保证麻醉深度平稳的同时兼顾麻醉苏醒。

（二）静脉全麻的恢复

全麻后患者及早地苏醒有利于患者器官功能自主调节能力的恢复，有利于病情的观察（特别是神经外科患者）和术后护理。全麻苏醒一般为 30~60min，超过 3h 则为苏醒延迟。全麻苏醒期间易于发生心律失常、高血压、低血压、心肌缺血。呼吸功能不全、烦躁、疼痛等并发症。苏醒期应注意以下问题：

加强呼吸管理判断自主呼吸功能是否恢复到能满足肺的有效通气和换气的指标，是指安静状态下脱氧 15min 以上，患者的脉搏氧饱和度大于 95%（老年或特殊病人达到麻醉前水平）。气管插管患者应在自主呼吸恢复满意时拔管，过早易出现呼吸抑制和呼吸道梗阻，过晚患者难以耐受，易发生意外。

及早处理各种并发症患者恢复期烦躁应首先排除缺氧、CO_2 蓄积、伤口疼痛及肌松药残余。根据具体情况，合理应用镇痛药、镇静药、非去极化肌松药拮抗剂等，对中老年男性要考虑前列腺肥大者尿管刺激、长时间体位性不适等因素引起的烦躁。

麻醉催醒药的应用一般尽量不用麻醉催醒药，如果需要使用，应从小剂量开始。

患者恢复期间，有条件的地方应将患者放入麻醉后恢复室，进行严格监护和治疗，待患者麻醉恢复完全后离务。

（三）静脉全麻深度的监测技术

在现代麻醉方法下，麻醉深度的定义非常复杂，难以统一，但临床麻醉中有已达成共识的临床麻醉目标（goals），即无意识、无痛、无体动和自主反射等。

1.基本概念

（1）记忆（memory）记忆是把过去体验过的或学习过的事物铭记脑内保持认识，以便能够回忆、推理和反映再现。又分为清楚记忆和模糊记忆。

1）清楚记忆（implicit memory）或称有意识记忆（conscious memory）：是指经回忆和识别试验评定的有意识地对以往经历的清楚回忆。

2）无意识记忆（unconscious memory）：是指经测试由以往经历产生的行为或表现的改变。无须任何有意识地对以往经历的回忆，但要用催眠术才能回忆。

（2）知晓（awareness）知晓的生理学和心理学基础是大脑的记忆（贮存）和回忆（提取）的全过程。相当于回忆或清楚记忆，亦有人认为其包括清楚记忆和模糊记忆。

（3）回忆（recall）是对麻醉中发生的事情保持记忆，相当于清楚记忆。

（4）觉醒状态（wakefullness）或称听觉输入的反应是对术中和术后患者对言语指令的反应，但对刺激没有记忆。有时看来麻醉很充分，可能患者不能明确地回忆某一件事或一项刺激，但听觉输入可能在脑中记录下来，不过输入的听觉和语言必须是对患者有意义的才能记录下来，且可能要用催眠术才能回忆，相当于模糊记忆。

2.临床症状和体征

患者的临床症状和体征的变化是判断麻醉深度最常用的有效方法，但是不精确。

（1）意识状态：在全麻中，意识状态分为清醒和麻醉（睡眠）状态。在全麻状态下应达到对手术或其他刺激无体动反应，无流泪、出汗等表现。

（2）循环系统：血压和心率是反应全麻深度常用的指标，血压和心率稳定常表示麻醉深度适中。但血压和心率易受血容量的影响，脑干和心脏的手术也使血压和心率波动较大。在排除影响因素后，根据血压和心率的变化可以对麻醉深度做出较准确的判断。

（3）呼吸反应：在保留自主呼吸的全麻患者中，呼吸频率、节律和潮气量的变化也能反应麻醉深度。但易受麻醉药、呼吸道梗阻、缺 O_2 和 CO_2 蓄积的影响。

（4）其他：瞳孔的大小、出汗、体动、尿量等也能反应麻醉的深度，但易受麻醉药及其他药物的影响。

3.静脉全麻麻醉深度监测技术

理想的麻醉深度监测技术应具有以下几点：①能灵敏而特异性的反应记忆存在或缺失、意识存在或缺失；②无创，性能稳定；③监测实时数据；④使用方便；⑤受外界环境影响小。

在临床麻醉和实验研究中发现了一些新的监测技术，包括双频谱指数、熵、听觉诱发电位指数、Narcotrend 和脑成像技术（包括 PeV 和功能磁共振成像）。

（1）双频谱指数（bispectral index，BIS）监测：BIS 是近年发展起来的利用功率谱分析和双频分析对脑电图进行分析处理的技术。1996 年美国 FDA 批准将其应用于临床麻醉深度监测。BIS 是一个复合指数，范围从 0~100。BIS 可以较好地反映患者的镇静和意识状态。但是不同的药物或者不同的药物配伍均会对利用 BIS 值判断镇静程度和意识状态带来影响。一般来讲，BIS 值在 90~100 时，患者清醒，60~90 则处于不同程度的镇静和意识抑制状态，40~60 处于意识消失的麻醉状态，40 以下则为抑制过深。

（2）脑电熵（entropy of the EEG）的监测：Datex-Ohmeda 熵模块（M-Entropy）是很有前途的监测麻醉深度的新工具，在欧洲已有应用。该模块可以计算近似熵（estimate of the entropy of the EEG，EE）。已经证实 EE 至少可以和 BIS 一样有效地预测麻醉意识成分的变化。还需要进一步的研究来了解 EE 能否像 BIS 一样有效用于指导麻醉给药以及 EE 所提供的评价麻醉深度的信息和成分。

（3）听觉诱发电位（auditoryevokedpotential，AEP）的监测：中潜伏期听觉诱发电位（MLAEP）在清醒状态下个体间及个体本身差异较小，且与大多数麻醉药作用剂量相关的变化。因此，中潜伏期听觉诱发电位较 AEP 中其他成分更适于判断麻醉深度的。Mantzaridis 等提出听觉诱发电位指数（AEP index）的概念，它使 AEP 波形的形态得以数量化一般 AEPindex 在 60~100 为清醒状 40~60 为睡眠状态，30~40 为浅麻醉状态，30 以下为临床麻醉状态。许多学者已将 AEP index 应用于临床知道麻醉用药。

（4）脑电 Narcotrend 分级监测：Narcotrend 是由德国 Hannover 大学医学院的一个

研究组发展的脑电监测系统。Narcotrend 能将麻醉下的脑电图进行自动分析并分级，从而显示麻醉深度。最新的 Narcotrend 软件（4.0 版本）已经将 Narcotrend 脑电自动分级系统转化为类似 BIS 的一个无董纲的值，称为 Narcotrend 指数，范围为 0~100，临床应用更加方便。Schmidt 等的研究表明 Narcotrend 分级和 BIS 可作为丙泊酚、瑞芬太尼麻醉期间评价麻醉状态的可靠指标，但 Narcotrend 分级和 BIS 不能反映麻醉深度中的镇痛成分。

研究全身麻醉效应成分的新手段-正电子发射断层扫描（PET）、功能磁共振成像（fMRI）PET 和 fMRI 能将脑功能成像，为全身麻醉药物效应的研究提供了新的手段。与脑电图相比，它们可以提供药物效应的解剖定位和通路信息。近年来，PET 和 fMRI 的研究已经确定了在全麻效应（意识、遗忘、无体动等）中起重要作用的关键脑结构。现代 PET 配体技术还为我们提供了一个了解麻醉药调制脑内不同受体功能的途径。可以预见脑功能成像技术将在全身麻醉机理及麻醉深度监测的研究中发挥重要作用。

（四）静脉全身麻醉优缺点

静脉全身麻醉是临床常用的麻醉方法，与吸入麻醉相比，静脉麻醉药物种类繁多，可根据不同病情特点选择使用。静脉麻醉具有以下特点。

1.静脉麻醉的优点

（1）静脉全身麻醉起效迅速，麻醉效能强：多数静脉全麻药经过一次臂脑循环时间即可发挥麻醉效应。采用不同静脉麻醉药物的相互配伍，有利于获得良好的麻醉效果。静脉麻醉的麻醉深度与给药的剂量有很好的相关性，给予适当剂量的麻醉药物可以很快达到气管插管和外科操作所要求的麻醉深度。

（2）患者依从性好：静脉全麻不刺激呼吸道，虽然部分静脉麻醉药静脉注射时会引起一定程度的不适感，但大多持续时间短暂且程度轻微。

（3）麻醉实施相对简单：对药物输注设备的要求不高。

（4）药物种类齐全，可以根据不同的病情和患者的身体状况选择合适的药物搭配。

（5）无手术室污染和燃烧爆炸的潜在危险，有利于保证工作人员和患者的生命安全。

（6）麻醉效应可以逆转：现代新型静脉全麻药的突出特点是有特异性拮抗剂。如氟马西尼可以特异性拮抗苯二氮䓬类的全部效应，纳洛酮可以拮抗阿片类药物的全部效应，非去极化肌松药可用新斯的明拮抗。

2.静脉麻醉的缺点

（1）静脉全麻最大的缺点是可控性较差。静脉输注后其麻醉效应的消除严重依赖患者的肝肾功能状态及内环境稳定，如果由于药物相对或绝对过量，则术后苏醒延迟等麻醉并发症难以避免。

（2）静脉全麻主要采用复合给药方法，单种药物无法达到理想的麻醉状态，一般要复合使用镇痛药和肌松药。药物之间的相互作用有可能引起药动学和药效学发生变化，导致对其麻醉效应预测难度增大，或出现意外效应。

（3）静脉全麻过程中，随着用药速度及剂量的增加以及复合用药，对循环和呼吸系统均有一定程度的抑制作用，临床应用应高度重视。

（4）需要有专门的静脉通道，一些静脉麻醉药对血管及皮下组织有刺激性而引起注射时疼痛。

（夏炳春）

第四节 麻醉方法联合应用

现今临床麻醉很少能通过单一药物完成，因为没有一种药物能够单独实现麻醉要求的所有效果。而常用麻醉药具有明显的浓度效应关系，且治疗窗窄。因此，正确选择及合理的联合用药可能有助于获得最佳药效且避免严重不良反应的发生。全身麻醉常将镇静、镇痛、肌肉松弛作用的三类药物联合使用，以获得满意的麻醉深度，为麻醉及手术操作提供良好的条件，并维持患者血流动力学平稳；区域阻滞或术后疼痛治疗时，短效局部麻醉药与长效局部麻醉药联合使用，可以缩短麻醉起效时间，同时维持长时间术中麻醉及术后镇痛效果。麻醉实施过程中，常辅以具有遗忘、抗焦虑作用的镇静安定类药物、减轻注射痛的利多卡因以及抗应激反应的药物，使患者安静、合作，提高手术的舒适度及安全性。此外，麻醉药与拮抗药的配合使用也大大提高了麻醉安全性及可控性，为患者术后安返病房提供保障。由于麻醉药物的联合应用，使得麻醉期间所用的药物更为复杂。有报道，当患者接受6~10种药物时，因药物相互作用引起不良反应的发生率为7%，若接受10~20种药物时，不良反应的发生率可高达40%。这种相互作用有地对患者有益，有的可使药物效应部分或全部消失，有的甚至导致患者伤害。麻醉期间药物相互作用导致的严重不良可能危及患者的生命。因此，正确认识麻醉药物的相互作用，熟悉麻醉药物相互作用的效应，对于合理应用麻醉药物，利用其有益的一面，避免其危害的一面，对于保证患者麻醉期间的安全十分重要。

一、药物相互作用的基本机制

药物相互作用（drug interaction）是指同时或间隔一定时间内使用两种或两种以上药物时，一种药物的作用由于其他药物或化学物质的存在而受到干扰，结果使该药的效应发生变化，或产生药物的不良反应。相互作用的机制很复杂，但在麻醉期间发生的药物相互作用主要为药代动力学相互作用和药效动力学相互作用两方面。药物也可在体外发生相互作用。

（一）药代动力学相互作用

药物进入机体后，在机体对药物的处理过程中容易发生药物相互作用。药代动力学过程包括药物的吸收、分布、代谢（即生物转化）和排泄四个环节。在这四个环节上都有可能发生药物相互作用，其结果是影响药物在作用靶位的浓度和效应。

1.药物吸收的相互作用

药物吸收的相互作用与给药的途径有关，多见于口服用药。但在局部浸润麻醉和硬膜外阻滞时，局麻药溶液中加入适量的肾上腺素或去氧肾上腺素，可减少其血液吸收，改变药物的再分布，增加到达神经纤维的药量，因而增加阻滞深度和作用时间，并可减少毒性反应的发生。但不同局麻药加肾上腺素后的效果也有不同，可能与局麻药的脂溶性及其对血管的作用不同有关。局麻药中加入大分子物质可延长局麻药的作用时间，短效局麻药丙胺卡因加右旋糖酐后可明显延长阻滞时间，但对丁哌卡因和依替卡因的效果影响不明显。右旋糖酐延长局麻药时效的原因有多种解释：有认为可能与其分子量及浓度有关；另有认为右旋糖酐可能与局麻药形成复合物，结果延长了局麻药的吸收时间；也可能与右旋糖酐或混合液的 pH 改变有关，右旋糖酐 pH 为 8.0 时可明显延长丁哌卡因的作用时间，而 pH 为 4.5~5.5 时则无明显效果。

2.药物分布的相互作用

药物吸收后随血液循环迅速分布到全身。这时的药物相互作用表现为相互竞争血浆蛋白结合部位，改变游离型和结合型药物的比例，或改变药物在组织的分布量，从而影响药物的消除。药物吸收入血液后，部分药物可与血浆蛋白发生可逆性结合，称为结合型，未与蛋白质结合者称为游离型。从药理学角度看，结合型药物无药理活性，不能通过血脑屏障，不被肝脏代谢，也不能被肾脏排泄。只有游离型药物才能起到药理作用。但不同药物的蛋白质结合率不同。当同时应用两种或两种以上药物时，则可能在蛋白质结合部位发生竞争性结合，使某些药物从蛋白质结合部被置换出来而变为游离型，增加游离型药物浓度。结果，在药物剂量不变的情况下，增强了该药的药理作用，其代谢和排泄速度也可能增加，半衰期缩短。此外，有的药物可改变其他药物在组织中的分布量。例如，单次静脉注射硫喷妥钠后，可引起血流动力学的改变，使心排血量降低，结果使药物的再分布减慢和靶位药物浓度降低。Crankshaw 的研究表明，两个相同剂量的硫喷妥钠相隔 80s 分别注入静脉，第二次注入后血药浓度升高非常明显。应用 α_2 肾上腺能受体激动剂如可乐定可减少吸入及静脉全麻药的用量。分析认为，α_2 肾上腺能受体激动剂降低挥发性吸入麻醉药的 MAC 是药效学机制在发挥作用，而硫喷妥钠之间的相互作用则与药代动力学有关。因为 α_2 肾上腺能受体激动剂可减少硫喷妥钠抑制脑电图的用量，但效应部位的药物浓度并未改变，α_2 肾上腺能受体激动剂并不改变中枢对硫喷妥钠的敏感性。在 α_2 肾上腺能受体激动药的作用下，血压、心率和心排血量都降低，导致药物分布容积及不同房室的分布量也发生改变。

3.药物代谢的相互作用

部分药物进入体内后在尿中以原形排出，但多数药物发生体内代谢（亦称生物转化），转化成脂溶性较小的化合物以利肾脏排出。部分药物可在血清、肾脏或肠道代谢，但绝大多数药物在肝脏进行代谢。肝脏是代谢药物的主要器官，肝微粒体酶是代谢药物的酶系，称为药物代谢酶，是一种混合功能氧化酶，其中的细胞色素 P450（cytochrome，P450）在药物的生物转化过程中起主要作用。药物可通过干扰酶系而影响其他药物的代谢。

（1）酶诱导：某些药物能刺激肝脏使药物代谢酶合成增加，即酶诱导（enzyme induction），导致另一药物的代谢加速，降低其血药浓度并影响其药理效应。发生酶诱导时肝细胞内质网数量增加，细胞色素 P450 也增加。有临床意义的强酶诱导剂有利福平、苯巴比妥、苯妥英钠、卡马西平等。由于大多数药物在体内经过生物转化后，其代谢产物失去药理活性，因此酶诱导的结果可使受影响药物作用减弱或时效缩短。有的药物代谢后可产生毒性代谢物，而酶诱导作用则可加重受影响药物的毒性作用。

（2）酶抑制：肝药酶的活性也可被一些药物所抑制，即酶抑制（enzyme inhibition），导致药物代谢减慢，并在体内蓄积，作用增强和时效延长。有临床意义的强酶抑制剂有氯霉素、西咪替丁、异烟肼、三环抗抑郁药、吩噻嗪类等药物。酶抑制作用的临床意义取决于该药清除减少的程度和药物稳态浓度。若血药浓度仍在治疗范围之内，相互作用可能有益；若血药浓度达到毒性浓度，则为不良相互作用。有些药物在体内通过各自的灭活酶而被代谢，当这些酶被抑制时，可加强相应药物的作用。正常情况下食物中的酪胺（tyramine）在吸收过程中被体内单胺氧化酶所灭活，但在服用单胺氧化酶抑制剂期间食用酪胺含量高的食物如奶酪。大量未被灭活的酪胺到达肾上腺能神经末梢，促进去甲肾上腺素大量释放，引起血压急剧升高。在静脉普鲁卡因复合全麻期间，加入琥珀胆碱混合应用时应慎重，因为两者均被胆碱酯酶所代谢灭活，可因竞争灭活酶而引起相互作用，琥珀胆碱的作用可能延长或发生相阻滞。

4.药物排出过程中的相互作用

除吸入麻醉药外，大多数药物都经尿或胆汁排出，而肾脏是药物排出的主要器官。药物在肾脏的转运过程首先是肾小球滤过，游离型和小分子量药物可通过肾小球滤过进入肾小管管腔，而结合型药物则不能通过肾小球滤过；其次是肾小管分泌，当血液流经肾小管时，可通过酸性或碱性转运系统将药物或代谢产物分泌（排泄）到肾小管内。而肾小管又可通过主动和被动吸收机制，将管腔内部分药物再吸收，不能被肾小管再吸收的药物及代谢产物则由尿排出到体外。如果一种药物能干扰肾小管液的 pH、主动转运系统或肾血流，都可影响其他药物的排泄。

（1）改变尿液的 pH：排泄到肾小管内的药物可通过被动扩散方式被肾小管再吸收。解离型药物穿透肾小管细胞膜的能力差，不易被肾小管再吸收而从尿中排出；而非解离型药物穿透肾小管细胞膜的能力较强，易于被肾小管再吸收，尿中排出较少。可见，被动扩散吸收的量与药物的解离程度相关。而药物解离程度与其所处环境的 pH 有关，酸性药物在酸性环境，或碱性药物在碱性环境中，都不易解离，因而肾小管再吸收增加，尿中排泄减少；相反，酸性药物在碱性环境中，或碱性药物在酸性环境中，可促进药物由尿排出。因此，任何能改变尿液 pH 的药物，都可能影响到其他药物的排出量，而对其药效产生明显影响。

（2）改变肾小管主动分泌：作用于肾小管同一主动转运系统的药物可发生相互竞争。两种酸性或两种碱性药物同时应用，可竞争酸性转运系统或碱性转运系统，而影响其中某一药物向肾小管管腔内的分泌，并对其作用产生影响。

（3）改变肾血流量：在药物联合应用过程中，如果一种药物影响肾血流量，使肾血流量增加或减少，则可改变同时使用的其他药物的排泄速度，而对其血药浓度产生明显影响。

（二）药效动力学相互作用

当一种药物的作用效果在其作用部位被另一药物所改变，称为药效动力学的相互作用。药效动力学相互作用常发生于药理作用相同的药物之间，即使它们的作用机制不尽相同，如催眠药或镇痛药。联合应用时，虽然各自的血液浓度不一定产生明显生理效应，但可改变药物在作用部位的效应，或对受体发生竞争性结合，或影响受体对另一种药物的敏感性，结果在受体部位干扰了药物的作用，产生相加、协同或拮抗等作用。麻醉医师常用联合诱导方法以达到减少药量或药物浓度而获得与单独用药相似的效果，并减少药物对生理的不良影响。在全麻诱导时，丙泊酚和阿芬太尼或芬太尼之间，都可产生明显的协同作用。阿芬太尼血药浓度从 0 增加到 500μg/ml 时，50%患者睫毛反射消失时的丙泊酚血药浓度可从 2.07μg/ml 降低到 0.83μg/ml；患者神志消失的血药浓度从 3.62μg/ml

降至 1.55μg/ml。但由于阿芬太尼也可加强丙泊酚的循环抑制作用，即使丙泊酚诱导剂量有所减少，但诱导期间血流动力学的稳定程度并未增加。

药物在靶位上的相互作用主要为受体激动药和拮抗药之间的相互作用。如阿托品可拮抗 M 胆碱受体激动剂，β肾上腺能受体阻断剂普萘洛尔和艾司洛尔可拮抗β肾上腺能受体激动剂，酚妥拉明等α肾上腺能受体阻断剂可拮抗去甲肾上腺素对α受体的兴奋作用。某些抗生素与肌松药的相互作用也是发生于受体部位。氨基苷类和多黏菌类抗生素对神经肌肉传递有较弱的抑制作用，可能与阻断烟碱受体或减少乙酰胆碱释放有关。在单用时这种阻滞作用并不明显，而与非去极化肌松药合用时，可明显延长肌松药的作用。此外，一种本身没有明显药理作用的药物，可以影响另一药物在靶位的浓度，从而导致相互作用。例如，可卡因本身对循环的影响并不明显，但可增强去甲肾上腺素的作用。因为神经递质去甲肾上腺素（NE）的消除主要依靠再摄取过程，由位于突触前膜的特殊转运系统将释放到突触间隙的大部分递质主动转运进入神经末梢。而可卡因能抑制肾上腺能神经末梢对游离 NE 的摄取，结果使受体部位的 NE 浓度增加，作用增强，作用时间延长。单胺氧化酶抑制剂（如帕吉林）可防止 NE 在神经组织内的灭活，结果也引起 NE 在神经末梢内的大量蓄积，一旦交感神经兴奋，神经末梢释放的 NE 异常增加而引起循环功能的剧烈波动。

（三）药物相互作用的结果

1.相加作用

在联合应用具有相同作用的药物时，其效果可能是相加，即主要的药理作用及其不良反应都可能相加。从药物效应上来说，相加作用（additive）是一种药物对另一种药物效应的补充，而不是增效，相加作用的结果产生单一药物全量的等同效应。吸入麻醉药的相互作用一般都认为是相加，即两种浓度各为 0.5MAC 的药物联合应用时，其麻醉强度应等于 1.0MAC。有些抗生素，如链霉素、卡那霉素、多黏菌素 B 等，具有一定的肌松作用，在单独应用时其肌松作用并无临床意义。但由于这些抗生素的存在，可能发生肌松药的作用延长。与硫酸镁配伍用或用于有肌病者，也有可能发生骨骼肌麻痹的危险，应予以警惕。

2.协同作用

在两种药物联合应用时，其效应大于各药物单独应用时效应的总和，称为协同作用（synergism）。催眠镇静药与抗精神病药联合应用时。其中枢抑制作用可明显增强。在吸入全麻时应用非去极化肌松药，可明显延长肌松药的作用时间。这样可减少肌松药的用量，同时也可避免应用大量肌松药而带来的不良反应。

3.拮抗作用

两种药物合用后，如果引起药效降低，称为拮抗作用（antagonist）。产生拮抗的方式较多，但结果都是引起靶位的药物或递质浓度显著降低。新斯的明可以拮抗非去极化肌松药的作用，因为新斯的明可以抑制乙酰胆碱的代谢酶-胆碱酯酶，结果使神经末梢的乙酰胆碱含量增加，促进了神经肌肉传递功能的恢复。两种作用相反的药物可在同一受体或作用部位产生竞争性拮抗作用，这种竞争性拮抗作用与药物浓度及药物与靶位的亲和力相关。如非去极化肌松药可减弱琥珀胆碱的作用，因为非去极化肌松药可占据神经肌肉结合部的乙酰胆碱受体，并形成无活性的复合体，再注入琥珀胆碱则部分或完全不能与受体结合，结果琥珀胆碱的作用明显减弱或不起作用。纳洛酮也是在吗啡受体部位与吗啡类镇痛药发生竞争性拮抗作用，因为纳洛酮的化学结构与吗啡相似，并与吗啡受体有较强的亲和力。

4.敏感化作用

同时应用两种药物时，其中一种药物本身并无某种生物效应，但可使受体或组织对另一种药物的敏感性增加，结果增强另一种药物的作用。这种现象称为敏感化作用（potentiation）。例如，氟烷本身并不引起心律失常，但可使心肌对外源性儿茶酚胺的敏感性增加，当氟烷麻醉时同时应用肾上腺素或去甲肾上腺素等药物，有可能引起严重的心律失常。发生类似作用的药物还有：可卡因增强肾上腺素的作用；单胺氧化酶抑制剂帕吉林与一些降压药配伍用时，血压不但不降，反而急剧升高。

二、静脉麻醉药的联合应用及相互作用

静脉麻醉药可通过作用于中枢神经系统的特殊受体而产生麻醉作用。受体介导作用与剂量相关，并可被相应的拮抗剂所逆转。静脉麻醉药包括巴比妥类、苯二氮䓬类、依托咪酯、氯胺酮和丙泊酚等，这些药都有特殊的受体结合部位。传统的麻醉理论认为，麻醉作用的机制具有单一性和非特异性，一种药物的作用可以被另一种药物所替代。因此，麻醉药的复合应用应该产生相加作用。这点在几种吸入麻醉药中已得到证实。近来的研究表明，静脉麻醉药的作用机制并非单一性，不同药物的作用机制也不尽相同，药物相互作用的结果也较复杂，可以是相加、协同或拮抗作用。对静脉麻醉药复合应用时的药代动力学和药效动力学的研究表明，麻醉期间的药物相互作用都与毒性相关。但在临床麻醉中，常常利用药物相互作用有益的一面，联合诱导、复合麻醉、平衡麻醉等，都是利用药物相互作用以达到相同临床效果而减少各种药物的用量、不良反应及其对生理的影响。因此，药物相互作用并不都是有害的。如果这种相互作用对临床有益，而且是可定量、可预测及可控制的，临床工作中可以完全利用这种相互作用。

合理的联合应用麻醉药物常能起到更好的麻醉效果。如利用不同镇静药物的特点联合应用进行麻醉诱导以获得足够的深度和血流动力学相对稳定；又如联合超短效阿片类药物瑞芬太尼和芬太尼或舒芬太尼以在不影响麻醉苏醒的同时获得更稳定的麻醉深度及更好的术后镇痛效果。除此之外，苯二氮䓬类药物及其拮抗剂、非去极化肌松药和抗胆碱酯酶药在不同时机的联合应用为麻醉的有效安全实施提供了条件。

一般来说，吸入麻醉药之间、吸入麻醉药与静脉麻醉药之间的相互作用，主要强调在药效动力学方面的作用；而静脉麻醉药之间的相互作用则在药代动力学方面的作用。

（一）硫喷妥钠

硫喷妥钠是全麻诱导中常用巴比妥类药物。目前认为，巴比妥类药物作用的靶位是 γ 氨基丁酸（GABA）受体。GABA 是中枢神经系统内主要的抑制性神经递质，GABA 受体的激活可抑制突触后神经元。硫喷妥钠能增强和模拟 GABA 的作用，从而产生催眠镇静和麻醉作用。因此，具有相同作用机制的药物联合应用时，可以在受体部位产生明显的相互作用。动物实验和临床研究都提示，硫喷妥钠与咪达唑仑合用可发生协同作用；与单独应用硫喷妥钠比较，硫喷妥钠的催眠作用可增加 96%；硫喷妥钠的量效曲线发生改变，ED_{50} 明显左移；硫喷妥钠的 ED_{90} 降低 49%，即从 3.87mg/kg 降低到 1.97mg/kg。

硫喷妥钠进入血液循环后，72%~86%与血浆蛋白结合而暂时失去活性。如果同时使

用高蛋白质结合率的药物，可使结合状态的硫喷妥钠数量减少而游离量增加，结果药物弥散加快，体内分布加速，血流分布较多的器官如心、脑内的药物浓度升高，使硫喷妥钠的作用增强和时效延长。磺胺异噁唑、阿司匹林等药的蛋白结合率都较强，可增强硫喷妥钠的作用，包括对中枢和循环系统的抑制作用。因此术前以上述药物治疗者，为避免硫喷妥钠麻醉诱导时对循环的影响，应酌情减量。此外，硫喷妥钠可降低吸入麻醉药的 MAC，并可增强其对循环系统的抑制作用；与麻醉性镇痛药合用可进一步降低呼吸中枢对 CO_2 的敏感性，加重对呼吸的抑制作用；与非去极化肌松药合用可增强其肌松作用并延长作用时间。

（二）氯胺酮

氯胺酮的药理作用与巴比妥类及其他中枢神经抑制药不同，主要是阻断丘脑与新皮层之间的通路，对丘脑内侧核有选择性抑制作用，引起意识障碍和产生镇痛效应。任何中枢神经系统抑制性药物，都可增强氯胺酮可定量、可预测及可控制的，临床工作中可以完全利用的麻醉效果，如氟哌利多、芬太尼等。阿片类药物与氯胺酮伍用在镇痛方面有协同作用，但对呼吸的抑制也增强。氯胺酮与硫喷妥钠或咪达唑仑之间，在催眠和抗伤害反应等方面都有相加作用，但未见协同作用，可能与氯胺酮的作用机制与硫喷妥钠不同有关，但硫喷妥钠可改善氯胺酮所致大脑血流增多。氯胺酮常与丙泊酚联合用于全凭静脉麻醉，将两者用于麻醉诱导时，在催眠或麻醉作用上有相加作用；丙泊酚对呼吸的抑制作用并未因氯胺酮而改变；但有利于维持血流动力学的稳定。

因氯胺酮对交感神经系统有明显的兴奋作用，引起血压升高和心率增快。如与具有轻度 α 受体阻断药（如氟哌利多）或钙通道阻断药（如维拉帕米）合用，氯胺酮所致高血压的发生率降低。但与卤素类吸入麻醉药合用，可加重氯胺酮的心肌抑制作用，心脏指数和血压都下降。可能与吸入麻醉药能阻断氯胺酮的交感神经兴奋作用有关。

氯胺酮主要在肝脏内代谢，通过细胞色素 P450 酶的作用进行生物转化。因此，肝微粒体酶的活性发生改变时，可影响氯胺酮的代谢和时效，细胞色素 P450 酶诱导剂可增加其代谢和消除。大鼠长期使用苯巴比妥时，脑和血浆氯胺酮浓度降低，其作用时间也缩短。此外，氟烷可抑制氯胺酮的 N 位去甲基作用，使其在脑及血浆内的半衰期延长，可增强其药理效应。

（三）咪达唑仑

临床咪达唑仑常作为术前药或麻醉前用药。除其本身的镇静、遗忘作用外，联合其他麻醉药物时常可起到协同作用，减少丙泊酚等镇静药物的用量，增强阿片类药物的镇痛作用，但同时也会增加其呼吸抑制的发生率，需要加强监测。

动物实验和临床研究都认为，咪达唑仑与硫喷妥钠及戊巴比妥有协同作用。戊巴比妥可促进苯二氮罩类药与其受体相结合，同时又相互竞争与血浆蛋白结合，而硫喷妥钠对咪达唑仑的增效作用是由于硫喷妥

钠具有干预苯二氮罩类受体的作用。研究表明，苯二氮罩类药与戊巴比妥的协同作用是双向的，小剂量咪达唑仑 0.02mg/kg 即可明显增强戊巴比妥的催眠作用，其效果如同戊巴比妥增强硫喷妥钠的催眠作用一样。硫喷妥钠与咪达唑仑合用与硫喷妥钠单独应用比较，其催眠作用可增加 96%。与咪达唑仑合用时硫喷妥钠的量效曲线发生移位，ED_{50} 点明显左移。两者的协同作用使硫喷妥钠 ED_{90} 降低 49%，即从 3.87mg/kg 降低到

1.97mg/kg。咪达唑仑与丙泊酚也有协同作用。单独应用丙泊酚使意识消失的 ED_{90} 为 1.88mg/kg，当与咪达唑仑 0.02mg/kg 合用后，丙泊酚 ED_{50} 降至 1.03mg/kg。这也提示，丙泊酚的作用部位可能与硫喷妥钠相同，都是在 GABA 受体。

咪达唑仑与阿片类药之间也有协同作用。实验研究发现，咪达唑仑与阿芬太尼在抑制离体脊神经对伤害性疼痛的传导有协同作用；临床麻醉中咪达唑仑可明显减少瑞芬太尼的用量，并与剂量相关。阿芬太尼诱导的 ED_{50} 是 0.13mg/kg，如在给予阿芬太尼前 1min 注射咪达唑仑 0.02mg/kg，诱导量可减少到 0.027mg/kg。阈下镇痛剂量的阿芬太尼（0.003mg/kg）可明显增强咪达唑仑的催眠作用，其 ED_{50} 从 0.27mg/kg 降低到 0.14mg/kg。如果阿芬太尼用量为 20μg/kg，咪达唑仑的 ED_{50} 可降至 0.07mg/kg，相当于术前用药的量。表明阿芬太尼与苯二氮䓬类协同使用时也有较强的催眠作用。这种相互作用可能是 μ阿片受体与 GABA 受体之间相互作用的结果。

（四）丙泊酚

丙泊酚的药效学特点决定其常常与阿片类等镇痛药物联合使用。除药理作用互补外，丙泊酚与其他镇静与镇痛药物还具有协同作用，联合应用可减少各种药物的用量、不良反应及其对生理功能的影响。

丙泊酚可因其体内分布和排泄特点而导致其自身的药代动力学改变。随着丙泊酚血药浓度的升高，进一步影响血流动力学，使心排血量降低，结果使肝清除率和外周分布降低。随着静脉注射速度的增快，其血药浓度也越来越高。这不仅影响其自己的药理作用，不同药物之间相互作用也可发生。

研究表明，丙泊酚在中枢的作用部位可能与硫喷妥钠相同，都是在 GABA 受体。具有相同作用机制的药物伍用，或与中枢神经抑制药物伍用时，都有相互增效作用。丙泊酚与硫喷妥钠及咪达唑仑之间有协同作用。丙泊酚与硫喷妥钠或咪达唑仑配伍用时，可使硫喷妥钠 ED_{50} 减少 55%，丙泊酚 ED_{50} 减少 61%；小剂量咪达唑仑 0.02mg/kg 可使丙泊酚的 ED_{50} 减少 31%。丙泊酚用于麻醉诱导时，与咪达唑仑 0.02mg/kg 配伍用可使丙泊酚用量减少 49%；与阿芬太尼 0.02mg/kg 配伍用有相加作用，可使丙泊酚的 ED_{90} 从 1.62mg/kg 降低到 1.24mg/kg；如果三种药联合应用，可使丙泊酚用量减少 86%。

由于丙泊酚无明显镇痛作用且对心血管系统的抑制作用较强，因此临床常与强效镇痛药联合应用。丙泊酚和阿芬太尼之间也可发生药效协同，两者合用比单独应用可产生更强的镇静和镇痛作用。而丙泊酚和芬太尼联合用于麻醉诱导仅有相加作用。Pavlin 等在自愿者研究表明，丙泊酚与阿芬太尼配伍用时的血药浓度比单独静注丙泊酚时，平均高 21%。同样，在丙泊酚血药浓度 1.0/ug/ml 的基础上给予阿芬太尼，后者血药浓度明显高于单独给药。其原因可能与药代动力学改变有关，丙泊酚可抑制细胞色素 P450 的活性，从而降低阿芬太尼的排泄。Mertens 等研究了丙泊酚对瑞芬太尼抑制临床疼痛刺激反应所需剂量的影响，并且基于已发表的丙泊酚和瑞芬太尼相关数据对其研究结果进行了评价。结果显示由于存在镇痛作用协同，丙泊酚降低了瑞芬太尼抑制喉镜检查、气管插管和腹腔外科等刺激所需剂量。丙泊酚浓度与患者恢复意识的时间相关。研究显示与瑞芬太尼合并应用，可通过协同作用方式减少丙泊酚的用药。利多卡因和丁哌卡因可明显增强丙泊酚的作用并与剂量相关。静脉给予利多卡因 3.0mg/kg 或丁哌卡因 1.0mg/kg，丙泊酚催眠剂量分别减少 34.4% 和 39.6%。因此，若在用丙泊酚之前用过利多卡因或丁哌卡因，应酌情减少丙泊酚的用量。

丙泊酚与常用吸入麻醉药及肌松药之间未发现有明显的协同作用。丙泊酚可增加心肌对肾上腺素的敏感性，在丙泊酚麻醉期间，应用肾上腺素容易引起心律失常。

三、吸入麻醉药与其他药物的联合应用及相互作用

（一）吸入麻醉药间的相互作用

吸入麻醉药的联合应用包括两种或两种以上吸入麻醉药同时或连续应用。由于血气分配系数的差异，N_2O 常与异氟烷、七氟烷等联合应用，加快后一类药物的起效速度，增强麻醉效果。但相同类型的吸入麻醉药基本不会同时使用。

研究吸入麻醉药的相互作用时，某种药物对另一种药物效应的影响通常用 MAC 衡量。吸入麻醉药的相互作用一般都认为是相加作用，根据 Meyer-Overton 法则，麻醉效果主要取决于溶解于作用部位的分子数量，即两种浓度各为 0.5MAC 的药物联合应用时，其麻醉强度应为 1.0。但是，以前多以临床效果为评判指标来研究药物相互作用；近来对挥发性麻醉药与氧化亚氮（N_2O）的相互作用进行了研究，以脑电图来衡量药物对中枢神经系统的抑制作用。结果表明，N_2O 可降低异氟烷维持 EEG 频率在 2Hz 和 3Hz 时的浓度。加用氧化亚氮可以减少强效挥发性麻醉药的需要量（吸入 65% 的氧化亚氮可以使挥发性麻醉药的 MAC 值减少近 50%）。Goto 等报道，氟烷和异氟烷都有剂量依赖性拮抗 N_2O 的镇痛作用；N_2O 也可拮抗挥发性麻醉药对中枢的抑制作用。同静脉麻醉药，吸入麻醉药的相互作用也可因评判指标（镇静、镇痛或两者）不同而异，可能与不同麻醉药在中枢神经的作用部位不同有关。

（二）吸入麻醉药与静脉麻醉药的相互作用

全身麻醉时，吸入麻醉药和静脉麻醉药联合应用即静吸复合麻醉，可以明显减少两类药物的用量，使血流动力学更加平稳，并减小术中知晓的发生。临床常同时应用静脉和吸入麻醉药已达到作用快、恢复快、不良反应小的效果，静-吸复合全麻已成为常用的主要全麻维持方式之一。硫喷妥钠、氯胺酮、咪达唑仑及丙泊酚都可使吸入麻醉药的用量减少，MAC 降低。犬肌注氯胺酮 5mg/kg 后 1~2h，氟烷 MAC 降低 50%，5~6h 后可降低 14%。麻醉性镇痛药与吸入麻醉药之间的相互作用是以降低 MAC 的程度来衡量。芬太尼、阿芬太尼和舒芬太尼都可降低吸入麻醉药的 MAC，但并不能使 MAC 降低到零，提示镇痛药并不是一种完全的麻醉药，应该与静脉或吸入全麻药合用。瑞芬太尼使异氟烷 MAC 降低 50% 的血药浓度为 1.37μg/ml，当血药浓度达 50μg/ml 时也只能降低异氟烷 MAC 的 91%。可见，瑞芬太尼也不是一种完全的麻醉药，只有与其他全麻药合用才能避免发生术中知晓，但其与吸入麻醉药可在镇静及镇痛有很强的协同作用。Ma 等研究了七氟烷和神经鞘内注射芬太尼在抑制伤害性作用方面的相互作用。结果表明，单独用芬太尼抑制 A_δ 和 C 纤维反射的 ED_{50} 分别为 35.6μg 和 14.2μg，单独吸入 1.5% 七氟烷可抑制 A_δ 和 C 纤维反射的 15.2% 和 27.5%。而在吸入 1.5% 七氟烷的基础上以芬太尼抑制上述反射的 ED_{50} 分别为 8.5μg 和 3.5μg。即抑制反射的 76% 和 75%。可见七氟烷与芬太尼在抗伤害性作用方面具有很强的协同作用。

四、肌松药与其他麻醉药物的联合应用及相互作用

（一）肌松药联合应用及相互作用

1.去极化肌松药与非去极化肌松药琥珀胆碱

具有起效迅速、维持时间短的特点，但不适于长时间反复应用。因此临床可联合去极化肌松药和非去极化肌松药来获得确切、稳定的肌松效果。在静脉快速序贯诱导时选择琥珀胆碱快速达到插管条件，插管后追加中长效肌松药来维持术中肌松。需要注意的是，琥珀胆碱与非去极化肌松药同时静注可产生明显的拮抗作用，肌松效果减弱，持续时间也缩短。但注入琥珀胆碱后20min再注射非去极化肌松药（如维库溴铵、泮库溴铵、阿曲库铵），常有增强后者的作用，作用时间也可延长30%~50%。但对哌库溴铵和阿库氯铵影响不明显。Erkola等在临床研究了阿库氯铵与琥珀胆碱的相互作用。先注入琥珀胆碱 1mg/kg，当 T_1 恢复到5%时再注入阿库氯铵 0.15mg/kg。结果与单独应用阿库氯铵组相比。阿库氯铵的起效时间 3.8±0.9min 和最大阻滞效果 96.6%±7.2%均未见显著差异；而 T_1 的恢复时间较单独应用缩短；恢复指数和 TOF 恢复至 0.7 的时间，也无明显差异。故认为琥珀胆碱对随后给予的阿库氯铵肌松作用无影响。注入琥珀胆碱之前注射小剂量非去极化肌松药，可有效减轻或消除琥珀胆碱引起的肌颤，但可部分拮抗琥珀胆碱的作用，达到同样肌松条件所需琥珀胆碱剂量增加，并与非去极化肌松药的剂量相关，临床应增加琥珀胆碱剂量才能达到良好的气管插管条件。

2.非去极化肌松药间的相互作用作用时间不

同的肌松药先后应用，可满足不同时长的肌松需要，但非去极化肌松药之间的相互作用较为复杂。有些非去极化肌松药联合应用可产生协同作用。Goetz 等在临床研究了泮库溴铵与阿曲库铵的相互作用，提示预注泮库溴铵可使阿曲库铵的起效时间缩短，维持时间延长，两者之间有协同作用。如果预注阿曲库铵，对泮库溴铵的作用无明显影响。预注 10%ED$_{95}$维库溴铵后，再注入维库溴铵可显著缩短其起效时间。非去极化肌松药相互作用的机制仍有待于研究。一般认为，化学结构不同的苄异喹啉类和甾类肌松药合用可能产生协同作用，而结构相同的肌松药合用可产生相加作用。

（二）肌松药与吸入麻醉药的联合应用及相互作用

吸入麻醉药可增强肌松药的效应，吸入麻醉达到一定深度时均可产生不同程度的肌松作用，因此联合应用吸入麻醉药，减少肌松药用量。其原因可能与多方面因素有关：吸入麻醉药对中枢的抑制作用可降低对外来刺激的敏感性，产生中枢性肌松作用；可在药代动力学上影响肌松药的作用。如异氟烷可增加骨骼肌的血流灌注，增加肌松药在神经-肌肉结合部的分布；影响肝、肾的血流灌注，减少肌松药的代谢或排泄；可降低突触后膜对递质乙酰胆碱（ACh）的敏感性，从而增强肌松药的作用。

Bren 等应用膜片钳技术发现，异氟烷减少乙酰胆碱受体通道开放时间，使终板电位幅度降低并加速其衰减，神经肌肉传导减弱。吸入麻醉药增强非去极化肌松药的作用很明显，但不同药物影响不尽相同且与用量相关。吸入麻醉药对非去极化肌松药的影响程度依次为：异氟烷>七氟烷>恩氟烷>氟烷>氧化亚氮。非去极化肌松药受吸入麻醉药影响的顺序为：筒箭毒碱>泮库溴铵>维库溴铵>阿曲库铵。恩氟烷、异氟烷和氟烷的吸入浓度从 1.2MAC 增加到 2.2MAC，可使维库溴铵的 ED$_{50}$分别降低 51%、33%和 18%。异氟烷和恩氟烷可增强美维松的肌松作用，延长其作用时间和恢复时间。

（三）肌松药与局部麻醉药联合应用及相互作用

局部麻醉药也能增强肌肉松弛药的效能。静脉使用大剂量局麻药时，大多数局部麻醉药都能引起神经-肌肉传递阻滞；小剂量时肌松效应强度较弱，但它们可增强非去极化和去极化肌肉松弛药的效能。围术期这类相互作用容易被忽视，如术后静脉注射局部麻醉药用于治疗心律失常，可因肌肉松弛药残余作用的增强而导致患者出现严重的呼吸功能抑制。

（四）肌松药与其他常用药物的相互作用

肌松药与麻醉性镇痛药、抗生素、心血管药等均可发生相互作用见（表5-4-1）。

表5-4-1　常用药物与肌肉松弛药的相互作用

药物	相互作用	作用程度
阿芬太尼（alfentanil）	无	0
氨茶碱（aminophylline）	拮抗	++
抗生素（antibiotics）	增强	+++
抗惊厥药（anticonvulsants）	拮抗	+++
抑肽酶（aprotinin）	增强，琥珀胆碱作用延长	+++
阿司匹林（aspirin）	无	0
硫挫嘌呤（azathiopine）	拮抗	+
苯二氮䓬类（benzodiazepines）	无	0
β阻滞药（beta blockers）	增强	+
溴苄胺（bretylium）	增强	+
丁哌卡因（bupivacaine）	增强	++
丁酰苯类药（butyrophenone）	无	0
转诘抗药（calcium antagonists）	增强	++
卡马西平（carbamazepine）	拮抗	++
头孢菌素类（cephalosporins）	无	0
氯丙嗪（chlorpromazine）	无	0
克林霉素（clindamycin）	增强	+++
黏菌素（colistin）	增强	+++
环氧抑制药（cyclo-oxygenous inhibitors）	无	0
环孢素（cyclosporin）	增强	+
丹曲林（dantrolene）	增强	++
地塞米松（dexamethasone）	拮抗	++
地西泮（diazepam）	无	0
丙吡胺（disopyramide）	增强	+
吗乙胺吡酮（doxapram）	增强	++
氟哌利多（droperidol）	无	0
依可碘酯（echothiopate）	增强	+++
恩氟烷（enflurane）	增强	+++
红霉素（erythromycin）	无	0

艾司洛儿（esmolol）	增强，琥珀胆碱作用延长	+，++
依托咪酯（etomidate）	轻度增强	+
芬太尼（fentanyl）	无	0
呋塞米（furosemide）	增强	+
神经节阻断药（ganglion blocker）	增强	+++
庆大霉素（gentamycin）	增强	+++
硝酸甘油（glyceryl trinitrate）	无	0
氟哌陡醇（haloper idol）	无	0
六经季铵（hexamethonium）	增强	+++
氢化可的松（hydrocortisone）	拮抗	++
免疫抑制药（immunosuppressant）	琥珀胆碱作用延长	++
卡那霉素（kanamycin）	增强	+++
氯胺酮（ketamine）	轻度增强	+
利多卡因（hdocaine）	增强	+
酮略酸（ketorolac）	无	0
林可霉素（lincomycin）	增强	+++
局麻药（local anesthetics）	增强	++
氯轻二氮罩（lorazepam）	无	0
甘露醇（mannitol）	增强	0
美普他酸（meptazinol）	琥珀胆碱作用延长	+++
甲乙炔巴比妥（methohexitone）	轻度增强	+
甲硝挫（metronidazole）	无	0
咪达唑仑（midazolam）	无	0
吗啡（morphine）	无	0
新霉素（neomycin）	增强	+++
奈替米星（netilmicin）	无	0
硝苯地平（nifedipine）	增强	++
硝酸甘油（nitrates）	无	0
氧化亚氮（nitrous oxide）	无	0
阿片类药（opioids）	无	0
青霉胺（penicillamine）	无	0
青霉素（penicillin）	无	0
戊酸吡啶（pentolinium）	增强	+++
脉替陡（pethidine）	无	0
酚噻嗪（phenothiazines）	无	0
苯妥英钠（phenytoin）	拮抗	+++
磷酸二酯酶抑制药（phosphodiesterase	拮抗	++
多黏菌素（polymycin）	增强	+++

丙胺卡因（prilocaine）	增强	++
去氧苯比妥（primidone）	拮抗	++
普鲁卡因胺（procainamide）	增强琥珀胆碱作用延长	++
普鲁卡因（procaine）	增强琥珀胆碱作用延长	++
丙泊酚（propofol）	轻度增强	+
普萘洛尔（propranolol）	增强，琥珀胆碱作用延长	+，++
奎尼丁（quinidine）	增强	++
石肖普纳（sodium nitroprusside）	无	0
肾上腺皮质激素（steroids）	拮抗	++
链霉素（streptomycin）	增强	+++
舒芬太尼（sufentanyl）	无	0
四环素（tetracyclines）	增强	+
硫喷妥钠（thiopentone）	轻度增强	+
妥布霉素（tobramycin）	增强	+++
三甲噻芬（trimetaphan）	增强	+++
丙戊酸钠（valproate sodium）	拮抗	++
维拉帕米（verapamil）	增强	++
挥发性吸入麻醉药（volatile agents）	增强	+++

注：0，无作用；+，作用微弱，无临床意义；++，作用小，某些情况下有临床意义；+++，临床上作用明显。

（夏炳春）

第六章　心血管手术麻醉

第一节　心血管的超声监测

一、术中经食管超声心动图监测

（一）基本设备

一台配备完整的经食管超声心动图（TEE）仪包括 TEE 探头（换能器）、主机和与之配备的图像记录系统。换能器是超声检查的关键部件，它通过特定的压电晶片将电信号换成超声信号发射至人体心脏，然后将经过心脏反射回来的超声信号转换成电信号。主机主要是控制发射超声频率和接收反射回来的超声信号，以灰阶图像或多普勒频谱等显示出来。主机配备有强大的计算机功能和图像处理系统。

TEE 探头是 TEE 的必要设备。最初使用的是机械式扫描二维探头，后来采用相控阵式等各种类型的二维 TEE 探头，扫描形式也从单平面、双平面发展到多平面等类型。目前的 TEE 探头，种类很多，根据用途分为成年用儿童和婴儿用等类型，主要差别在于换能器大小和管体长短、粗细等。目前使用的 TEE 探头均具有二维、M 型、彩色、脉冲和连续多普勒检查的功能，2007 年已推出据实时三维图像的 3D-TEE 成人探头。

（二）术中 TEE 检查方法

1.食管的解剖特点

食管是一肌性管道，长度与身长有关，成年人一般长 25cm 左右，平均内径 20mm。从中切齿计算长度，一般至起始部约 15cm，至贲门约 40cm，故 30~40cm 通常是 TEE 常规检查的探头深度。食管从咽部下行，起始部近似垂直，颈部中段至食管胃连接处轻微向左侧偏斜。食管起始部、左支气管及主动脉弓水平、膈肌食管裂孔为食管的三个狭窄部位。

术前应充分了解有无经食管插管的禁忌证。绝对禁忌证包括吞咽困难、食管肿瘤、撕裂和穿孔、食管憩室、活动性上消化道出血、食管手术后不久等。相对禁忌证包括食管静脉曲张、严重的颈椎病变等。因此，对拟行术中 TEE 监测的患者，术前探视时一定要仔细询问上消化道疾病史。

2.TEE 探头的置入

一般是在麻醉诱导并完成气管插管后进行。将特制的牙垫套入消毒过的探头，探头前端涂以超声耦合剂。患者平卧，检查者右手持探头管体，使换能器面朝前并略微前屈，左手提起下颌后送入探头至食管内约 30cm，然后将牙垫放入上下门齿间。如盲插探头遇阻力时应退出探头，在直接喉镜暴露、明视下插入探头，避免强行插入引起损伤。术中放入 TEE 探头时更加需要动作轻柔，同时应尽量在肝素化前进行。因为肝素化期间一旦发生损伤可引起严重的出血。如胃内有较多气体，应先放入胃管将气体抽出以免影响图像质量。

术中检查时应注意尽量通过旋转多平面角度来获得所需要的检查切面，进退探头时应使探头前端保持于水平松弛位置，避免在食管内粗暴移动探头。术中使用电烙时，应中断检查并停止TEE探头工作。在体外循环低温停搏期，最好解除探头与主机的连接，以免探头与食管温差过大导致食管灼伤。TEE检查时，应先将换能器送至所需要到达的深度，再转换探头方向以获得所需要的检查切面，并通过观察影像变化来定位探头。

仪器的设置和校正直接影响图像质量和TEE诊断能力。有些TEE探头可用多个换能器频率来获取影像。增加探头频率可提高图像的分辨力却相应降低其穿透性。因此越靠近探头的结构如主动脉瓣等，使用的频率越高成像效果越佳；相反，越远离探头的结构如左室心尖部位等远场结构，使用的频率越低成像效果越佳。调整影像的探查深度使被检查的结构位于视野中央，并聚焦于目标部位。调整图像增益和动态范围使心腔中的血液显示为黑色，周围组织显示为灰色，从而使二者区分开来。调整时间增益补偿来统一整个视野的明亮程度和对比度。调整彩色血流多普勒增益到刚好去除彩色区域黑色背景的杂音干扰。缩小彩色区域的尺寸和深度可增加速度伪像和帧频。缩小二维影像的宽度也可相应增加帧频。

以下具体介绍心脏和大血管的TEE检查方法。

（1）左心室：左心室是心脏最重要的组成部分，各部分左室壁不同的冠状动脉分支供应血液，当冠状动脉发生病变时，其供血区域的室壁节段可发生厚度和功能的异常，形成室壁节段性运动异常（SWMA）。

为了解相应冠状动脉血供情况，一般将左心室分为若干节段，TEE可根据左室（LV）节段模型准确测量局部室壁运动异常的范围及定位。将左室壁由心底部至心尖部分为三个水平：心底部、中部和心尖部。心底部和中部的心肌环心腔一周被分别划分为6个节段，心尖部则被分为4个节段。实际操作中，左室功能由目测的室壁运动情况和收缩期节段室壁增厚度来进行评估和分析。室壁运动情况的分级评分标准为：①运动正常（收缩期室壁增厚度>30%）；②轻度运动减弱（室壁增厚度为10%~30%）；③重度运动减弱（室壁增厚度<10%）；④运动消失（收缩期室壁不能增厚）；⑤矛盾运动（收缩期反向运动）。

这一分级标准已广泛应用于术中TEE的研究和论著中。由左室的5个切面（3个经食管中段切面及2个经胃切面）可获得左室16个心肌节段的图像，分述如下。

换能器定位于二尖瓣（MV）水平的左房（LA）后方，可获得左室的食管中段切面，其扫描平面同时通过二尖瓣瓣环的中点和左室心尖部。通常情况下，左室心尖部的位置较心底部更靠前方，可通过略微后屈探头顶部，使扫描平面贯穿左室心尖。从0°前旋多平面角度至10°~20°，当主动脉瓣（AV）从视野中消失，三尖瓣（TV）瓣环直径最大时即获得食管中段四腔心切面。

食管中段四腔心切面可显示基底段、中部和心尖部的室间隔壁和左室侧壁的6个心肌节段；前旋多平面角度至80°~100°左右，当右房（RA）和右室（RV）从视野消失时，即获得食管中段两腔心切面。此切面显示了基底段、中部及心尖部的左室前壁和后壁的6个心肌节段。

继续前旋多平面角度至120°~160°左右，当出现左室流出道（LVOT）、主动脉瓣和升主动脉近端时，即获得食管中段长轴切面。此切面可显示心底部、中部和心尖部的室间隔前壁和后壁的 6 个心肌节段。当探头定位准确且扫描平面恰好同时穿过二尖瓣瓣环中点和心尖时，不需要移动探头位置，只需简单地从 0°向 180°前旋多平面角度，即可对整个左室进行全面显像和系统检查。

获得经胃左室切面需推进探头至胃部并前屈探头顶端，直到脏出现在视野内。多平面角度为 0°时，出现左室短轴切面图像，此时略微转动探头即可使左室位于视野中央。前旋多平面角度至 0°~20°左右，直到视野中出现一个心腔面积最大时的环状的匀称的图像，其中包括两条乳头肌，即为经胃中部短轴切面，是最常用的监测左室运动功能的视野。经胃中部短轴切面常常被用来评估左室心腔大小和舒张末期（精确计算即心电图的 R 波起始点）的室壁厚度。正常左室短轴的直径应小于 5.5cm，室壁厚度应小于 1.2cm。在这一切面上可通过测量左室舒张末期和收缩末期的面积，计算出射血分数的变化，并以此为参数评估左室的收缩功能。前旋多平面角度至 90°左右，当心尖和二尖瓣瓣环进入视野时即获得经胃两腔心切面，向左或向右轻转探头使图像中的左室腔长度处于最大值。此切面显示了基底段和中部的左室前壁和后壁的运动，通常不包括心尖部。

由经胃中部短轴切面后退探头，当二尖瓣出现在视野中央时即获得经胃基底部短轴切面，此切面显示了左室基底段的 6 个心肌节段。由能充分体现换能器位置与左室长轴关系的经胃两腔心切面，轻轻推进或后退探头可完整显示左室不同水平的切面图像（心底部、中部和心尖部）。当达到所需水平时，通过向 0°方向后旋多平面角度可获得相应部位的短轴切面。

（2）二尖瓣：二尖瓣是由前、后瓣叶、腱索、乳头肌、瓣环和左室壁共同组成。一般把 MV 前、后叶划分为三个部分，即前叶：外 1/3（A_1），中 1/3（A_2）和内 1/3（A_3）；后叶：外部（P_1），中部（P_2）和内部（P_3）。

一般由食管中段四腔心切面、食管中段二尖瓣联合部切面、食管中段两腔心切面、食管中段长轴切面和经胃两腔心切面来检查二尖瓣。首先，在食管中段四腔心切面上，二尖瓣后叶的 P_2 位于图像的右方，二尖瓣前叶的 A_2 位于图像的左方。然后，前旋多平面角度至大约 60°左右，二尖瓣后叶转换到了图像的左方，而前叶位于图像的中部，形成食管中段二尖瓣联合部切面图像。此切面上，A_2 位于左室流入道的中部而后叶位于其两侧，P_1 位于图像的右方，P_3 位于图像的左方。接下来，前旋多平面角度（90°左右）显示食管中段两腔心切面。现在，后叶的 P_3 移到了图像的左方，前叶的 A_1 则位于图像的右方。最后，前旋多平面角度（120°左右）至食管中段长轴切面。此切面上，二尖瓣后叶的 P_2 位于图像的左方，而前叶的 A_2 位于图像的右方。当扫描平面在食管中段水平恰好通过二尖瓣瓣环中点时，不需移动探头只需旋转多平面角度从 0°到 180°，即可系统检查到整个二尖瓣的结构和功能情况。

在食管中段四腔心切面或食管中段长轴切面，用 PW 技术，将取样容积置于开放状态的二尖瓣两个瓣尖之间，可探测到经二尖瓣的血流速度从而评价左室的舒张功能。应尽可能地缩小取样容积的大小（3~5mm），并使声束方向与经二尖瓣的血流方向尽量平行。

经胃的二尖瓣切面可通过推进探头使换能器位于左室基底部水平来获得。通常在多平面角度处于 0°时的经胃心底部短轴切面的基础上，略微前屈并稍微后退探头，以获得二尖瓣的短轴切面。后内交界 C_2 位于图像的左上方，前外交界 C_1 位于图像右下方，后叶位于图像的右边，前叶则位于图像的左方。检查经胃中段短轴切面可查看有无邻近乳头肌的室壁运动异常或乳头肌运动亢进（提示乳头肌或其组成成分的断裂）。在同样的探头位置前旋多平面角度至大约 90° 左右出现经胃两腔心切面，此切面对于检查与声束垂直的腱索意义较大。后内交界乳头肌的腱索位于图像的上端，前外交界乳头肌的腱索位于图像的下端。

（3）主动脉瓣，主动脉根部和左室流出道：主动脉瓣是由三个半月形瓣叶构成的，几乎位于心脏的中心。主动脉根部的结构包括主动脉瓣环、主动脉瓣膜、Valsalva 窦、冠状动脉开口、窦管结合部和升主动脉近端。左室流出道是左室的流出部分，位于主动脉瓣的下方。上述所有结构可通过以下 4 个切面进行详细检查。①食管中段主动脉瓣短轴切面：可在食管中段切面的基础上推进或后退探头至视野中出现主动脉瓣时，前旋多平面角度至 30°~60° 左右，使视野中出现能清晰显示主动脉瓣三个瓣叶的影像。邻近房间隔的瓣叶是无冠瓣，位于最前方的是右冠瓣，另外一个是左冠瓣。轻轻后退或略微前屈探头使扫描平面的方向通过其上方的 Valsalva 窦即可看到左、右冠状动脉的开口和窦管结合部。推进探头将扫描平面移至主动脉瓣瓣环水平可显示左室流出道的短轴切面。食管中段主动脉瓣短轴切面位主动脉瓣瓣叶水平，通常被用来测量主动脉瓣瓣叶游离缘的长度和瓣口面积。使用彩色多普勒血流技术可在此切面探测有无主动脉瓣反流、反流束大小和定位。②食管中段主动脉瓣长轴切面：于食管中段主动脉瓣短轴切面基础上，前旋多平面角度至 120°~160° 可显示左室流出道、主动脉瓣和升主动脉影像，即达到食管中段主动脉瓣长轴切面。是测量主动脉瓣瓣环直径、检查 Valsalva 窦、窦管结合部和升主动脉近端等结构的最佳切面。在此切面使用彩色多普勒血流技术可显示左室流出道、主动脉瓣和升主动脉的血流情况，对于探测和评估主动脉瓣的反流情况尤为重要。③经胃长轴切面：在经胃短轴切面的基础上前旋多平面角度至 90°~120° 左右，将主动脉瓣影像定位于声束远场的右方，即可获得经胃的长轴切面。某些情况下，需要显示左室流出道和主动脉瓣时，只需将探头向右轻转即可。检查两个经胃主动脉瓣切面的目的是使多普勒声束方向尽可能地与经主动脉瓣的血流方向相平行，从而可准确测量主动脉瓣的血流频谱，而这一点在食管中段切面是不可能做到的。对某些患者，这两个切面也可提供关于主动脉瓣心室面的信息。④经胃深部长轴切面：推进探头使其更深入胃部，前屈探头使声束方向恰好朝上向心底部扫描，显示经胃深部长轴切面的影像。在经胃深部长轴切面，主动脉瓣位于声束远场，显示在图像的下端，左室流出道的方向背离换能器。某些时候在这一切面上旋转多平面角度可得到主动脉弓和大血管的影像。

由经胃长轴切面或经胃深部长轴切面用多普勒测量流经左室流出道和主动脉瓣血流速度是可行的。将具有定位功能的 PW 取样容积置于左室流出道的接近主动脉瓣中心部位来测量左室流出道的血流速度。经主动脉瓣的血流速度，可直接将 CW 声束定向在左室流出道穿过主动脉瓣瓣叶的位置加以测量。

（4）左心房、左心耳、肺静脉和房间隔：由食管中段四腔心切面对左房开始检查，推进或后退探头约几厘米即可显示左房全貌，包括其最上方和最前方的毗邻结构。由食管中段切面向右轻转探头检查房间隔。轻轻后退或推进探头可完全显示房间隔的前方及其上部结构。前旋多平面角度至 90° 左右可获得与四腔心切面方向相垂直的食管中段两腔心切面影像。在此切面上只需左右转动探头即可对左房进行系统检查。左心耳位于左房的外上方，TEE可探测到其内血流情况。再向左轻转探头显示左上肺静脉。由食管中段两腔心切面右转探头并前旋多平面角度到80°~110°左右，当视野中同时出现上腔静脉和下腔静脉影像时，获得食管中段双腔静脉切面。此平面可同时显示房间隔、左房、右房角部和上、下腔静脉，是探测经房间隔异常血流效果较佳的切面。经此切面再向右轻转探头可显示右上肺静脉的入口，将PW取样容积置于距肺静脉右房入口0.5~1.0cm的部位探测肺静脉的血流速度。左上肺静脉血流方向因与多普勒声束几乎平行，易被显示。还可以使用TEE测量肺静脉血流频谱来评估单肺通气手术患者的肺血流变化情况。

（5）右心室：右心室由游离壁、间隔壁和右室流出道（RVOT）组成，为不对称的新月形腔状结构。对右室的检查应从食管中段四腔心切面开始。前旋多平面角度至60°~90°左右，在保留三尖瓣影像的同时显示右室流出道、肺动脉瓣和主肺动脉即获得食管中段右室流入-流出道切面。

经胃中部短轴切面上，右室位于图像的左方，左室则位于右方。由此切面右转探头将右室腔定位于视野中央，前旋多平面角度至100°~120°左右，使右室心尖部显像于图像的左边，即获得经胃右室流入道切面。此切面上右室游离壁的下部（膈面）位于声束近场，故显像较佳。在某些患者，由经胃右室流入道切面将多平面角度后旋至0°水平，前屈探头可显示右室流出道和肺动脉瓣影像。

（6）三尖瓣：三尖瓣由三个瓣叶（前叶、后叶、隔叶），腱索，乳头肌，瓣环和相关右室肌组成。在食管中段四腔心切面，三尖瓣的隔叶位于图像的右方，前叶或后叶位于图像的左方。推进或后退探头使扫描平面由下向上通过三尖瓣瓣环，将三尖瓣瓣环的影像定位于视野中央，前旋多平面角度达到食管中段右室流入-流出道切面。此切面上三尖瓣后叶仍位于图像左方，其前叶则被显像于图像右方。可用彩色多普勒血流技术在此切面上探测经三尖瓣的异常血流。

推进探头至胃内，形成经胃右室流入道切面，向心底部方向轻轻后退探头，将三尖瓣瓣环的影像定位于视野中央，后旋多平面角度至30°左右即可获得经胃三尖瓣短轴切面。此切面上三尖瓣前叶位于声束远场的左方，后叶位于近场的左方，隔叶位于图像的右方。用彩色多普勒血流技术在此切面上可探测经三尖瓣的血流情况。

（7）右心房：对右心房的检查应从食管中段四腔心切面开始，此切面上可直接比较左、右房的大小。右转探头将右房定位于视野中央，调整探查深度使右房显像最大，略微推进或后退探头可显示右房上部和下部的全貌。通过前旋多平面角度至80°~110°左右将上腔静脉（SVC）显像于图像右边，则下腔静脉（IVC）位于左边，此即食管中段两腔静脉切面。从右向左转动探头即可从外向内对右房的全部结构进行系统检查。

右房壁明显薄于左房壁。通常在下腔静脉入房口的位置可看到欧氏瓣，其大小个体差异较大，是一种正常的结构。由食管中段四腔心切面可在腔静脉与右房结合处的邻近区域通过推进或后退探头检查下腔静脉和上腔静脉。

（8）冠状静脉窦：在食管中段四腔心切面可稍推进或后屈探头经左房下壁显示冠状静脉窦长轴影像。冠状静脉窦的短轴影像位于食管中段两腔心切面图像左方的房室沟影像内或其正上方。从经胃心底部短轴切面后退探头以显示冠状静脉窦的长轴影像是另一种成像方法，

（9）肺动脉瓣和肺动脉：TEE 可在三个切面上检查肺动脉瓣。将多平面角度回到 0°并前屈或稍后退探头可显示出主肺动脉分叉和起自患者右侧位于图像顶部的右肺动脉影像，因左支气管的原因，通常用 TEE 探查左肺动脉时显像较困难。食管中段右室流入流出道切面显示了肺动脉瓣的长轴影像，应用彩色多普勒血流技术可探测瓣膜的反流情况。在食管上段主动脉弓短轴切面，转动探头可显示出位于图像左边的主肺动脉和肺动脉瓣影像。此切面上多普勒声束与经肺动脉瓣和主肺动脉的血流方向相平行，测量经这些结构的血流速度非常有帮助。

（10）胸主动脉：TEE 在食管中段切面检查位于声束近场的升主动脉近端和中段时，将升主动脉影像定位于视野中央，旋转多平面角度至 0°~60°左右，当血管影像呈圆形时即获得食管中段升主动脉短轴切面，推进或后退探头检查不同水平的主动脉影像。前旋多平面角度至 100°~150°左右可出现食管中段升主动脉长轴切面，此切面上主动脉的前壁和后壁相互平行。

由食管中段四腔心切面左转探头至出现圆形的血管短轴切面影像，将其定位于声束近场的中央，即得到食管中段降主动脉短轴切面。调节探查深度至 6~8cm，使视野中主动脉影像显示最大，将聚焦深度移到近场可提高图像质量。从 0°前旋多平面角度至 90°~110°左右，获得血管前、后壁成平行线状的食管中段降主动脉长轴切面。在食管内略微推进或后退探头可检查到全部的降主动脉和腹主动脉上段。食管走向开始位于主动脉后方，在主动脉弓部远端水平环绕主动脉，在膈肌水平则位于主动脉的前方。因此从主动脉弓远端水平推进并左转（向后）探头，可显示降主动脉影像。

多平面角度 0°时，后退探头显示主动脉弓，保持胸主动脉降部影像，直到食管上段切面，距门齿 20~25cm，可得到食管上段主动脉弓长轴切面。前旋多平面角度至 90°，可得到食管上段主动脉弓短轴切面，转动探头将扫描平面从弓部近端移到远端，可显示主动脉弓的全貌。

对个别患者，由食管上段主动脉弓长轴切面后退探头可显示近端的左锁骨下动脉和左颈总动脉影像。因为气管的阻隔，右头臂动脉显像困难，通常是 TEE 显像的气管前盲区，有研究通过气管内置入水囊，TEE 可以显示主动脉弓近段、无名动脉长、短轴图像，建立 TEE 经气管声窗部分消除了气管前盲区。在食管上段主动脉弓短轴切面，可分辨大血管起始部的解剖关系，如弓的上部位于图像的右边。就弓部血管而言，TEE 对位于图像右边的头臂动脉的分辨能力最差，对左锁骨下动脉则最强。在主动脉弓切面上左头臂静脉通常位于弓的前方。

（三）术中 TEE 的临床应用

目前心脏手术术中 TEE 检查已成为不可缺少的部分，主要应用于手术室内的术前诊断、术后手术效果评价、引导心房和心室间隔缺损的封堵、指导循环功能管理等方面。

1.血流动力学监测

术中 TEE 可方便地进行血流动力学监测，实时评价前负荷、心室功能，指导术中循环管理。

（1）左心收缩功能：TEE 测童心排量主要有两种方法：一种取食道下段四腔心和两腔心切面，手动描记或采用心内膜自动描记法描记左室腔的心内膜。Simpson 法计算出左室舒张末容积（LVEDV）和左室收缩末容积（LVESV），两者相减即为每搏量（SV），

SV乘以心率即得心排血量CO，（SV÷LVEDV）×100%即为射血分数（EF）。另一种方法为取主动脉瓣口，二尖瓣瓣口或右室流出道的血流频谱，计算时间速度积分，乘以各姆口的截面积即得每一心动周期跨瓣的血流量，也即SV，再乘以心率即可得CO。两种计算结果均与血管造影和热稀释法相关良好。但第一种方法测得的CO的绝对数值明显小于血管造影测得的数值，其原因主要在于超声对左室长轴的低估。而对EF的测量各种方法数值接近，其相关性良好。除了以上两种EF的计算方法外，还可取胃底左室乳头肌短轴水平测量舒张末面积（EDA）和收缩末面积（ESA），计算左室面积变化率（FAC），FAC=（EDA－ESA）/EDA，FAC数值的大小可以反映EF的变化。另外，在术中连续从不同的切面观察到心室的整体收缩运动和局部室壁运动也有助于粗略地判断心室射血功能。

M型测量左心室收缩功能方法简单，重复性好，通常选用经胃短轴切面，使取样线通过圆心，可清楚显示心内膜边界。但前提是左室的形态基本正常。

（2）舒张功能：近年来，对舒张功能的重要性认识越来越深入，舒张功能异常是心衰的主要原因之一，而且舒张功能的异常常早于收缩功能的改变，及早发现舒张功能的异常变化对于心脏病患者的转归和预后有着重要意义。舒张功能的异常主要表现在左室舒张末压的升高，麻醉监测主要通过肺毛细血管楔压的增高来反映。但漂浮导管本身的缺陷限制了它的使用，而且因为是间接反映，影响因素多，可靠性降低。TEE主要通过测量二尖瓣、肺静脉的血流频谱来反映舒张功能的变化，与核素检查等相关性良好。

（3）前后负荷：前负荷的定义为心肌收缩之前遇到的负荷，对左心室而言即左室舒张末期容积（LVEDV），心室舒张时的容积在心腔内形成一定的压力即左室舒张末压（LVEDP）。TEE取经胃中段短轴切面动态观察可以准确地反映前负荷变化。后负荷指心室射血时所面对的阻抗，即心室壁的张力，TEE可通过计算左室壁的应力来反映后负荷。

（4）心肌缺血：经食管超声心动图监测主要通过观察心室壁的节段性室壁运动异常（SWMA）来反映心肌缺血，此方法反映心肌缺血的敏感性明显高于ECG及血流动力学指标。在冠脉搭桥患者SWMA较为常见，而且搭桥后SWMA的出现是患者术后转归的预测指标之一。

2.手术效果即刻评价

即刻评价各种心血管手术的效果是术中TEE最主要的价值之一。TEE适用于所有的成年患者心脏直视手术、大血管手术以及冠脉搭桥术的手术效果即刻评价。

（1）瓣膜成形术：术中TEE能在手术前后即刻准确评价瓣膜结构和功能，帮助外科医师制定成形术方案，术后立即评价成形效果。瓣膜成形前的TEE检查要点包括：瓣环扩张情况，瓣叶、腱索及乳头肌的受损情况，定位反流发生的部位。成形后需判断有无残余反流，有无狭窄，成形不理想的原因。

（2）人工瓣膜置换术：术中TEE监测TEE探头位于左房后方，在显示人工二尖瓣时，其机械瓣所产生的声影及多重反射等干扰影位于远场的左室内，而左房的显示十分清楚，故能清晰显示人工二尖瓣的反流。而主动脉瓣人工瓣的探查就不如二尖瓣理想。

术中人工瓣评价要点：①瓣叶的活动：人工瓣叶的开放角度是否足够，是否每个心动周期都正常开闭，有无卡瓣的情况等。需注意的是当心功能较差时，由于左房室压差不足以使人工瓣开启时也会出现类似卡瓣的表现，应认真鉴别；②跨人工瓣的峰值流速和平均流速：与心排血量有关，压力半降时间相对较少受心排血量的影响，更适合于判断人工瓣有无狭窄及程度；③人工瓣的反流：机械瓣正常关闭过程中会产生闭合流，起源于环内，为向心性，时程较短；④瓣周漏：其反流起源于瓣环外侧，多为偏心性；⑤左室流出道梗阻：二尖瓣生物瓣可能造成左室流出道梗阻。

3.冠脉搭桥术术中 TEE 监测

术中 TEE 监测术中 TEE 在冠心病外科治中的应用价值至少包括以下三个方面：

（1）即刻探查冠脉旁路术后是否有新的节段性室壁运动异常，同时配合其他临床征象提示血管桥闭塞，使术者能即刻施行血管桥疏通术或必要的药物治疗。

（2）术中 TEE 能在体外循环前及时探查患者是否合并其他心内病变，如瓣膜病等。

（3）术中 TEE 能较好显示升主动脉的粥样硬化斑块，可提示外科医师在升主动脉操作，如插管、阻断时避免粥样斑块脱落，从而减少术后脑卒中的发生。

4.先心病手术术中 TEE 监测

对明确复杂先心病变和补充 TTE 诊断具有积极的意义，对畸形矫正的情况也可作出明确的判断。资料显示，术前 TTE 诊断中，转机前 TEE 发现新的病变者高达30%；转机前 TEE 明显改变治疗方案的占 1%~16%>转机后 TEE 提示行再次转机或改变术后治疗的占 3%~45%。畸形矫治后可对效果作出评价，而且对某些手术可能的并发症也能及时发现，如室间隔修补术后的残余漏，主动脉瓣反流等，可以立即施行补救措施。

5.肥厚性梗阻型心肌病术中 TEE 监测

一般认为心外膜超声在肥厚性梗阻型心肌病术中价值更大。但由于心外膜超声干扰手术进程，可能引起术后感染，故外科医师更喜欢术中 TEE 监测。事实上，目前多平面 TEE 在肥厚型心肌病术中一样具有重要价值。术中 TEE 可提示术者需切除的肥厚间隔的部位、长度和深度。手术理想的病例，术后 TEE 可显示。

（1）左室流出道部位的间隔明显变薄，左室流出道增宽。

（2）二尖瓣前叶的收缩期前向运动（SAM）消失。

（3）连续多普勒测量左室流出道与主动脉之间的压差明显减少，甚至接近正常。

（4）二尖瓣反流减少或消失。

6.主动脉手术术中 TEE 监测

术中 TEE 监测 TEE 不仅能够显示主动脉病变的部位和范围，还能显示主动脉夹层原发破口的部位和大小、夹层是是否累及冠状动脉及头臂动脉、同时还能评价主动脉瓣功能等。

7.术中排气监测

心内直视手术后心腔内可能残留过多的气体，进而导致脑血管、肺血管或冠状动脉的气体栓塞。术中 TEE 可检测到心腔中气体并指导外科医师排气。

8.术中 TEE 指导导管放置

在血管穿刺，尤其是经颈外静脉、锁骨下静脉路径放置中心静脉导管穿刺方面能帮助麻醉医师准确显示穿刺导丝是否进入上腔静脉或右房。在放置飘浮导管和主动脉内球囊反搏导管时也具有准确定位作用。在刚刚兴起的微创心外科的麻醉中，TEE 将引导麻醉医师经颈内或颈外静脉穿刺将心肌停跳液逆灌注管植入冠状静脉窦；引导外科医师将主动脉内阻断管经股动脉准确放入升主动脉；也可以引导将主动脉内球囊反搏的气囊放入降主动脉的合适位置，并对其作用进行评价。

9.体外循环中重要脏器灌注监测

体外循环中的重要脏器保护一直深受临床医师的关注，TEE 技术让我们能够直观监测术中许多脏器的血流灌注。TEE 使我们测量 CPB 时腹主动脉、肾动脉、脾动脉和颈总动脉的血管内径和血流量成为可能，获得体外循环时内脏血流变化参数，为体外循环过程中的脏器保护提供依据。

（四）TEE 在重症监护病房（ICU）中的应用

由于 TEE 检查可在 ICU 患者床旁进行，操作简便迅速，即刻得到有关心脏解剖、心功能及血流动力学方面的信息，从而可及时确地作出诊断。目前 TEE 已用于 ICU 中危重症患者的诊断和病情监测，对临床实践具有很强的指导作用。为治疗方法的选择及手术效果的评估提供确实可靠的证据。

1.在危重患者中应在具有明确适应证时方可考虑进行 TEE 检查。其适应证包括：

（1）具有重要临床意义而急需明确诊断的心脏瓣膜病，如二尖瓣反流、人工瓣膜功能障碍。

（2）感染性心内膜炎。

（3）低血压和血容量的具体评价。

（4）病情危重状态下左、右室功能评价。

（5）心源性肺栓塞的病因诊断。

（6）明确低氧血症患者有无经未闭卵圆孔的右向左分流。

（7）胸痛的鉴别诊断，特别是对主动脉夹层和心肌梗死后并发症的鉴别。

（8）心包积液、心包占位性病变及纵隔出血的诊断。

（9）胸部外伤时心脏的并发症诊断等。

TEE 通过检测左心室舒张末面积（EDA）、左室面积变化率（FAC）、二尖瓣和肺静脉血流频谱和左室节段性室壁运动等指标，可对不同原因的低血压进行鉴别诊断，为临床治疗决策提供可靠依据。

TEE 对呼吸困难和引起急性左心衰的多种病因的诊断和指导。及时处理具有非常重要的意义，包括缺乏心电图改变的心肌梗死或心肌缺血、乳头肌或腱索断裂所致的急性重度二尖瓣反流等多种情况。对急性呼吸困难者进行 TEE 检查，还应注意是否存在其他疾病，如主动脉夹层、创伤性或感染性心内膜炎引起的急性主动脉瓣反流和肺动脉栓塞等。

二、术中经食管三维超声心动图的应用

经食管超声心动图（TEE）是能够在心脏外科手术中应用的最简便易行的影像学技术，其实时性、精确性、可重复性受到手术医生和麻醉医生的重视。三维超声心动图 3D-TEE 可以对复杂的心脏解剖结构进行更为精细的成像，同 2D-TEE 相比 3D-TEE 具有如下优点。

1.成像形象直观，容易被手术医生所理解。

2.可以提供常规二维切面所没有的视觉角度，如从心房面观察房室瓣膜启闭的动态立体结构。

3.对获得的三维图像进行任意角度的解剖二维切面,更有助于观察心脏、大动脉情况。

4.可用于心室容量和射血分数的三维测量。

目前术中经食管 3D-TEE 有重建 3D-TEE 和实时 3D-TEE 两种形式,所谓重建 3D-TEE,是在心电和呼吸门控下旋转扫描采集序列 2EKTEE 图像经过像素插补形成三维体数据。其成像角度大、图像分辨率较高。但在术中重建 3D-TEE 有两大技术局限:①图像采集受心律的影响,例如房颤的患者采集三维图像比较困难。②不能快捷地获得心脏功能信息,术中实时心脏功能监测比较困难。

实时 3D-TEE 图像需要 3D-TEE 探头和相应的图像处理平台,一般有 4 种模式:①二维模式,可同时显示相互垂直的两个二维平面图像;②实时三维模式;③3D 放大模式;④3D 全容积模式。

前 3 种模式只需采集一个心动周期,而全容积模式需采集至少 4 个心动周期。

实时 3D-TEE 由面阵探头直接采集三维体数据,目前由于受到探头技术的限制,成像角度较窄。

对术中超声心动图而言,实时 3D-TEE 的真正有价值的突破在于其三维体数据有较高的时间精度和同步性,在实时三维体数据的基础上可显示任何一个二维切面图像,将使经食管解剖二维成像成为现实。

不论是何种图像采集方式,所采集的三维体数据必须经过快速的滤波、显示、分割等图像处理才能获得有价值的解剖和功能信息。

(李涵葳)

第二节　心脏瓣膜置换术麻醉

心脏瓣膜包括主动脉瓣、二尖瓣及三尖瓣。其病变严重时进行置换是彻底治疗的方法。心脏瓣膜置换术占心内直视手术的 52.2%,心瓣膜病大多由风湿性心脏病引起。换瓣术中,其中单瓣置换为最多,占 33.3%~91%,双瓣置换占 9%~14.5%,再次换瓣占 4%~4.4%。一是此类病人病例多、病程长,病情严重,心功能严重减退,心脏明显扩大,伴有严重心衰、心律失常,急症多,多属抢救性手术,麻醉有很大风险性。二是病变粘连者多,心脏大,使手术难度增加,循环阻断时间较长,心肌受损大,严重并发症发生率高,心肌保护和大脑保护很重要,麻醉技术要求高,管理难度大。应了解每种瓣膜病变所造成的血流动力学改变的性质与程度,才能合理用药,做好麻醉管理,维持血流动力学的相对稳定。

一、病理生理特点

(一)主动脉瓣狭窄(AS)

病因已由风湿性瓣膜病变为主变为老年性瓣膜病变,为钙化所致瓣叶僵硬、狭窄。当狭窄至 $0.8cm^2$ 时,才会出现临床症状和体征。主动脉瓣狭窄的主要病理生理改变有:

1.左心室排血明显受阻,心排血量受限,心动过缓时减少。

2.左心室壁顺应性降低，循环容量已绝对不足，正常的心房收缩约提供 20% 的心室充盈量，而主动脉瓣狭窄病人则高达 40%。

3.左心室舒张末压升高引起肺充血，肺毛细血管楔压常较左心室舒张末压力为低。

4.心功能不全，病变早期心肌收缩性、心排血量和射血分数均保持良好，后期则受损抑制，常见于心内膜下缺血引起的心功能不全。

5.心肌缺血危险，心室壁肥厚使基础氧耗量增加，心室收缩排血时心室壁张力增加，心肌氧耗显著增多。心室收缩时射血时间延长，降低了舒张期冠状动脉灌注时间，及心室顺应性降低，舒张末压增高引起冠脉有效灌注压降低，部分病人因伴有冠心病而心绞痛。心动过速使氧供/需失衡，应大力预防和处理心肌缺血。

（二）二尖瓣狭窄

二尖瓣狭窄（MS）多为风湿性，50% 患者术前有充血性心功能不全、阵发或持久性房颤等。正常二尖瓣瓣口面积为 $4\sim6cm^2$，二尖瓣瓣口面积 $<2cm^2$ 为轻度二尖瓣狭窄，$1\sim1.5cm^2$ 为中度二尖瓣狭窄，$<1cm^2$ 为重度二尖瓣狭窄。二尖瓣狭窄的主要病理生理改变有：

1.左心房向左心室排血受阻

左心室慢性容量负荷不足，左心室腔相对变小，左心房则是容量和压力过度负荷。中后期射血分数降低。

2.跨瓣血流速度增加

跨二尖瓣压差与瓣口面积和经二尖瓣血流速度有关。当心动过速时，舒张充盈时间缩短较收缩期缩短更明显，为了保持心排血量恒定，跨瓣流速增加，而跨瓣压差与跨瓣流速的平方成正比，当出现快速房颤时容易发生肺水肿。

3.呼吸困难

病程长时，左房压和肺静脉压升高，肺水渗漏增加，后期两肺基底部组织肺水肿增加，肺顺应性降低，增加呼吸做功出现呼吸困难。

4.三尖瓣反流

病情进展时，发生肺动脉高压，肺血管阻力增加，右心室后负荷增加，进而引起右心室功能不全、出现功能性三尖瓣反流。

（三）主动脉瓣关闭不全

先天性常伴其他畸形，后天性多为风湿性，主动脉瓣关闭不全常伴有主动脉根部扩张。病理生理改变如下。

1.左心室肥厚

左心室容量过度负荷，左心室舒张末室壁张力增加，左心室扩大，室壁肥厚。

2.心室舒张末压增加

心室舒张期顺应性增加，舒张期主动脉血液大量反流，虽然舒张末容量显著增加，但心室舒张末压增加有限。舒张压降低，冠状动脉血流减少。

3.影响心肌氧供

左心室肥厚、扩大、基础氧耗高于正常；主动脉舒张压降低，有效冠状动脉灌注压下降，影响心肌氧供，可发生冠状动脉内膜下缺血。

4.左心室收缩力减低

后期影响心肌收缩性，心脏效能与每搏容量降低，收缩末容量增加，左心室收缩力减低而致左心衰，左心室做功增加。

5.急性主动脉瓣关闭不全

其左心室大小及顺应性正常。但因突然舒张期负荷过多，造成舒张期压力骤升而降低反流量。左心室每搏容量，前向性心排血量和动脉压降低，通过交感代偿活动以增加外周血管阻力与心率来维持血压，但只能增加后负荷，前向性每搏量进一步降低。

（四）二尖瓣关闭不全

二尖瓣关闭不全（MI），以风湿性最常见。也可由细菌性心内膜炎、乳头肌梗死及二尖瓣脱垂等引起。其病理变化如下。

1.心肌氧耗增加有限

左心室慢性容量负荷过多，等容收缩期室壁张力降低；左心室收缩早期排血入低负荷的左心房，然后才进入主动脉，虽然心肌做功增加，但心肌氧耗增加有限。

2.反流容量

取决于心室与心房之间的压差，以及二尖瓣反流孔的大小。

3.心肌收缩性显著损害

一旦病人出现症状，提示心肌已有损害；病人有肺充血症状时说明反流容量极大，达60%以上，心肌收缩性已受到显著损害。

4.急性二尖瓣反流

其左心房大小及顺应性正常，一旦发生二尖瓣关闭不全，形成反流，将引起左心房及肺毛细管压骤升。二尖瓣急性反流多发生在急性心肌梗死后，心功能不全、充血性心衰和肺水肿均发生，即使紧急行二尖瓣置换术而幸存，5年存活率仍小于30%。

二、麻醉处理

（一）主动脉瓣狭窄患者的麻醉管理

1.保持窦性节律

应尽量保持窦性节律，避免心动过速，增加后负荷及对心肌明显抑制。

（1）快速节律失常，即使血压在适宜范围，仍需积极治疗。普萘洛尔1~5mg，或艾司洛尔25~50mg，或维拉帕米2.5~5mg，以5%葡萄糖液稀释后，缓慢静注，必要时可增量。若药物治疗无效，且心电图提示ST段改变时，采用体外电复律。

（2）室上性心动过速，去氧肾上腺素0.1~0.5mg静注。避免心动过缓，因每搏量已下降，需依赖于较快的心率维持冠状动脉灌注。

2.防治低血压

注意保持血管内容量，避免容量不足，低血压影响冠状动脉灌注和心肌缺氧，每搏量降低可使血压进一步降低。处理。

（1）补充血容量，纠正血容量不足。

（2）应用α受体激动剂，去氧肾上腺素0.1~0.5mg静注，可升高血压，还可治疗室上性心动过速。除非血压严重下降，避免应用正性肌力药。

3.高血压处理

（1）加深麻醉，及时调整麻醉深度。

（2）扩血管药物的应用，一般连续输注硝酸甘油，可降低肺动脉压且对外周动脉压影响较小。较硝普钠或肼苯达嗪效果好。

（3）正性肌力药，主动脉瓣置换术后停体外循环时常需应用多巴胺持续泵注，若剂量过大也可致血压过高。

（二）二尖瓣狭窄患者的麻醉管理

二尖瓣置换时麻醉应注意。

1.避免心动过速

患者术前存在的心房纤颤以洋地黄类控制心率，用至术前，不可随便停药。患者入手术室后，一旦出现快速房颤，或心室率过快，是患者焦虑、紧张所致，可对症处理。

（1）静脉追加毛花苷 C，0.2~0.4mg/次。

（2）注意血钾水平。

（3）立即静注镇痛药，更恰当的方法是静注吗啡，0.1mg/kg，解除病人焦虑紧张，降低基础代谢及肺动脉压。

（4）面罩加压给氧。

（5）必要时用硝酸甘油 0.3~0.6mg 舌下含服，5min 即可奏效，肺部过多的血流停留在外周静脉，有助于防止早期肺水肿的发生。

（6）控制心动过速，患者情况尚可、血压、脉压接近正常范围时，为控制心动过速，可静注普萘洛尔 1~5mg 或艾司洛尔 25~50mg，或维拉帕米 1.25~2.5mg 或者柳胺苄心定 5mg 等。

2.纠正血容量

保持适当的血管内容量。CVP 控制在 10~15cmH$_2$O，尿量大于 0.5~1ml/kg。

3.避免加重已有肺高压

为减轻右心室负荷，围麻醉期应积极防治、避免加重肺高压。

（1）及早应用扩血管药物。

（2）低血压治疗，瓣膜置换术后低血压治疗会有一定困难，除纠正容量外，静脉输注肾上腺素、多巴胺、多巴酚丁胺，多培沙明等，剂量恰当，可增加心排血量和血压，而心率不致过于加速。缩血管药物应予避免使用，因其加重肺动脉高压而促使右心室衰竭。

（3）用血管扩张药与正性肌力药，一旦发现右心室功能不全，应立即用之。

（三）主动脉瓣关闭不全患者的麻醉管理

1.避免增加左心室后负荷

外周血管阻力保持在较低水平，可增加前向血流，降低反流分数，适当增加心率，可降低反流量和左室心腔大小。

2.血管扩张药的应用

如硝普钠、酚妥拉明连续输注，防治围麻醉期血压过高及外周血管阻力增加。血压升高可加重反流。

3.容量支持

部分患者需容量支持。

4.静脉输注异丙肾上腺素

心动过缓可导致左室心腔严重扩大，此时应用阿托品常无效，可输注异丙肾上腺素，若心包已被切开时，则可直接采用心脏起搏，提高心室率。

5.急症主动脉瓣关闭不全

多属抢救性手术，一般术前已使用血管扩张药物治疗，手术日不停药，并过渡到静脉用药。

（四）二尖瓣关闭不全患者的麻醉管理

其血流动力学改变与主动脉瓣关闭不全类似。注意事项如下。

1.保持轻度的心动过速

因较快心率可使二尖瓣反流口相对缩小。

2.维持较低外周阻力

降低前向性射血阻抗，可有效地降低反流量；保持周围静脉适当的扩张，可使回心血量有所下降，降低舒张期容量负荷过重和心室腔大小；血管扩张药对这类病人特别有益。需保证足够血容量。

3.改善换瓣后心室负荷

换瓣后左心室将面对"新的"收缩压峰压、心室排血阻力增加，改善术后心室负荷，可将正性肌力药支持与血管扩张药同时应用。

三、麻醉前准备

（一）麻醉前评估

心脏瓣膜置换术麻醉风险大，麻醉诱导及术中会出现室颤、心搏骤停。麻醉前需全面了解病情，充分估计麻醉手术的危险性，做必要的麻醉前准备治疗和选择适宜的手术时机。

1.心肌缺血或梗死

主诉有无频发性心绞痛，心电图、动态心电图及彩超辅助诊断，诊断明确。体外循环及再灌注损伤无可加重心肌缺血。

2.心功能状况

准确判断心衰症状、类型及心功能级别，心衰Ⅱ~Ⅲ级危险性较大，心衰Ⅳ级须经内科治疗、心衰控制后1年方可手术。急症除外。

3.心律失常的性质

室性心律失常Ⅱ级宜先治疗，Ⅲ~Ⅴ级禁忌麻醉，否则风险极大。急症可在复苏措施或复苏成功后施行。左束支及双束支阻滞患者风险大。房颤、Ⅲ度房室传导阻滞风险大。

4.高血压

三期风险较大。

5.呼吸困难

已有慢性缺氧，再出现急性缺氧其风险增加。

6.心脏明显扩大

心胸比例>0.7~0.95，心壁变薄，心肌收缩力减弱，麻醉处理困难，风险大。

7.心动过缓

仍然可为麻醉管理造成困难，风险增大。

（二）精神准备

由于病程长、病变重，患者存在着焦虑、恐惧强烈，麻醉医师术前应与患者交谈，减少恐惧心理和由此引起的心血管反应，使患者不至于过分紧张，有充分的精神准备。

（三）麻醉前用药

1.哌替啶 1mg/kg（或咪达唑仑 0.15mg/kg），术前 30min 肌注。氟哌利多 0.1mg/kg。

2.东莨菪碱 0.1~0.3mg，术前 30min 肌注。

（四）其他

备新鲜血及起搏器等。

四、麻醉方法及管理

（一）麻醉要求

心脏瓣膜置换术的麻醉要求有 3 点。

1.对心血管功能的影响最小

力求各药物对心血管功能的影响降至最低限度。

2.降低应激反应

对气管插管和外科操作无强烈、过度的应激反应，改善心脏的负荷，保持血流动力学的相对稳定。

3.控制性强

可按药效和病情随时加以调整。

（二）麻醉诱导

麻醉诱导期处理十分重要，不恰当地处理易致显著的血流动力学紊乱，严重者可致心搏骤停，需特别重视。心脏瓣膜病麻醉在诱导时除了血流动力学监测外，即刻血气分析、电解质测定对及时发现意外异常并及时处理异常也有重要的意义。尽管每家单位均有麻醉诱导常规，但是切忌千篇一律。通常可以用咪达唑仑 2~5mg 为基础，静脉麻醉药常用依托咪酯或丙泊酚，硫喷妥钠已很少应用。硫喷妥钠作用迅速、舒适，虽会引起静脉血管扩张、回心血量减少，但若用量小、静注慢、发挥此药的快速使患者入睡的作用，则对血压和心肌抑制作用并不明显，不必将其列为禁忌。依托咪酯对血流动力学影响较小，常用剂量为 0.2~0.3mg/kg；危重病患者宜减量。丙泊酚也常被用于麻醉诱导，鉴于其在用药剂量大或快时易致严重低血压，故瓣膜置换术患者的麻醉诱导剂量常用 1mg/kg，必要时追加。也有 TCI 模式用药，但药物靶控浓度宜选择较低浓度。麻醉性镇痛药常用芬太尼或舒芬太尼，宜缓慢应用直至麻醉计划用量，如出现严重血流动力学紊乱，应暂停用药并进行处理。芬太尼常用诱导剂量为 5~10μg/kg，舒芬太尼常用诱导剂量为 0.5~1μg/kg。芬太尼、舒芬太尼用量大或相对偏大时易引起明显的心动过缓，可适当应用解迷走药物。泮库溴铵具有抗迷走作用，可抵消芬太尼所引起的心动过缓，曾作为优选肌松剂，但目前应用逐渐减少。大剂量或较大剂量的芬太尼、舒芬太尼会引起血压下降，宜用适量血管活性药物。

麻醉诱导期可有显著血流动力学变化，对此要有充分的准备，并及时治疗。麻醉诱导期间会发生需要心率较慢的患者（如二尖瓣狭窄患者）出现快房颤，需要较快心率的患者（如主动脉关闭不全患者）出现显著的心动过缓，麻醉诱导中出现血压骤降等。因此，麻醉诱导期需合理应用心血管活性药，调控血流动力学。

（三）麻醉维持

瓣膜置换术麻醉维持常以镇痛药为主的静吸复合全麻，多数患者的血流动力学保持稳定，管理方便。镇痛药可持续泵注配合间断静注。吸入麻醉药常用异氟烷、七氟烷或地氟烷，浓度宜在 1.0MAC 以下，以避免吸入麻醉药对循环功能产生抑制作用。维持期间吸入浓度不宜经常调节，以避免麻醉深度波动对循环功能的影响。术中少数患者在某一时期显得麻醉深度不够，如在劈开胸骨时，可追加麻醉性镇痛药或静脉麻醉药，也可配合心血管活性药。全程吸入 0.5~1.0MAC 吸入麻醉药，对避免术中知晓有重要意义。任何单一药物均不能完全适合心内直视手术的全麻要求，尤其是对于瓣膜置换患者，应该依据血流动力学改变特点决定取舍。

近年来体外循环心内直视手术提出快通道概念，目的是在患者术后能及早拔除气管导管，缩短其在 ICU 停留的时间，促使患者及早康复，节省医疗资源。因此要求麻醉工作者与外科医师共同努力，包括缩短手术时间、良好地保护心肌、减少术中失血和术后渗血、出血等。麻醉方面多侧重于应用吸入全麻药及短效镇痛药和静脉全麻药。瓣膜置换患者则应根据瓣膜病变严重程度、心脏功能代偿、心脏扩大程度、是否存在肺高压和术前是否存在心力衰竭及其严重程度全面考虑后才能做出决定，尽量早期拔管。

（四）麻醉管理

1.维持循环稳定

患者心功能差、心脏显著扩大、心肌壁薄、收缩力减弱、对麻醉药物耐受性差，管理的关键是维持稳定的循环功能，诱导时循环稳定，避免麻醉药对心功能的进一步抑制。如血压升高、心率有异常时及时处理。防止心动过缓。

2.严防缺氧

心功能严重减退者，对缺氧耐受性差，入室后吸氧，诱导期充分供氧，用表麻等方法减轻气管插管的应激反应。控制呼吸方法要正确，效果可靠。维持冠状动脉灌注压，防止心肌缺氧。

3.严密监测

常规监测 ECG、MAP、CVP、SpO_2、体温、尿量及血气电解质。ECG 监测心率、节律和心肌缺血表现，即 ST 段、T 波的改变。有条件时监测经食管超声心动图（TEE），监测心肌缺血比 ECG 更为敏感和准确。手术涉及心脏时，及时提醒手术者，以减少对心脏的压迫和刺激，尽早建立体外循环（CPB），可避免低血压、心律失常或心搏骤停的发生。

（五）麻醉后管理

当瓣膜置换完毕，体外循环结束时，血细胞比容为 25% 左右，管理工作如下。

1.余血回输

先回输体外循环机器内自体血，后依据计算的失血量，输注库血以补充血容量。

2.心动过缓

排除低温的影响后，用小量肾上腺素或异丙肾上腺素静脉输注纠正。

3.血压偏低

输注多巴胺 3~10μg/（kg•min）。

4.血压过高

血压过高并外周血管阻力增加，静脉输注酚妥拉明；室性早搏，静注利多卡因，1mg/kg。

5.术后心功能不全

CPB 术后的低温、心肌缺血、缺氧、手术创伤和电解质紊乱等，对原有心功能减退者，更易发生低心排综合征，适当延长辅助循环时间，对患者有益。静注多巴胺，5~12μg/（kg•min），增强心肌收缩力，若 MAP>100mmHg 者，静输硝普钠，0.5~5μg/（kg•min），使 MAP 维持在 60~80mmHg，降低了心脏前后负荷，减少了心肌耗氧，保证了良好的组织灌注。

6.安置心外膜起搏导线

每例患者都应预防性采用，以便能及时治疗心脏直视手术后心搏无力或心律失常，尤其心功能差、心脏巨大者。

（李涵葳）

第三节 先心病手术麻醉

先天性心脏病（CHD）手术是常见的心脏手术，占心脏手术中的首位。发病率占存活婴儿的 0.6%~0.8%。常见的有室间隔缺损（VSD）修补术，房间隔缺损（ASD）修补术和法洛（TGA）四联症根治术等。目前手术成功率大大提高，麻醉病死率接近零，手术病死率也降到 2%。成功的麻醉是手术顺利完成不可缺少的重要环节。

一、麻醉前评估
（一）病史
是病情评估的主要依据，必须详尽、准确。包括询问症状、畸形表现、活动状况、喂养方式、内外科治疗史和现状、过敏史、麻醉史、气道情况及新生儿母亲的病史等。
（二）体检
1.一般表现

低氧血症、肺血流增多、容量负荷增大、充血性心衰、皮肤发绀、活动能力下降等。

2.生命体征

血压、脉搏、呼吸、气道以及心肺体征等。
（三）实验室检查
1.胸部 X 线片

术前 X 线胸片提示肺血流淤血、心脏大小、肺血管浸润气道、心脏错位和畸形、主动脉弓位置及内脏位置和肺部浸润等情况。

2.生化检查

包括血常规、尿常规、电解质和尿素氮，以及肝功能和凝血功能等，其他特殊检查按病情需要进行。

3.超声心动图

无创性二维超声图像和彩色多普勒技术对诊断先天性心脏病有价值，二维超声心动图能显示心内和心外解剖结构和动力学特征。M 型超声心动图测量大血管和心腔直径，心室功能（按收缩和舒张时心腔大小）及估计压力。多普勒超声心动图可判断血流方向、流速等。

4.心导管检查

了解分流位置、方向和大小。各腔压力，肺血管阻力（PVR）、全身血管阻力（SVR）等。注入造影剂进行心血管造影。

（四）CHD 高危指标

SpO_2<75%；肺血流（Qp）：全身血流（Qs）>2：1；左室流出道压力阶差>50mmHg；右室流出道压力阶差>50mmHg；PVR>6wood U；HCT>60%。具备任何一条均表示高危。

二、麻醉前准备

（一）患儿准备

1.麻醉前用药

包括心脏用药、预防性抗生素和镇静药。达到保持患儿充分安静、合作、麻醉诱导平稳、减少麻醉药用量的目的，要求不抑制呼吸和循环。发绀型患者剂量要重。

（1）基础麻醉，氯胺酮 5~6mg/kg，于术前 30min 肌注。或口服咪达唑仑糖装，0.5~0.75mg/kg。

（2）东莨菪碱，0.01mg/kg 术前 30min 肌注。

（3）吗啡，0.05~0.2mg/kg，术前 30~60min 肌注。

（4）阿托品，仅用于心动过缓者，0.02mg/kg，或东莨菪碱，0.01~0.04mg/kg，术前 30min 肌注。

2.充分吸氧

麻醉前吸入高浓度氧，提高 SpO_2 的高度。合并气道梗阻者，或呼吸功能不全者，禁用麻醉性镇痛药和镇静药。

3.麻醉前准备

（1）术前用洋地黄和利尿药的患者。持续用药至术日晨.或连续用药至术中。

（2）重症新生儿和小儿术前，连续输注多巴胺和前列腺素者，术中应维持输注。

（3）婴幼儿术前喂清饮料，术前 6~8h 禁食，2~4h 禁饮水。

（4）发绀型伴细胞增多症（Hb>60%），术前静脉输液。乳酸钠复方氯化钠溶液 10ml/kg 使血液稀释，输液量可增加 1~1.5 倍。但充血心衰者应限制液量，仅需维持量的 1/4~1/2。

（二）诱导前准备

入室患儿要保持安静、合作，当焦虑、啼哭和挣扎时，可肌注氯胺酮或咪达唑仑，基础麻醉。

1.吸氧

法洛四联症患儿每天吸氧。

2.监测和穿刺

行 ECG 及 SpO_2 监测。经桡动脉（或股动脉）穿刺置管，直接动脉测压，显示动脉波形、SP、DP 和 MAP 数值。测 CVP，输液、注药治疗（如 5%碳酸氢钠、极化液等）。经鼻咽腔及肛门置入测温探头监测温度。有条件时，测左心房压、右心房压或肺动脉楔压（PAWP），或经食管超声探头行心血管功能监测。

3.保暖

非 CPB 时要注意保暖，室温 24~26℃预防低温对心脏、肺血管的不良反应。备加温设备。低温 CPB 时，室温不宜过低。

三、麻醉处理

（一）静脉诱导

可使患儿尽快安静，减少干扰患者病理生理与代偿机制之间的平衡，药物选择根据年龄和病理变化决定。

1.发绀型患者

静注，氯胺酮 1.5mg/kg＋芬太尼 10μg/kg＋泮库溴铵 0.1~0.2mg/kg 或维库溴铵 0.08~0.1mg/kg。气管内插管，控制呼吸。

2.右向左分流患者

可缩短诱导期选氯胺酮。

3.充血性心衰患者

避免用硫喷妥钠、选芬太尼、氯胺酮、舒芬太尼等。

（二）吸入全麻药诱导

其优点是麻醉浓度易于调节，苏醒迅速，减少心肌消耗，术毕可早期拔管。氟烷增加迷走神经张力，异氟烷扩张血管。

1.面罩吸入全麻药

患者入室时已入睡，诱导开始用面罩吸入七氟烷诱导。

2.先静注静脉全麻药后吸入全麻药

若患者未入睡，先用静脉全麻药，入睡后再吸入全麻药。

（三）麻醉维持

按病情、手术方法及术毕是否带回导管而定。多选用以芬太尼族（如芬太尼、舒芬太尼、瑞芬太尼等）为主的静脉复合或静吸复合麻醉。

1.芬太尼

分次静注或连续输注。机械通气。10~20μg/kg，分次缓慢注射。连续输注，30~50μg/kg，稀释后连续静脉输注或泵注。咪达唑仑 0.1~0.2mg/kg。分次静注。

2.联合吸入全麻药

易于调节麻醉深度，术毕从肺部排出，可早期清醒拔管。常用 1%恩氟烷吸入，或 1%七氟烷吸入，或 0.5%~1.0%异氟烷吸入，潮气量 10ml/kg。吸入浓度可逐步减低，间断吸入。不用氧化亚氮吸入。

（四）监测

全面监测是安全的保障，先天性心脏病手术 CPB 中监测困难，但却十分重要，常用方法及其临床变化的意义如下。

1.MAP

CPB 中 MAP 高，提示管道位置不当、SVR 升高或浅麻醉。低血压时通常表示 SVR 下降、支气管侧支循环存在及其测压管道移位等。

2.CVP

转流开始 CVP 升高，因上腔导管位置不当、血容量过多和静脉管阻塞。CVP 降为负压，是静脉血回入储血器产生虹吸作用所致，CVP 正压或零见于右心室剖开时。

3.体温

降温和复温过程必须由测温器监测，其探头置入鼻咽部示身体中央温度，温度变化的速度也表明组织灌注情况。

4.血气分析及电解质和激活凝血时间

这3项监测在先天性心脏病手术CPB管理中很重要。

（1）血气分析，CPB中转流开始、转流中和转流后应监测PaO_2、$PaCO_2$，以提示呼吸功能和pH等。$PaCO_2$应为28~35mmHg。

（2）电解质，血液稀释可造成电解质紊乱，尤其是钾；转流中使用高钾心肌保护液，使钾离子紊乱。应间断测定血钾变化。

（3）激活凝血时间，在施行升主动脉插管前，常规经心内注射肝素2.5~3mg/kg，通过测激活凝血时间（ACT）达480s，提示抗凝作用合适，转流中每30mm测ACT1次，转流毕静注鱼精蛋白拮抗肝素（常用量之比为鱼精蛋白1.5mg拮抗肝素1.0mg），注入鱼精蛋白10min后，再测ACT，直至正常值（90~120s）即可。

5.尿量

观察尿量，了解心功能和肾功能情况，指导术中输液。

6.潮气量

术中充分供氧，可随时测定潮气量，按6~7ml/kg计算，轻度过度换气，全麻结束>6ml/kg。

（五）心肌保护

是先天性心脏病手术麻醉成功的关键之一，为麻醉科医师和手术医师一直关注的热点课题，常用方法如下。

1.体外转流全身低温

降温25~30mm，鼻咽温达15~17℃，直肠温18~20℃。酚妥拉明0.5mg/kg，加入5%葡萄糖液输注，促进降温。

2.冷心停跳液

钳闭主动脉，于升主动脉正行灌注0~4℃心肌保护液，近20余年来临床采用的常规方法。首次灌注15~20ml/kg。<1岁婴儿（体重<10kg），或特殊复杂畸形矫正术，可采用深低温停循环（DHCA），手术野完全无血，无插管阻碍，不用心内吸引，有助于精细地进行心内操作；减少非冠状血流，加强心肌保护；缩短转流时间，以减少血液破坏。目前含血停跳液中，温血停跳液应用较普遍。

3.心脏局部降温

心脏表面置冰生理盐水和冰屑、小冰袋等局部降温有助于降温。

4.控制室温

降低室温，头、颈部置放冰袋等，有助于降温。

5.深低温下停跳

对新生儿及婴幼儿未成熟心肌的保护方法未取得一致意见，有的主张血液降温至深低温后，心肌在深低温下停跳（DHCA），不提倡用停跳液灌注。成人采用的多次停跳液灌注方法并不适用于小儿。

（六）转流技术

CPB 是先天性心脏病及心血管外科的重要条件和技术保证，有其特点。过去小儿 CPB 由于大量血液稀释、血液成分严重破坏等影响，婴儿 CPB 并发症发病率和死亡率较高。成人预充液与血容量之比为 0.25：1，而婴儿则为 3：1，故转流期间的循环容量是以预充液为主，在小儿的预充液内必须追加红细胞或全血。近年有以下改进。

1.膜肺氧合

应用于小儿先天性心脏病手术有较快发展，氧合功能明显提高。总体设计上由分体式发展为氧合、变温、储血于一体的整体结构，并有肝素附着的先进工艺。

2.离心泵

为 20 世纪 90 年代来比较普及的以代替滚压泵。新的 CPB 机和氧合器可减少预充液，减少血液成分破坏，提高氧合效果，克服和减少 CPB 存在问题和弊端。

3.维持组织灌注良好

婴儿的血管床开放，无阻塞性病变，血管阻力小，转流中即使流量很高（达 150ml/kg），MAP 仍低，为 20~40mmHg，虽然 MAP 低，组织灌注氧合却良好。应严密观察，若 MAP 低而 CVP 稍升高（如上、下腔静脉管道移位或阻塞），将使组织灌注明显下降，而导致组织缺血。转流技术和手术操作影响病人的安危。

（七）转流期间的麻醉管理

先天性心脏病手术心肺转流期间需做以下麻醉处理。

1.注意观察

（1）维持一定的气道压，钳夹阻断主动脉后，左心室射血停止，机械通气应即中断。麻醉机继续供氧，维持气道压 2.3~3.5mmHg。

（2）转流，转流开始注意观察头面部肤色和 CVP，及时发现上腔管道阻塞，或动脉插管方向错误，并正确处理。

（3）灌注，通过 MAP、CVP、尿量、体温下降速度、pH 和静脉血氧饱和度（SvO_2）等监测，维持灌注良好。

2.维持麻醉深度

转流中维持足够的麻醉深度，保持患者安静，无自主呼吸。转流前、中，追加芬太尼、咪达唑仑、肌松药，也可在 CPB 机上安装吸入全麻药蒸发罐，吸入异氟烷以维持麻醉。

3.备转流毕用药

备正性肌力药、血管扩张药、利尿药、鱼精蛋白等；备起搏器、冰冻血浆、血小板、平衡盐液等，转流毕使用。

4.复温

心内手术操作完毕始复温。

（1）停止转流的条件，畸形纠正完成；鼻咽温达 36~38℃，直肠温>32.5℃；ECG 显示良好心律；pH、电解质、Hb 等均于正常范围；MAP 正常（即使应用正性肌力药时）等。

（2）机械通气，转流停止，施行机械通气，吸入高浓度氧。

（3）静注鱼精蛋白，CPB 机供血停止，不考虑再次转流时，可经主动脉根部推注或静注鱼精蛋白对抗肝素作用，密切观察血压，并复查 ACT。

（八）转流后管理

转流后的麻醉管理更为重要。

1.维持血流动力学稳定

当转流停止，即连续输注正性肌力药和血管扩张药，可持续数日，至 1CU 中逐渐停药，过早停药对维持血流动力学稳定不利。根据左心房压（LAP）、MAP、CVP 或肺动脉楔压（PAWP）及尿量等纠正血容量不足或过多，连续输注冰冻血浆、5%白蛋白或全血等胶体溶液，以替换体内水分，给予血小板等纠正凝血功能障碍。

2.拔除气管导管

术后可选择性早期拔除气管导管。

手术室内拔管指征：全清醒，全身暖，肢体有力；自发呼吸恢复，血气分析正常；转流时间短，用或不用 CPB，主动脉钳闭<30min：肺动脉压正常或反应存在；血流动力学稳定，未用药支持；凝血功能正常，无须再次手术。

术毕早期拔管：可减少术后并发症和缩短病人在 ICU 停留时间，术后机械通气不宜过久，以免产生依赖性。满足下列条件者早期拔管：①术前呼吸功能正常，术后 SpO_2 正常；②术前心功能II~III级，心脏畸形矫正满意；③心脏复跳后功能正常，循环功能稳定；④术毕很快恢复神志和自主呼吸。

安全护送患者至 PACU 或 ICU：对留置导管的病人，搬动前静脉追加芬太尼和非去极化肌松药，以保证病人护送途中安稳、防止躁动和寒战；准备急救用药，携带体积小的监测仪，护送途中继续人工呼吸，以确保安全。

四、常见手术的麻醉

（一）房间隔缺损（ASD）麻醉

1.维护心排血量（CO）

维护心率、前负荷和心肌收缩性，以维护 CO，因为 CO 下降可影响全身器官组织灌注压。

2.防止 PVR/SVR 下降。

3.避免 PVR/SVR 升高

否则可导致右向左分流。ASD 多数病人心功能储备良好，诱导和维持麻醉均可获得合适的麻醉深度，血流动力学平稳，不合并肺阻塞疾病，通常术毕可早期拔管。

（二）室间隔缺损（VSD）麻醉

VSD 占先天性心脏病第一位，为30%。麻醉原则如下。

1.维护 CO 稳定

CO 减少将影响器官组织的灌注，故要维持心率、前负荷和心肌收缩性平稳，以维护 CO 稳定。

2.避免 PVR/SVR 不稳定

比值升高，可造成右向左分流，比值下降，则 CO 下降。

3.缓解右向左分流

若右向左分流增加时，应加强机械通气，降低 PVR，并维持和提高 SVR，以缓解右向左分流。

4.麻醉选择

VSD 心功能良好，选用静脉或静吸复合麻醉诱导和维持，血流动力学平稳，气管插管后可维持良好通气，PVR/SVR 稳定。

5.新生儿和婴幼儿 VSD

其 VSD 伴充血性心衰时，选芬太尼或舒芬太尼，可维持血流动力学平稳，并可抑制因手术操作所致 PVR 升高，诱导前肌注氯胺酮 5~6mg/kg，用于不合作者。

6.拔管

VSD 修补后，肺动脉压立即下降，术毕血流动力学稳定时，符合拔管指征即可拔管。

7.维持正常心率

有的病人因手术操作影响，可出现房室传导阻滞，需用异丙肾上腺素 0.01~0.05μg/（kg•min），输注，或起搏器维持正常心率。

8.支持右心室功能

若 PVR 下降不明显时，用机械呼吸，静脉连续输注多巴酚丁胺 5~10μg/（kg•min），或多巴胺 5~10μg/（kg•min），支持右心室功能。

（三）法洛四联症（TOF）麻醉

TOF 是最常见的发绀型先心病，麻醉期间尽管吸入纯氧，因受多种因素影响有时发生严重发绀，甚至诱发右心室漏斗部痉挛而致心搏骤停。死亡率高，麻醉有特殊性。TOF 根治术麻醉要求如下。

1.维持 CO 通过维持心率、心肌收缩性和前负荷稳定，支持 CO。

2.避免 PVR/SVR 升高或下降

否则将增加右向左分流，加重发绀。

3.预防抑制心肌收缩性

尤其是严重流出道狭窄者。

4.维持良好的机械通气

可降低 PVR，控制或提高 SVR，这对流出道重度狭窄者尤为重要。

5.积极防治低氧血症

设法提高 SpO_2，防止漏斗痉挛，保障患者安全。①麻醉前充分吸氧，麻醉前吸入 100%氧。②充分镇静，因 TOF 病儿恐惧、哭闹、闭气致肺血流减少，加重发绀，且诱发漏斗部痉挛。术前肌注氯胺酮 5~8mg/kg，或口服氯胺酮，基础麻醉，消除恐惧、哭闹与闭气。③解除漏斗部痉挛，用普萘洛尔 0.01~0.1μg/kg,或艾司洛尔 2.5~5.0μg/（kg•min），静脉输注，可解除漏斗部痉挛。④提高 SVR，用去氧肾上腺素 10~20μg/kg 静注后，10mg 加于 5%葡萄糖溶液 100ml，以 2~5μg/（kg•min）连续输注，可提高 SVR 并降低右向左分流。⑤纠正酸中毒、降低肺循环阻力，改善肺血流量可提高氧饱和度。5%碳酸氢钠 2ml/kg 静脉输注纠正酸中毒。⑥及时补充血容量与纠正低血压，低血容量及血压降低，肺循环血流减少和右向左分流增加，加重缺氧和发绀，故术中应及时补充血容量。小儿腔静脉插管引流血量会引起严重低血压，应及时补充。当严重低血压时，去氧肾上腺素 0.02mg/kg 静注可增强体循环阻力，促使静脉血回流。

6.麻醉选择

麻醉诱导和维持若选择吸入全麻药，可使肺循环阻力（PVR）和体循环阻力（SVR）

同时降低，平稳。氯胺酮 1~2mg/kg 是唯一收缩血管的静脉麻醉药，适用于 TOF 患者诱导，使血压平稳或略升高。芬太尼 2~4μg/kg 或舒芬太尼 0.7~1.0μg/kg 对循环抑制小，抑制 PVR 升高。

7.支持右心室功能

术毕用机械呼吸，支持呼吸，降低 PVR；静脉输注多巴酚丁胺 5~15μg/（kg•min），或多巴胺 5~10μg/（kg•min）支持右心室功能，而不增加 PVR。同时输注硝普钠 0.5~2μg/（kg•min），或前列腺素（PGE）15~30μg/（kg•min）。处理后 PAP 仍高时，用 NO（浓度为 20~40ppm）吸入；心肌收缩力欠佳者用米力农 0.25~0.75μg/（kg•min）。

（李涵葳）

第四节　冠状动脉旁路移植术的麻醉

冠心病旁路移植手术（CABG）治疗是冠心病治疗措施中最有效和最后的手段，在心脏手术分类中占第 3 位。手术病死率约为 2%，麻醉病死率更低。1967 年 FavAloro 首次报道用大隐静脉进行主动脉、冠状动脉旁路移植，以改善心脏心肌血供，便在欧美推广。我国 1980 年开始此项手术，目前全国各大城市已普遍开展此项手术治疗。麻醉科医师在 CABG 中作用尤为重要，应有相应的技能。麻醉前应全面评估，制定合理的麻醉用药方案，术中严密观察，减少心肌缺氧、缺血发生，尽早发现，及时处理。

一、适应证

1.三主干之一心肌梗死心绞痛，左前降支、左回旋支和右冠状动脉三主干之一梗死、狭窄>90%。

2.与瓣膜同时手术因瓣膜疾病、冠状动脉主干梗死两者同时手术。

3.急症手术急性心肌梗死伴休克、冠状动脉成形术失败、溶血栓性治疗后急症手术。使患者消除心绞痛，能正常生活和工作，并预防心肌梗死和猝死。

4.无症状者无症状但冠状动脉造影及心电图运动试验阳性者。

二、麻醉前评估

（一）心功能

手术和麻醉的风险极大。心功能麻醉风险评估标准如下。

1.心功能佳

胸部绞痛，无心衰，左心射血分数（EF）>0.55、高血压。

2.心功能差

心衰，EF<0.4，室壁运动障碍，左室室壁瘤，LVEDP>18mmHg，冠状动脉左主干狭窄>90%，PTCA 失败后急症手术或心肌梗死后<7d 手术，年龄>75 岁，围术期危险性大。

（二）并发症的有无及处理

并发症包括高血压、肥胖、肝肾疾病、糖尿病、肺疾患、心瓣膜疾患、甲亢、甲减、高胆固醇、精神病药物依赖、酒精中毒、吸烟等，危险性大。

（三）全面检查

冠状动脉搭桥手术患者术前应全面地接受心血管功能检查，以评估心功能。

1.ECG 和运动试验

提高术前患者心肌缺血的检出率。

（1）ECG，可查出心肌缺血及心肌梗死的部位，估计严重程度；估计左、右心室肥厚和左、右心房扩大，心律失常检测等。ECG 正常不能排除冠心病。

（2）运动耐量试验，术前进行运动耐量试验诊断胸痛、估价冠心病严重程度及评价治疗心绞痛的疗效等。

2.核素闪烁摄像术

闪烁摄像术比 ECG 检查更准确。左前降支病变诊断准确率为 86%，右冠状动脉敏感性为 80%，回旋支准确率为 60%。

3.X 线检查

冠状动脉造影术，可明确冠状动脉病变部位和狭窄程度，并可计算 EF 等。X 线胸片后前位和侧位片等检查，两侧肺门充血，则提示收缩功能不全。冠心病病人心胸比例>0.5，心影增大，提示心功能。

4.超声心动图

M 型超声心动图不能测定心室壁的缩短和厚度，对心功能估价有所限制；而二维超声心动图通过测量收缩末和舒张末的心腔直径，以测定左或右心 EF，计算 SV、CO 等估价心功能，可判断室壁活动正常、低下、反常和消失，评价心肌功能。

三、麻醉前准备

麻醉前准备极为重要，同体外循环麻醉，特别强调如下。

（一）消除焦虑和顾虑

麻醉前访视，按全麻常规要求，做好心理治疗和解释，消除患者焦虑和思想顾虑，安静和有信心。

（二）麻醉前用药

CABG 病人麻前用药应结合患者心肌缺血情况及术前药物治疗效果来考虑。

1.术前治疗用药

重点在控制并发症。除抗凝药外，抗心绞痛药、β-受体阻滞药、钙阻滞药、抗高血压药和强心药（正性肌力药）等。用药一律持续到术前当日。可降低围术期心肌缺血发生率。

2.镇痛镇静药

吗啡 0.2mg/kg＋东莨菪碱 0.3mg，术前 0.5h 肌注，用于左心功能正常者，焦虑者加服地西泮。左心室功能受损者（EF<0.25），吗啡和东莨菪碱量减半。可不用地西泮。

3.镇静颠茄类

咪达唑仑 10mg＋东莨菪碱 0.3~0.5mg，术前 0.5h 肌注。

4.α受体兴奋药

可乐定 5mg/kg，术前 1h 口服，减慢 HR。

四、麻醉处理

（一）麻醉选择

同体外循环麻醉。即选用气管内插管、全凭静脉或静吸复合全麻、在 28~30℃血流降温、体外循环、心脏停止跳动下进行手术。做好诱导前工作，诱导的方法和药物的选择，应根据患者心功能等情况进行。

（二）麻醉诱导

1.面罩吸氧

入室后面罩或鼻导管吸氧。

2.开放静脉

在左上肢及双下肢开放两条静脉。

3.预防性用药

静脉连续输注 0.12‰~0.2‰NTG，根据血压调节其输速，以减少心肌缺血发生。

4.监测

局麻下行桡动脉穿刺，监测 MAP，颈内静脉穿刺置管，监测 CVP、ECG、体温、尿等，必要时监测 LAP、PAP、PAWP 和 CI。入手术室后静注咪达唑仑 1~2mg，保持病人安静。

（三）诱导用药

1.咪达唑仑 0.15~0.2mg/kg＋芬太尼 10~20μg/kg＋泮库溴铵 0.1~0.2mg/kg，或罗库溴铵 1mg/kg，或维库溴铵 0.15mg/kg，静注，肌松后气管内置管。麻醉呼吸机通气。

2.依托咪酯 0.3mg/kg，或丙泊酚 2~3mg/kg＋芬太尼 5~20μg/kg＋哌库溴铵 0.15~0.2mg/kg（或阿曲库铵 0.16~0.6mg/kg，或维库溴铵 0.07~0.1mg/kg），静注，肌松后置管，控制呼吸，左心室功能差（EF<0.4）的病人应用。

3.咪达唑仑 0.15~0.40mg/kg＋芬太尼 20~100μg/kg＋泮库溴铵 0.1~0.2mg/kg，或维库溴铵 0.07~0.1mg/kg，静注，控制呼吸，同时吸入异氟烷，或地氟烷，或恩氟烷，预防血压升高和心率增快，左心室功能尚佳（EF>0.4）病人应用。

4.丙泊酚 50mg＋芬太尼 80~100μg/kg＋咪达唑仑 0.15~0.2mg/kg＋哌库溴铵 0.15mg/kg，静注，肌松后置管，同时吸入异氟烷，行机械通气。

（四）麻醉维持

以镇静药、麻醉性镇痛药、肌松药全静脉麻醉或与吸入全麻药联合用药，麻醉维持，相互取长补短，达到适宜麻醉深度和循环稳定。

1.芬太尼 20~60μg/kg，咪达唑仑 0.1~0.2mg/kg，泮库溴铵 0.1~0.2mg/kg，或哌库溴铵 0.1~0.15mg/kg 分次静注，间断吸入 0.5%~1%恩氟烷或异氟烷。

2.芬太尼 30~60μg/kg，连续输注，或 10μg/（kg•h）泵注，分次静注咪达唑仑 0.2~4mg/kg，或氟哌利多 0.1~0.2mg/kg，必要时吸入恩氟烷，或异氟烷，或地氟烷。灌注压高时，连续输注丙泊酚 30~50μg/（kg•min），或硫喷妥钠 2~3.5mg/kg，间断静注。维库溴铵 0.07~0.1mg/kg，或泮库溴按 0.1~0.2mg/kg 静注，维持麻醉。

（五）麻醉管理

1.麻醉深度适宜：CABG 麻醉前用药剂量要偏重，达到充分镇静。CABG 麻醉最常用的是芬太尼类，可抑制气管插管反应，预防心率和血压急剧升高。舒芬太尼 2~3μg/kg，药效比芬太尼大 10 倍，用后血流动力学比芬太尼稳定，起效快，排泄迅速，易于诱导，苏醒快，深受欢迎，有替代芬太尼的趋势，是阿片类药物中 CABG 的首选药物。大剂量连续输注，或在切皮、锯胸骨、转机前、关胸等步骤，分次静注芬太尼 0.7~2.0μg/kg、哌库溴铵 0.06~0.08mg/kg，或吸入 0.5%~1%恩氟烷等麻醉药加深麻醉。危重病人CABG麻醉处理较困难，要缓慢注药和用药个体化。特别是左主干冠状动脉疾病及其相应的冠心病病人，病情危急，突然血压下降，致左心室心肌的血供中断而心搏骤停。诱导时要预防低血压，以静脉麻醉为主，避免用吸入全麻药。用药小量分次，按病人的心血管反应予以调整，切忌用快速诱导法。

2.麻醉管理的重点：是维持血流动力学稳定，力保心肌总供氧量及减少总耗氧量。

（1）麻醉诱导力求平稳，尤其是诱导期，维持循环稳定，切忌血压波动，心率增快。

（2）保持心肌氧平衡，麻醉中应避免缺氧和 CO_2 蓄积，避免减少氧供应和增加氧消耗的因素，应降低心肌耗氧量，减轻心肌工作量，保证心肌供氧，尽量减少心肌氧需求。避免减少氧供应因素，包括冠脉血流量下降；心动过速、舒张压下降、前负荷增加、低碳酸血症和冠状动脉痉挛等。氧提取减少的因素，如贫血、大出血、血管扭曲、气道不通畅、缺氧、供氧不足和手术刺激心脏导致的严重心律失常等均可发生减少氧供应。以下情况发生时增加氧消耗，如心动过速，心率与收缩压乘积（RPP）=心率 x 动脉收缩压。RPP<12000 不会发生心肌缺血，否则有心肌缺血的阳性表现；心肌壁张力增加；无论增加前负荷或后负荷均可使心肌壁张力上升；=联指数（TI）=心率×动脉收缩压×PCWP。TI 值应维持在<150000。另以 RPP12000、TI150000 为标准进行计算，两者之商 PCWP 数值为 12，5，而 PCWP12.5mmHg 为正常范围。室壁瘤切除病人，PCWP>15mmHg；当增加心肌收缩力时。

（3）补充血容量，应重视限制液体入量。术中根据血压、CVP、尿量等来指导输血、补液，输入乳酸林格液和 5%葡萄糖，输速为 10~15ml/（kg•h）。血压偏低时，加快输注羟乙基淀粉或聚明胶肽。转流前不输血。复跳后及时输血。

（4）应用扩张血管药，尽量维持血流动力学稳定的同时，常规应用血管扩张药作预防性用药。TNG 为围术期血管扩张药的首选药。0.5~0.7μg/（kg•min）为常用量，根据MAP 变化予以调整输注速度。SNP 用于高血压病人，或对 MTG 反应差者，及时用 0.5~5μg/（kg•min），使 MAP 维持在 60~80mmHg。

（5）β-受体阻滞药，心动过速时，除加深麻醉外，还用β阻滞药降低心率。于 CABG术前普萘洛尔 0.5~5mg 静注或溶于 5%葡萄糖液 100ml 连续静脉输注，术后心律失常的发生率下降。可减少心肌梗死面积，改善心肌缺血时局部血流。或将艾司洛尔 150~300μg/（kg•min）从 CPB 连续注入，可有效控制心率，减少 CABG 围术期心肌缺血发生。

（6）钙通道拮抗药，如尼福地平、尼卡地平、维拉帕米和地尔硫䓬等均可降低冠脉阻力，扩张冠脉，增加其血流量，降低心肌缺血的发生率。先以地尔硫系 0.05~0.15mg/kg静注，后以 1~5μg/（kg•min）的速度输注，要警惕心率和血压下降。

（7）避免深低温，降温维持在 28℃左右，一般在 28~30℃体温下进行。

3.麻醉处理

（1）维持气道一定压力，频率为 10~12/min，据血气分析调整潮气量。维持 $PaCO_2$40~45mmHg。完全灌注后停止通气，但维持气道压力于＋5~＋10cmH₂O，麻醉药经静脉或氧合器给药。

（2）维持循环稳定，左心室功能尚好者，有低血压时停全麻药，加大灌注量，给甲氧明 3~5mg 静注。有高血压时，加深麻醉和用血管扩张药治疗。

（3）左心室功能不全者，一般用芬太尼量较大，不用吸入药。

（4）维持钾平衡，血管吻合好后，先复温、除颤，抽血查 pH 及血钾。高血钾者给碳酸氢钠、氯化钙、50%葡萄糖和胰岛素。

（5）房室传导阻滞者，安放起搏器。

（6）停用体外循环机前 15~20min，停用全麻药，灌注量逐渐减少，密切观察心电图改变，以 CVP 和 PCWP 指导下，补充血容量。一般 5~15mm 可停止体外循环，此后维持浅麻醉。

（7）心功能不好者用氯化钙、多巴胺等强心药，心排血量仍低或高血压者，可加用血管扩张药，有条件时，采用主动脉内反搏等辅助循环。

4.预防体外循环后低心排

体外循环后低心排是最常见的并发症，防治方法

（1）应用正性肌力药，多巴胺 2~10μg/（kg•min）或多巴酚丁胺 2~10μg/（kg•min），严重低心排者用 0.0016%肾上腺素 1~2μg/kg 或去氧肾上腺素 0.5~1.0mg 静注。对复跳后血压不易维持的患者早用。

（2）体外循环全心或左心辅助，利用左心室及右心室辅助泵装置辅助，适用于因心肌收缩无力所致的重度心肌缺血，或因心肌缺血引起的心衰。

（3）主动脉内气囊反搏术，对冠心病伴心绞痛而心功能正常者，通常可缓解症状，对于心功能不全患者可提高冠状动脉灌注压（CPP），提高 EF，解除心肌缺血，改善心泵功能。

（4）去氧肾上腺素，300~500 吨静注，对低血压患者可升压。

5.术后管理

经 TEE 检测转流后心肌缺血发病率为 36%，85%患者术后发生并发症。ECG 监测术后心肌缺血发病率为 40%~75%，比术前、术中发病率高。加强术后管理，提高冠心病搭桥术的成功率。术后管理措施为。

（1）术后镇痛，丙泊酚 5~10mg/h 输注，使患者保持安静，降低应激反应，防止术后高血压或术后 PCA 镇痛。

（2）充分供氧，术后呼吸支持 8~48h，维持良好通气。

（3）加强监测，术后持续监测呼吸循环 2~3d、静脉输注血管活性药 3~6d 监测下维持循环平稳。

（4）防治出血及心脏压塞，观察病人面色、血压及引流管引流物的质和量，早期发现，及时处理。

（5）防治再栓塞，使用双嘧达莫、阿司匹林 1 年以后，改善移植静脉的通畅，防止再闭合形成。

（6）预防感染和高热，术后常规应用广谱抗生素，高热对症处理。

（李涵葳）

第五节　常温或者浅低温不停跳心脏手术麻醉

低温心脏手术，心肌耗氧量减少，作为一种心肌保护方法被广泛采用。为避免低温心肌保护法和多次间断灌注损伤的缺点，一直在寻找更理想的心肌保护方法。近年来报道的常温 CPB，能显著降低心脏的氧需量，成为心肌保护较理想的新技术。1987 年由加拿大多伦多大学医学研究中心创立，国内 1991 年引进该项技术，效果满意。也有报道浅低温 CPB 对机体各种功能的不良影响极为有限，有其优越性。随着常温外科的发展，新的手术方式心脏不停跳 CPB 心内直视手术正在兴起。现将常温及浅低温 CPB 心脏手术麻醉简述如下。

一、概念

1.常温手术

一般指直肠温度在 35~37℃。手术是在心脏搏动的生理状态、无机械辅助循环的情况下进行的。即不降温。

2.浅低温手术

一般指直肠温度在 32~36℃，在浅低温下进行手术。

3.心脏不停跳手术

肝素化后分别行主动脉、上、下腔静脉插管，转机后仅阻断上、下腔静脉，不阻断升主动脉，维持心肌血供及心律，不用停跳液，保持心脏在空跳动状态下进行心内手术操作。无心跳停止及室颤发生。

二、优点

1.常温不停跳 CPB 手术优点

（1）手术时间缩短：常温使 CPB 不存在降温和复温时间，节省 CPB 时间减少，也不需要心肺复苏时间。而使 ICU 停留时间和住院时间缩短。

（2）心肌和脑的损害少：防止因低温和再灌注对心肌抑制及心肌耗氧引起的各种损害，包括酸中毒、恶心等，且无脑损害。

（3）术后恢复早：对高龄和心肾功能不佳者，易于 CPB 撤离，且负担减轻。

（4）减少出血并发症：低温使肝素活性降低缓慢，而常温时较快；减轻了低温引起的凝血功能障碍和容易出血的并发症。

（5）操作简便且疗效确切：术中自始至终维持窦性心律和不需要阻断主动脉，不需要心肺复苏等。

2.浅低温不停跳 CPB 手术优点

浅低温不停跳 CPB 心内直视手术比深低温阻断主动脉停跳有较多优点。

（1）避免了深低温心脏停搏的损伤、CPB 心内直视手术存在着小肌缺血、缺氧性损害和再灌注性损伤。

（2）手术时间短，不需要心脏复苏。

（3）操作简便，不等待复温等步骤。

（4)可始终维持心肌能量的供需平衡和内环境的稳定,对机体全身生理功能干扰少,并发症少。术中和术后 ICU 呼吸支持时间短。减少住院时间。

三、适应证

1.常温不停跳 CBP 的适应证

对冠状动脉疾病、心功能不佳及心肌梗死后急症期病人等手术最为适应。具体为瓣膜（主动脉瓣，二、尖瓣）手术、冠脉搭桥手术、瓣膜手术和冠脉搭桥术并行及其他手术等。

2.浅低温不停跳 CBP 的适应证

此法主要适用于房、室间隔缺损的修补术或二尖瓣及三尖瓣置换术，不宜于主动脉病变及主动脉瓣置换术，及术前诊断不明确及复杂畸形者。

四、麻醉管理

1.不阻断主动脉

常温：一组研究结果显示，转流量 80~180ml/（kg·min），灌注压 95~155mmHg、腔静脉阻断时间最长 75min，CPB 转流时间最长 120mm。轻度血液稀释以满足常温下代谢需要。

浅低温：另一组研究结果显示，CPB 转流时间最长 40min。有报道灌注流量为 1.8~3.02L/（kg·min）。

2.麻醉前准备

同 CPB 麻醉。

3.麻醉选择

全麻，气管内插管，CPB，药物选择同 CPB 麻醉，多选芬太尼为主的静脉复合麻醉。

（1）维持麻醉深度：术中麻醉应足够偏深，完全阻断不良反应；减少氧耗；及时适宜追加足量肌松药，足够的芬太尼用量有助于降低气管内插管的应激反应、心脏应激性和维持术中循环的稳定，术中操作或搬动心脏应避免低血压，完全消除呼吸动度。

（2）充分排出心脏内残气：术中及时调整手术床的位置，使心脏切口始终处于最高位置。

4.麻醉处理

此类手术对麻醉处理要求较高。

（1）预防术中脑损害：CPB 时间越长其温度越高，术后脑损害发生率越增加。心跳不停跳 CPB 心脏直视手术中 MAP>50mmHg；保持上腔静脉引流通畅，避免脑出血，并保持良好的灌注；加强脑氧饱和度监测（rSO_2），可较准确地反映脑血流量的变化及脑氧供需平衡情况。若 rSO_2 下降，提示预后不良及大脑受损。注意年龄、心功能及脑动脉硬化程度等影响因素。

（2）维持氧供需平衡：在常温下必须保持高流量的 CPB，应>2.4L/（kg·min）；维持 RPP<12000；及时输血输液、补充血容量，血红蛋白应>100g/L；尿量 200~300ml/h；灌注压>77mmHg；及时查血气和电解质。同时力求 BE、血糖及肌酸磷酸激酶 MB 同工酶（CPK-MB）变化轻微。

（3）合理选用血管扩张药硝酸片油：对左主干重度狭窄和痉挛有减轻心脏做功的作用，在入室前 0.5~0.8μg/（kg·min）泵注，一直维持至术后。

（4）维持循环稳定：选用去甲肾上腺素、多巴胺等维持血压、心率稳定。

（5）预防温血灌注可能出现的问题：对常温 CPB 可能出现的严重问题要予以预防。

常温：极少数出现以下情况。全身血管扩张，在预充液中加入微量去甲肾上腺素，使外周血管保持一定的张力；机械故障，可使 CPB 中断，手术医师立即夹住机器的动静脉管道，待机械故障排除；血液学并发症，常温下术后出血少，因为常温下凝血因素的保存较好；灌注导管变软，极少数情况下发生。

浅低温：对全身功能影响极为有限。防止转流中的室颤；预防冠状动脉和脑动脉的气拴。心内手术结束时认真排气。

（6）适当时机拔管：适当延长导管拔除时间，预防术后 48~72h 发生呼吸危象。

（李涵葳）

第六节　心脏肿瘤手术麻醉

心脏原发性肿瘤位于心房壁、心室壁或心腔内。良性约占 80%，以黏液瘤最多，是外科手术治疗的主要对象。范围不大的原发性恶性肿瘤虽可经手术切除，只可缓解症状，延长生命时间，本节只介绍以心脏黏液瘤为主的心脏肿瘤手术的麻醉处理。

一、病情特点

心脏黏液瘤（CM）由胚胎发育期的心内膜黏液组织残余生长而成，多为良性。瘤体大部分位于左心房内，占 67.7%~90.9%，右心房 9.1%~29%，心室内 3%~5%。

（一）瘤体特点

1.胶胨状

CM 呈胶胨状，包膜薄而软，随心搏动被血液冲击使瘤体组织极易脱落。其碎片可造成脑、肺动脉或体动脉栓塞。

2.带蒂

CM 大多数带蒂，可使瘤体在心腔内游动，可影响房室瓣功能，导致排血受阻等病理改变。

（二）临床表现

CM 临床表现极为复杂。由瘤体所在位置、大小、形状、活动度，蒂部长短或是否分叶，碎片是否脱落，肿瘤内有无出血、变性和坏死等情况而决定。常见临床表现有 4 类。

1.血液回流障碍表现

如心悸、气短、端坐呼吸、头昏、晕厥、心衰、心脏杂音及心音随体位改变而变化等，与 MS 患者十分相似。

2.动脉栓塞症状

脑动脉栓塞有昏迷、失语和偏瘫；肺动脉栓塞可发生休克、呼吸困难、胸痛、咯血等；体动脉栓塞有下肢水肿、肝大、脾大和腹水等症状。

3.全身反应

如发热、贫血、消瘦、荨麻疹、血沉加快、食欲缺乏和关节酸痛等。

4.心律及传导异常

如心动过速，右束支传导阻滞等。

（三）麻醉耐力

对麻醉的耐力降低。

二、麻醉前准备

（一）了解病情

按心血管疾病检查，重点了解以下几点。

1.患者习惯性体位

患者取何种习惯性体位，忌随意搬动患者。

2.病史

有无咯血、昏厥史；有无充血性心力衰竭（CHF）和端坐呼吸；心脏功能；有无发热，关节痛及荨麻疹。

3.特殊检查

X 线胸片示左心房、右心室扩大、肺淤血与肺动脉高压（PAH）情况；胸透如瘤体有钙化点，钙化影随心搏跳动。超声心动图示瘤体随心脏收缩和舒张而活动及心电图，有无心律失常及其类型；有无贫血及低蛋白血症。

（二）手术时机

1.基本原则

CM 一经确诊，抓紧时间积极准备，争取在 1~5d 内手术。

2.改善全身状况

严格卧床休息，对于老年、体弱、心肺功能不全者，应强心、利尿，积极改善全身状况、改善心功能；控制肺部感染；纠正水电紊乱，以提高对麻醉的耐力。

3.病情平稳后尽早手术

在全麻、低温和体外循环下摘除心腔内肿瘤。对严重复杂病情者，如端坐呼吸、夜间不能平卧、腹水或长期卧床等患者要提高警惕，查明原因，对症处理，病情平稳后再手术可提高安全性。

（三）并发症治疗

严重贫血与低蛋白血症者，适当少量输血与血浆。CHF 和心律失常进行适当治疗等。

（四）麻醉前用药

病情较重者麻醉前用药不宜过大，以免使呼吸循环抑制；病情严重者，如严重贫血、昏厥发作或端坐呼吸者，应免用麻醉性镇痛药。

1.镇痛药

吗啡 0.15~2.0mg/kg 或哌替啶 1mg/kg。麻醉前 30min 肌注。

2.镇静药

氟哌利多 0.05~0.1mg/kg 或咪达唑仑 0.2~0.4mg/kg。麻醉前 30min 肌注。

3.颠茄类

东莨菪碱 0.005~0.01mg/kg，麻醉前 30min 肌注。

其他准备齐全麻醉及急救用品准备齐全、参加手术人员就位后，患者入室，在手术台上应取患者自感舒适的习惯体位，不能强迫搬动或改变卧位。

三、麻醉处理

（一）诱导静注诱导后气管内插管

1.咪达唑仑＋吗啡＋肌松药

依次静注咪达唑仑 0.2mg/kg，吗啡 0.2mg/kg 或芬太尼 002~0.005mg/kg，琥珀胆碱 1~1.5mg/kg。

2.英钠诺合剂＋硫喷妥钠＋肌松药

静注英钠诺合剂 5~7ml，硫喷妥钠 2~3mg/kg 琥珀胆碱 1.5mg/kg。

（二）麻醉维持

以芬太尼或吗啡、泮库溴铵分次静注，或芬太尼静脉连续输注、分次静注泮库溴铵维持。

（三）监测

围手术期监测 ECG、MAP、CVP、T、尿量及电解质等。

（四）CPB

麻醉后 CPB 用中度血液稀释，中度低温，预充液以平衡盐液为主。血红蛋白>60g，血细胞比容>0.25。CPB 装置应用动脉端安放微栓滤器。

（五）麻醉实施

遵循 CPB 手术麻醉的基本原则，要做到以下几点。

1.抓紧时间

充分吸氧祛氮后，抓紧时间实施麻醉，不宜等待时间过久。

2.诱导平稳

麻醉诱导力求平稳，选用镇痛效果强、对循环呼吸功能影响小的麻醉药，如吗啡、芬太尼族对心血管功能影响轻微，前者有降 PAP 作用，后者使心率减慢，末梢血管扩张，降低心脏后负荷，使机体代谢降低，心肌耗氧量（MOC）减少，苏醒快。咪达唑仑 0.15~0.2mg/kg＋芬太尼 4~5μg/kg＋罗库溴铵 0.8~1.0mg/kg，静注。

3.维持避免深麻醉

此类患者常合并贫血、低蛋白血症和 CHF，故不能耐受深麻醉。吗啡、芬太尼镇痛效能强。对呼吸循环功能影响小。不用氯胺酮。

4.诱导时缓慢注射

因为肺淤血及心脏排血受阻，静注药物发挥药效较迟，诱导时应缓慢注射。入睡后即静注肌松药，争取插管一次成功。

5.肌松药量足

自诱导始即给予足量肌松药，防止麻醉中呛咳、屏气和肌束颤搐，预防发生肺水肿和瘤体脱落。

6.持续挤压贮气囊

当缝合房间隔时，需持续挤压贮气囊，彻底排出心腔内气体，以防止发生动脉栓塞。在阻断主动脉前，避免搬动心脏和心内、外探查。

（六）加强心肌保护和循环

支持阻断循环血温应降至 32℃，及时灌注含钾停跳液 5~15ml/kg，每隔 20~30min 重复 1 次，为首量的 1/2，确保心肌全层降温，缓慢开放主动脉钳，左心充分引流，严防心脏过大。避免增加 SVR 的各种因素，如交感神经兴奋、血管收缩药、氯胺酮和双下肢屈曲等。如无低血压，可给予小量血管扩张药 0.01%NTG 或 SNP，以降低心脏后负荷。

（七）纠正低血压

转流早期，因急性血液稀释，如有低血压，应及时给予正性肌力药，静脉输注多巴胺 3~10μg/（kg•min），或静注多巴酚丁胺 2~15μg/（kg•min），或静注去氧肾上腺素 5~1.0mg，可予以提升血压，使 MAP 维持 77mmHg。

（八）控制输液

因为低蛋白、肺淤血及 PAH，加之血流受阻，极易发生肺水肿。在 CVP 或 PAWP 指导下术中控制输血补液。

（九）头低足高位

如 CVP 急剧增高、血压急剧下降时，应怀疑房室口阻塞，立即取头低足高 20°~30°，尽快建立体外循环。

（十）防止心脏黏液瘤（CM）破碎

CM 易破碎，预防方法如下。

1.注意患者体位改变

术前搬动和运转患者时，应注意体位改变，不宜突然改变体位，并注意观察循环功能改变。

2.手术操作动作轻柔

因瘤体为胶冻状、质软、壁薄，故手术操作时应轻柔，避免瘤体破裂。

3.预防栓塞

瘤体切除前后应预防动脉栓塞，手术操作还应注意。

（1）CPB 机常规应用微栓滤器，必要时动脉端加双层滤器，以防栓瘤脱落。

（2）开放升主动脉阻断前，使头低于心脏平面，并用双手暂时压迫双侧颈总动脉，以防脑栓塞。

（3）瘤体切除后应冲洗胸腔，防止瘤体碎片造成栓塞，同时严密观察患者。

（十一）监测

ACTCM 患者血小板计数增高，抗凝血酶 111 缺乏者可出现肝素耐药现象，故肝素用量应适当增加，并常规监测 ACT。

（十二）加强呼吸管理

患者长期肺淤血、低蛋白及体力消耗，使机体防御能力降低，多数并发慢性气管炎、肺动脉高压等，术后易发生肺内感染，易造成呼吸衰竭，故应加强呼吸管理，严格无菌技术操作，围术期应用强效抗生素防治。

（十三）预防过敏反应

术前经常发生皮肤荨麻疹者，术中可能发生过敏反应，应加强观察与治疗。

（十四）拔管

术后不需早醒，可带管回 PACU 或 ICU 或病房。一般通气支持 6~36h，正性肌力药辅助循环 2~7d，扩血管药物应用 4~12h。待循环稳定，自主呼吸满意，停机械呼吸，彻底清醒后拔管。

（李涵葳）

第七节 大血管手术麻醉

近年来我国大血管手术有增多趋势。大血管主要指躯干部位的主流血管，即主动脉及其主要分支的动脉瘤、狭窄等先天性和后天获得性疾病，手术时的创伤对患者损害大，失血多，麻醉处理困难。

一、麻醉前评估

主动脉及其主要分支手术操作复杂、创伤重、心肺并发症多，其麻醉处理是一个令麻醉医师棘手的问题。

（一）病死率

大血管手术的病种分析为动脉硬化占 68.4%，创伤（假性动脉瘤）8.8%，马方综合征 7.0%，中膜囊性病变 5.3%，其他占 10.5%。腹主动脉瘤手术病死率，近年仍在 1.4%~3.9%；若主动脉破裂行急诊抢救手术病死率高达 35%~50%；若术前合并明显的心肺病变、肾功能衰竭或过度肥胖等，病死率高达 20%~66%。

（二）并发症

主动脉的手术以老年为多。常伴有缺血性心脏病（冠心病，CAD）、脑血管病、肾和内分泌等疾病，可能合并高血压、糖尿病、慢性阻塞性肺疾病（COPD）等，吸烟会使上述病情加重。术前应全面了解，根据临床检查结果全面评估。国外合并 CAD 者占 44%~62%，其中 24% 有明确心绞痛史，为手术死亡的主因，占死亡患者的 55%；围术期心肌梗死（MI）使病死率高达 70%。若患者术前曾有 MI 而进行大血管手术，围术期再发 MI 的机会与 MI 后行大血管手术之间的日期明显相关。<3 个月有 MI 者，手术的危险性增加，围手术期 MI 再发生率，高达 5.8%~37%；3~7 个月为 2.3%~16%；>6 个月为 1.7%~6%。特别注意 ECG 正常的 CAD。

（三）心律失常和电解质失衡

当术前存在心律失常和电解质失衡时为高危因素，术前应予纠正。

（四）抗高血压药物

大动脉手术患者 40%~60% 有高血压病史、对于已应用的抗高血压药、β阻滞药或钙通道阻滞药等不主张停药，一直用到手术日晨。抗心绞痛、抗心律失常或正性肌力药都应继续到术日晨，以增加心肌保护。

二、麻醉前准备

（一）患者准备

1.高危因素

如前所述，患者术前是否有高危因素：如冠心病、心肌梗死、高血压心脏病、隐性心肌缺血等。稳定情绪，使病人安静、卧床休息；治疗冠心病、高血压病、心绞痛，保护肾功能，预防动脉瘤破裂。

2.辅助检查

常规检查 ECG，运动试验、24h 动态心电图、超声心动图及放射性核素血管造影等。

3.其他

同体外循环手术麻醉。气管插管除常规备单腔管外，还应备双腔支气管导管及特制接头（胸降主动脉手术需要）。应备双套测压装置，包括穿刺针、三通、换能器等。使用上、下身分别灌注方法时，同时监测上肢及下肢 MAP；应备测温和降温设备。准备血液回收装置，

（二）麻醉前用药

因为应激反应对心肌缺血有潜在影响，故大血管手术的麻醉前用药量要偏重。

1.镇痛药

哌替啶 1mg/kg，或吗啡 0.2mg/kg，麻醉前 30min 肌注。

2.颠茄类

东莨菪碱 0.3mg，术前 30min 肌注。

3.镇静药

咪达唑仑 0.05~0.1mg/kg，术前 30min 肌注。

（三）监测

ECGU 导联和 V5 导联及 SpO_2 连续监测，桡动脉穿刺测 MAP，颈内或锁骨下静脉穿刺测 CVP，并监测体温、尿量、血气和电解质等。

建立足够静脉通路开放 3 或 4 根静脉，供输液、输血和治疗用药等。

三、麻醉处理

（一）麻醉选择

根据手术的部位、手术种类和方法的不同，麻醉宜选硬膜外麻醉、全身麻醉及全麻加硬膜外阻滞等，多种麻醉方法可选。

1.硬膜外麻醉

在腹主动脉瘤切除及腹以下大血管手术、人造血管移植术时，既可保证肌肉松弛满意，又可合理地控制性降压，采取双管（$T_{9~10}$、$L_{1~3}$ 置管法，可同时或先后给药，满足手术需要，还可降低外周血管阻力，减轻阻断主动脉后对后负荷的影响，因阻断肾交感神经，减弱反射性血管收缩，增加下肢和移植血管血流量，降低应激反应，术后留置导管，以备术后止痛进行，可减少全麻操作、全麻药及肌松药引起的各项并发症，对预防和控制术后高血压有帮助。患者术后可早活动、恢复快、住院时间短等，是这类手术病人较好的麻醉方法。限制阻断腹主动脉的时间应在 30~45min 较安全。

2.全麻

无论是胸主动脉，还是腹主动脉及其主要分支手术，年老或全身情况较差的病人，多选用全麻，病人没有精神紧张，较舒适，易接受，对呼吸、循环管理有利。常用静注麻醉诱导，静吸复合全麻，可控性强，麻醉深度可根据术中心功能情况，随时调整吸入全麻药异氟烷或恩氟烷的浓度，有效地控制心脏负荷及血流动力学的变化，满足心血管手术麻醉的要求。单纯大剂量镇痛药静脉全麻，可控性较差，患者病情和手术变化较显著，目前均采用芬太尼为主的麻醉。一旦用药量大，术后需要较长时间给予呼吸支持。如果发生大出血，可能对生命器官造成损害，是本法的不足。

3.硬膜外麻醉加浅全麻

对年老、全身情况较差、肥胖、动脉瘤接近肾动脉等病人，手术难度大及心肺功能差的病人等，若选用硬膜外麻醉加浅全麻，可使麻醉更加完善，全麻用药量明显减少，

术毕病人苏醒快,可术后镇痛。全麻可使术中呼吸与循环的调控更方便。胸部主动脉手术要用体表降温法,体温降至32~34℃,减少全身耗氧量,保护器官对缺氧的耐受力,减少术后并发症。大范围大血管手术可在低温麻醉和体外循环条件下进行,在无血流状态下完成复杂大血管手术,增加了手术的安全性。但低温对机体产生强大的刺激,使选用受到限制。

（二）麻醉实施：主要介绍主动脉瘤手术的麻醉处理。

1.诱导

咪达唑仑0.1~0.2mg/kg,芬太尼10~20μg/kg,泮库溴铵0.1~0.2mg/kg,面罩加压充分供氧。血流动力学稳定,肌松后置管控制呼吸。

2.维持

静脉输注芬太尼30~60μg/kg,间断吸入0.5%~1.5%恩氟烷。必要时静注咪达唑仑,或泮库溴铵等。

3.术中输液

乳酸林格液和5%葡萄糖液,以5~10ml/（kg•h）输注。在中度低温CPB下完成手术。

（三）麻醉管理

1.麻醉选择要合理

麻醉选择合理时,心血管稳定。如果手术范围较大,估计出血较多,不宜选择硬膜外阻滞麻醉。手术面积大、手术时间长,大量冷血或液体输入,可致体温下降。年老和体弱者易发生心律失常和血压波动,应保温。

2.确保循环动力学稳定

MAP维持在术前或稍低于术前水平,应>80mmHg,维持血流动力学稳定,对心肌功能保护有好处。

（1）SNP,血压偏高时,辅以小剂量SNP静脉输注,控制性降低血压,减少术中出血;开放主动脉前,首先停用降药硝普钠,加快输血输液,备好多巴胺或去氧肾上腺素,开放后即时用抗酸药、甘露醇或呋塞米维护肾功能。

（2）补充血容量,根据术中出血量、MAP、CVP等及时输血或羧甲淀粉,纠正低血容量和低血压。

（3）维持麻醉深度和平稳,麻醉既要满足外科要求,又要保持血压平稳,术野出血少。为手术创造良好条件>连续监测,连续监测血流动力学各项指标,注意及时发现异常和正确处理。

3.心肌保护

此类手术心肌保护很重要。

四、麻醉后处理

保持血流动力学稳定纠正低血压、高血压和心律失常。

1.低血压

若低血压合并心动过缓者,尤应积极处理。因为病人不能同时耐受两者的异常,可导致心肌缺血。快速输注晶体液或胶体液250ml后,CVP与血压同步上升,提示低血压来自低血容量。也可能是硬膜外阻滞范围广泛引起。

2.高血压

少见，排除他因后，可静注α、β-受体阻滞药拉贝洛尔（柳胺苄心定）5~25mg。

3.心律失常

当有房颤或室上性心律失常者，应积极治疗心动过速。心率快时，引起心房失去充盈，继发严重低血压和心肌缺血。用普萘洛尔0.5~1.0mg，或拉贝洛尔5~25mg，静注，使心率降至70~90次/min。

4.止痛

用胸部硬膜外阻滞，术后几天持续镇痛，能做深呼吸、咳嗽和床上活动，使术后肺功能、神经内分泌和代谢反应、转归均得到较好的改善。要达到胸或腰：的相应平面，需5%丁卡因4~6ml，使患者下肢的血容量来代替内脏的血管扩张，保持半坐位时有足够的动脉压。PCA可让患者判断其阿片类需要量。

五、常见手术的麻醉

（一）主动脉狭窄症手术

麻醉先天性主动脉狭窄症，采用低温降压技术，施行狭窄段主动脉切除吻合术。

1.麻醉前评估

根据术前狭窄及侧支血管情况，充分估计阻断安全时限和应维持的血压水平。

2.麻醉处理

结合主动脉狭窄症病理生理特点和术中可能出现的血流动力学变化做到。

（1）全身降温，增加肾脏、脊髓等重要脏器在术中阻断主动脉期间对缺氧的耐受性。

（2）控制性降压，减少术中出血和阻断主动脉后高血压危象的发生。对降压的幅度、时机和利弊要熟悉。合理掌握低温、低压技术可预防脊髓缺血。

（3）麻醉深度，麻醉的深浅度掌握有一定难度，易出现偏深和苏醒延迟。

（4）血液稀释，术前急性血液稀释法是此类手术的适应证。

（二）主动脉窦瘤破裂修补术

麻醉主动脉窦瘤破裂是较少见的一种先天性心脏病，多数病人为突然发生破裂，形成主动脉-心脏瘘，且伴有不同程度的主动脉关闭不全，严重影响心功能致患者死亡，危险性很大，麻醉处理有一定困难和特点。

1.手术指征

主动脉瘤直径>5cm为手术指征，否则每年约有10%病人发生动脉瘤破裂，当动脉瘤直径>7cm时，则每年自然破裂发生率可高达40%。突然剧烈胸痛、心慌、气短等。甚至急性心力衰竭或严重心力衰竭，不能平卧。

2.麻醉处理

主动脉窦瘤破裂为紧急手术，病人有严重低血压，麻醉处理很困难。

（1）伴有心力衰竭，窦瘤破裂伴有心力衰竭，不应视为麻醉禁忌证，应及时手术。

（2）保证循环稳定，窦瘤破裂血液反流，主动脉瓣严重关闭不全，SBP上升，DBP下降，P压增宽。诱导采用静脉麻醉药控制血压。修补前对心动过缓者静注阿托品或肾上腺素，使心率>80/min。CPB后常规连续输注多巴胺2~8μg/（kg•min），辅助心功能，使血压维持平稳。同时输注硝普钠0.5~2μg/（kg•min），对心功能改善起到有益作用。

（3）心肌保护，采取转流术中度低温（28~30℃），辅以局部冰屑包绕心脏，使心脏温度保持在 10~15℃。

（4）肾功能保护，主动脉阻断前静注 10%~20%甘露醇 20g 或 0.5g/kg，使主动脉阻断期间有足够的尿量。

（三）腹主动脉瘤破裂急症手术

麻醉腹主动脉瘤破裂（RAAA）是目前最为棘手的麻醉和最为凶险的急症手术之一，其病死率>50%（40%~90%）。危重患者选择全麻；主动脉瘤未破裂时，选用硬膜外与全麻联合麻醉。麻醉管理难度大。

1.血流动力学评估和监测

快速建立血流动力学监测，如直接监测动脉内压（IBP）、CO、PAWP 和 CVP 等，指导复苏和救治，但不延误麻醉和手术时机，不影响抢救和复苏。血压愈低手术愈紧迫。监测 ECG 和 SpO_2。

2.体液复苏

出血失血导致低血压、休克，术前尽快体液复苏，恢复循环血量、细胞外液丢失量和内环境稳定。所有液体均应加温后输入，以预防体温过低。先晶体液后胶体液；高张性生理盐水或右旋糖酐等胶体渗液更易改善 MAP、CO 和尿量。最好用新鲜血补充或采用自体血回输。或高渗盐溶液（HSL）在早期应用具有起效快、升压快、用量少、并发症少等优点。

3.积极做好麻醉前准备

一旦有 RAAA 时，应立即抢救和尽快做好术前各种准备，麻醉科医师在现场参与抢救。在术前极有限的时间内，快速建立各种监测，维持有效循环血容量，纠正和治疗高血压、心律失常，改善心功能等。包括：外周和中心静脉穿刺置管、配血型、血交叉配合试验、快速诊断；接到手术通知，即准备各种抢救药物和液体，准备有创、无创多功能监护仪、电热毯、血液加温器、输液要及血细胞回收仪等，放置桡动脉留置针、连接 ECG、SpO_2 和其他有创、无创监测。麻醉前用药安全。HR 不快者，哌替啶 1~2mg/kg＋异丙嗪 0.5~1mg/kg＋东莨菪碱 0.3mg，术前 30min 肌注；HR 快者，吗啡 8~10mg 代替哌替啶。

4.麻醉诱导

静脉缓注芬太尼 2~5μg/kg 加咪达唑仑 0.1~0.15mg/kg 或氯胺酮 1.5~2.5mg/kg，心血管稳定，不致血压骤降和再出血。诱导后立即手术，进腹夹闭腹主动脉，及时恢复血容量。

5.麻醉维持

保持病人无意识和血流动力学稳定，多选用芬太尼、异氟烷吸入等。

6.肌松药

维库溴铵 0.07~0.12mg/kg，控制呼吸，对心血管稳定，优于其他各类肌松药。

7.正性肌力药物和扩血管药

麻醉一开始，就输注硝酸甘油 0.5~3.0μg/（kg•min），可降低主动脉阻断后左心室充盈压和改善心肌缺血。阻断主动脉后，一旦肺毛细血管楔压 PCWP>20mmHg 时，应再开放主动脉钳，并输注硝酸甘油，之后再缓慢阻断主动脉。多巴酚丁胺 2.5~5gμg/（kg

·min）输注，用于腹主动脉夹闭后，心肌收缩力减弱有效。

8.碳酸氢钠

主动脉开放后下腹部和两下肢得到再灌注，使低氧的酸性血入循环，即5%的碳酸氢钠100~200ml输注，并增加通气量，消除潮气末PCO_2升高产生的过多CO_2，有报道用碳酸氢钠可加重酸中毒对心肌的损害，用碳酸氢钠纠正酸中毒是不可取的，但用新药代替尚待研究。

9.保护肾功能

急性肾衰在RAAA的发生率>50%，是病人术后死亡的重要原因。只要保持血流动力学平稳，急性肾衰发生率就极少。输注10%~20%甘露醇20g或0.5g/kg，就使阻断期间有足够尿量。对多巴胺小剂量预防肾损害的作用有质疑。

10.腹主动脉开放

腹主动脉开放可因严重的乳酸性酸中毒、高钾血症、下肢疲乏氧性血管扩张、吻合口出血、无氧代谢后毒性物质和血管活性物质释放等原因，而导致不同程度的低血压和循环紊乱，尤其已有严重氧债的病人，可发生再灌注损伤。在开放主动脉时，应先停用一切降压药，加快输血补液，纠酸扩容，在即将开放之际静注去氧肾上腺素1~2mg，收缩全身血管，增加静脉回流，维持血流动力学稳定。注意松夹时速度和心血管反应，使低廓压不致过重、时间过长。

11.防治常见并发症

救治成功后的RAAA病人，因组织严重缺血、缺氧和大剂量输血、补液等因素，可引起各种并发症，常见的有心肌损害30%~50%，呼衰30%~50%，肾衰10%~40%，出血10%~20%，缺血性结肠炎5%~20%，脑卒中5%，下肢缺血4%和截瘫2%。如同时有两种以上的并发症，则术后死亡率更高。截瘫是在胸腹主动脉瘤手术中，主动脉被钳夹而致脊髓缺血性损伤、遗留神经系统严重后遗症的后果，是迄今无法完全避免的严重并发症，要从麻醉和手术两方面探讨对脊髓损伤的预防和保护方法，如低压、低温、旁路转流等。

12.术后处理

术后严密监测循环、呼吸、肾、腹内压、移植血管和凝血状态。发现异常时予以纠正。机械通气支持呼吸，至病人体温正常和完全清醒，血流动力学平稳，血气结果最佳时停机和拔管。术后止痛时，禁硬膜外止痛。

（李涵葳）

第八节　闭式心脏手术麻醉

不需体外循环的心脏手术，即为闭式心脏手术。常见疾病有动脉导管未闭、二尖瓣狭窄粘连、缩窄性心包炎等。1956年北京阜外医院开展二尖瓣闭式扩张术，随着人工心脏瓣膜及球赛扩张介入术的开展，闭式二尖瓣扩张术日益减少。代之为瓣膜替换术。

一、麻醉前评估

（一）心脏贮备力

1.正常心脏贮备力

能应付日常体力活动而无心悸、气短等，心脏代偿功能好，能胜任任何麻醉和手术。

2.心脏贮备力轻度减低

不能应付一般的体力活动。心脏功能不如正常人，但麻醉处理尚无特殊困难。

3.心脏贮备力中度减低

不能应付比一般为轻的体力活动，病人休息时可有充血性心力衰竭的表现。心脏代偿功能已显著减弱，对麻醉和手术耐受性均很差。

4.心脏贮备力重度减弱

在休息时心脏仍不能维护有效循环。麻醉手术危险性很大，要经过积极治疗，使心脏贮备力明显改善后，方可降低麻醉手术的危险性。

（二）循环代偿功能

以下为循环代偿功能提供参考。

1.临床表现

临床病情、症状和征象。

2.X 线片。

3.心电图

对正常心电做运动试验。

4.屏气试验。

5.Moots 系数

Moots 系数脉压/舒张压，正常为 50/10，过大或过小，均表现为代偿功能不足。例如缩窄性心包炎，患者血压为 100/80mmHg，Moots 系数为 20/8，说明代偿功能较差。

二、麻醉前准备

主要是加强营养，改善全身状况，控制气道或局部感染。纠正水电紊乱。心脏代偿功能低下的患者，手术指征应严格掌握。

（一）手术时机

心衰病人经过治疗，症状基本控制后进行。最好在心脏代偿功能恢复后 3 周，施行手术较为安全。

（二）麻醉前药物治疗

麻醉前应强心利尿，给洋地黄药物准备。其适应证如下。

1.充血性心力衰竭

病史有充血性心衰者。

2.心功能不全

有心功不全时，肺部有啰音等。

3.严重心律不齐

有心房纤颤或扑动。

4.心动过速

并发房性或室性心动过速者，心率应控制在满意水平。

5.心绞痛发作

有夜间心绞痛发病史者。治疗过程中要严密观察，及时停药或减置，以防洋地黄中毒。

（三）心包炎

心包炎并有心脏压塞症状，在局麻下施行引流术，先解除心脏压塞症状，以后再考虑较彻底的手术治疗。

（四）房颤

二尖瓣狭窄伴有心房纤颤或扑动者，术前需用洋地黄治疗，使心率控制在<100/min时，进行麻醉手术较安全。但心功在Ⅲ~Ⅳ级，或伴有房颤，则麻醉手术中发生意外的可能性较高。

（五）房室传导阻滞

不宜手术治疗。Ⅰ~Ⅱ度房室传导阻滞，术中可能转变为完全性房室传导阻滞或心搏停止，除非有绝对指征，一般不宜手术治疗。经处理待情况改善后进行麻醉手术较安全。

（六）纠正贫血

严重贫血患者，术前应适当输血纠正。

（七）纠正低钾

低血钾时，应予以纠正至接近正常。术前3~7d输注GIK液，每次。

（八）曾用激素者

6个月内曾用激素的患者，术前应给予激素准备，以免术中发生不明原因的低血压。

（九）镇静药

患者充分镇静，避免过度兴奋，给予适量的镇静药很重要。

（十）麻醉前用药

1.镇静镇痛药

肌注苯巴比妥钠0.1g，或吗啡8~10mg，或呢替啶25~50mg等。

2.颠茄类

东莨菪碱0.2~0.3mg，肌注。

三、麻醉处理

1.麻醉选择

和心内直视手术麻醉相同。

2.手术径路

手术需切开（左侧）一侧胸腔，不必插双腔管或支气管内插管，同单肺麻醉的原则，这是闭式心脏手术麻醉的特点之一。

3.麻醉管理

维护血流动力学的稳定是管理的重点。

四、常见手术的麻醉

（一）动脉导管未闭（PDA）手术麻醉

PDA是最常见的CHD之一，粗大短型者，或合并有肺动脉高压者在体外循环下施行手术，但是大部分轻症患者施行闭式手术。是在心脏附近的大血管手术，有相当大的危险性。

1.麻醉前评估

根据导管的粗细、年龄、是否合并 PAH 和心功能来评估。

（1）动脉导管直径为 5~15mm，若动脉导管管径>15mm，为巨大未闭动脉导管。若短而粗，管壁又有退行性变，手术困难，易引起大出血。

（2）若年龄大而动脉导管短粗壁薄者，手术困难，肺动脉钙化、粘连多、导管壁变得硬而脆，易引起大出血，麻醉的危险性增高。

（3）若已并发有 PAH，右心压力负荷增大，右心室肥大，或伴有其他畸形，麻醉危险性很大。

（4）注意左心功能，是否受损，损伤者麻醉风险大。

2.麻醉处理与操作

静脉开放后，在 ECG 监测下，快速诱导，气管内插管，控制呼吸；以静脉药（芬太尼、肌松药）、吸入麻醉药（恩氟烷等）维持。或用高位硬膜外阻滞+全麻。根据病情和手术方式确定麻醉操作与处理。

（1）常温控制性降压全麻：单纯 PDA，没有或仅有轻度 PAH 者，在常温下全麻开胸，予以结扎或缝合即可。在游离及结扎动脉导管前，即开始做降压麻醉，使收缩压降至 60mmHg，持续时间约 20min。以降低导管张力，导管柔软下利于结扎术进行。降压药可用 ATP、硝酸甘油或硝普钠，也可吸入氟烷等。

（2）浅低温和控制性降压麻醉：年龄较大者或短粗型导管，且合并中度以上 PAH 者，或合并主动脉降部畸形者，应行低温和控制性降压麻醉》鼻咽温降至 33~32℃。

（3）低温 CPB 麻醉：导管粗、分流量大、心脏大、出现双向分流或右向左分流早期；年龄大、严重 PAH 并发假性主动脉瘤、合并其他心内畸形者若需要短时钳夹主动脉以断流时，则应以低温麻醉 CPB 为安全。

（4）麻醉管理：PDA 患者的吸入麻醉，麻醉效果出现较快，而静脉麻醉，起效较慢，不要误以为药量不足而盲目追加。术中输血、补液应严加控制，欠量输，过量易发生肺水肿。结扎或切断导管后血压高时，持续输注，0.01%硝普钠 3~5μg/（kg•min）加以控制。

（二）二尖瓣狭窄闭式粘连分离扩张手术

麻醉风湿性心脏病所致的二尖瓣粘连、二尖瓣口狭窄，需行二尖瓣闭式扩张术或球囊扩张术治疗。麻醉有一定危险。

1.麻醉前评估

手术应在最佳时期进行，术前全面检查患者，以病情，如二尖瓣狭窄程度，有无房颤及 LAP 的高低等进行麻醉风险评估。

（1）二尖瓣狭窄程度：从超声心动或动脉导管检查以测算瓣膜口面积（MVA），或从症状估计二尖瓣口大小。正常人二尖瓣口面积为 4~6cm^2，当瓣口面积减少时，通过血流量也减少，使 LAP 升高而使其排出量维持不变。瓣膜口面积<2.6cm^2 为轻度狭窄，患者的一般活动可不出现症状。遇到妊娠、发热等应激情况时，就会心慌气促，心排量无法增加，若为中度狭窄，瓣膜口狭窄严重，LAP>26mmHg，患者静息的心排量也显不足；当 MVA=0.3~0.4cm 时为重度狭窄，病人仅能生存。估计 MVA 对病情及麻醉的危险程度的判断有临床意义。

（2）房颤：有心房纤颤时，术中能否出现栓子栓塞是应考虑的。

（3）心率：心率增速，诱发肺水肿。

（4）肺充血：胸 X 线检查，以了解肺充血程度，ECG 示有较明显右心室肥大，并从临床发现有无右心衰竭症状，对患者 PAH 的判断尤其重要。长期 PAH 症，能诱发右心衰竭，迫切需要手术治疗，是麻醉的危险因素之一。但术前必须先经内科治疗，将心衰控制后，才能手术。

（5）控制心率：心率过快的患者，以洋地黄控制，术前不宜停用。

（6）补钾：长期用洋地黄及利尿药的患者。

（7）术前 1h 肌注咪达唑仑 5~10mg、东莨菪碱，3mg。慎用吗啡等药，禁用阿托品。

2.麻醉选择

在常湿快速气管内插管、静脉复合或静吸复合全麻下施行二尖瓣闭式扩张术。同心内直视手术麻醉法。

3.麻醉管理要点

（1）控制心律失常：麻醉诱导、气管插管或心脏内操作时，可出现不同严重程度的心律失常。若性质不严重，刺激停止后，心律失常也随之消失。若心律失常性质严重，应暂停手术操作，即术者将深入心房内探查二尖瓣孔的手指退出瓣孔，恢复血流，待心律恢复正常后继续手术操作。

（2）先手术后复苏：一旦出现室颤或心搏骤停，术者先迅速分离二尖瓣粘连，行闭式扩张术后施行心脏按压或电击除颤等复苏处理。

（3）预防心排血量下降：心内操作使心排量下降。预防方法是在分离粘连前，静注麻黄碱 15~25mg。若血压已下降时，应予升压。术者手指伸入瓣膜口，若>30s，应通知术者，迅速退出手指，恢复血流。

（4）不加重 PAH：已有 PAH 的病人，须迅速分离二尖瓣粘连，以改善症状，不加重 PAH，避免缺氧，纠正代谢性酸中毒；用药慎重，不用氧化亚氮吸入；不用或慎用血管收缩药，诱导时取头高位，术中不取头低位；PAH 发生时，应积极处理。用吗啡，有利于肺血管的扩张；严重 PAH 病人，控制呼吸用呼气末正常呼吸；必须要应用升压药时，以选用多巴胺等较适宜；高浓度氧吸入。

（5）限制入量：PAH 病人，对液体负荷很敏感，容易导致肺间质水肿，应严格限制输血、输液速度。若失血>300ml，可输血 200ml 或更多。

（三）缩窄性心包炎手术麻醉

缩窄性心包炎是一种常见的心包疾病，病因以结核性多见；因心包发炎后不能迅速地被治疗和控制而迁延成慢性，逐渐使脏、壁层心包瘢痕纤维化，形成硬壳将心脏间缩在里面，限制了心脏的舒张和收缩活动，严重地压迫心脏并妨碍心脏的正常充盈。临床以手术治疗为主，麻醉风险高。

1.病因

慢性缩窄性心包炎多为结核性和非特异性心包炎所致。①结核病；②非特异性炎症，如特发性或病毒性心包炎、慢性肾衰、结缔组织疾病（如类风湿关节炎、心包炎）等；③心包肿瘤；④外伤；⑤心脏手术后心包积血或纵隔放射治疗之后等。

2.治疗

外科心包切除术或心包剥脱术是主要治疗方法。术中有可能发生大出血或冠脉损伤导致心搏骤停，手术死亡率很高。近年来随科技的发展，病死率明显下降，但仍>6%。

3.麻醉前评估与准备

根据麻醉前检查结果及病情严重程度进行麻醉风险评估。①心包缩窄程度，心包缩窄越重，以心脏舒张受限为主越重，心排血量减少，血压下降、脉压变窄及静脉压上升的程度越重。②胸腹水有无，若有大量的胸腹水，呼吸功能受限制，先用利尿药减少腹水及水肿，但要注意低钾血症。当利尿药不能减少胸腹水时，施行胸穿、腹穿抽尽胸腔积液，但腹水不宜完全放净。③心力衰竭程度，心力衰竭及心律失常，术前应纠正。给予小剂量洋地黄制剂。④改善全身状况，高蛋白饮食，或静脉补充白蛋白或全血，或水解蛋白，尽可能改善全身状况，增加血浆胶体渗透压。⑤备好充足血源。

4.麻醉管理

患者情况重危，对麻醉耐力极差，麻醉管理十分棘手，麻醉医师应该高度重视。

（1）麻醉选择困难，危险性极大。心包剥脱术宜在气管内全麻下进行。

（2）麻醉诱导是关键步骤，患者很难渡过诱导关而死亡。诱导平稳，防止严重低血压甚至心搏骤停，是麻醉的重点。常选用小剂量的药物，静注氯胺酮 0.5~1mg/kg，泮库溴铵 2~4mg 或 0.02~0.08mg/kg，控制呼吸，进行气管内插管。硫喷妥钠 2~4mg/kg，或用依托咪酯 0.1~0.3mg/kg、咪达唑仑 0.15~0.2mg/kg，或小剂量氟芬，静注缓慢、推推停停，间断小量注射，以观察病人反应，静注应特别小心。无心血管抑制时静注肌松药，气管内插管。清醒插管，极危重患者，在半卧位下，做清醒气管插管比较安全。局麻开胸，手法辅助呼吸，高浓度氧吸入，必要时辅助少量氯胺酮输注。快速插管，症状较轻病人，面罩纯氧吸入，缓慢静注咪达唑仑 5~10mg，待入睡，静注芬太尼 2~5mg/kg、肌松药维库溴铵，0.07~0.2mg/kg，表面麻醉咽喉部，气管内插管。

（3）麻醉维持困难。吸入麻醉对心肌抑制较强，一般不宜应用，若一旦用恩氟烷、异氟烷或七氟烷时，应十分小心、间断吸入勿过深。气管内插管后，静注芬太尼 5~10μg/kg，或连续输注 0.5~1.0μg/（kg•h），效果较满意。分次静注咪达唑仑 2mg，非去极化肌松药维库溴铵 0.5mg/kg，控制呼吸，保证血气指标正常及创造安静的手术野环境，以利手术操作的进行。切皮前、锯胸骨前分别静注追加芬太尼 0.1~0.2mg。锯胸骨时静注呋塞米 20mg，2h 后追加 20mg。

（4）保持一定心率：心率不应过慢，适当增快，80~100/min 有利于 CO 的增加，是缩窄性心包炎患者唯一的有限的代偿途径。但术中心率过快也会导致心排血量下降。术中心率维持在 80~120/min。

（5）维持血压：严重低血压可导致心搏骤停。须分析血压下降的原因，针对性处理。升压药宜选药性弱的药物，如麻黄碱等，不选药性强的甲氧明、去甲肾上腺素及去氧肾上腺素等药物。等量及时补充失血：维持有效血容量，不能过量输血、输液，心包松解后回心血量剧增，容易发生心衰，剥离心包前适当补液，剥离后应加速利尿，限制补液，但也不能有血容量不足。

（6）控制呼吸有效果：每 30~60min 施行血气分析检查，呼气末正压通气，避免缺氧和 CO_2 蓄积，术后早期呼吸的管理很重要。

（7）治疗心律失常：术前、术中大量利尿导致体内的镁、钾严重缺乏，剥离和切除心包操作时易出现心律失常，应密切监测心电图。术中注意补充电解质，以 3%氯化钾 60ml+硫酸镁 1g 按 50ml/h 速度泵注。胶体液每 500ml 加高钠 5 支＋钙 2 支输注。出现异常及时处理。房颤，毛花苷 C0.2mg，缓慢静注；室性早搏，非连续性不必处理；连续性室性心律，应停手术，利多卡因 0.5~1mg/kg 静注，心肌表面喷洒 1%利多卡因或敷以利多卡因棉片，有助于防止其发生。室上性艾司洛尔 0.2~0.3mg/（kg•次）静注；心动Ⅲ级者，多巴胺剥离上下腔心包前 2~4μg/（kg•min），剥离后调整至 6μg/（kg•min）支持心动；同时纠正代谢性酸中毒。

（8）拔除气管导管时机：病人清醒、潮气量基本恢复、血气指标正常，方可撤出呼吸机和拔管。否则带管送回麻醉恢复室，或病房或 ICU 进一步辅助呼吸和支持心功能治疗，不宜急于拔除气管导管。

（李涵葳）

第九节　冠心病非心脏手术麻醉

冠心病（CAD）患者约占麻醉和手术病人的 5%~10%，其术后并发症的发生率和死亡率均高于非冠心病患者，属于外科高风险手术麻醉。

一、病情特点

1.中老年患者多

冠心病（包括心肌梗死）是冠状动脉供血不足引起的缺血性心脏病，为中老年人的常见病、多发病。发病率逐年增高，北京 1973 年为 21.7/10 万，1986 年为 62.0/10 万；上海 1974 年为 15.7/10 万，1984 年为 37.4/10 万。国内心电图有改变的发病率高达 14,8%。

2.手术病死率高

需进行非心脏手术的患者也逐年在增多。美国心脏病占总死亡的 35%，其中冠心病死亡占 24.1%，居死因之首。国内冠心病或心电图有改变（心肌梗死多导联低电压等）者，其手术病死率比正常高 2~3 倍，

3.并发症多

冠心病患者麻醉和手术的病死率明显高于同龄的一般人，其分别为 6.6%与 2.9%。尤其是心肌梗死，麻醉手术容易再度诱发而梗死。其并发症发生率也高于同年龄组，故必须注意，减少冠心病患者麻醉和手术的危险性，提高安全性。

4.麻醉困难

心脏病患者因并存其他疾病需要手术时，不仅心血管病变得不到纠正，且常因非心脏病而使心脏功能或使循环功能进一步恶化，特别是同时发生出血性、创伤性、烧伤性或感染中毒性休克时，可严重影响循环功能。如施行急症手术，因无充分时间准备，麻醉和手术的危险性就更大，有时形成恶性循环，危及患者生命。心脏病患者施行非心脏手术时，其麻醉处理有时比作择期心脏手术更为困难。

二、麻醉前危险因素评估

（一）非急症手术

按照不同病情加以考虑，有急性心肌梗死的择期手术，延期推迟到3~6个月以后手术。

（二）急症手术

危及生命的非心脏疾病必须施行手术时，如内脏穿孔、大出血及早期癌肿等，不必过多、过分强调心脏病病情，应在内科医师密切协作下，维持心脏功能。如快速洋地黄化、利尿、给氧等治疗，改善患者心功能，充分估计术中可能发生的危险或意外，并做好充分准备，急行手术挽救生命。

（三）限期手术

非心脏疾病手术威胁患者生命时，必须外科手术才能得以彻底治疗，心脏病较重，术前又一时难以纠正心脏功能；或根本不能得以纠正者；或病情不允许拖延到病情稳定后再施行手术时。应在治疗冠心病的同时，积极手术治疗。手术种类和部位也影响CAD病人围术期并发症的发生率。如胸腔或上腹部手术围术期心脏并发症发生率为其他手术的2~3倍。并发心脏其他疾病，如伴有多瓣膜联合受损的风湿性心脏病、房颤、心功能2级并发早期子宫内膜癌的患者，要施行子宫内膜癌根治术，患者心脏情况较差，可在短期内进行冠心病充分治疗，在内科医师指导及心电持续监测治疗下施行手术麻醉。

（四）心血管功能评估

为预测围手术期心血管危险因素而正确评估。

1.心绞痛

有典型心绞痛发作者，提示冠状血管的病变范围广而严重，病死率高。既往有心绞痛史、运动试验阳性，ECG有Q波、有PTCA或CABG史、心功不全史等患者的相关病死率增加。但也有4%~6%无症状者。

2.心肌梗死

3~6个月内有心肌梗死史者，手术麻醉后早期再诱发心肌梗死的发生率为6.5%，病死率也较高。

3.心力衰竭

伴有充血性心力衰竭的患者，术前未洋地黄化时，其病死率增高。应于心衰纠正后2~3周才能施行非心脏手术。

4.心电图

当心电图改变（有明显心肌缺血者）时应予以警惕。EF<35%，左主干或多支冠脉狭窄；休息状态下ECG缺血表现；心脏扩大等，其病死率比正常高1，6倍。但是，部分（15%）冠心病患者心电图无异常，故不能单靠心电图确诊冠心病，心电图正常也不能排除冠心病。对手术危险性和预后与CAD相同。

5.老年人

老年患者有心脏改变者，或X线片显示心脏有潜在心衰者，顽固性心律失常，并发脑血管疾病史，或糖尿病、肾功不全（血肌酐>2mg/dl）者；中重度高血压者危险性大。

6.术前心功能

易疲劳，难以完成以前可胜任的体力活动，提示心功能减退；端坐呼吸或发作性呼吸困难，提示心功能不全；术前服洋地黄制剂提示心功能不全；运动耐力差等需进一步检查治疗。

三、麻醉前准备

（一）心脏疾病

术前有心绞痛者，应给予治疗，以改善心肌缺氧状态。术前曾服用普萘洛尔治疗的患者，心功能减弱，全麻时危险性增加，可在麻醉前不停药。严重的冠心病患者，普萘洛尔可用至麻醉前禁食时。

对有心绞痛史、心肌梗死史、心电图有心肌变性者，心律失常者，X线片显示心脏有潜在心衰，以及老年有心脏病变者，术前应洋地黄化，以增强对出血和创伤的代偿能力，预防心脏病情变坏。

（二）高血压

冠心病合并高血压是CAD，心衰和脑卒中的高危因素。术前要得到控制，长期服用抗高血压药者，宜继续使用抗高血压药物治疗至术前。

（三）气道疾病

急慢性气道疾病，术前应进行充分治疗。急性肺疾病应在治疗后2~3周，做血气分析和肺容量测定等其他检查，满意后再做手术。慢性肺疾患应在积极治疗后，取得可能最好效果后施行手术。长期吸烟者应尽早戒烟。

（四）贫血

合并严重贫血者，应于术前纠正。胸部X线片、ECG、超声心动图、核素检查、心导管检查及造影等检查资料齐全。

（五）心理治疗

冠心病患者术前应施行必要的心理治疗，解除对麻醉和于术的顾虑，使之安静，取得其信任，建立起治疗的信心。

（六）监测

除常规麻醉监测外，ECG监测胸前导联或选取术前缺血表现最明显的导联。在较重的患者或施行较大的手术时，应备好动脉和中心静脉压测压管、导尿管，备好快速输血输液泵等可能需要的器械与仪器等。

（七）麻醉前用药

麻醉前用药充分镇静非常必要，但不能抑制呼吸和循环，根据病情许可和手术需要，选用适宜的镇静药。对心功能正常病人用药如下。

1.颠茄类

阿托品因增快心率，一般不做常规用药。东莨菪碱0.3~0.4mg，术前1h肌注。

2.镇静药

高度紧张者常选用异丙嗪0.75mg/kg或咪达唑仑：0.1~0.2mg/kg。

3.镇痛药

常选用吗啡，1~2mg/kg肌注，或哌替啶30~50mg肌注。

4.丹参等

针对心绞痛者，丹参4~8g＋5%葡萄糖250ml静脉输注，或环磷酸腺苷20mg，或布拉地新（双丁酰环磷腺苷）20mg，肌注。

四、麻醉处理

（一）麻醉选择

力求平稳，避免血压剧增和心率增快，具体达到的原则：降低心肌耗氧量和心肌应激性；防止麻醉过深，对心肌和呼吸抑制轻微，降低末梢血管的阻力；麻醉效果好，无痛，镇静充分，肌松良好；安全，术中术后无并发症。

1.局麻

符合以上的原则。但仅能完成小手术。

2.神经阻滞

用于手术范围较局限者，对心血管功能影响小，效果满意，四肢手术采用。

3.持续硬膜外麻醉

下肢、盆腔、会阴及下腹部手术选用，对生理扰乱小，较少发生高血压，术后可留置导管镇痛，减少深静脉血栓形成等，但禁忌高平面阻滞。

4.全麻

中腹部以上手术，特别要强调的是硬膜外麻醉，由于阻滞平面较广，对血流动力学影响较大，为谨慎和安全起见，选用全麻。病情重，手术较大、复杂、时间长、范围大，应气管内插管。

5.硬膜外麻醉与全身麻醉联合

CAD病人非心脏手术选用，取两法之优点，应激反应轻，血压、心率平稳，减少全麻药用量，术后苏醒快，苏醒过程平稳，术后镇痛方便。抗凝血治疗者应禁忌硬膜外。

（二）麻醉诱导

1.力求平稳

诱导平稳是麻醉处理的关键。避免诱导中的挣扎、呕吐、呛咳和屏气，以降低心肌耗氧量（MOC）。

2.面罩吸氧

面罩下给氧祛氮5~10min。避免缺氧，或加重心肌缺血缺氧。

3.诱导方法

要避免心肌过分抑制，采用药物组合。

（1）芬太尼0.002~0.005mg/kg、硫喷妥钠2~4mg/kg，琥珀胆碱1.5~2mg/kg，缓慢静注，快速插管。

（2）咪达唑仑2.5~10mg,2.5%硫喷妥钠2~4mg/kg,泮库溴铵0.1~0.2mg/kg，再2.5%硫喷妥钠2~3ml，静注，控制呼吸，插管。

（3）芬太尼0.1mg、氟哌利多5mg，即英纳诺（50∶1）混合液静注，诱导平稳，循环功能稳定，氟哌利多，预防心律失常的作用。用于心排量极低，且固定者。

（4）咪达唑仑2.5~5mg，氯胺酮1~2mg/kg，静注，短小手术，或表浅手术，面罩下给氧。

（5）咪达唑仑0.1~0.2mg/kg、芬太尼5~8μg/kg、丙泊酚1.5~2mg/kg、维库溴铵0.1~0.12mg/kg或阿曲库铵0.5~0.7mg/kg静注、插管控制呼吸。

（三）麻醉维持

1.芬太尼50~100μg/kg分次静注，氧气吸入，是当前最常用的较好的麻醉方法。

2.氧化亚氮和氧 1∶1 吸入。对心肌无抑制作用，毒性低，最安全。但笑气浓度<60%为宜，需加深麻醉：①吸入，8%~2%恩氟烷或异氟烷。②γ-OH、氯胺酮或地西泮分次静注。③静注呢替啶 20mg，或吗啡，2mg/kg；或芬太尼 2μg/(kg•次)。④维库溴铵 0.08mg/kg，分次静注。

3.吗啡 0.5~3mg/kg，维库溴铵 0.08mg/kg。因吗啡镇静作用不强而少用。必要时追加少量咪达唑仑。维库溴铵是目前对心血管效应最小的肌松药。

4.连续微泵注丙泊酚 3~6mg/(kg•h)，对心肾功能尚好，而不需严格限制输液的患者也可选用。

5.静注氯胺酮，小量对不能耐受其他麻醉时可酌用。

(四)麻醉管理

冠心病患者非心脏手术的麻醉管理十分重要，要使患者舒适，避免增加心肌氧耗量（MOC）。心率、心肌收缩力和室内压是影响 MOC 的 3 个主要因素。心率越快、心肌收缩力越强，MOC 越多。麻药的种类、麻醉深浅和血管加压药的种类都与此有关。引起室内压上升的高血压患者等，都使 MOC 增加，或供氧不足。

1.加强监测

非常重要，随时发现患者心肌氧的变化，及时恰当处理，确保生命安全,,监测重点是血流动力学及心电图的变化。①监测血压、脉搏、呼吸、皮肤黏膜色泽及麻醉情况。②有条件者可持续监测 MAP、CVP、LAP 或 PAWP、RAP、HR、CO、SV、PVR 或 SVR（TPR）。③麻醉中可计算心缩间期（STI）、射血前期（PEP）、左心室射血时间（LVET），总电机械收缩时间（QS_2），PEP/LVET 和 I/PEP。心率缩压乘积（RPP）和三重指数（TI），CAD 病人 RPP>22000 时发生心绞痛，其中 HR 改变比 BP 更敏感，麻醉期间控制 RPP<12000。TI=HR×DP×PAWP（mmHg），宜<15 万。④监测尿量和血细胞比齐。⑤监测 SpO_2，每 15~30min 检验 1 次血气分析，及时纠正、酸碱平衡紊乱及电解质异常，维持 PaO_2>80mmHg，$PaCO_2$ 在 30~40mmHg。

2.维持循环功能

（1）严密观察病情，力求血压平稳，避免血流动力学的剧烈波动，一旦发现血压过高过低，积极处理。

（2）预防围术期心肌缺血，因冠心病患者对低血压耐受性极差，可使冠状动脉灌注不足、缺氧，有引起急性心肌梗死的危险，必须预防。开放静脉输液，维持循环有效血容量，手术一开始，等量补充失血、严防逾量，避免心脏前负荷增加过多；麻醉勿过深，麻药可使心排血量下降；纠正心律失常；充分供氧，维持好动脉压。也要防止输血输液不足造成低循环动力。保持 Hb>100g。如果血压下降超过原来病人静息状态血压平均值的 15%，或 SP 低于原 20mmHg 时，选用甲氧明 3~5mg，或去氧肾上腺素 0.2~0.4mg，或多巴胺 3~10mg 静注，对心肌有正性肌力作用，不增加外周阻力。

（3）冠心病患者高血压增加心肌耗氧量（MOC），加重心脏后负荷。严重高血压时，易出现意外，必须紧急处理。全麻太浅时加深全麻深度，神经阻滞范围不全时，调整阻滞范围，或辅助适量的芬太尼、氟哌利多等，使血压恢复正常。如不能控制，或不明原因的高血压，用血管扩张药物，其指征为 SP 升高>20%；PAWP>18mmHg；RPP>12000；TI>150000；心电图显示心肌缺血改变。常选用，NTG0.01%溶液静脉输注，使血压降到预定水平，是常用首选药物。无毒性，低浓度时作用温和，是一种安全、效果好、作用快、时间短、易控制缓解心肌缺血、易控制调整血压的好降压药。也选用 SNP。即 SNP50mg 加入 5%葡萄糖或生理盐水 250~500ml，配成 0.01%~0.02%的溶液，当血压降至预定水平，予以调整速度维持。防止用量过大，严密视察血压的变化。若发生反射性心率增快，可加快输液，或静注普萘洛尔 0.25~0.5mg 控制。后者可分次静注追加，一般不超过 2mg。

血压波动应控制在基础值 20%左右之内。插管前用 2%利多卡因喷雾充分表麻气管内黏膜，可防止血压升高和心律失常。术前病人血压高时，在诱导前开始降压，以防诱导时继续升高。拔管后经导管气管内注入利多卡因 40mg，或静注 2%利多卡因 1mg/kg，可预防拔管后心率加快，血压升高。

（4）心律失常：比较常见，但严重心律失常发生率不高，先检查发生诱因之后予以治疗。窦性心动过缓为诱导期常见的心律失常，多由硫喷妥钠等增强迷走神经紧张性所致，以阿托品，5mg 静注效果好。维持心率 90/min 左右。窦性心动过速，加深麻醉和补充血容量，低血压即可纠正；低血压纠正后仍有心动过速时，用普萘洛尔 0.25~0.5mg 静注，每 1~2min/次，总量 2~3mg 可以控制。持续性室性或室上性心动过速静注维拉帕米 2~5mg，或静注苯妥英钠、普鲁卡因胺、溴苄胺或利多卡因等，即可纠正；若无效时，可用电转复。当心动过缓并有低血压，且对药物治疗反应不佳时，应安置心脏起搏器。

3.严防低氧血症和二氧化碳积蓄

急性缺氧，可使心肌很快失代偿而发生心搏骤停；慢性缺氧，可诱发或加重心律失常，导致低血压或心力衰竭；二氧化碳蓄积，对心脏的危害比缺氧还大。麻醉期间必须确保气道通畅，维持足够的通气量，全麻时控制呼吸，以防止缺氧和二氧化碳蓄积。硬膜外麻醉平面不宜过高，用辅助药需防止呼吸抑制。

4.输血补液要充足适量

必要时以 CVP 和 PAWP 作为输血补液依据。

5.手术后处理

病人心血管功能稳定，由手术室转到病房或 PACU、或 ICU 抢救治疗。必要时将导管带到抢救室，以便于术后机械通气和监测治疗抢救。

五、麻醉后处理

全麻病人苏醒过程更危险，应保持平稳，避免疼痛和躁动，防治通气不足和心肌梗死。

（一）监测

急性心肌梗死更多发生在手术麻醉后，术后应持续进行生理功能监测，使 PaO_2 良好。

（二）气道清理

氧通过低浓度酒精（也可 70%）湿化后吸入。注意无菌技术，吸出气道分泌物，以防气道感染。

（三）控制输液量

精确计算补液，不宜过量。

（四）纠正低钾

应特别注意纠正低钾血症，尤其在洋地黄化的病人。

（五）防治心肌梗死（MI）

冠心病者术中、术后48h内均可发生MI，病死率为10%~15%，要注意防治。

1.原因

（1）麻醉和手术期间的血压波动是重要的诱发因素，有MI史者复发。

（2）心律失常可发生在术后1周内，术后2~3d较多。术后病人未清醒，若出现心律失常（室性期前收缩、心室纤颤等），呼吸困难，发绀，不能解释的低血压，胸痛，心力衰竭时，应怀疑MT。

2.预防

（1）术中、术后心电图连续监测，出现异常和术前对比。

（2）防止低血压，一旦发生即予纠正；也要防止高血压、心动过速，出现后即予处理。

（3）纠正电解质紊乱，尤其是低钾血症。

（4）充分给氧，防止缺氧和CO_2蓄积。

（5）术后消除疼痛，避免肌松药残余作用，如高热、寒战等。

3.处理

术中、术后一旦发生MI时，应积极治疗。①静注吗啡5~15mg或哌替啶25~50mg镇静、镇痛；②吸氧；③补充血容量，用多巴胺或间羟胺等升压药维持收缩压至术前水平；④应用NTG、SNP或酚妥拉明等血管扩张药，降低心室的前后负荷，降低血管外周阻力，扩张冠状血管，增加心肌缺血区的血流量。

（李涵葳）

第七章　胸外科手术的麻醉

第一节　麻醉前评估与准备

胸外科患者多患有慢性肺疾患，主要可分为限制性肺疾病及阻塞性肺疾病。前者在急性发作时有肺水肿、误吸性肺炎及成人呼吸窘迫综合征（ARDS）；慢性疾病常见为肺纤维化导致肺动脉高压及肺心病，外科常次发于脊柱后凸、漏斗胸、膈肌异常或过度肥胖等。慢性阻塞性肺疾病（COPD）增加气道的气流阻力，增大胸腔及呼气时伴有哮鸣音。如急、慢性支气管炎、哮喘、肺气肿、肺淤血及肺梗死等。还有心脏疾病也常影响肺功能，如严重二尖瓣狭窄可导致肺动脉高压、肺纤维化，均可增加麻醉的危险。而胸、心手术本身也可损害肺功能，促使开胸侧或非开胸侧肺萎陷及水肿。特别在开胸侧，对肺的创伤及切除尚有功能的肺组织必然影响肺功能。再加上开胸手术切口疼痛，严重妨碍术后深呼吸及咳嗽，导致肺膨胀及排痰困难，更增加术后肺部并发症，导致肺萎陷及发展成肺炎。

一、常规临床体检

详细了解病史，如吸烟史，有无呼吸困难、端坐呼吸、有无口唇发绀或杵状指，有无运动（上楼等）后气短及大量咳痰等体征，有助于判断肺功能及是否需要治疗措施。X线片及计算机断层 CT 扫描、检查更可显示肺及胸内病变，还可判断气管狭窄程度及部位，有助于麻醉准备。

二、肺功能测定及动脉血气评估

肺切除术患者多常规在术前进行肺功能测定，实际动脉血气测定更有重要意义。

（一）肺活量测定

最常用的肺功能测定为量肺活量（VC）。如果 VC<80%正常值，应考虑有限制性肺疾病，如肺萎陷、肺炎或肺纤维化。如怀疑有阻塞性肺疾病时，应测定用力呼气 M（FVC），又称时间肺活量，即最大吸气后用力在 1、2、3 秒钟测呼出气量，其中尤以第 1 秒用力呼气量（FEV_1）更有意义。正常人 FVC 与 VC 相等，当患者患有阻塞性肺疾病，如哮喘或支气管炎，用力呼气时，胸腔呈正压，气道易受动力性压迫而萎陷，且易为分泌物堵塞，所以 FVC<VC，FEV，显著下降。而限制性肺疾病不常并有气道梗阻，也可导致 FVC 降低；虽 FEV，可能下降，但 FEV/FVC 仍为正常（即>70%）。

（二）最大自主通气量

肺的动力功能可测量最大自主通气量（MVV），即患者尽快在 12s 内呼吸的容盘乘以 5 表示每分钟最大的通气量，可显著显示气道阻力的变化。如此高通气率患者很难进行 1min 以上，甚至重症患者不能进行 MVV 测量，可用 FEV1.0 推算，MVV=FEV×35 做参考，也有良好的相关性。除了气道梗阻影响 MVV 外，肺和胸壁的弹性、呼吸肌的力量及合作程度均可影响。健康男性 MVV 平均值为 150~175L/min，最低限为 80L/min

或>80%预计值。

（三）动脉血气分析

术前静止状态下的动脉血气分析对开胸手术患者很有参考价值。可显示气体交换障碍的严重程度，也可提示麻醉时应用单肺通气（One-lung ventilation）是否会出现缺氧危险，为术后缺氧处理提供有力的指标。但有些患者在静止状态下动脉血气张力正常或接近正常，当有轻度运动时即出现血氧饱和度下降。

在慢性肺疾病患者，由于动脉低氧张力常伴有高 CO_2 张力而能耐受。而外科患者高 CO_2 血症即预示呼吸衰竭，应给予高度关注。当 FEV_1 恶化到 $800\sim1000ml$ 时即有 CO_2 蓄积，常难以耐受即使很小肺组织的切除。动脉血氧饱和度也与肺的张缩与肺血流变化密切相关，肺血管阻力升高即出现动脉血氧饱和度下降。简单地评价气体交换及氧合的方法可按道尔登分压定律计算肺泡气氧分压，即各气体成分分压之和等于大气压。所以，吸入空气中氧分压（P_IO_2）等于海平面氧分压（PB）减水蒸气压（47mmHg）乘以吸入空气氧浓度（F_IO_2）：

P_IO_2＝（PB－47mmHg）×F_IO_2＝（760－47）×0.21=150mmHg

而肺泡气氧分压（PaO_2）即呼气末的氧分压为 P_IO_2 减去动脉 CO_2 分压除以 0.8。

PaO_2＝（PIO_2－$PaCO_2$）/0.8＝（150－40）/0.8=100mmHg

计算的 PaO_2 与测出的动脉血氧分压（PaO_2）之差称为肺泡—动脉氧分压梯度（$A-aDO_2$），当心排血量及 F_IO_2 改变时即可增加梯度，否则梯度增加也反映肺内分流及静脉血掺杂，如低氧血症患者 $A-aDO_2$。梯度不大常为药物过量引起低通气量所致，而 $A-aDO_2$ 梯度增大常为低通气量并有通气、灌注比例失常引起静脉血掺杂。

三、受全肺切除的标准

术前预计患者能否耐受全肺切除不但是胸外科医生非常重视，麻醉医生也必须正确判断，否则，全肺切除术后有可能因气体交换不足、肺动脉高压及致命性呼吸困难难以脱离呼吸机支持。因此，拟做全肺切除术的患者，术前肺功能测试至少应符合下列标准：①FEV_1>2L，FEV_1/FVC>50%；②MVV>80iymin 或 50%预计值；③残气量/总肺量<50%预计值及预计术后 FEV_1>0.8L。如上述标准不能符合，还应做分侧肺功能试验。如 FEV 过低，还应做创伤性检查，如肺动脉球囊阻塞测压等；④平均肺动脉压<35mmHg；⑤运动后 PaO_2>45mmHg，说明切除后余肺能适应心排血量。由于 FEV 及分侧肺功能试验的正确性令人失望，近年建议测定运动时最大氧摄取量（VO_{2max}），可较正确判断患者肺切除后是否发生并发症。如患者的 VO_{2max}>20ml/（kg•min），则术后多不发生问题，如运动时 VO_{2max}<15ml/（kg•min），术后多出现严重并发症。有些患者 FEV 值不适于手术，但运动时 VO_{2max} 较高，仍可耐受手术，说明运动试验更能反映气体交换、通气、组织氧合及心排血量状况。

四、术前改进肺功能的措施

术前评估患者肺功能的基本目的，不但为了做好麻醉设计，更要降低围手术期的肺并发症及病死率。不少肺功能不全患者进行妥善准备及治疗后可以在麻醉前恢复肺功能。而不经准备的患者的术后肺并发症率较曾经准备的患者高 2 倍以上。说明胸外科患者特别有肺慢性疾病的患者术前必须进行充分准备。通常在术前 48~72h 即应开始治疗准备，同样治疗要持续到术后，处理方案如下。

（一）停止吸烟

停止吸烟可以减少气道分泌物及敏感性，改进黏膜纤毛运动，但需要 2~4 周见效，6~8 周效应最佳。术前 24~48h 停止吸烟反增加气道分泌物及敏感性，但可以减少碳氧血红蛋白含量，有利于组织的氧利用。吸烟者术后肺部并发症发生率约为非吸烟者的 6 倍。

（二）治疗支气管痉挛

气道刺激常是胸外科反复出现气流受阻的原因。所以，在围手术期建立通畅的气道极为重要。心拟交感性气雾剂主要治疗反复发作的支气管痉挛。如加用茶碱，应考虑与 β_2 肾上腺能药及麻醉药并用时，特别在单次静脉注射时的交互作用及毒性反应。

（三）排痰、止痰处理

术前准备中排痰是很重要的措施。因为痰液可增加感染的机会及对气道的刺激。术前用抗生素对预防院内感染及治疗支气管炎很有帮助。如有急性呼吸道感染，则择期手术还应推迟 7~10d。

松动痰液的最佳方法为适当的湿化，包括全身输液及用热蒸汽雾化吸入。应用痰液稀释剂及口服祛痰剂的效应是可疑的，且可增加气道的应激性及其他副作用，如胃肠道刺激等。由于咳嗽无力，常需机械方法协助排痰至气道口端，便于咳出，如叩背及体位排痰等。

（四）增强患者信心

锻炼呼吸功能，术前说服患者主动锻炼呼吸功能，增强咳嗽、咳痰动作极为重要，往往应该在麻醉前访问中，教会患者如何锻炼呼吸功能，解释止痛、咳痰方法，增强患者信心，甚至比单纯用药及术后间断正压通气还有效。有条件的单位甚至为胸、心外科患者术前集中讲课，并发给一次性吹气瓶（稍有阻力的吹气装置），每天练习数次，可显著增强呼吸肌力及耐力。

（朱云章）

第二节 胸外科手术麻醉的特点

一、麻醉药及麻醉深度的选择

由于胸外科手术复杂、麻醉及术中风险大，多需应用精密的电子监测仪及电凝、电刀、除颤器、电锯等，均应避免采用易燃、易爆麻醉药。近年多采用卤类吸入麻醉药。麻醉作用强，最低肺泡气有效浓度（MAC）低，可以并用高浓度氧。同时血气分配系数较低，麻醉诱导及苏醒较快，容易控制，尤其适于开胸手术。心脏功能极差的患者或心血管手术应用大剂量芬太尼或芬太尼类静脉麻醉不抑制心肌，最为有利，也可并用吸入麻醉或静脉注射镇静药咪达唑仑，以消除术中知晓及记忆。20 世纪 50 年代，一度认为胸、心手术的麻醉应过度通气、浅麻醉及用血管活性药维持血压。现已明确，过度通气导致低 CO_2 血症，使氧解离曲线左移及冠状血管痉挛。浅麻醉时术中有可能有潜在强烈的应激反应，不如应用足够深度麻醉有利。而应用血管活性药维持血压常不能增加心排血量及组织灌注，甚至还应用扩血管药降低后负荷，以增加心排血量。所以，临床麻醉多采用多种麻醉药进行复合麻醉，达到取长补短之效应。使患者舒适入眠、无痛、无知晓、无记忆，又要完全防止手术操作的强烈应激反应、维持心血管稳定、氧合充分及满足手术操作。麻醉者更要熟悉各种侵入性和非侵入性的生理监测参数的意义以及掌握正性变力药、血管活性药及抗心律失常药的运用。

二、气管支气管导管的选择

早年多用单侧支气管导管进行左侧支气管插管，1950 年开始应用卡仑（Carlens）双腔管，左全肺切除时还选用类似 Carlens 双腔管的怀特（White）双腔管，该导管分支管插入右主气管，且在分支管右上方附有套囊及开口正对右肺上叶支气管口。但仍常阻塞右上叶支气管口或右主支气管阻塞不严，出现漏气现象，所以，多数麻醉者在左全肺切除时也愿采用卡仑双腔管，只要在切断缝合左主支气管前把左分支管退至气管中，即可避免切伤或缝住分支导管。近年又有聚氯乙烯的 Robert shaw 双腔管，因无隆突钩便于置管，且壁薄内腔相对增大，便于送入吸痰管。但是导管较软又常需探条支持，因无隆突钩依靠，导管位置有时不易准确放置，可能插入过深，左、右开口均进入一侧（多为右侧）主支气管或插管过浅，仍留在气管内，必须根据物理检查或纤维支气管镜确定导管位置。

开胸手术导致通气障碍，必须应用人工通气，麻醉前应检查气管导管口径是否合适，特别是气道狭窄或受压时应对照 X 线片准备小二号导管，同时检查套囊是否漏气。插入支气管导管后应用纤支镜确定导管位置是否得当，变动体位后还应听诊检查，确保气道通畅。

三、防治低氧及高 CO_2 血症

由于肺门周围分布较多的交感神经分支，早年强调刺激肺门容易发生反射性胸膜肺休克，曾用普鲁卡因进行肺门及交感神经节"封闭"。现已明确反射性低血压甚至心搏骤停必须在缺氧、高 CO_2 血症基础上才易发生。近年来，麻醉者熟练掌握呼吸管理，很少出现所谓的"胸膜肺休克"。关键在于防止缺氧及高 CO_2 血症。单腔管双肺通气时，更应请手术助手协助用大盐水纱布及拉钩压缩开胸侧非切除肺叶，减少无效腔量及肺血流，即减少静脉血掺杂。麻醉过程中还应保证套囊不漏气，保证足够的通气量。早年曾强调"过度通气"可增强麻醉效应及避免术终 CO_2 排出综合征。实际上过度通气导致低 CO_2 血症，抑制网状结构而增强麻醉效应必导致脑血管收缩，使脑血流减少及脑缺氧。同时也使冠状动脉痉挛，可能导致心肌缺血，现已弃用。麻醉中不发生高 CO_2 血症，术终也不会产生 CO_2 排出综合征。所以麻醉中通气量应维持在 8~10ml/kg 为宜。

缝合胸腔前应用 20~40cmH_2O 气道压（捏呼吸囊）测试支气管缝合是否漏气，继而加压膨胀萎陷肺叶，遇有局部小叶不易吹张时，应请术者协助按摩未吹张的肺小叶，以破坏肺表面张力，即可重新吹张。萎陷肺突然膨胀，血流再通，也可能出现一过性血压下降。闭胸后，应逐渐加大压力将肺吹张，并通过水封瓶引流排出胸腔内空气，恢复胸腔负压 6~8cmH_2O，如术中有 CO_2 蓄积，闭胸后加压排气，就可能出现 CO_2 排出综合征，即血压下降、呼吸消失，所以，排气时应缓慢进行，血压下降可用麻黄碱提升。

四、单肺通气的应用

麻醉时应用单肺通气的安全性及成功率已显著提高，主要是因为支气管导管（双腔

导管)有了很大的改进,又有纤维支气管镜协助及对单肺通气的生理改变有充分的认识。因此,临床支气管内麻醉已不仅用于湿肺、支气管胸膜瘘或大咯血患者,还经常用于食管、肺叶等手术,便于手术操作,减轻开胸侧肺损伤及防止两肺间的交叉感染。

1.单肺通气和低氧性肺血管收缩单肺通气,特别在侧卧位时更使通气/灌注比例(V/Q)失调,使非通气侧肺内产生分流(Q/Qt),导致静脉血掺杂及低氧血症。幸亏临床上低氧血症常不严重,因为重力影响使靠床侧(即通气侧)肺血流增加及非靠床侧(即非通气侧)萎陷肺产生低氧性肺血管收缩(hypoxic pulmonary vasoconstriction,简写 HPV),增加肺血管阻力,减少该肺血流,并驱血至通气侧肺,缓解了 V/Q 比例失调,减少肺内分流,从而也减轻低氧血症。临床研究证明,在单肺通气时,来自非通气侧肺的分流量仅占心排血量的 20%~25%,如无 HPV 作用,分流量可达 35%~45%。说明 HPV 也是机体对低氧肺产生的保护性自动调节机制,为机体内环境稳定起到重要作用。

值得注意的是,靠床侧通气有时不能完全靠重力及 HPV 沾血 k 分布来代偿,出现较严重的低氧血症,如靠床侧肺受压较重(垫枕及固定肩、髂)、膈肌上升、长时间侧卧引起渗出增加等原因而降低肺容量。靠床侧肺部分还因分泌物排出困难或吸收性萎陷均可产生 V/Q 失调,促进低氧血症,应引起麻醉者重视。又吸入麻醉药及扩血管药常抑制 HPV,而静脉麻醉药则无影响,也应引起注意。

2.单肺通气时低氧血症的防治单肺通气进行吸入麻醉时有 5%~25%发生严重低氧血症,$PaO_2 < 70mmHg$,麻醉者应首先检查支气管导管位置是否正确有否堵塞肺叶支气管开口等,然后根据单肺通气的病理生理改变尽量缩小 V/Q 比例失调。具体措施如下:

(1)吸入高浓度氧:当手术期间单肺通气吸入 100%氧,可显著提高动脉血氧分压,不会出现氧中毒或吸收性肺萎陷。同时靠床侧肺吸入高浓度氧可以扩张肺血管,接受更多的来自非通气侧肺血流,增加血氧合。

(2)单肺通气潮气量应为 10ml/kg:如小于 10ml/kg 易促使靠床侧肺萎陷,如大于 10ml/kg 可能增加靠床侧肺血管阻力及气道压,从而增加非通气侧肺血流(降低非通气侧肺 HPV)。

(3)呼吸频率应使 $PaCO_2$ 保持 35~40mmHg:通常较双肺通气时频率增加 20%。应避免低 CO_2 血症,因过度通气增加靠床侧肺血管阻力,低 CO_2 血症还抑制非通气肺的 HPV。以上处理多能避免低氧血症,也无须在开始时_用呼气终末正压通气(PEEP),徒增靠床侧肺血管阻力。

如单侧通气时低氧血症仍未纠正,则可采取下列措施:①先向非通气侧(即非靠床侧)肺给以 5~10cmH2O 持续正压气道压(CPAP):当萎陷肺给以正压时,用较大潮气量才能使肺膨胀。如氧合仍不满意,则再采用 5~10cmH2OPEEP 向通气侧肺通气。②通气侧肺给 PEEP 通气,甚至正压可增至 10~15CmH2O,同时非靠床侧肺保持 5~10cmH2OCPAP 以减少肺分流量。当然,两肺分别应用 PEEP/CPAP 通气在临床上很少用,应用时应注意非靠床侧肺可以间断正压给氧。当全肺切除术时如能及早结扎非通气侧肺动脉,则可消除 V/Q 的失调,直接消除来自非通气侧分流。

(朱云章)

第三节 肺隔离技术

一、适应证

肺隔离技术的适应证见（表7-3-1）。由于设备革新和技术进步，肺隔离技术的应用范围广泛，从为胸内手术操作创造理想的术野到严重肺内出血时的急诊抢救，保护健侧肺免遭出血、堵塞，以及避免患者窒息死亡等都需要应用肺隔离技术。通常把肺隔离的适应证分为相对适应证与绝对适应证。肺隔离的相对适应证是指为方便手术操作而采用肺隔离的情况，包括全肺切除、肺叶切除、肺楔形切除、支气管手术、食管手术及降主动脉重建术等。肺隔离的绝对适应证系指需要保证通气、防止健肺感染等情况，包括湿肺、大咯血、支气管胸膜瘘、单侧支气管肺灌洗及中央型肺癌等。但这种分法并不理想，实际应用中很多相对适应证会演变为绝对适应证，如手术中发生意外导致必须使用肺隔离技术时，相对适应证就成为绝对适应证。随着疾病谱的改变，现在大咯血病例减少，肺隔离技术作为保护健肺之主要目的的应用减少；相反，因微创技术在胸外科的应用日趋增多，肺隔离技术已经成为胸腔镜（包括达·芬奇机器人辅助）手术的必要条件。因此，现在肺隔离技术不仅被常规用于肺部、食管、降主动脉等胸内手术，还被用于胸腔镜下胸椎手术；有时，巨大右半肝脏手术甚至后腹膜巨大肿瘤及后腹膜腔镜手术也采用了单肺通气技术，为手术操作提供更为便利的条件。

表 7-3-1 肺隔离技术的适应证

绝对	相对
肺隔离，防止倒灌，确保通气。	便于术野显露，如
感染（肺脓肿、感染性肺囊肿）	胸主动脉瘤
大咯血	全肺切除
控制病肺通气分布	上叶切除
支气管胸膜瘘	肺袖形切除
肺挫裂伤	支气管手术
巨大肺囊肿或肺大泡	
气管破裂	食管手术
	中、下肺叶切除术
单侧肺灌洗	胸腔镜手术

二、禁忌证

肺隔离并无绝对禁忌证，但在临床实践中，有些情况在行双腔气管导管插管时应注意防止各种损伤，任何情况下气管导管在插管过程中遇有阻力时不能硬插。如存在主动脉瘤时，插管要避免损伤而引发动脉瘤的破裂（当然还包括血压的控制）；前纵隔肿瘤时插入双腔气管导管可能造成肺动脉受压，但有时前纵隔肿瘤压迫支气管时，又必须选用适宜的双腔气管导管插入一侧支气管，以确保一侧肺通气。因此，插管前应依据颈部、胸部X线片及CT片谨慎选择适宜的导管，插管时动作轻柔、忌暴力，插管后仔细观察肺隔离及单肺通气效果。拔管前再评估：有无气道损伤可能？有无再插管困难？做好再插管准备。理论上，双腔气管导管插管的条件高于单腔气管导管，既往将饱胃、困难气道和颈椎不稳定或限制活动的患者作为双腔气管导管的插管禁忌。现今随着插管工具及插管技术的提高，认为在做好充分准备的基础上可以谨慎行双腔气管导管的插管或应用单腔气管导管加用支气管阻塞器导管来实施肺隔离。请注意，先插入单腔管，再应用交换导管更换双腔气管导管的插管方式，是困难气道患者实施双腔气管导管插管的方法之一。但是要切记这并不能保证100%成功，应准备好插管失败后的备用方案。而交换导管的方法因延长了气道失控的时间，因此并不适宜于饱胃患者。各种可视喉镜技术的应用，也为困难气道患者双腔气管导管的插管提供了方便。

三、肺隔离的方法

双腔气管导管（double lumen tube，DLT）、支气管阻塞器导管、单腔气管导管为肺隔离的三种基本方法，各有优缺点，可根据不同的对象及需求灵活选用。双腔气管导管是目前选用最多、最主要的肺隔离方法；支气管阻塞器导管主要被用于困难插管、下呼吸道解剖异常而需要单肺通气的患者及小儿；单腔气管导管主要被用于隆突部位的手术或既往已行全肺切除的患者和小儿。

（一）支气管导管行支气管内插管

支气管内插管是最早应用的肺隔离技术，有左右支气管导管，通过一定的手法被直接送入通气侧的目标支气管（左或右）内而达到肺隔离之目的。因解剖关系，右侧支气管内插管较容易，而左侧支气管插管时如果未能进入左支气管，可将导管退到总气管后将患者头右转90%然后轻压气管，利用杠杆原理使得气管导管的尖端指向左支气管而容易获得成功。必要时也可用纤维支气管镜辅助插管。该方法的优点是费用低廉，左支气管内插管可以采用普通气管导管替代，而右总支气管由于长度较短，普通气管导管套囊过长可能并不适宜，宜选用短套囊的气管导管以避免堵塞右肺上叶开口。该方法的缺点明显：其一是容易堵塞右肺上叶支气管开口，造成右肺上叶不张；其二是导管插入目标支气管（左或右）后只能是该侧支气管通气，被堵塞的手术侧肺内的分泌物或血液无法及时吸引。结束手术后，如果病肺内有分泌物或血液容易造成健肺污染或堵塞，则对健肺存有一定的潜在风险。目前，该方法对于成人已经基本被废弃，偶被用于无适宜的双腔气管导管或阻塞导管可用的小儿患者。

（二）双腔气管导管

1949年，Carlens发明的双腔气管导管使得肺隔离技术有了质的飞跃。Carlens双腔气管导管是左支气管导管型（图7-3-1A），可插入左支气管；而White是右支气管导管型（图7-3-1B），可插入右主支气管。两种均为橡胶制品。管腔截面呈D字形，带有隆突小舌可跨在隆突部。由于管腔小、带有小舌钩，插管操作时会引起声门损伤、小钩断裂和脱落，可能会因此造成意外，故现在已经很少使用。

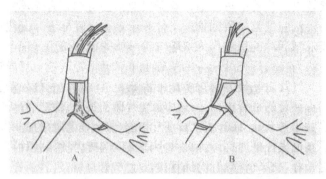

图 7-3-1AB　Carlens 和 White 双腔气管导管

A.Carlen 双腔支气管插管（左支型）；B.White 双腔支气管插管（右支型）。

20 世纪 80 年代，聚氯乙烯导管替代了橡胶导管，Robertshaw 双腔气管导管也称为"可弃性或一次性使用双腔气管导管"，由透明塑料（PVC）制成，D 字形管，管腔大而光滑，无小舌钩，有左、右型（图 7-3-2）。由于双腔气管导管横截面呈卵圆形，不宜以直径反映其规格，故目前仍以双腔气管导管的周长与相同周长单腔管的尺寸表；TC 双腔气管导管的规格，以 Frenchsize（F）表示。外径型号有：F26[相当于内径（ID）=4mm]、F28（ID=4.5mm）、F35（ID=5.0mm）、F37（ID=5.5mm）、F39（ID=6.0mm）、F41（ID=6.5mm）。这种插管的优点为：①无小舌钩，插管容易。②气管套囊为高容低压套囊，减轻对气管壁黏膜的压迫。③支气管套囊为蓝色（图 7-3-2），纤维支气管镜定位识别方便。④X 线可显示导管管尖位置。⑤透过透明塑料管可观察呼吸气雾在管腔内来回移动，易清除气管分泌物。⑥右支型设计更为贴妥合理，可保证大部分患者右上肺叶的通气。

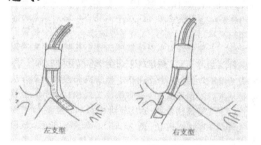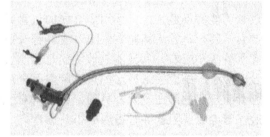

图 7-3-2　Robertshaw 双腔气管导管与实物照片

虽然双腔气管导管至今仍存在一些缺陷，如右侧双腔气管导管容易移位，需纤维支气管镜辅助定位等。但双腔气管导管制造技术的改进，使得插管方式更接近于单腔气管导管，插管损伤的发生率明显降低，加之应用纤维支气管镜对双腔气管导管的准确定位，临床双腔气管导管的应用越趋广泛。

（三）双腔气管导管尺寸的选择

一方面如选择偏细的双腔气管导管，容易使得通气阻力增加，肺部分泌物引流不畅，而且为了避免气道漏气，往往需要增加套囊的注气量，而过高的套囊内压则易引起气道黏膜的损伤；另一方面如选择偏粗的双腔气管导管，气管插管时易引起声带和气道黏膜损伤，甚至造成支气管破裂。因此，选择合适的双腔气管导管的型号就显得格外重要。理想的双腔气管导管以能顺利插入目标支气管内最大型号的双腔气管导管为原则。所谓合适即需要同时满足以下三个条件：①双腔气管导管能够插入顺利，管端能正确到达目标支气管。②主气管套囊内注气 2~6ml 后，套囊内压力<25cmH$_2$O，正压通气时气道峰压达到 30cmH$_2$O 时无漏气现象。③支气管套囊内注气 1~3ml 后，套囊内压力<20cmH$_2$O，正压通气时气道峰压达到 30cmH$_2$O 时两肺隔离良好。双腔气管导管的选择不仅与患者的性别、身高有关，有时还与麻醉医师的个人选择习惯有关。一般推荐男性选用 DLT37~41F，女性选用 DLT35~37F。上海交通大学附属胸科医院 2 万余例双腔气管导管的应用体会认为男性选用 F37、女性选用 F35 多可满足肺隔离的需求，且便于双腔气管导管的插入，可减少插管并发症。上海交通大学医学院附属瑞金医院近年来采用胸部 X 线片与 CT 测量法来选用双腔气管导管的尺寸，更为准确，可避免导管选择不当造成的浪费。其方法是从医院的影像系统中获取胸部 X 线和 CT 图像，测量声门下气管最狭窄处（A）、气管中段（B）及左右主支气管（C）等处的内径（图 7-3-3）。如图中所示，该患者测量的数据得到声门下最狭窄处（A）的直径为 12.0~12.2mm，主气管直径为 16.5~17mm，左主支气管直径为 9.7~10.6mm，右主支气管直径为 8.1~8.9mm。按照表 7-3-2 所列的某品牌的 DLT 数据，选择 37F 双腔气管导管较为适合。此外，插管前还可参考单腔气管导管的直径、双腔气管导管和支气管阻塞器导管的直径（表 7-3-2）。

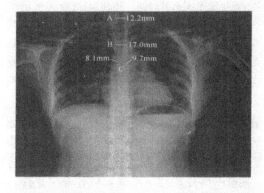

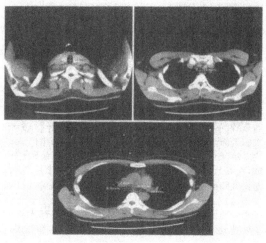

图 7-3-3　依据胸片测量气管、支气管直径

表 7-3-2　依据性别、身高所推荐的 DLT 的尺寸

性别	身高（m）	推荐 DLT 尺寸
女性	身高<1.6	35F
女性	身高>1.6	37F
女性	身高<1.5	32F
男性	身高<1.7	39F
男性	身高>1.7	41F
男性	身高<1.6	37F

（四）插管前双腔气管导管的检查

检查内容包括套囊是否漏气，主气管的套囊可注气 10~20ml、支气管的套囊可注气 3ml 以行检查。套囊内压力不应>30cmH₂O。然后在导管外涂润滑剂或喷雾润滑剂，根据患者的解剖及麻醉医师的插管习惯，将双腔气管导管弯曲至所需要的角度，不宜更改导管前端自身的塑性，以便于进入目标支气管。

（五）双腔气管导管的插管方法

与气管内插管的基本方法相同。插管步骤为：①充分暴露声门。②右手握导管，并使导管远端开口的斜面向上，指向会厌，将 DLT 插入声门后，将支气管芯拔除。③将导管向左（左侧型）或向右（右侧型）90°转动，徐徐推进导管，直至有轻度阻力，提示导管尖端进入左或右主支气管。推进导管至预计深度插管即初步完成。一般身高为 170cm 的成人患者其导管尖端距门齿 29cm，身高每增减 10cm 则插管深度增减 1cm。在插入声门后亦可不转动导管，如为左侧 DLT，将患者头部转向右侧后，徐徐推下 DLT，以使 DLT 沿气管壁的左侧滑入左主支气管，直至遇上轻度阻力；右侧 DLT 则反之。

Robertshaw 双腔气管导管与具有小舌钩的橡胶双腔气管导管的设计不同，推进导管时不宜以遇到阻力为插管初步成功的标志，推进中遇到阻力时可能造成肺叶、肺段支气管插管或支气管损伤。插管初步完成后应准确定位导管的位置。置入管芯，将 DLT 弯曲至所需角度。

（六）导管定位确定

双腔气管导管位置的方法包括听诊与支气管镜检查。听诊分三阶段进行（图 7-3-4）：第一步是确定气管导管的位置。将主气管内的套囊充气，双肺通气时听诊可闻及双肺呼吸音清晰、对称（肺部疾患呼吸音改变与病变吻合），同时可见双侧胸廓均匀起伏。若双肺呼吸音不一致、气道阻力大，则表明双腔气管导管插入过深，可后退 2~3cm 后重新听诊。第二步是确定双腔气管导管的位置。将支气管内的套囊充气，夹闭气管腔接口后通气，听诊确认插入支气管侧单肺通气呼吸音清晰，开放气管腔接口行双肺通气，听诊双肺呼吸音清晰、对称。第三步是确定隔离效果。分别钳夹气管腔与支气管腔的接口，听诊通气侧单肺呼吸音同时见通气侧胸廓起伏以确定隔离效果。钳闭气听诊法可快速诊断双腔气管导管是否到达目标支气管，如果通气效果好、单肺通气时气道峰压 <30cmH₂O、呼出气 CO_2 波形无气道梗阻表现，基本可以确定导管位置良好；反之如果气道峰压高、呼出气 CO_2 波形呈气道梗阻表现，则提示双腔气管导管位置不当，可能存在一侧支气管或肺叶支气管堵塞的情况。定位最可靠的方法是应用纤维或电子支气管镜

明视下定位。其方法是在双腔气管导管初步定位后，支气管镜经双腔气管导管的气管腔直接进入气管内，明视下可见支气管的蓝色套囊恰好封堵在目标支气管管口上。患者体位改变或手术操作可移动导管位置，此时需要重新核查双腔气管导管的位置。由于双腔气管导管的内径较细，宜选用型号适宜的纤维支气管镜，以避免纤维支气管镜的损伤。

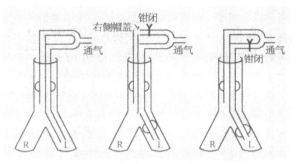

图 7-3-4　双腔支气管插管的定位步骤

（七）导管进入目标支气管失败情况的处理由于

解剖关系，右侧双腔气管导管的插管较易成功，而左侧双腔气管导管在插管中较易误入右支气管。遇到这种情况后先将套囊放气，导管后退至距门齿 20cm 处，将患者的头右转 90°，同时将双腔气管导管逆时针旋转 90°，再向下将导管推入左侧支气管。在头转向右侧的送管过程中可以轻压气管位置，利用杠杆原理将导管送入目标左支气管。另一种处理方法是夹闭主气管通气，控制呼吸并后退导管，见到双侧胸廓起伏后将患者的头向右侧旋转，导管同时逆时针旋转缓慢推进，在左侧胸腔随呼吸起伏、右侧胸腔起伏不明显时，证明 DLT 管口已对准左主支气管口，将左侧双腔气管导管向前送入左支气管。在上述方法不能奏效的情况下再考虑用纤维支气管镜引导插管，但是由于被用于定位的纤维支气管镜较为纤细，因此操作应谨慎、轻柔，以避免光纤维断裂而使得纤维支气管镜出现黑斑点影响视野。

1.左侧双腔气管导管

左侧双腔气管导管常见进口的有 Portex、Rusch、Mallinckrodt、Sheridan 等，国产的有驼人、坦帕等。这些导管行肺隔离时的套囊内压较低，在 15~20cmH2O 的范围。支气管的套囊内容量 3ml 左右即可完成隔离，套囊内容量>3ml 才能完成隔离时应调整双腔气管导管的位置。左侧双腔气管导管可能进入左肺上叶或下叶的叶支气管，通过纤维支气管镜检查可鉴别。如使用左侧型 DLT，在按常规方法插入后，再将纤维支气管镜引入气管腔，可见到隆突部，蓝色的支气管套囊上缘正在隆突之下，并无支气管套囊"疝"。然后纤维支气管镜通过支气管腔检查，应见到左肺上下叶开口。理想的位置应该是导管的气管开口端在隆突上 1~2cm，支气管的套囊（蓝色）上端在隆突水平稍下方。如果从气管开口端未窥见隆突，则有三种可能性：①DLT 完全进入左主支气管（插管过深）。②支气管腔远端未进入左主支气管或部分进入左主支气管,而蓝色套囊跨骑于隆突上（插管过浅）。③左 DLT 的左侧腔完全或部分进入右主支气管，再从左 DLT 的左侧腔（支气管侧）进行检查，纤维支气管镜越出左侧管腔开口，应该看到左肺上下叶开口，从左侧腔开口到左上肺叶开口的距离约为 2cm；如果该距离>2cm，支气管的套囊上缘有可能高出隆突，从而影响右主支气管的通气。另外，左侧腔过浅有可能使支气管导管滑出主支气管，此时纤维支气管镜将出现隆突。而左侧管腔开口在左主支气管最大的深度以不超越左上肺叶开口为界，否则会影响左上肺叶的通气，而且有可能使右侧腔（气管侧）的开口部分或全部进入左主支气管。如果以左侧腔开口到左上肺叶开口的距离作为判断导管深度的标准，那么这段距离必须落在 0~2cm 范围内。

2.右侧双腔气管导管

右侧双腔气管导管常见进口的有 Portex、Rusch、Mallinckrodt、Sheridan 等，国产的有驼人、坦帕等。其主要区别在于套囊设计。导管的特点是支气管套囊后导管侧壁有一侧孔，用于右上肺通气。右侧双腔气管导管行肺隔离时套囊内压较高（40~49cmH_2O），但低于 Univent 管的套囊内压。右侧双腔气管导管插入过深可堵塞右上肺叶开口而致右上肺叶不张。纤维支气管镜检查时先将纤维支气管镜送入左侧腔，通过左侧管腔开口观察导管位置，如果导管到位，应看到隆突及左主支气管开口，右侧管远端进入右主支气管，支气管的套囊位于隆突下方。如果导管过深，纤维支气管镜可见到左侧腔开口紧贴隆突或部分伸入右主支气管，此时纤维支气管镜无法推进。如果导管过浅，在左侧腔开口处只见到气管侧壁，继续送入纤维支气管镜可以看到隆突及导管的右侧腔套囊(蓝色)，此时的套囊可能部分伸入右主支气管或根本没有进入右主支气管，根据导管错位情况，在镜下作适当调整。再从右侧腔（支气管侧）进行检查：可选取导管的右上叶通气孔或右侧腔远端开口进行检查。右 DLT 的错位得到基本纠正，这时应重点调整导管上的右上叶通气孔与右上叶开口的位置；如果导管位置正确，通气孔和右上肺叶开口正。

（朱云章）

第四节　肺部手术的麻醉

开胸后，由于肺萎陷，纵隔移位及摆动，反常呼吸和循环障碍，必然产生缺氧和二氧化碳蓄积。这些因素互相影响，其结果可导致呼吸循环紊乱。良好的麻醉，可以阻断上述恶性循环，保证手术顺利安全地进行。

一、剖胸后呼吸循环的生理改变

（一）肺萎陷

正常胸膜腔内压力为-0.39~-0.78kPa（-4~-8cmH_2O）。吸气时负压增高，呼气时减低。胸腔内的负压可使肺脏保持膨胀状态。当一侧剖胸后，由于大气进入胸腔，使胸腔内负压消失，成为正压，肺脏自然萎陷，气体交换面积减少，其程度与肺萎陷的情况有关。如果一侧肺完全萎陷而丧失换气功能，由于血液分流，可使动脉血氧含量明显降低。为了减少由此而造成的缺氧和二氧化碳蓄积，应尽量保持术侧肺脏在中度膨胀状态，采用辅助呼吸和控制呼吸是非常必要的。

（二）纵隔移位和摆动

在正常情况下，左右两侧胸膜腔压力相等，因而纵隔处于平衡状态。当一侧剖胸后胸内负压变为正压，纵隔在大气压力的作用下，被压向健侧，造成纵隔移位。两侧胸腔的压力随着呼吸运动而变化；吸气时，健侧肺内负压增加，术侧不变，纵隔被推向健侧；

呼气时，健侧肺内负压减低，接近大气压力，而术侧仍为大气压，于是纵隔又被推至接近患侧。纵隔这样随呼吸动作而来回摆动，称为纵隔摆动。纵隔摆动可引起呼吸循环障碍。纵隔摆动的程度与呼吸动作有关。因此，在胸部手术时，应尽量避免主动呼吸的增强，采用辅助呼吸和控制呼吸。

（三）反常呼吸

所谓反常呼吸是在呼吸时，有一部分气体在左右两肺之间移动。这是由于开胸侧肺内压始终为大气压，吸气时，健侧肺内压低于大气压，开胸侧肺内一部分气体随外界空气同时被吸入对侧肺内；而呼气时，健侧肺缩小，肺内压高于大气压，一部分呼出气体又可进入剖胸侧肺内，其结果是总有一部分气体往返于两肺之间而不能与大气进行交换，使气体含氧降低，二氧化碳浓度增高。反常呼吸的严重程度与上呼吸道阻力大小直接有关。故术中保持呼吸道通畅是非常重要的。

（四）循环紊乱

剖胸后，不仅呼吸受到严重影响，循环系统也会受到严重干扰。剖胸后胸内负压消失，静脉回心血量减少；纵隔出现移位和摆动，回心血量和心排血量均受到影响，甚至会发生血压下降。另外，由于缺氧和二氧化碳的蓄积，使心肌应激更加敏感，甚至出现心律失常。如果不及时纠正，有发生心脏骤停的危险。此外，胸腔内感受器极为丰富，对外界的物理、化学刺激颇为敏感。这些异常刺激通过胸腔内感受器传到大脑皮层和呼吸中枢，可进一步加重呼吸循环的障碍，此种恶性循环的结果，可造成胸膜肺休克。因此，在肺手术麻醉中，应随时切断此种恶性循环，预防胸膜肺休克的发生。

二、麻醉方法的选择

肺手术时，除剖胸引起呼吸循环的变化影响外，肺脏本身的病变也往往使通气功能受到损害；肺部肿瘤常侵蚀或压迫较大支气管，肺结核的大咯血，肺脓疡和支气管扩张症往往有大量脓痰，随时可能发生呼吸道阻塞而引起窒息；慢性肺部疾患多伴有循环机能损害。所以，肺部手术的麻醉必须根据病情、手术范围、麻醉者的技术水平和具体条件进行全面考虑。目前，肺手术常用的麻醉方法以静脉复合麻醉为多，其次为气管内吸入麻醉和针刺麻醉等。

（一）气管内插管麻醉

气管内插管麻醉是利用导管置于气管内，并经导管给予麻醉剂的方法，简称气管内麻醉。气管插管可以减少呼吸道无效腔，并可以随时吸引和清除支气管内分泌物，保持呼吸道通畅，便于呼吸道管理，对防止纵隔摆动和反常呼吸有重要作用。因此，施行胸腔手术时，一般都采用气管内插管的方法。

根据插管途径不同，可将其分为经口和经鼻气管内插管。按照插管时声门裂是否暴露，又可分为明视和盲探插管。根据插管与全身麻醉的先后顺序又可分为清醒插管和麻醉下插管。

1.明视插管术

应用最多的是经口明视插管。利用喉镜暴露声门，将导管插入气管内。患者取仰卧，头部极度后仰，使口张开。让口、咽和喉3点在一条直线上。术者用左手持喉镜，沿右侧口角置人，利用镜片持舌根推向左侧，轻轻向前推进镜片，即可见到悬雍垂。然后，术者用右手托头顶部，使患者头部尽力后仰，镜片继续向前推进并上提，即可暴露会厌。

若用直喉镜置管需直接挑起会厌，刺激较大，麻醉要求较深。用弯喉镜，只需把镜片尖端置入舌根和会厌之间，左手向上提起（切勿以上牙为支点），将喉镜柄向后压。待声门暴露清楚以后，右手持导管，从口角右侧放入口腔，在明视下将其尖端对准声门，于吸气时轻轻地将导管插入气管内。由助手拔出管芯，再将导管向前推进 2~4cm 或达需要的深度。固定好牙垫及导管，退出喉镜。然后向导管气囊充气，检查两肺呼吸音，确定导管已置入气管内无误，用胶布固定导管。

由于醚麻诱导时间较长，目前临床上多用快速诱导插管。首先行面罩下吸氧去氮 3~5 分钟，静脉内注入 2.5%硫喷妥钠 8~15mL，至睫毛反射消失，静脉注入氯琥珀胆碱 25~50mg，待肌颤消失，肌肉松弛，即可进行气管内插管。此法要求术者要有熟练的操作技术，麻醉的用具亦必须齐全。估计插管有困难或初学插管者，最好选用清醒插管法。清醒插管成功的关键在于良好的局部麻醉。目前多采用 1%丁卡因或 2%利多卡因。麻醉前给予哌替啶，有抑制咽反射的作用。清醒插管的操作与麻醉下插管一样。插管后应迅速开始诱导麻醉，以便及时消除患者的恐惧和不适。

2.盲探插管术

盲探插管不用喉镜，而是利用患者自主呼吸的气流，听取导管的声响，借助患者头的位置来调整导管的方向，使之进入气管内。这种方法比较少用，可应用于张口困难的患者。山东省立医院麻醉科采用经口手指盲探插管祛，利用左手食指先探入会厌，在食指的引导和协助下，将气管导管插入气管内，4 年多插管 780 例，除初期失败 5 例外，都获得了成功。

3.卡伦氏双腔导管插入法

插管的步骤和麻醉要求同气管内插管。插管时，先将导管左分支端向上，进入声门裂后，将导管旋转 180°，使舌状小钩位于上方。舌状小钩通过声门裂后，再顺时针旋转 90°，同时推进导管，至遇到阻力，表明舌状小钩恰好骑跨于隆突部。然后将气管套囊充气，分别听左右两侧的呼吸音。检查呼吸音良好，说明置管正确无误，然后用胶布固定。由于双腔管阻力较大，挂管后应进行辅助呼吸。病肺切除后，可将导管退至气管内，以增强通气效果。

（二）吸入麻醉

乙醚麻醉至今仍在临床广泛应用。乙醚不抑制呼吸，效果可靠，肌肉松弛良好，操作方便，是一种比较安全的药物。但由于该药对呼吸道黏膜刺激较强，术后分泌物较多，易发生肺不张，故近年来施行肺部手术时，应用已少（小儿除外）。

氟烷是目前应用范围较广的药物，麻醉作用较强，诱导及苏醒迅速而平稳。吸入 1%浓度的氟烷 30 秒钟即可使患者神志消失。氟烷麻醉可使咽喉反射很快消失，对呼吸道无明显的刺激作用。脂肪组织对氟烷吸收快，而脑组织吸收氟烷量较少。氟烷对循环系统的作用是使血管扩张，血压下降，心动过缓。术前应用阿托品常能对抗其心动过缓作用。氟烷引起血压下降的程度与吸入氟院的浓度有关。氟烷对心肌收缩力有明显的抑制作用，高浓度的氟烷吸入有发生心搏骤停的危险。临床上很少单独应用氟烷，常和乙醚、肌肉松弛剂或静脉麻醉药复合应用，以发挥其特长，减少其用量，防止其副作用。

（三）静脉复合麻醉

硫喷妥钠静脉麻醉诱导平稳，作用时间较短，在诱导期可增加喉头的应激性，应与其他麻醉剂配合使用。目前，多与肌肉松弛剂配合用于诱导麻醉。维持麻醉多用普鲁卡因、琥珀酰胆碱、哌替啶配成复合液。普鲁卡因麻醉的优点为呼吸平稳，很少发生心律不齐，呼吸道分泌减少，麻醉恢复迅速，术后有良好的镇痛作用，是肺部手术常用而理想的麻醉剂。但缺点是用量较大，血压下降，脉压变小，脉搏细弱，呼吸减慢甚至停止。因此，需要肌肉松弛的手术，应并用肌肉松弛剂，决不能依靠加大普鲁卡因的剂量来达到加深麻醉的目的。具体应用方法是：先静脉注射硫喷妥钠及琥珀酰胆碱，然后行快速气管内插管，或先行气管内表面麻醉，清醒插管，然后立即应用硫喷妥钠诱导，同时较快地静脉注入 1% 普鲁卡因复合液。开始第一小时可滴入 200~300mL，以后逐渐减少。麻醉变浅时，可用 2.5% 硫喷妥钠 5~10mL 静脉注射，以加深麻醉。不应单独依靠加快滴入普鲁卡因的方法来加深麻醉，以免因用量过大而发生惊厥。

（四）针刺麻醉

针刺麻醉是在人体某些穴位进行毫针刺激，以达到镇痛效果的一种麻醉方法。目前针刺麻醉的种类很多，但临床上应用最广的仍为体针麻醉。多采用手法运针或电刺激。针刺麻醉在肺部手术中的实践表明，镇痛不全不是主要问题，主要问题是剖胸后的纵隔摆动、反常呼吸等病理生理改变，尤其是分泌物较多时，往往由于不能有效地控制和管理呼吸而导致失败。因此，呼吸管理是肺手术麻醉的关键，也是针刺麻醉成功的重要措施。剖胸时，患者应以腹式呼吸为主，术前需进行适当的呼吸练习。纵隔摆动剧烈时，可进行肺门神经丛封闭。为了加强对呼吸的控制和呼吸道的管理，在行肺手术时，宜采用清醒气管内插管，这样便于清除分泌物和辅助呼吸。术中镇痛不全时，可静脉追加哌替啶 25~50mg，并对肺门及某些神经敏感区域进行局部封闭。

三、肺手术麻醉注意事项

（一）保持呼吸道通畅

由于剖胸后压力的改变，再加肺手术时对肺脏的挤压和牵拉，肺部分泌物很易进入支气管；在切断支气管时，血液也易流入支气管，增加呼吸道阻力，影响气体交换，术后易发生感染扩散和肺不张。因此，对呼吸道分泌物应随时加以吸引，尤其是在剖胸后，支气管切断前后及关胸前，都应彻底清除呼吸道内分泌物，以保证呼吸道通畅，但每次吸引时间不宜过长。

（二）足够的通气量

剖胸后，由于肺萎陷和纵隔摆动，使肺的有效通气量明显减少。因为术中吸入纯氧，缺氧一般不易发生，但二氧化碳蓄积却很易发生，这是因为二氧化碳的排出需要依靠足够的通气量。为了有效地保证足够的通气量，术中患侧肺脏应尽量保持中度膨胀。如果手术操作要求肺萎陷时，也应每隔 1 小时将萎陷肺吹张一次。由于使用麻醉药物和肌肉松弛剂，往往使呼吸受到一定程度上的抑制，需采用辅助呼吸或控制呼吸，以保证患者有足够的通气量。

（三）湿肺患者的麻醉

肺脓疡、支气管扩张、肺囊肿和重度肺结核患者，每日痰多达数百毫升。此类患者麻醉处理不当，不仅造成感染扩散，且由于大童脓痰涌出，还有造成呼吸道阻塞、导致窒息的危险。因此，麻醉时必须慎重。首先，术前积极进行抗感染治疗和体位引流，把痰量控制到最少的程度，一般以每日不超过 50mL 为宜。麻醉诱导力求平稳，避免咳嗽。

多采用硫喷妥钠加琥珀酰胆碱快速诱导插管。清醒插管虽然较安全，但由于分泌物过多，不易成功。为了防止气管内感染播散和阻塞，多采用卡伦氏双腔导管，由于此类导管管腔较细，阻力明显增加，故插管后需做辅助呼吸。如不能插入卡伦氏双腔管，可选用附有支气管阻塞引流的气管导管。

（四）输血输液

肺切除术一般失血量较多，尤其是因粘连而进行广泛分离或损伤较大血管时，可发生严重大出血。此时，及时而适量的输血就显得特别重要。为了较准确地补足失血量，可采用称纱布计算失血量法。肺部手术，一般采用等量输血。在全肺切除者，为了防止发生肺水肿，应控制输液量，并尽量控制生理盐水的用量。

（五）高频喷射通气

用细导管向气管内喷射气体的高频正压通气，称为高频喷射通气（HFJV），是国内新开展的人工通气方法。最初用于喉及支气管手术中，以解决手术操作的同时进行有效通气的问题。临床观察表明，在全麻下行高频喷射通气，具有气道内压力低、对胸腔内手术干扰小等优点。肺功能基本正常的剖胸患者，一侧肺 HFJY 同样能获得有效通气。使用 HFJY 进行剖胸手术，术野比较安静，便于精心操作。吸引分泌物和通气可以同时进行，能代替双腔管的某些作用。为了预防术后呼吸道干燥，通气前必须湿化。有人认为，此法有造成二氧化碳蓄积的现象。由于此法应用时间很短，尚缺乏足够经验，有许多问题尚有待今后在实践中进一步认识和提高。

（朱云章）

第五节　纵隔手术的麻醉

一、纵隔手术麻醉概述

在施行纵隔手术麻醉时，应注意以下问题：

1.患者呼吸道评估十分重要，注意有无呼吸道受压，呼吸困难。如果估计气道梗阻较严重，应用面罩加压给氧困难，那么就不要采取快速静脉诱导、应用肌松药行气管插管，而成当改变为在患者清醒状态下进行气管内插管。

2.根据肿瘤的性质（是否需要将双肺隔离开辅助通气）选用气管内通气或支气管内插管。

3.纵隔肿瘤位置特殊，手术操作邻近心脏、大血管，有可能导致血流动力学异常。术中应加强血流动力学指标的监测。

4.术中注意监测呼吸参数，如气道压、潮气量。气管受压狭窄时，气管内描管的深度应超过气管受压狭窄处。

5.其余处理同一般胸腔手术。

二、单肺通气

（一）定义和适应证

后外侧开胸手术和前侧开胸手术治疗纵隔疾病，常常箔要行一侧肺的单肺通气，使一侧肺完全塌陷，有利于充分显露纵隔，因此需要施行肺隔离技术（lung isolation）。以双腔气管内插管为主要内容的肺隔离技术是胸外科手术麻醉常用的方法，具有重要的临床价值。最初这项技术主要应州在大咯血或支气管内存有大带痰液或分泌物的患者，防止患侧分泌物或血液逸入健侧支气管或肺内，造成窒息或术后呼吸道内感染。目前，肺隔离技术皆遍地戍用在胸外科手术麻醉上，它为胸外科手术操作提供了理想的手术野，大大地方便了手术操作，同时还可以保护健侧肺不受到污染。现在，不仅肺手术操作前要肺隔离通气，胸内其他器官，包括纵隔病变的侧开胸手术也需要肺隔离通气。

有些情况不宜使用肺隔离技术。如主动脉瘤患者插入双腔脊可能压迫动脉瘤，前纵隔肿物手术麻醉时插入双腔符可能压迫肺动脉。此时应当慎重。饱胃患者插入双腔气管内管时更容易产生误吸，麻醉师对此应当谨愤。

（二）单肺通气的生理改变

1.肺萎陷，开胸一侧肺不通气，未经氧合的肺血流同到左心房，降低总的动脉血氧分压和氧饱和度。

2.通气一侧肺，受重力影响，侧卧位时，下侧肺（通气一侧肺）血流增加，但肺组织受纵隔和心脏重力压迫，以及膈肌上升压迫肺，使下侧肺通气不足，可能发生肺不张，导致肺血流氧合不充分。降低总的血氧饱和度。

3.侧开胸手术后，纵隔随呼吸的变化在网侧胸腔之间交替移动，称为纵隔摆动。开胸后纵隔摆动可引起大血管扭曲，上下腔静脉扭曲造成回心血量减少，心排血量降低。动脉扭曲可造成血压下降。所以开胸后易出现低血压、低心排血量。

4.血压下降造成心肌灌注减少，加上开胸后对呼吸的不良影响，可能出现缺氧或二氧化碳蓄积，容易引起心律失常。手术对纵隔结构的刺激也是心律失常的常见原因。手术中应实施严密的心电监护，保证足够的有效血容量，维持循环系统功能稳定。

（三）单肺通气方法

临床上使用的单肺通气方法很多，包括双腔符、支气管堵塞、Univent 管和单腔支气管插管等。这些技术各有优缺点，可应用于不同的患者。

1.双腔管

插管方法与气管内插管方法基本相同。首先检查套囊完好后，将导管充分润滑。喉镜暴露声门后，将双腔管的支气管斜口朝上插入声门。支气管套囊经过声门后，左侧双腔管逆时针旋转 90°，右侧双腔管顺时针旋转 90°，推进导管直至预计深度，插管即初步成功。一般身高 170cm 的成人患者，导管尖端距切牙约 29cm，身高每增减 10cm，插管深度相应增减 1cm。插管初步成功后，即应确定导管位置是否正确。

确定双腔管位置最常用的方法是听诊与支气管镜检查。听诊一般分为三步，第一步，双肺通气时将主气管内套囊适当充气，听诊双肺呼吸音。若双肺呼吸音不一致，气道阻力大，表明双腔管插入过深，应退出 2~3cm。第二步，夹闭主气管腔，将支气管套费充气，听诊确认支气管腔（手术对侧肺）单肺通气。第三步，钳夹支气管腔，听诊确认主气管腔一侧肺（即手术野-侧肺）单肺通气良好。注意患者体位改变后，特别是从平仰卧位转变为侧卧位后，应重述步骤重新核对双腔管位置。听诊法的缺点是不能确切发现肺叶支气管堵塞的情况，因而确定双腔管位置最可靠的方法是支气管镜检查。

临床上发现右侧双腔管插管容易插入，而左侧双腔管插管容易错误进入右侧支气管。

此时可先将套囊放气，导管后退至距切牙 20cm 处，将患者头右转 90°，同时将左双腔管逆时针旋转 90°，再向下推送导管即可。另一种方法是夹闭主气管，采用支气管腔通气并后退导管，见到双侧胸廓起伏后将患者头向右侧旋转，同时导管逆时针旋转并推进，从而使左侧支气管腔进入左支气管。上述方法不能奏效时，可使用支气管镜引导插管。

常见的左侧双腔管有心 Rusch、Mallinckrodt、Sheridan3 种，套囊内容量 2~3ml 即可完成隔离，套囊内容量超过 3ml 才能完成隔离时应调整双腔管位置。左侧双腔管可能进入左肺上叶或下叶的叶支气管，通过支气管镜检查可排除这种可能。

常见的右侧双腔管也有 Rusch、Mallinckrodt、Sheridan 三种，共同特点是支气管套囊后导管侧壁有一侧孔，用于右上肺通气。右侧双腔管插入过深容易导致右上肺叶不张。

与其他肺隔离技术相比，双腔管的优点是有利于对双侧肺进行吸引、通气，容易进行支气管镜检查，此外双腔管可以达到完全有效的肺隔离。双腔管的缺陷在于当患者解剖存在变异时，固定的导管设计不能适应解剖变异，隔离效果不理想。

2.Univent 管

Univent 管系一单腔导管，导管前有一侧孔，其间通过一直径 2mm 的支气管堵塞器，支气管堵塞器可在导管腔内前后移动。黎露声门后，将导符送入声门，导宵尖端过声门后再将支气管堵塞器继续送入支气管，左侧支气管堵塞时将导管逆时针旋转 90°右侧支气符堵塞时将导管顺时针旋转 90°，导管插入深度与普通气管导管相同。确认双肺呼吸音后插入支气管镜，在支气管镜辅助下将支气管堵塞器送入相应的支气管内，套涣充气后再行听诊，确定肺隔离效果。支气管堵塞器套囊不充气时即可施行双肺通气。

Univent 管的优点在于术后可方便地保留导管，双肺、单肺通气转换方便，特别适宜于小儿患者。但该管的支气管堵塞器仓旗属岛容量高压套囊。堵塞器导管较硬，操作不慎右可能穿破支气管壁。当不要肺隔离时，意外将堵塞器套囊充气可造成急性气道梗阻。与双腔符相比，UniverU 管隔离肺的效果不稳定。

3.支气管堵塞

支气管堵塞法系将支气管堵塞换通过单腔气管导管送入一侧支气管内，实现肺隔离的一种技术。适于术中手术方案改变，需要肺隔离但插入双腔管困难的情况。支气管堵塞法主要缺陷在于对非通气肺不能进行正压通气和吸引。

4.支气管内插管

将单腔气管导管通过一定手法送入一侧支气管达到肺隔离的目的。这种肺隔离技术对非通气肺的控制有限。由于使用的足普通的单腔气管导管，费用低是该技术的突出优点。

上述四种单肺通气方法均能使手术一侧肺萎陷，方便手术操作，但是单肺通气的缺点是容氧合不良造成低氧血症。

（四）单肺通气时低氧血症

单侧肺通气时容易发生低氧血症，其原因包括双侧肺通气血流比例失调，这是单肺通气引起低氧血症的最主要原因。造成通气血流比例失调的主要因素包括体位、开胸手术以及缺氧性肺血管收缩。

麻醉后侧卧位开胸手术，手术一侧肺，即非通气肺（上部肺，non-dependent lung）萎陷，通气明显减少，但肺血流并未相应明显减低，造成肺内动静脉血液分流。另一方面，通气的非手术一侧肺，即通气肺（下部肺，dependent lung）受腹腔内容物、纵隔、重力的影响，也出现通气不足。同时，下部肺受重力影响血流灌注相对较多，因此下部肺也存在肺内动静脉血液分流。肺内分流造成动脉血氧分压下降，临床上出现低氧血症。

缺氧性肺血管收缩，表现为缺氧区域肺动脉阻力升高，血流减少，血液更多地流向通气良好的区域，这是一种保护性反应。缺氧性肺血管收缩能改变通气血流比，减少肺内分流，改善氧合。单肺通气时，缺氧性肺血管收缩能够减少萎陷肺的血液供应。但是疾病及药物均能够影响肺血管收缩，充血性心力衰竭、二尖瓣病变、急慢性肺损伤，均使缺氧性肺血管收缩这一保护性反应减弱。应用钙离子通道阻断剂、硝酸酯类、硝普钠等药物后，缺氧性肺血液收缩被抑制，低氧血症加剧。

出双腔管或支气管插管位置不良，肺隔离不理想，可影响通气，或者气道被血液、分泌物或结织碎屑堵塞而影响通气，发现后可以调整插管位置与吸引气道以纠正通气不良。

通气一侧肺存在慢性疾病时，单肺通气会加重气体分布不均衡，使小气道过早闭合也可导致通气不良。

从上可见，单肺通气时为了减少发生低氧血症，可以采用以下措施：

1.在纤维支气管镜直视下重新确定气管插管的位置。

2.持续保证下部肺的气管导管管腔和气道的通畅，及时清除呼吸道内分泌物、血液与组织碎屑。

3.提高吸入气的氧浓度，甚至吸入纯氧，这样能够提高下部肺（dependent lung）肺动脉的血氧分压，促使下部肺血管扩张，增加下部肺的血流，从而改善通气血流比例。同时使通气肺能够接受因非通气肺（non-dependent lung）缺氧性肺血管收缩从上部肺转移到下部肺的血流。

4.避免使用对缺氧性肺血管收缩有影响的血管活性药物。如果低氧血症持续存在，可要求手术医师压迫或钳闭手术一侧肺动脉或其分支。

5.肺通气应维持足够的潮气量和较快的呼吸频率。为保证通气肺的完全膨胀，减少通气血流比例失调，单肺通气时潮气量应接近双肺通气时的潮气量，呼吸频率与双肺通气时的频率相同。可尝试对通气肺行呼气末正压通气（PEEP）。充分的肌肉松弛可使通气肺（下部肺）与胸壁的顺应性增大，防止下部肺的肺内压、气进压过高从而减少下部肺的血流。另外，也可以采用较高频率（11~20 次/分）、较小潮气量（5~8ml/kg）进行通气。

6.对上述方法不能奏效的低氧血症，采用短暂纯氧双肺通气可迅速纠正低氧血症。对萎陷肺（上部肺）采用间断膨胀，高频通气或维持气道低压的方法，可增加上部肺功能残气量，增加动脉氧合。有些患者需要定期充气，甚至整个手术过程中需双肺手法通气。

7.手术完毕，单肺通气结束，关闭胸壁之前应对萎陷肺进行充分膨胀，检查吻合口有无漏隙。关胸时为避免肺被缝合针损伤，可使其再次萎陷，待关胸后再膨肺。

（朱云章）

第六节　支气管镜手术的麻醉

一、概述

支气管镜检查是临床上重要的检查、治疗手段。这种内窥镜有两种类型：一种由金属空心硬管制成，可以窥查各分叶支气管，常用于气管异物取出术等治疗。另一种是光导纤维支气管镜.管身细、柔软并可弯曲，照明充分，图像清晰，可导入各肺段支气管内，常用于诊断支气管病变，特别是早期肺癌等。纤支镜还可以通过安装在内镜顶端的电荷耦合固体件把光能转化成电能，再经视频处理把气管内的影像显示在电视监视屏上，使医生能更直观、更方便地观察和判断病变情况，称为电子支气管镜。

支气管镜主要用于气管及支气管黏膜检查和组织活检；清除分泌物；气管、支气管异物取出；支气管肺泡灌洗；气管、支气管治疗，如气管狭窄处放置支架、治疗气管食管瘘、治疗咯血等。

痛苦和恐惧使大部分接受支气管镜检查的患者抗拒检查或不能很好配合支气管镜检查。PoiPJH 等研究表明，62%的患者恐惧检查过程中可能出现的疼痛和呼吸困难，对检查产生焦虑。向患者讲解支气管镜的检查程序和介绍以往接受检查的患者的经验对消除患者的恐惧帮助不大。Mendes 等研究认为，68%的患者焦虑恐惧的主要原因是，害怕检查后可能被诊断为癌症和检查中出现的呼吸困难或窒息。镇静可以消除焦虑和减少应激，改善患者的舒适度和合作度，促进支气管镜检查的顺利进行，使患者遗忘痛苦的经历，更愿意接受重复检查。支气管镜检查引起的不适和反射会造成患者呼吸、循环系统的剧烈波动，包括氧饱和度降低、心率加快和血压升高，增加患有心血管疾病患者的风险。国外曾报道在支气管镜检查过程中 70%的患者发生心律失常,17%的患者发生心肌缺血。对接受支气管镜检查的患者采用麻醉是必要的。

接受支气管镜检查的患者大部分为中老年人，合并肺部疾病，可能合并心血管疾病，对刺激和麻醉药物的耐受力差。支气管镜检查占用气道，增加麻醉呼吸管理的难度。实施麻醉后，患者可能因肺泡换气不足造成低氧，引起心肌氧供和氧耗之间的不平衡，导致心律失常、心肌缺血和最终梗死。在支气管镜检查的并发症和死亡原因的分析中，提出因通气不足引起的严重低氧血症导致心律失常甚至心搏骤停的比例较高。鼻导管吸氧不能完全改善缺氧状态。阿片类药物有呼吸抑制的副作用，与剂量及合用的镇静药物有关。因此支气管镜检查的麻醉具有非常高的风险和难度。

二、适应证

1.不能耐受检查的患者，检查过程中的刺激对其可能产生危险的患者。

2.不能配合检查的患者，如小儿或老年人。

3.对检查有焦虑、恐惧情绪的患者。

4.要求对检查过程完全无感觉的患者。

三、禁忌证

（一）相对禁忌证

以下情况的患者进行无痛支气管镜检查的风险较大，是无痛支气管镜检查的相对禁忌证。经验丰富的麻醉医生经过对患者全身情况的细致评估后，制订合适的麻醉计划并做好有关的麻醉前及麻醉后抢救的充分准备，是可以进行无痛支气管镜检查的。

1.气管部分狭窄，估计支气管镜不能通过的患者，可导致严重的通气障碍。

2.肺功能较差，低氧血症及高碳酸血症的患者。

3.预计麻醉后可能有中重度上呼吸道梗阻的患者。

4.肥胖症伴有呼吸、循环系统症状的患者。

5.食管气管瘘的患者。

6.饱胃的患者。

7.无人陪护的门诊患者或妊娠和哺乳期妇女。

（二）绝对禁忌证

以下情况的患者行无痛支气管镜检查的风险极大，为无痛支气管镜检查的绝对禁忌证。

1.极度衰竭，肺功能极度低下，哮喘急性发作，呼吸运动耐受性差，呼吸衰竭不能平卧者，呼吸道有急性化脓性炎症伴高热，严重的肺动脉高压（活检时可发生严重的出血）。

2.心血管功能或血流动力学不稳定，如低血压、高血压、心绞痛未控制，近期（3~6个月）急性心肌梗死，严重心律失常，严重心脏瓣膜病，严重的上腔静脉阻塞综合征，主动脉瘤患者，心力衰竭而端坐呼吸者。

3.耐受缺氧能力较差，缺氧代偿能力低下。

4.有气促、声嘶、呛咳症状（特别是前两者）伴氧饱和度低下，未排除喉头肿物或气管肿物的患者。

5.患支气管扩张症、咯血量较大且症状持续者。

6.肝功能重度损害。

7.尿毒症，尿素氮高于30mg/dl，血肌酐高于3mg/dl（活检时可发生严重的出血）。

8.预计麻醉后可能有重度上呼吸道梗阻并有困难气道史的患者。

9.凝血功能障碍，有不能纠正的出血倾向的患者。

四、麻醉评估

为保证患者安全和减少术后并发症，对接受无痛支气管镜麻醉的患者术前进行充分评估非常有必要。除常规麻醉前评估外，需特别注意患者合并的肺部疾患，评估心肺功能，注意有无端坐呼吸、气促，是否合并声嘶或呛咳等情况。长期患肺部疾病如慢性支气管炎、肺气肿的患者，可能合并心脏疾病，要注意评估。合并通气障碍的患者应了解其通气障碍为阻塞性还是限制性，注意发现哮喘病患者。患者术前都应常规行胸部正侧位X线检查，有需要的时候可以要求患者进行肺活量计检查、血常规和动脉血气分析。

肺活量计测定可给肺功能评估提供有力依据。肺功能测定需通过肺活量计来进行，先让患者吸足空气，然后将吸入的空气用力快速呼入肺活量计直至残气位。从时间-容量曲线可以得出用力肺活量（FVC）、残气量（RV）、最大呼气中期流速（MMFR）、最大分钟通气量（MMV）等重要指标。这些指标有助于预测术后发生肺部并发症的危险性。

慢性呼吸系统疾病的患者血红蛋白大于160g/L，血细胞比容大于60%往往提示有慢性缺氧，白细胞计数及分类可反映出有无感染。

合并有肺源性心脏病和肺动脉高压的患者心电图可发生改变，如心电轴右偏、肺性 P 波、右心室肥厚及右束支传导阻滞，应行超声心动图进一步了解心脏功能。

五、术前准备

（一）肺部准备

1.戒烟

对于长期吸烟者，术前应尽可能戒烟，越早越好。

2.控制感染

急性上呼吸道感染患者择期检查应在经治疗好转后进行。慢性呼吸道疾病患者，合理应用抗生素治疗防止肺部感染，痰或气道分泌物的致病菌培养+药敏试验有助于抗生素的选择。

3.药物处理哮喘支气管哮喘和慢性支气管炎患者都可出现支气管痉挛，是支气管镜检查常见的可逆性阻塞性病变。临床常用的支气管扩张剂包括：β_2 受体激动剂、抗胆碱能药物以及甲基黄嘌呤类（茶碱）药物，剂型和给药途径多样。对于部分急性重症患者，用办-受体激动剂或抗胆碱能药物雾化吸入，因其剂量大，使用方便，效果较好。检查前接受此类治疗的患者应坚持用药至检查当日。嘱患者自行于检查前 2h 应用沙丁胺醇、激素合剂喷雾。

（二）麻醉前准备

1.排除相对或绝对禁忌证。

2.常规麻醉前准备。

3.SpO_2 较低的患者，吸氧后 SpO_2 如能上升至98%者一般可耐受支气管镜检查。

4.检查采用平卧位。

六、麻醉方法

（一）支气管镜检查的常用麻醉方法

目前国内外对支气管镜检查采用的麻醉方法主要有以下几种：

1.局麻药作物气道表面麻醉。

2.表麻的基础上使用咪达唑仑，或合用芬太尼麻醉。

3.表麻的基础上使用丙泊酚麻醉。

4.丙泊酚合用芬太尼或舒芬太尼或瑞芬太尼麻醉。

单纯表面麻醉一般使用雾化吸入局麻药或直接对气道喷射局麻药实施，麻醉效果差，患者体动明显。单纯表麻不能达到满意的效果，即使在表麻的基础上合用镇静药物，大部分患者仍不能耐受检查。全身麻醉下行支气管镜检查是舒适诊疗的必然趋势，近年受到广泛接受与推广。

（二）支气管镜检查的常用麻醉药物

1.利多卡因

是最常用的局部麻醉药物，短效，安全性较高和组织毒性较小。适用于上气道黏膜，高峰期血清利多卡因的浓度是 25%~50%，低于静脉注射相同剂量下的血清浓度。Mainland 等发现，支气管镜检查的患者达到完全有效的局麻时需要雾化吸入 1%利多卡因 10~20ml，检查后患者血浆中利多卡因不能立即消除，可能引起局麻药中毒。

2.安定类镇静药

地西泮镇静效果约为咪达唑仑的 25%~50%，口服给药需要 1 小时才能产生镇静或抗焦虑作用。静脉注射地西泮镇静的患者比非注射镇静剂的患者更好地耐受检查和更少咳嗽。咪达唑仑是一种水溶性、短效苯二氮䓬类镇静药，提供良好的镇静和顺行性遗忘作用，可以多途径（口服、肌内注射、静脉注射）用药。咪达唑仑起效时间和达峰时间较迟，代谢较慢，检查结束后血浆有较高浓度的残余，患者离院时间延长。

3.丙泊酚

近年来广泛应用于临床的静脉麻醉药，具有起效快、时效短的特性。它不仅恢复迅速，无蓄积作用，而且恢复后头脑清醒，精神愉快。在门诊麻醉中应用广泛。研究比较咪达唑仑与丙泊酚镇静用于门诊支气管镜检查，报告丙泊酚比咪达唑仑更快起效和恢复，无苏醒延迟。临床上个体差异性大，有必要个体化给药。

4.短效阿片类药物

芬太尼，镇痛作用产生快，持续时间较短，临床上常与丙泊酚复合用于门诊内镜检查的麻醉。研究报道，复合芬太尼 0.1μg/kg，丙泊酚 TCI 血浆靶浓度 6μg/ml 下行支气管镜检查取得满意效果，并推荐当丙泊酚 TCI 效应室靶浓度为 4.5μg/ml 时开始检查，阿芬太尼，短效阿片类药，镇痛效果良好。国外一项研究比较单独使用咪达唑仑、阿芬太尼，或两者复合用于支气管镜检查麻醉，使用阿芬太尼的患者明显咳嗽较少，利多卡因需要量明显减少，咪达唑仑和阿芬太尼复合用药时，血氧饱和度比每种药物单独给予时有较大下降。瑞芬太尼，是一种新型超短效μ受体激动剂，主要经血液和组织中非特异性脂酶水解起效迅速，作用持续时间短，清醒快且代谢不依赖肝肾功能，重复或长期用药无明显蓄积作用，特别适用于门诊麻醉。Agnew 等采用瑞芬太尼 2μg/kg 单次静脉推注，伍用丙泊酚靶控输注作支气管镜检查麻醉，可以达到满意效果，患者清醒迅速。舒芬太尼，一种新型阿片类镇痛药，为芬太尼的衍生物，是高选择性α受体激动剂，其镇痛作用更强，对呼吸有抑制作用，其抑制程度与等效剂量的芬太尼相似，但持续时间更长。国内也有医院采用单次静脉推注舒芬太尼，伍用丙泊酚 TCI 作为支气管镜麻醉的。

5.右美托咪定

新一代α₂肾上腺素能受体激动剂，通过高选择性激动肾上腺素能受体，具有镇静、镇痛、抗交感而无呼吸抑制等临床特点。静脉输注后，快速分布相的分布半衰期（$t_{1/2}$）大约为 6 分钟；终末清除半衰期（$t_{1/2}$）大约为 2 小时；稳态分布容积（Vss）大约为 118L。清除率大约为 39L/h。静脉注射 0.5~1.0μg/kg 可在 5min 内呈现镇静作用，达峰时间为 15min，并可持续 1.5h 和 2h。本品的镇静作用可被选择性α₂受体拮抗剂 atipamezole 完全逆转。右美托咪定可以改善心血管系统的稳定性，减轻喉镜检查、气管插管的心血管反应。最常见的不良反应包括低血压、高血压、恶心、心率减慢、发热、呕吐、缺氧、心动过速和贫血。右美托咪定明显的镇静作用和无呼吸抑制的特点，使其越来越受到麻醉学界的重视和研究应用。

6.抗胆碱能药物

阿托品，用于气道干燥剂，防止心动过缓和支气管痉挛。maker 等在术前未使用阿托品，行 1000 例气管镜检查，没有发现心动过缓或分泌物增多。一项研究以支气管扩张、分泌物、气管/支气管出血、氧饱和度与心律失常作为参数进行调查，发现阿托品与安慰剂无显著差别。阿托品用药可能会引起口干、视物模糊、青光眼或室性心动过速。

7.其他药物

可乐定可以减少气管插管应激反应，口服可以作为支气管镜检查前用药。

（三）支气管镜检查麻醉的通气与氧供

支气管镜检查占用气道、刺激咳嗽都可能导致患者通气不足。检查中患者血氧饱和度减少是公认的。检查时供氧一般是采用鼻导管吸氧，使 PaO_2、SaO_2 有所升高，但与术前比较仍明显降低。Milman 研究发现，对防止低氧血症，咽导管给氧优于鼻导管。有研究指出支气管镜对气道的刺激和阻塞，常引起患者通气量下降，可使患者的 PaO_2 下降 8~20mmHg。国外报道有患者在单独使用阿芬太尼或伍用丙泊酚，以及单独使用哌替啶或伍用咪达唑仑镇静下行支气管镜检查，吸氧下氧饱和度仍降至 30%。另一项研究中，丙泊酚镇静的患者和咪达唑仑镇静的患者，血氧饱和度中位数分别为 83% 和 86%，国内有关文献报道支气管镜检查中患者的 PaO_2 平均下降（2.64±1.72）kPa。缺氧可能无法被及时发现，而导致呼吸停止、高血压和心律失常。在支气管镜检查时监测 PCO_2，可以提供换气不足的证据。有效维持通气和氧饱和度是无痛支气管镜麻醉研究的重点。

全麻的患者，纤支镜可以通过气管导管专用转角接头的密封圈插入气管内，机械通气仍可照常进行，只是气管导管内存在支气管镜，使通气腔隙减小，增加了流经气管导管气流的阻力，因此，气管插管时应选用尽可能粗的气管导管，麻醉的维持也仍可用吸入麻醉。纤支镜检查也常用肌松药和机械控制呼吸，以减少气管黏膜刺激引起的呛咳反射。应用肌松药物后，复苏时间会有所延长。

在清醒镇静和麻醉的患者，喉罩气道也可用做纤支镜插入的通路，虽然喉罩气道内腔比气管导管大，但当插入支气管镜后需控制呼吸时，仍需注意可能增加的气流阻力。且喉罩成本较高，会加重患者的经济负担。

另一种纤支镜检查的通气方法可用于保留自主呼吸的患者，即通过连接于麻醉面罩的转角接头或经过改良面罩上的另一开孔将支气管镜插入上呼吸道。这一方法可避免在气管导管或喉罩气道中通气间隙减少的问题，但因为面罩的密闭性能较差，在控制呼吸的患者中应用受到限制。

有学者提出以高频喷射通气（HFJV）作为支气管镜检查供氧设备。有报道高频喷射通气管接鼻塞单侧给氧，取得满意的效果。有研究认为，以高频喷射通气管连接支气管镜的吸痰管道给氧，安全方便，但占用支气管镜的吸痰管道，不利于检查中清除呼吸道分泌物。

（四）支气管镜检查的具体方法

支气管镜检查除了给患者带来一定疼痛外，还有伴随窒息感的强烈不适和恐惧。真正做到支气管镜检查无痛，必须是进行全身麻醉，使患者对检查过程完全不知晓。而支气管镜检查刺激较大，全身麻醉必须维持足够的深度，用药量相较其他无痛内镜多，更容易造成呼吸抑制。而且检查占用气道，给维持患者足够的通气和氧供带来困难。清醒的患者可以因有窒息感而反射性增强呼吸，全身麻醉后的患者不能增强呼吸，可能因通气不足导致缺氧。采用气管内插管维持通气除了增加患者咽喉损伤的机会外，还需要加用肌松药物，使复苏时间大大长于检查时间。因此，支气管镜检查的麻醉常陷于两难境地，多年来一直没有重大突破。近年，随着新型麻醉药物的出现和麻醉设备的改进，使支气管镜检查的麻醉有了很大的改善空间，麻醉同行们都积极地进行研究。下面介绍几种常用的无痛支气管镜检查麻醉方法。

1.丙泊酚复合芬太尼麻醉

芬太尼 1~2μg/kg 静脉推注，30 秒后缓慢推注丙泊酚 1.5~2.5mg/kg，待患者入睡、睫毛反射消失、呼吸平稳后开始进镜检查，必要时追加丙泊酚 0.3~0.5mg/kg。呛咳情况严重时可经支气管镜注入 2%利多卡因 1~2ml 作表面麻醉。

单次静脉注射芬太尼 1μg/kg，复合丙泊酚靶控输注，血浆靶浓度设为 4~6μg/ml。待丙泊酚血浆靶浓度达到 4.5μg/ml 后开始进镜检查。如检查过程中患者有体动或者呛咳，可提高靶浓度 1μg/ml 或者静脉单次追加丙泊酚 0.5mg/kg，也可经支气管镜注入 2%利多卡因 1~2ml 作表面麻醉。检查结束前停药。

单纯丙泊酚静脉全身麻醉的方法，即使检查前患者的镇静深度已经到达麻醉状态，置镜后仍有很大部分患者出现无意识挣扎和剧烈咳嗽，迫使麻醉医生提高丙泊酚用量，呼吸抑制作用明显增加，经常需要停止检查，给予面罩手控辅助呼吸。丙泊酚复合芬太尼麻醉方法，相对单纯丙泊酚麻醉效果较好，可以明显减低丙泊酚的用量和维持较满意的氧饱和度。但患者苏醒较迟，醒后有头晕等宿醉感。

2.丙泊酚靶控输注复合舒芬太尼麻醉

单次静脉注射舒芬太尼 0.1μg/kg，复合丙泊酚靶控输注，血浆靶浓度设为 4~6μg/ml。待丙泊酚血浆靶浓度达到目标靶浓度后开始进镜检查。如检查过程中患者有体动或者呛咳，可提高靶浓度 1μg/ml 或者静脉单次追加丙泊酚 0.5mg/kg，也可经支气管镜注入 2%利多卡因 1~2ml 作表面麻醉。检查结束前停药。值得注意的是，舒芬太尼可出现血浆第二峰值，应用于年老体弱患者可能会引起延迟性呼吸抑制，对于有肺部疾病的患者尤为危险，应强调对呼吸功能的严密监测。

3.丙泊酚复合瑞芬太尼麻醉

缓慢推注丙泊酚 2~2.5mg/kg，患者入睡后以微量泵输入瑞芬太尼 3μg/kg，睫毛反射消失后置入喉罩，行控制呼吸及检查操作。以丙泊酚 4~6mg/（kg•h），瑞芬太尼 0.5~1μg/（kg•min）维持麻醉。根据患者反应情况调节用量。检查结束，拔除支气管镜前停止所有用药。患者自主呼吸恢复，潮气量正常，咳嗽、吞咽反射活跃时拔除喉罩。

4.丙泊酚复合氟比洛芬酯麻醉

氟比洛芬酯 50mg 静脉推注，30 秒后缓慢推注丙泊酚 1.5~2.5μg/kg，待患者入睡、睫毛反射消失、呼吸平稳后开始进镜检查。必要时追加丙泊酚 0.3~0.5mg/kg 或经支气管镜注入 2%利多卡因 1~2ml 作表面麻醉。

5.依托咪酯复合瑞芬太尼麻醉

检查前依托咪酯靶控输注，血浆靶浓度为 6μg/ml，瑞芬太尼靶控输注，血浆靶浓度为 3μg/ml，二者靶浓度达到目标浓度后开始检查。如检查过程中患者有体动或者呛咳，可提高依托咪酯靶浓度 1μg/ml。依托咪酯对心血管系统的影响很小，适用于年龄较大、身体状况较差的患者。对于部分合并心肺疾患而需要进行无痛支气管镜检查的患者，使用依托咪酯麻醉更为有利。但依托咪酯的麻醉效能较低，用量比较大才能达到满意的麻醉效果。依托咪酯用量增大后，肢体抖动现象明显，且提高了麻醉的费用。如维持依托咪酯的用量，加大瑞芬太尼的用量，则患者呼吸抑制明显且呕吐增加，需严密管理呼吸以及检查前伍用止呕药物单次静脉注射以预防呕吐。

6.无痛支气管镜检查麻醉方法

（1）丙泊酚靶控输注复合瑞芬太尼、右美托咪定非插管全身麻醉：开放外周静脉，经面罩给予纯氧的同时右美托咪定 0.2~0.4µg/kg 静脉泵注，5 分钟左右泵注完毕后，采用威利方舟 TCI-Ⅲ型靶控输注泵，靶控输注丙泊酚 4~6µg/ml、瑞芬太尼 1µg/ml。继续嘱患者深呼吸，待其入睡后在 F8 吸痰管辅助下予 2%的利多卡因喷洒鼻道和声门周围区域作表麻，完成后继续予纯氧吸入，保持患者自主呼吸。待麻醉深度达到要求后，嘱术者入镜，同时给予鼻导管吸氧。观察患者反应，调整丙泊酚血浆浓度在 4~8µg/ml，以保持患者自主呼吸为限。支气管镜窥见隆突或患者有呛咳反应时经气管镜侧孔推注 2%的利多卡因。术中患者出现呼吸抑制或低氧，经调整麻醉深度无改善时嘱术者出镜，予麻醉机辅助通气或吸纯氧。术毕出镜时停药。这个方法优点在于应用右美托咪定加深镇静深度，减少丙泊酚，特别是瑞芬太尼的用药量，有利于保持患者自主呼吸和更好地维持血流动力学稳定；术前应用局部麻醉药物充分表麻可以减少刺激引起的缺氧或气道痉挛的危险。缺点在于麻醉诱导时间较长，患者清醒和定向力恢复较慢。适用于检查时间长、ASA 分级Ⅲ~Ⅳ级的住院患者；不适用于患有睡眠呼吸暂停综合征的患者和门诊患者。

（2）丙泊酚复合瑞芬太尼双靶控输注非插管全身麻醉：患者入室后开放静脉通路，给予 0.9%氯化钠注射液 100ml 静脉滴注，中流量鼻导管吸氧，连续监测 ECG、心率、血压、脉搏氧饱和度。检查前以丙泊酚复合瑞芬太尼行全凭静脉麻醉。采用威利方舟 TCI-Ⅲ型靶控输注泵，予丙泊酚效应室靶浓度 5.0~6.0µg/ml 靶控输注、瑞芬太尼效应室靶浓度 3.0~4.0µg/ml 靶控输注，二者效应室靶浓度均达到目标浓度时开始检查，成功进镜至气管隆嵴后可适当把丙泊酚效应室靶浓度调低至 3.0~4.0µg/ml、瑞芬太尼效应室靶浓度调整为 1.5~2.0µg/ml。检查结束准备抽出纤支镜时停止用药。麻醉诱导时采用面罩给氧，视呼吸情况给予手控辅助通气，检查期间采用特力 TKR-400（T）电脑多功能高频喷射呼吸机进行高频喷射通气。以 F6 吸痰管连接高频喷射呼吸机通气管，出气孔在距离纤支镜镜头 10cm 处固定并贴附在纤支镜上。高频喷射通气模式为：频率 150 次/分，推动压力 0.2MPa，吸：呼为 1：1.5。检查结束后视患者呼吸情况给予面罩中流量吸氧或手控辅助通气，至患者完全清醒。

注意事项：入镜的同时予 2%利多卡因重点喷洒咳嗽反射器密集的主气管后壁、隆突及其分叉处可减少呛咳，减少麻醉维持药量。SpO$_2$<85%时纤支镜退至总气管行双侧肺高频通气，患者如有自主呼吸也可加盖面罩在口鼻上方增加吸入氧浓度，以上方法仍未缓解者可退出纤支镜并采用面罩供氧手控辅助呼吸，SpO$_2$ 恢复到 90%以上后继续检查。检查中出现连续阵咳或支气管痉挛时，使用 2%利多卡因 2.0ml 经纤支镜注入气管作表面麻醉。平均血压下降大于基础血压 30%时或心率低于 55 次/分时予麻黄素 5mg（每次）静注。患者体动明显、平均血压高于基础血压 30%或心率高于 120 次/分时升高丙泊酚靶浓度 1µg/ml，体动停止或血压、心率回稳后恢复原靶浓度。ECG 示心律失常马上结束检查，对症处理。

采用丙泊酚复合瑞芬太尼双靶控输注作为无痛支气管镜检查的麻醉方法，诱导快、苏醒迅速完全，可以使麻醉的可控性更高。但是，由于诱导麻醉的深度足够，在取得良好麻醉效果的同时，呼吸抑制和血流动力学影响较为明显。检查时间较长和 ASA 分级Ⅲ~Ⅳ级的患者不建议采用这种方法。另外，由于该方法采用高频喷射通气给氧，不利于无自主呼吸的患者排出 CO_2，患有慢性阻塞性肺疾病（COPD）的患者慎用。

（3）丙泊酚复合瑞芬太尼气管内插管全身麻醉：检查前瑞芬太尼靶控输注，血浆靶浓度为 4μg/ml；丙泊酚靶控输注，血浆靶浓度为 6μg/ml；单次静脉给予罗库溴铵 0.6mg/kg 或者不给。瑞芬太尼和丙泊酚靶浓度达目标浓度后插入气管导管或喉罩，机械控制呼吸或者视自主呼吸情况辅助呼吸。纤支镜通过气管导管专用转角接头的密封圈插入气管内行检查。术中根据血压、心率等情况调整麻醉深度。无疑这种麻醉方法效果好且安全，不必担心患者呼吸管理问题。最大的缺点就是复苏时间大大延长，占用呼吸机，严重影响支气管镜检查室里患者的周转速度。如不使用肌松药物，在深度镇静下置入喉罩后检查，可解决复苏时间长的问题。但喉罩的费用高昂，增大了患者的经济负担。因此，这种方法最适用于呼吸衰竭、气道梗阻、哮喘等高危患者的支气管镜检查麻醉。

支气管镜检查术后发生气道梗阻的危险明显增加，气道内出血、分泌物潴留、气道黏膜损伤水肿均可导致梗阻。这些导致梗阻的因素在术后一段时间内可持续存在甚至逐步加重，所以无论采用何种舒适支气管镜检查的麻醉方法，检查结束后必须继续监测和吸入纯氧，保证充足的氧供。必要时，直接在喉镜下吸出上呼吸道分泌物和血液。拔出支气管镜后，以面罩，或咽喉通气道，或喉罩，或插入气管导管以保证通气满意。活检后患者宜取病肺在下位，以保护健侧肺不受污染，直至咳嗽反射完全恢复。

实际上，支气管镜检查刺激性最大的是内镜经过声门至到达隆突的一段。过隆突后刺激性下降，可以调低静脉药物的靶浓度。决定什么时候降低药物靶浓度和停药，和支气管镜检查的操作者有很大关系。有些术者操作内镜的手法熟练轻柔，刺激性小，检查时间短，用药量也随之下降。有些术者操作内镜的手法生疏粗暴，刺激大，检查时间长，用药量也增加。作为麻醉医生，熟悉患者的病史、检查的过程和操作医生的习惯是相当有益的。如一位以肺部肿物为主诉的患者，检查时可能要取活检，就不应该过早停药，需要等活检取完、术野基本止血后，术者准备结束检查才停止用药，以免患者提前苏醒呛咳挣扎，血压升高引起出血等并发症。如以痰多为主诉的患者，检查可能只需要吸痰和观察支气管黏膜，过隆突后就可减药，检查完一侧支气管再到另一侧次级支气管时就可以停药了。其次，不同的术者处理基本情况相同的患者，支气管镜检查时间最短的为 2 分钟，最长的可达 20 分钟。另外，熟悉检查的流程也有利于决定用药时间。如检查过程中，发现支气管壁上有赘生物可能要取活检；发现痰液比较多的可能要取痰液培养；发现黏膜肿胀的可能要监测；发现咯血后血块堵塞的可能要取血块；发现支气管异物的要取异物等等情况，都需要延长支气管镜检查的持续时间，麻醉时间也相应需要延长，不能过早停止麻醉药物的输入。如患者年轻因咳嗽行支气管镜检查，临床上无任何阳性体征或影像学的疾病证据，又正好术者操作技术极为熟练，在支气管镜进入气管时无其他异常情况，便可以在内镜经过隆突时就停止药物注射，术毕患者可呼之睁眼。当然，要做到麻醉可放可收，除了超短效的药物、先进的靶控技术外，还需要麻醉医生积累大量的经验。刚开始不熟悉术者时，可以嘱咐术者快结束检查的时候告知麻醉医生停止药物输入。为此，实施无痛支气管镜检查麻醉的麻醉医生相对固定，可以让麻醉医生更好地操控麻醉，使患者更安全、苏醒时间更短、术中更舒适。相对固定的麻醉医生可以使支气管镜室患者周转更快。

高频喷射通气是佛山市第一人民医院无痛支气管镜麻醉检查期间的供氧措施之一。

高频通气（HFV）的气体交换机制至今未充分阐明，其基本原理与直接肺泡通气、对流性扩散、并联单位间的气体交换、增强扩散以及纯粹的分子弥散均有关。高频喷射通气将喷射通气和高频通气技术紧密结合，是 HFV 最常用的一种方式。它兼具高频率、低潮气量、低气道压、循环干扰少，不影响自主呼吸、不增加颅内压及不产生因通气引起的手术区干扰等特点，合乎支气管镜麻醉的供氧要求。HFV 浅而频繁的呼吸方式依然可以维持正常的血气，为麻醉中应用 HFV 提供理论支持。全凭静脉麻醉行支气管镜检查中，如果选择保留患者呼吸，则麻醉深度不足以减少呛咳，反而容易诱发气道痉挛。保持相对较深的麻醉是气道安全的保障。深麻醉往往导致患者呼吸暂停，因患者缺氧加重而不得不退镜行人工通气，使麻醉风险增高且需中断检查，是开展"无痛支气管镜"的绊脚石。高频通气的设备简单，操作简便，适合在门诊应用。高频通气还使麻醉医生得以离开患者头部，避免妨碍检查者操作。在临床应用中，HFJV 可通过固定在支气管镜上的细吸痰管进入气道通气，与支气管镜并行，能保障通气位置无误，且避免吸痰管随喷射通气摆动。

TKR-400（T）高频呼吸机具有特别设计的程序I、程序II、CPAP 等多种通气模式。程序I可在一个周期中用较长的时间进行高频通气，较短的时间辅以较大潮气量的常频通气，以达到迅速提高血氧含量和正常排出 CO_2 的作用；程序II则与之相反，即在一个相同周期中，用较长时间进行常频通气，用剩下的时间辅以高频通气，以避免在长时间呼吸管理中的 CO_2 潴留。针对这两种通气模式地对比研究发现，HFJV 用于 ASAI~II级患者的支气管镜检查中缺氧发生率低，安全可靠，效果满意。常频与高频两种通气方式效应无明显差别，可单独应用或交替使用。常频组能维持与高频组相近的血氧分压的原因可能为：高频通气的潮气量小易有肺泡萎陷，常频通气每次喷射的时间较长，潮气量较大，气流经过的距离更远而有利于肺泡内气体交换，减少肺内功能性分流。该试验中，固定高频通气出气管口（即吸痰管口）距离支气管镜头端 8cm 处，可使管口大部分时间位于隆突上方，保证检查过程的双肺通气，对提高供氧有帮助。在对 CO_2 排出的影响上，两种通气方式有一定的区别。有研究指出 HFV 附带产生的功能残气量或呼气末正压的效应会使肺过度膨胀，从而导致 CO_2 清除受阻；而常频通气气道压较高，不利于 CO_2 排出。另有文献指出，常频通气或常频、高频交替应用与单用高频通气相比可防止高碳酸血症，原因是高频通气每次呼气相较短易妨碍 CO_2 的排出。以上文献都着重于高频通气用于呼吸道疾病的治疗，属于长时间应用。对 HFV 辅助通气下行无痛支气管镜检查麻醉的有关研究发现，根据血气分析资料，高频与常频两种通气方式氧合效果良好，均没有导致二氧化碳潴留。原因可能是，一方面支气管镜检查时间较短，每例患者高频通气的时间约 20mm，短时间通气方式的不同不足以引起血气分析的改变；另一方面，多数患者在入镜后呼吸动作逐渐恢复，也可缓解 $PaCO_2$ 的变化。该研究中除 1 例患者需中途直接退镜行人工面罩通气外，其余 6 例供氧不良患者均通过退镜至隆突处通气而得到缓解。临床应用中，灵活切换高频与常频两种通气方式也能收到良好效果，根据需要可自主选择 TKR-400（T）高频呼吸机的程序I或程序II。

麻醉中应用 HFV 需警惕潜在的风险。无症状的气胸患者或潜在肺大疱患者行高频通气时有导致大量气胸、纵隔移位甚至急性心肺衰竭的可能；高频通气管如果不慎进入食管或置于食管开口处，有胃肠过度充气、肠破裂、肠穿孔的风险；较长时间通气可并发二氧化碳潴留、酸中毒；通气压力过大可致气道伤。HFV应用于开放气道，在需克服气道阻力的情况下效果不理想。常频与高频两种通气方式，导致以上后果的严重程度与其通气压力、通气量及频率有关。有文献指出，严重心肾功能不全、频发心律失常、严重水/电解质紊乱、重度颅脑损伤以及胸肺顺应性明显降低和气道阻力显著增高的患者麻醉中使用HFJV应列为相对禁忌，以上患者行支气管镜检查时可否应用HFJV还需根据临床情况具体分析，镜检时间一般较短，在利大于弊以及可维持氧合的条件下可谨慎操作。同时应备有其他气道支持措施（气管内插管、呼吸机）及在严密监测下进行麻醉。特别指出的是，气道支持应急设备中还应包括双腔气管导管或支气管堵塞器，以应对镜检过程中难以控制的气道大出血。遇单侧肺大出血时快速隔离双肺是抢救成功的关键。

　　HFV在支气管镜检查麻醉中的应用会随着无痛医院的建设得到推广。高频双向喷射通气因使解剖和生理无效腔量减少可增强CO_2的排出，使通气效能得到进一步改善；高频振荡通气已逐渐用于各类型的呼吸衰竭及小儿支气管镜检查，有望为临床麻醉带来更大益处。

七、并发症的预防及处理

（一）低氧血症

　　全身麻醉时，如果麻醉深度偏浅，当纤支镜置入时，患者常有屏气、呛咳，甚至发生呼吸暂停；静脉麻醉药物如丙泊酚、瑞芬太尼等都或多或少有呼吸抑制的作用；同时由于纤支镜占据气道空间，使通气阻力增加，易发生CO_2蓄积。这些都是造成无痛支气管镜检查期间患者低氧血症的原因。检查过程中要维持足够的麻醉深度，减少检查刺激对患者的影响，同时需要密切监测患者呼吸情况，如发现呼吸抑制和SpO_2降低，应暂停检查采用面罩手控辅助呼吸，待情况改善再继续检查。如情况不能改善，应果断进行气管插管，机械控制辅助呼吸，以保证患者的安全。高频通气时亦需注意通气不足导致的CO_2蓄积，并妥善固定好通气管道，防止通气管道误入食管而未能发现，导致气腹、皮下气肿等并发症。

（二）喉、支气管痉挛

　　多发生在支气管镜插入声门时，因支气管哮喘患者的气道反应性增高，故喉、支气管痉挛的发生率高，声门及气管麻醉不良常为诱发的原因。出现支气管痉挛后应立即加深麻醉，拔出支气管镜停止检查，并充分清除呼吸道分泌物，用支气管扩张剂如沙丁胺醇气雾剂或静脉滴注氨茶碱、糖皮质激素，吸氧，必要时给予气管内插管及人工通气。

（三）心血管并发症

　　插入支气管镜时，由于迷走神经反射兴奋可发生心动过缓，可能需要静注抗胆碱药物。操作刺激，也可引起儿茶酚胺释放增加导致心动过速。缺氧与高碳酸血症也可能引起心律失常，在给予抗心律失常药之前，应加强通气予以纠正。有严重高血压、冠心病患者术中易发生心血管意外事件，加深麻醉可以减少刺激，降低心血管系统并发症的发生率。

（四）出血

　　出血多由于活检时局部撕裂造成，术后痰中少量带血一般不予处理，出血多者可用1：2000肾上腺素溶液2~4ml经支气管镜注入局部止血，仍不能止血者，可给予静脉滴注垂体后叶素，或果断行支气管动脉介入栓塞止血。对于大出血时镜下止血效果不佳且影响氧供者或考虑出血量较多导致浸润对侧肺者应果断行双腔气管插管隔离双肺或选择支气管堵塞器，必要时考虑手术。

（朱云章）

第七节　食管手术的麻醉

食管起自颈部环状软骨水平，进胸后微向左侧移位，在主动脉弓水平又回到正中，在弓下再次向左移位并通过膈肌。行程中有三个狭窄，分别位于颈部环状软骨水平、邻近左侧支气管水平与穿过膈肌水平。食管外科将食管人为地分为三段：即环状软骨水平至进胸腔积液平（C_6~T_1）为颈段食管，胸廓内部分（T_1~T_{10}）为胸段食管，膈肌水平以下为腹段食管。

常施行的食管手术包括：先天性疾病如食管闭锁、食管裂孔疝、食管气管瘘或食管异物、烧伤或创伤性损伤、肿瘤等。食管手术的麻醉应考虑患者的病理生理、并存的疾患与手术性质。大部分食管手术操作复杂。术前反流误吸造成呼吸功能受损伤、食管疾病本身影响进食造成营养不良，电解质紊乱。食管疾病常伴吞咽困难与胃食管反流，因而气道保护是食管手术麻醉考虑的重点。

一、麻醉前评估与准备

（一）麻醉前评估

术前访视着重注意四方面的问题：食管反流、肺功能、营养状况及心血管功能。

1.反流误吸

食管功能障碍容易引起反流，长期反流容易导致慢性误吸。对有误吸可能的患者应进行肺功能评估并进行治疗。反流的主要症状有胃灼热、胸骨后疼痛或不适。对反流的患者麻醉时应进行气道保护。行快速诱导时应采用环状软骨压迫法，或采用清醒插管。麻醉诱导时采用半坐位也有一定帮助。

2.肺功能

食管疾患引起反流误吸的患者多存在肺功能障碍。恶性食管疾患的患者常有长期吸烟史。对这些患者应行胸部 X 线检查、肺功能检查与血气分析等以了解肺功能。术前应行胸部理疗、抗生素治疗、支气管扩张药治疗，必要时可使用激素改善肺功能。

3.营养状况

食管疾患因吞咽困难导致摄入减少，加上恶性疾患的消耗，患者常有不同程度的营养不良及电解质失衡。这类患者对麻醉诱导及手术操作的耐受性较差，术中血流动力学波动大，术后恢复慢。因此，术前应改善患者的营养状况，纠正电解质失调。

4.评估心脏功能

有无心脏疾患，如心绞痛病史以及心律失常。

（二）麻醉前准备

术前肌内注射抗胆碱药（阿托品或东莨菪碱 0.01mg/kg）非常必要。为防止误吸还应使用抗酸药（奥美拉唑 20~60mg 口服或 40mg 静脉注射）与胃动力药（甲氧氯普胺 10~20mg 肌内注射）。

二、麻醉方法

主要以全身麻醉为主。

1.先天性食管闭锁

约 30% 为早产儿或低体重儿，多数合并气管食管瘘、吸入性肺炎和低氧血症，且因不能进食，患儿可有脱水、血容量不足及电解质紊乱，麻醉时易出现血流动力学紊乱及代偿力不佳。且患儿均为新生儿，呼吸储备小，手术为开胸操作，生理扰乱较大，所以麻醉方法首选气管插管静脉复合全麻。快速诱导药物可选用静注 γ-羟基丁酸钠 80~100mg/kg，地西泮 0.2~0.25mg/kg（或咪达唑仑 0.1mg/kg，氯胺酮 1.5~2mg/kg），芬太尼 3~4μg/kg，阿曲库铵 0.3mg/kg（或维库溴铵 0.1~2mg/kg）。气管导管尖端最好超过气管食管瘘口，避免控制呼吸时气体由瘘口进到胃里。术中加强呼吸管理，在不影响手术操作的前提下，应每小时膨肺 3~5 次，务必使塌陷的肺组织全部膨起。术中静注芬太尼、咪达唑仑或地西泮维持麻醉。也可使用异氟烷 0.8%~1.2% 持续吸入维持麻醉。

2.食管支架术

为解决因食管狭窄引起的吞咽困难而接受扩张性治疗或食管支架术，一般使用静脉麻醉，患者保留自主呼吸，可以不选择气管插管，但要备好气管插管用具，以备紧急时使用。患者左侧卧位，咽喉部喷雾表面麻醉。丙泊酚缓慢静注，待患者入睡、睫毛反射消失停止注药，然后以 4~8mg/（kg•h）的速度持续输注。

3.食管异物

食管异物多发生于老年人及幼儿。食管异物的术前症状不像气管内异物那样危急，但在异物取出过程中，仍存在较大的危险性。患者往往存在吞咽困难，术前作钡餐检查者，有时钡剂和唾液可积聚于咽喉部，易并发误吸。因此，食管内异物取出术，应在气管内插管后进行，既可避免食管镜致气道受压影响通气，又能充分供氧、防止分泌物反流，保证呼吸道通畅。食管异物的取出术多在内镜辅助下实施，选择较细的气管导管固定于一侧口角。食管异物取出术需维持合适的麻醉深度。麻醉偏浅，易引起恶心、呕吐、呛咳和躁动等，镜检前宜适当加深麻醉，保持患者完全不动，便于术作做镜检及异物取出，避免操作过程中因剧烈呛咳或躁动致食管穿孔；而麻醉过深，则可致呼吸抑制和术毕清醒延迟。为此宜以深睡眠为主的浅静脉麻醉为好，要求咀嚼肌和下颌松弛，咽喉反射减弱。加用咽喉表面麻醉，可减弱咽喉反射，减少全麻药用量。静注丙泊酚 2~5mg/kg，琥珀酰胆碱 2mg/kg，芬太尼 2μg/kg 然后行气管插管，继以微量注射泵持续注射丙泊酚 4~8mg/（kg•h）。

食管手术大部分为胸段手术，需要开胸，部分手术甚至需要颈胸腹联合切口。由于左侧主动脉的干扰，食管手术多采用右侧开胸。为创造理想的手术野，减轻对肺的损伤，术中需单肺通气。麻醉一般采用全身麻醉双腔气管插管，胸部硬膜外麻醉辅助全身麻醉可以减少全麻药物的用量以及用于术后镇痛。

三、麻醉中监测

（一）呼吸系统的监测

1.脉搏血氧饱和度（SpO₂）监测

应常规使用，间接反映动脉氧分压的变化。能及时发现氧合的异常情况。脉搏血氧饱和度达 91%相当于 $PaO_2$60mmHg，所以应作为临界值。正常 SpO_2 为 92%~96%，相当于 $PaO_2$64~82mmHg。

2.呼气末二氧化碳值监测

估计动脉二氧化碳分压，监测和调节肺泡通气量。当呼气末二氧化碳值异常升高或降低时，应立即作血气分析，对照动脉二氧化碳分压，查找原因并及时处理。

3.血气分析

用于复杂或危重患者的手术。

（二）循环系统的监测

1.常规监测心电图

可及时发现心率和心律变化。

2.有创动脉压监测

对重症、一般情况较差、手术对心血管系统影响较大的患者，需行有创动脉压监测，以便更准确、直观、及时掌握患者血流动力学变化。

3.中心静脉压

一般情况差、手术复杂、术中可能使用血管活性药物或监测中心静脉压的患者应进行中心静脉穿刺置管。

四、麻醉中管理

开胸行食管手术对呼吸与循环影响较大，密切观察与加强管理不容忽视。主要注意以下几点。

1.确保气道通畅，维持良好的通气

术中侧卧位以及手术操作容易使气管导管位置发生改变，术中应密切注意气道压力的变化。单肺通气后及时将上侧肺的气管导管端与大气相通，使上侧肺尽快压缩，以减少上侧肺通气/血流比例失常引起的 PaO_2 降低。

2.避免麻醉期间支气管痉挛及气道阻力增加

麻醉期间麻醉过浅可诱发支气管痉挛，肌松不足产生呼吸机不同步以及呼吸道内分泌物阻塞等均可引起气道阻力增加。因此，应维持适当的麻醉深度与足够的肌肉松弛，并及时清除呼吸道内分泌物。若支气管痉挛由慢性炎症或过敏引起，则应及时应用解除支气管痉挛的药物如氨茶碱及肾上腺皮质类固醇类药物。

3.及时发现心律失常，维持循环稳定

手术操作刺激或既往有心脏疾患的患者常会出现心律失常。与术者协商暂停操作，并及时纠正电解质紊乱，必要时使用抗心律失常药物。

4.保护吻合口

手术近结束时留置胃管，胃管通过吻合口时要轻柔，位置确定后妥善固定，避免移动造成吻合口损伤。留置胃管的目的在于胃肠减压，保护吻合口。吻合口瘘的原因多为手术因素，少数为胃肠缺血。胃肠道接受迷走神经和 T_6~T_{11} 交感神经的调节。胸部硬膜外神经阻滞一方面可阻滞交感神经使血管扩张、胃肠血流增加，另一方面如果血管扩张引起低血压则可使胃肠血流降低。因此，如果采用硬膜外神经阻滞必须在血管扩张的同时补充容量、维持血流动力学稳定，以保证胃肠供血、促进吻合口生长。

5.防止术后肺不张

关胸前用手膨双肺通气以保证萎陷的肺泡充分膨胀，为了避免关胸时缝合针损伤肺，关胸时单肺通气，闭胸后胸腔引流管接水封瓶，加压膨肺至引流瓶无气泡排出为止。水柱随呼吸而上下波动，恢复胸腔负压，避免术后肺不张。有效的术后镇痛不仅可减轻患者的痛苦，也可使患者积极排痰，避免肺不张，所以术后应常规给予镇痛治疗。

五、异常情况处理

1.低氧血症

术前肺功能异常患者在施行单肺通气时常发生低氧血症。吸入100%纯氧或下侧肺增加PEEP，必要时间断施行双肺通气。

2.高气道阻力

调整气管导管的位置，必要时使用纤维支气管镜再次确定气管导管的位置。充分吸引气道内分泌物，采用低潮气量通气。

3.心律失常

常见的心律失常主要有窦性心动过速、过缓甚至窦性停搏、室上性心动过速、房颤、房扑等；偶见束支传导阻滞（多数于术前即存在）、室颤甚至心搏骤停。主要原因除了患者术前合并心脏疾病外，还与手术刺激有关，而手术刺激引起的心律失常只要停止手术操作后均可及时纠正。因此，食管手术中应严密监测心电图，手术复杂或病情较重者应行有创动脉血压监测。术前有心肌缺血患者应给予硝酸酯类药物以改善心肌供血并酌情给予极化液。食管胃切除患者术中房颤的发生率高达20%，老年患者可因房颤引起严重的血流动力学不稳甚至威胁生命。抗心律失常药胺碘酮可预防或治疗房颤，对患预激综合征伴有房颤的患者推荐应用胺碘酮作为一线治疗药物。98%的患者可在术后4~8周自行恢复至正常心律，在麻醉中，只有房颤伴有充血性心力衰竭时才将地高辛作为治疗药物，对缺血性心脏病更倾向于应用β-受体阻滞药。

4.大出血

一般情况下比较少见。若发生大出血后应用多条静脉通路加压快速输血、补液，维持血流动力学稳定，同时要注意脑保护。

（朱云章）

第八节　气管外科手术的麻醉

一、术前评估

应对患者的全身情况、呼吸困难程度及与体位的关系作详细评估。一般而言，气管腔直径狭窄至1cm时，可出现特殊的喘鸣音；<1cm时则呈明显的呼吸困难；<0.5cm时活动受限，并出现典型的"三凹征"。询问并观察患者排痰的困难度、运动耐力、仰卧位呼吸能力，以及用力吸气和呼气时是否呼吸困难加重（因气管塌陷或可活动的肿瘤在

用力呼吸时可加重气道梗阻）。明确患者的心肺功能情况，以及是否合并其他系统的疾病。术前的肺功能检查虽有参考价值，但部分患者因呼吸困难在术前无法实施，可以通过血气分析来获得相关信息。

明确气管狭窄的部位、性质、范围、程度和可能突发的气道梗阻是术前评估的重点。随着医学影像学技术的提高，判断气管狭窄的情况不再仅仅依靠 X 线平片、CT 扫描和磁共振，螺旋 CT 及计算机三维重建技术能更形象地帮助了解气管狭窄的具体状况，甚至是气管镜也达不到的狭窄远端。支气管镜检查通过肉眼直视可明确气管狭窄的长度和直径，以及肿物与气管壁的关系，是诊断气道病变的"金标准"；但对于气道严重梗阻、气管镜无法通过狭窄部位的患者，就无法了解病变远端的气道情况，而且患有严重气道阻塞的患者行气管镜检查后，因局部水肿或气道受刺激会加剧气喘及呼吸困难。因此，对于这样的患者，气管镜检查宜做好充足准备，在手术室内且在麻醉及外科医师到位后进行，一旦呼吸困难加剧可以进行紧急手术。

二、麻醉前准备

麻醉医师应参与手术计划的讨论，了解手术径路和过程。高位气管手术多采用颈横切口，主动脉弓上主气管手术多采用胸骨正中切口，下端气管涉及隆突及支气管手术多采用右后外侧切口进胸。常见的手术方式有：气管壁的切除与修补、气管环形切除端端吻合、隆突切除和成形等。

根据患者和手术情况制定完善的麻醉方案，重点在于手术各阶段的通气方案和应急准备。完善术前器械的准备，重点是各种型号的气管导管、可供手术台上使用的灭菌导管、通气延长管和接口，此外应备有两套呼吸环路、各型支气管镜。对于急性严重气道梗阻、拟在体外循环下实施手术的患者，还应准备紧急体外循环所需的设备。麻醉诱导前手术医师应在场，并做好紧急建立外科气道的准备。对于严重的气道狭窄患者，建议术前不使用镇静药，以免削弱患者自身维护其自主呼吸的能力；抗胆碱药虽可减少呼吸道分泌物，但会使分泌物黏稠，或形成痰栓加重阻塞，故术前不宜应用，术中应按需给予。

术前对患者进行心理疏导和安慰，介绍术后体位和咳痰事项，以争取得到患者最大程度的配合。

监测准备按照全麻常规监测，必须建立有创动脉压监测和呼气末二氧化碳（$P_{ET}CO_2$）监测，术中随时进行血气和电解质测定。

三、麻醉管理

采取各种手段尽早控制气道，在不同阶段努力维持有效通气是气管手术麻醉管理的关键。

（一）诱导期麻醉管理

麻醉诱导过程是气管手术麻醉最危险的阶段之一，诱导用药和插管方式必须结合患者的具体病情和麻醉医师的实践经验，遵循"安全、无痛、舒适"的麻醉管理原则，依照麻醉计划和准备进行选择。

麻醉诱导方法的选择包括以下几个方面。

1.吸入诱导

采用七氟烷吸入诱导，达到足够的麻醉深度后，结合呼吸道表面麻醉（建议雾化吸入局麻药物,不主张经环甲膜穿刺给药;后者容易使得呼吸道受到激惹,致使气道进一步狭窄)再实施支气管镜检查,进行气管插管或置入喉罩。

2.静脉诱导

如果患者在仰卧位可保持呼吸通畅(例如日常睡眠不受限),而且气道病变固定,估计气管插管无困难时,则可采用含肌松药的静脉诱导。

3.体外循环支持下麻醉诱导

对于严重气道阻塞、不能平卧、氧依赖,且对于麻醉、肌松后,气道进一步内阻外压的情况无法估测,潜在完全不能通气、有威胁生命的危险情况时,有两种选择:一为应用硬质气管镜,在局麻下进行气道内处理(扩张、烧灼等),先将阻塞部位气管的内径扩张至0.5cm以上便于通气,使高风险麻醉转为低风险麻醉后再实施全麻;如果无硬质气管镜的条件,则宜选择在体外循环下施行手术,以提高手术的安全性。在局麻下行股动脉、股静脉插管,经股静脉插入静脉引流管直至右心房,血液引出后经体外膜肺氧合,再经股动脉供血管泵入机体以保证患者的正常氧供。体外循环开始后行全麻诱导,可将气管导管放置在气管的狭窄部位以上,然后行纤维支气管镜检查,注意避免气道内出血。一旦手术台上建立可靠的气道后,即可停止体外循环。停止体外循环后用鱼精蛋白拮抗肝素的作用,并及时拔除体外循环用的导管,避免血栓形成而造成医源性损伤。

气管外科手术的特点决定了应用体外循环的目的主要是提供短时间的呼吸功能支持。传统体外循环作为有创性心肺支持手段,其固有的引发血液稀释、全身炎症反应、凝血功能障碍等问题目前尚未解决,微创体外循环近年来获得极大关注。微创体外循环主要由离心泵和氧合器组成,连接管道较短,无静脉回流室,并具有生物相容性良好的生物涂层,并可配以静脉排气装置和/或动脉微栓滤器,术野血液不被直接吸引至循环。这些特点使其比传统体外循环具有更好的生物相容性,减轻全身炎性反应,并减少输血,从而保护脏器功能。2008年1月至2009年12月,上海市胸科医院有5例患者在微创体外循环支持下顺利完成麻醉诱导和手术操作。

(二)麻醉插管方法的选择

1.根据病变部位及病变特点

(1)肿瘤或狭窄部位位于气管上部靠近声门,气管导管无法通过,可在局麻下或复合清醒镇静下由外科医师行颈部气管切开,在狭窄部位下建立通气后进行全麻诱导。如果瘤体较小,气管最狭窄处直径>1cm,可以在纤维支气管镜引导下插入细直径气管导管通过肿瘤;也可以先插入喉罩,在保留自主呼吸麻醉下,行颈部气管切开,在狭窄部位下建立通气后拔除喉罩更换气管导管,待气管后壁吻合后,将经口气管导管推进过吻合口,然后吻合气管前壁。

(2)肿瘤或狭窄部位位于气管中部,对于气管肿瘤蒂细、肿瘤质地脆、易出血的患者,可放弃导管通过的尝试,将导管留置在狭窄部位以上,在手法正压通气无阻力的情况下开始手术。对于蒂粗、不易脱落的肿瘤,在纤维支气管镜的引导下,气管导管尝试可以通过的就通过,通不过的则将导管留置在狭窄部位以上。

(3)肿瘤或狭窄部位位于气管下部接近隆突处,可将单腔气管导管置于肿瘤上方;如果插入无困难,可考虑在纤维支气管镜引导下将单腔气管导管插入一侧支气管。如行高频喷射通气,应注意狭窄严重、排气不畅仍有可能造成气体滞留和气压伤的风险。

2.根据呼吸困难的程度

（1）对于气促明显，伴有紧张、焦虑甚至窒息濒死感的患者，给予保持端坐位、轻扣面罩予以高浓度氧吸入、右美托咪定 1μg/kg、10min 静脉微泵注射的方法，镇静而不抑制呼吸为较理想的镇静方法；谨慎使用极小剂量的阿片类药物复合强效神经安定药，如依诺伐 1/4~1/3 剂量在右美托咪定进入临床应用前也是常用的方法之一。此类患者在使用丙泊酚、咪达唑仑时切忌给药剂量过大过快。吸入七氟烷也可以使患者在保持自主呼吸下入睡，但紧闭面罩可能加重患者的紧张和窒息感；此外，由于患者的通气量不足，麻醉入睡时间可能延长。病变部位较高的患者，可以进行气管切开，在狭窄部位下建立通气；对于不能进行气管切开的患者，为了提高安全性，可在局麻下暴露股动静脉，然后麻醉用药，一旦呼吸困难加剧，立即股动静脉插管进行体外循环。

（2）对于术前无明显气促且可以平卧的患者，以及估计稍细的气管导管（ID6.5）可通过狭窄部位的患者，可给予丙泊酚和阿片类药物，逐步过渡到面罩正压通气；如无供氧困难，可考虑给予肌松剂后插管。

3.根据肿瘤的生长情况

（1）对于气管内生肿瘤的患者，其插管建议均在纤维支气管镜明视引导下进行，避免无谓的盲插或减轻导管通过时对瘤体的损伤，同时随时可交替使用气管内吸引和供氧。其中，切忌盲目插管，特别是针对蒂细、质地脆、易出血的肿瘤，触之易引起脱落和出血，加重气道梗阻。

（2）肿瘤侵犯气管所造成的外压性气管狭窄，在确认插管通过狭窄部位前忌用肌松药。

四、术中麻醉维持和气道管理

（一）麻醉维持

采用全凭静脉麻醉，其优点是在气道开放时，不会有麻醉气体污染。丙泊酚 TCI 靶控输注复合瑞芬太尼，一旦停止输注，从麻醉中苏醒迅速而完全。宜采用中效非去极化肌松药维持肌肉松弛状态，以减少操作中刺激气管造成的患者的体动。

（二）手术中气道管理

其重点是在气道开放时，确保气道通畅和患者的正常氧合。目前最常用的方法主要还是用经口气管内导管和外科医师行台上插管。成功的术中气道管理是麻醉医师和外科医师默契配合的结果。

台上插管可以根据不同的手术部位而定，颈部和胸部气管手术的重建方法相对较单一，而隆突重建术的方法较多，但是基本原理相仿：台上气管手术切开前，经口气管插管放置病变上方通气，在下方切开气管，使用台上导管插入远端气道通气。切除病变后先吻合气管后壁，而后放弃台上插管，将口内气管导管送过吻合口远端，气道气囊充气后施行通气，缝合气管前壁完成吻合。

台上插管导管型号的选择术中麻醉医师应准备各个型号的气管导管和连接管供选用。台上插管可用灭菌气管导管或自制导管，在满足通气的前提下宜选用套囊稍细的导管，因为导管过粗、气囊过大可能影响气管的缝合操作。需要注意的是：由于目前使用标准导管的套囊与导管前端位置较远，因此在使用过程中比较容易插深，易阻塞上叶管口。

低氧血症的预防与处理：①术中可能需要间断的停止呼吸，可采用 100%氧吸入，过度通气后，可获得 3~5min 的暂停呼吸时间。需要注意的是：期间应密切观察血氧饱和度，一旦血氧饱和度下降至 90%，应立即重新通气。此时可能需要外科医师用手封堵尚未缝合完毕的吻合口，待血氧饱和度上升后再次暂停呼吸继续手术。②血液和分泌液阻塞远端气道，需术者配合吸引远端气道。③气管导管位置不良、位置太浅、漏气，或者插入太深，部分肺段通气不足，需术者调整导管位置；麻醉医师提高新鲜气流量，采用间断通气的方法可以改善氧合。④单肺通气中肺内分流，如不能采用双侧台上插管两肺分别通气，则可考虑请术者临时套扎非通气侧肺动脉能提高血氧浓度。高频喷射通气（HFJV）作为一种在开放条件下的通气方法，在气管手术中应用有其优越性：喷射导管较细，使用灵活，提供充分的氧和避免单肺通气所致的低氧，可以通过狭窄部位和气管切端，且对手术缝合干扰小。但需要注意的是：高氧流量导致术野血液喷溅、血液吸入、导管不稳定，低通气和 CO_2 重复吸入也有可能发生。尤其要重视的是：在气管壁未打开前使用 HFJV，有引起严重气道狭窄患者气压伤的风险。

（三）麻醉恢复期气道管理

气管重建术后的麻醉恢复期也存在潜在风险。由于手术后机械通气可影响气管吻合口的愈合，因此提倡在手术后尽早拔除气管导管。但重建的气道是脆弱的，随时有可能出现危险，而且重新建立安全的气道也是困难的。应注意以下几点问题：①尽量保持患者颈部前屈，减少吻合口张力。②完全逆转肌松药的作用：即便应用非去极化肌松药的拮抗药，也必须要有足够的时间使肌松药的作用完全逆转，保证患者有足够的通气量后，才能拔除气管导管。③苏醒应平稳，尽量避免患者因躁动、呛咳而致吻合口裂开。如果采用全凭静脉麻醉，邻近手术结束时可逐渐减小瑞芬太尼的输注速度，给予芬太尼 0.05~0.1mg 或者曲马朵 50~100mg 以减轻麻醉恢复期患者的疼痛，同时启用术后 PCA 镇痛。麻醉前期右美托咪定的应用，也能有效防止躁动，增加麻醉恢复期的舒适感。

气管手术后，患者应在 ICU 进行监护治疗。进入 ICU 后应常规行胸部 X 线检查以排除气胸。患者应始终保持头俯屈的体位以降低吻合口张力。面罩应吸入湿化的氧气。隆突部位手术可阻碍气道分泌物的排出，必要时可使用纤维支气管镜辅助吸痰。术后吻合口的水肿会引起呼吸道梗阻，严重时需要再插管。由于体位的影响，ICU 插管应在纤维支气管镜的引导下避免误伤吻合口。术后保留气管导管的患者应注意气管导管的套囊不应放置于吻合口水平处。

靠近喉部位的气管手术后易出现喉水肿，表现为呼吸困难、喘鸣与声嘶。治疗可采用改变体位（坐位）、限制液体、雾化吸入肾上腺素等措施。喉水肿严重时甚至需要再插管。

（朱云章）

第八章　骨科手术麻醉

第一节　骨科手术麻醉前的准备

越来越多的老年人患有"老年性"骨关节炎，这意味着伴随多种并发症的老年患者将越来越多地接受更多的骨科手术，骨质疏松患者松质（结构）骨不成比例地减少，因而存在发生应力性骨折的风险。尽管理论上所有的骨骼都存在这种风险，但是胸段与腰段脊椎、股骨近端、肱骨近端和腕部发生骨折的风险最大，也常见胸段与腰段脊柱压缩性骨折，需要手术治疗。但围术期死亡的主要危险因素是高龄，最常见的并发症为心脏并发症。

一、心血管系统评估

美国心脏学院/美国心脏协会（ACC/AHA）指南中推荐指出应根据临床风险预测、心功能储备能力和手术类型对心脏风险增高的患者进行术前心脏检查。ACC/AHA 将骨科手术列到中危手术类别内，因为大多数情况下这类手术为心脏中危患者。老年患者骨科手术后围术期心脏并发症的发生率和死亡率增加。风险增加的可能原因包括：①许多老年患者伴有多种内科并发症；②老年患者器官功能储备有限；③一些骨科手术可能引发全身炎症反应综合征；④一些骨科手术可能引起显著的失血和体液转移；⑤骨科手术后疼痛是一个主要的问题。上述所有因素均能触发应激反应，导致心动过速、高血压、需氧量增加和心肌缺血。

由于骨科手术后患者心脏并发症的发病率显著增高，并且骨科疾病的限制使这些患者功能状态难以得到评估，因此这些患者需要做术前心脏检查。

二、呼吸系统与气道评估

年龄增长引起的呼吸系统改变可能使老年患者更易发生术后肺部并发症。这些改变包括进行性动脉血氧分压下降、闭合容量增加，以及年龄每增加 10 岁第 1 秒用力呼气量下降约 10%，这在老年关节炎患者更为严重。长时间髋关节骨折的老年患者肺泡氧分压（PaO_2）明显低于同龄的其他手术患者。这些患者的低氧可能反映年龄所引起的上述呼吸系统变化，可能来源于卧床引起的肺不张、积坠性肺炎，充血性心力衰竭导致的肺淤血、肺实变。

脊柱手术中，胸椎侧凸可引起胸腔狭小，从而引起胸壁顺应性下降和限制性肺疾病。Cobb 角大于 65°通常可引起肺容量显著下降。尽管运动耐量是反映脊柱弯曲程度对呼吸功能影响的一项重要指标，但是术前还应进行正规的肺功能检测。肺活量低于正常值的40%，预计术后需要通气支持。动脉血气分析的主要异常为低氧血症，它是由于肺泡过度通气造成

通气/血流比失调所致。慢性低氧血症可引起肺血管阻力升高，严重可导致肺源性心

脏病。需行超声心动图检查以排除肺动脉高压和右心室肥大。肺动脉高压患者的心电图可出现右室肥大和右房增大的表现。

类风湿关节炎和强直性脊柱炎患者还经常存在困难气道的风险。在手术前应注意是否存在颈椎稳定性异常或颈椎活动受限等问题。成年类风湿性关节炎易造成寰枢关节不稳定，当类风湿病侵及 C_2 齿突外的滑膜囊时可累及韧带，导致寰枢关节半脱位。麻醉过程中需防止颈椎屈曲并保持颈椎的稳定性。强直性脊柱炎好发于男性，主要为骨连接处韧带骨化，进行性骨化常累及中轴骨的关节软骨和椎间隙，后期发展至强直。由于此类患者常存在脊柱骨折和颈椎不稳定的风险，术中合理摆放手术和插管时的体位保护尤为重要。采用表面麻醉下纤支镜气管插管，并在清醒状态下安放患者体位可有效防止并发症。

三、神经系统评估

除了心肺并发症以外，意识模糊或谵妄是老年患者骨科手术后第三大最常见的并发症，因此术前应注重神经系统检查与评估，包括患者是否存在脑梗史、颈动脉粥样硬化斑块、椎动脉狭窄程度的判断。谵妄可导致住院时间延长、功能恢复不良，可发展成痴呆并导致死亡率升高。术后谵妄的主要危险因素包括高龄、酗酒、术前痴呆或认知功能损害、精神药物治疗以及伴有多种内科并发症。围术期可能诱发谵妄的因素包括低氧血症、低血压、高血容量、电解质紊乱、感染、睡眠剥夺、疼痛以及使用苯二氮䓬类药物和抗胆碱能药物。降低术后谵妄发生率的策略包括：早期判别危险因素以及易感人群和患病患者、保护定向功能、早期活动、充分镇痛、保持正常睡眠周期，以及避免使用精神治疗性药物。

四、骨科手术患者血栓栓塞风险评估

血栓栓塞性并发症仍是决定骨科手术后患者并发症发生率与死亡率的主要因素之一。全髋关节置换术（THA）、全膝关节置换术（TKA）以及髋部与骨盆骨折手术患者静脉血栓性栓塞的发生率最高，包括深静脉血栓（DVT）和肺栓塞（PE）。有症状的 PE 患者的死亡风险比单纯 DVT 患者高 18 倍。急性 DVT 和 PE 存患者的短期并发症包括住院时间延长、与 DVT 和 PE 治疗有关的出血性并发症、DVT 局部扩大及发生新的栓塞。远期并发症包括血栓后综合征、肺动脉高压和复发性 DVT。手术后发生 PE 的危险因素包括高龄、肥胖、既往有 PE 和 DVT 病史、癌症及长期卧床患者。

由于静脉血栓由纤维蛋白多聚体组成，因此 DVT 的预防和治疗应使用抗凝药物。DVT 和 PE 初始治疗推荐使用低分子量肝素（LMWH），其作用优于普通肝素（静脉或皮下给药 h 应用 LMWHs 不需要监测凝血功能。虽然术前开始 DVT 预防性治疗可能更有效，但是手术出血的风险也增加。术后 6h 开始使用 LMWH 对预防 DVT 有效，也不增加出血；术后 24h 再延迟性使用 LMWH 则效果下降。尽管抗凝的理想疗程尚不明确，但是对于常规骨科手术患者和非高危患者，LMWH 的疗程应持续至少 10h。对于有 DVT 证据或较高危的患者，则应将预防性疗程延长至 28~35d。华法林通常用于 DVT 的长期治疗，治疗期间应将国际标准化比率（INR）维持在 2.5。在美国，LMWH（依诺肝素）用法为每 12h 给予 30mg；而在欧洲为每日给予 40mg。美国胸科医师学会指南不推荐单独使用阿司匹林来预防 THA、TKA 和髋骨骨折手术后的 DVT。但是新近研究认为，使用阿司匹林、充气加压和早期活动是 THA 和 TKA 术后预防 DVT 发生的有效措施。

围术期抗凝剂的使用对区域麻醉的应用有重要的影响，特别是椎管内麻醉时有导致硬膜外血肿的风险。美国区域麻醉学会已发表和更新了关于使用抗凝剂与区域麻醉的会议共识性推荐意见。全量抗凝剂的使用是区域麻醉的禁忌证。使用 LMWH 的情况下硬膜外血肿的风险显著增加，因此制订了以下推荐建议：①使用常规剂量 LMWH 后与施行椎管内阻滞的间隔时间之间应为 12h；②使用较大剂量 LMWH（依诺肝素 1mg/kg，每 12h 一次）的患者，应将区域麻醉阻滞时间推迟至 24h 后；③拔除硬膜外导管应在最后一次使用 LMWH 后至少 8~12h 或在下次使用 LMWH 前 1~2h 进行。阿司匹林和 NSAIDs 似乎并不会增加椎管内麻醉后硬膜外血肿的风险。美国区域麻醉学会还推荐对于使用华法林的患者，在实施椎管内麻醉前应检测凝血酶原时间和 INR；如果 INR 大于 1.5，则不应拔除硬膜外导管。

（朱云章）

第二节　骨盆与四肢手术的麻醉

骨科手术中，骨盆与四肢的手术最常见。无论急症创伤或择期行骨盆手术的病人，一般病情危重、手术创伤大、出血多等，麻醉有很大难度；四肢手术在急症与择期手术中最为常见，手术种类繁多，如单纯上肢或下肢手术麻醉方法比较简单，但多发骨折或合并其他脏器损伤的患者麻醉和手术困难将明显增加。目前骨盆与四肢手术的治疗方法取得很大的进展，除急症创伤手术治疗外，还包括先天性畸形及其他骨病的矫形术，主要集中于置换和显微外科的开展与研究，如全髋、全膝人工关节置换术、四肢显微外科手术等。它们不仅限于小血管的吻合，而且还扩展到神经的转移、修复与骨成形术等手术，因此给麻醉医师带来了新的课题与要求。麻醉医师不应局限于单纯的麻醉工作，更应重视术前准备、术中监测和呼吸、循环的管理，以及术后并发症的防治等。

一、骨盆与四肢手术的特点

骨盆、四肢骨骼和肌肉软组织系统的手术与胸、腹、颅脑等手术相比，对全身重要脏器的影响各有侧重，从而麻醉选择、麻醉生理又具有不同的特点。

骨盆作为躯干骨的重要组成部分，在人体承重、行走中担负重要作用。同时它具有特殊的解剖学特点。骨盆由骶骨、尾骨及左、右髋骨借助于前面的耻骨联合和后面左、右骶髂关节构成。髋臼：由髂骨体、耻骨体和坐骨体交汇构成。髋臼为一半球型深窝，容纳股骨头。骨盆内容纳许多重要器官，包括肠管、泌尿、生殖器官及大血管和支配下肢的神经。所以在骨盆各种骨折损伤、肿瘤侵害等对人体的危害较大，且易发生并发症。

骨盆及四肢手术多为仰卧位和侧卧位，个别须采用俯卧位。某些手术术中须变更体位，这类手术在体位变更中须注意患者血流动力学的急剧变化，患者胸麻是否受压，气管导管深度是否改变。

骨盆、髋部手术不能应用止血带，然而此部位血运丰富，骨创面渗血难以控制，有些手术术中出血可达数千毫升，术中要预防失血性休克的发生。术前备好充足的血源，术中、术后及时补充血容量包括晶体液、全血和血浆代用品。

四肢手术种类较多，麻醉医师应对各种手术有充分的了解，以便更好地配合手术。四肢手术多在止血带下进行，其优点是减少出血，术野清晰，便于手术操作。应用止血带必须掌握正确的使用方法及使用时限，避免因止血带使用不当而引起的并发症。某些四肢的矫形术需多次手术才能达到满意的效果，在选择麻醉时要掌握多次麻醉的治疗原则，酌情选择全麻和神经阻滞交替进行，避免因多次神经阻滞造成的神经损伤和患者心理创伤。

骨盆、四肢部位肌肉发达，在长管状骨骨折、关节脱位的闭合整复或切开复位术中要求有良好的肌肉松弛，使骨折端暴露充分，骨折及脱位才易于整复。

骨盆、四肢手术可见于任何年龄，而近年来高龄患者增多。如全髋人工关节置换术，股骨颈骨折内固定手术中老龄患者居多。这些患者多患有慢性心、肺疾病和/或高血压而长期服用降压药，术前必须做好充分的准备。如控制高血压、纠正心肌缺血、改善心、肺功能等，确保患者顺利渡过手术期。

骨盆、四肢严重创伤后脂肪栓塞综合征（FES）是其并发症之一。脂肪栓塞综合征临床表现差异很大，部分病例发病急骤，甚至在典型症状出现之前即很快死亡，有些病例可以没有明显的临床症状。Bagg（1979年）认为该综合征是骨折创伤后72h内发生的呼吸窘迫综合征。创伤早期可出现心动过速，体温升高超过38℃动脉PaO_2下降，低碳酸血症，血小板减少，偶尔出现轻微的神经症状。身体的前上部包括胸、颈、上臂、腋窝、肩、口腔黏膜和眼结膜出现出血性皮疹被认为是脂肪栓塞综合征的特殊表现，皮疹出现较晚并且常于数小时内消失，皮疹为真皮毛细血管被脂肪阻塞和血管脆性增加所致。中枢系统的表现不常见，它通常是非特异性的，包括弥漫性脑病的特征：急性昏迷、昏睡、意识错乱、木僵或惊厥。脑水肿使神经症状恶化。低氧血症几乎出现在所有脂肪栓塞综合征的患者，PaO_2低于8kPa（60mmHg）。动脉低氧是因通气-血流比例失衡和肺内分流所产生。急性心、肺的临床表现为呼吸抑制、低氧血症、低血压、高中心静脉压。X光胸片可显示肺内均匀分布的斑点样阴影（落雪样），肺纹理增加和右心扩大。造成脂肪栓塞的原因尚未明确。Causs认为可能因髓内含大量的血管及脂肪，又处于坚硬的骨壳内，骨折后脂肪小滴进入静脉发生脂肪栓塞。Causs推论骨髓腔内压力增加，能促使脂肪滴进入断裂的静脉。实验证明，髓腔内压力只要较正常压力高出0.49~0.78kPa（5~10cmH_2O），即能使髓腔内的脂肪进入静脉。临床上由于骨折端的移动，手法复位，局部组织内压力的变化，手术等原因可使脂肪栓子进入血循环。麻醉医师接诊严重创伤或择期拟行骨盆及四肢手术的患者时要警惕脂肪栓塞的发生，围术期维持血容量，充分给氧。休克可加重脂肪栓塞综合征所#致的肺损伤，治疗时除使用平衡盐溶液外，推荐使用白蛋白来恢复血容量。因为白蛋白不仅增加血容量，还能与脂肪酸结合降低肺损伤的发展。预防性使用大剂量的类固醇激素有预防脂肪栓塞综合征发生的可能，现仍无定论。

骨盆、四肢手术后并发症之一是深部静脉血栓形成和肺栓塞，多见于高龄和原有心脏病或肺感染的患者。实验表明髋关节置换术后肺栓塞的死亡率为1.04%。为减少和避免此类并发症的发生，术前应尽量控制肺感染，改善心功能。术后鼓励病人早期活动，卧床病人须经常更换体位，进行血液稀释。高龄患者术后可常规使用低分子右旋糖酐溶液降低血黏度。

骨盆四肢手术结束，尚需行石膏外固定，麻醉应维持到外固定完成，避免患者过早清醒躁动而影响手术效果。骨科手术术后伤口疼痛明显且可持续数日，因此术后需要良好的镇痛，可采用 PCA 和/或 PCEA。

二、术前准备与麻醉选择

（一）术前准备

术前病人的准备：为保证病人安全顺利完成手术，术后迅速恢复。对病人术前评估和术前准备是必要的。术前病人的准备工作应包括以下几个方面：

1.心血管系统

（1）高血压为骨盆、四肢手术患者常见的并存疾病；其患病率为 13.58%，我国高血压病人数已超过一亿且还在上升。高血压的诊断标准为：收缩压 21.3kPa（140mmHg）或以上，舒张压在 12.7kPa（95mmHg）或以上。舒张压在 12.7~13.8kPa（95~100mmHg）为轻度高血压；舒张压在 14~15.2kPa（105~114mmHg）为中度高血压；舒张压>15.3kPa（>115mmHg）为重度高血压。高血压使心肌张力和耗氧量增加，心脏负荷加重。因此患高血压的患者术前应适当治疗并对心功能做充分估计。必要时做肾功能和眼底检查，估计高血压所致脏器功能的柄害程度。

对高血压病人术前应充分准备。抗高血压药为不可缺少的治疗，可选用一种或两种以上药物控制血压至手术日晨。抗高血压药从作用机制可大略分为：①抑制交感神经。②减少血容量。③扩张血管等三方面作用。而常用药有五类：

1）利尿药：目前主张用小剂量利尿药如氯噻酮 25~50mg/d 或 DHCT12.5~25mg/d。应用利尿药要注意低血钾问题。

2）β-受体阻断药：主要选用β-受体阻滞剂：①阿替洛尔 50~200mg，每日 1~2 次。②美洛托尔 100~200mg，每日 1~2 次。③纳多洛尔 80~160mg，每日 1~2 次。注意房室传导延迟、心率减慢、支气管痉挛、低血糖等副作用。

3）钙通道阻滞剂：常用硝苯地平、维拉帕米和地尔硫卓等。近年来又有尼群地平、尼卡地平、尼莫地平和潘洛地平等用于临床。

4）血管紧张素转化酶抑制剂（ACEI）：该药对冠心病、高血压有利。常用药为卡托普利（Captopril），12.5~25mg，每日 1~2 次。

5）血管扩张药：此类降压药中作用于中枢的有可乐定、甲基多巴；肾上腺素能拮抗药中哌唑嗪以及外周肾上腺素能阻滞剂和血管扩张剂等均因其副作用而临床已少用。具有外周及中枢双重作用的压宁定（ebmntil）较安全常用。

（2）心脏病患者的手术死亡率显著高于无心脏病患者：手术的危险取决于心脏病本身的性质、程度和心功能；手术创伤对循环的影响程度；术中和术后的监测条件。既往有心肌梗死史的患者手术后复发心肌梗死的危险性是无心肌梗死史患者的 50 倍。而心肌梗死发生的时间与距离手术时间的长短对术后再梗死的发生率起决定作用，三个月内施行手术的患者再梗死发生率为 27%~37%；六个月内者再发生率为 11%~18%；六个月以后者再发生率为 4%~5%。慢性心力衰竭病人，在术前因长期服用呋塞米和噻嗪类利尿药可导致机体慢性缺钾，术前宜补足钾，如病情允许术前可停用利尿药 2~3 天。洋地黄类强心药与麻醉药可有相互加强或干扰作用。洋地黄化的病人应禁用琥珀胆碱肌松剂，因应用琥珀胆碱后可发生严重心律失常，甚至心室颤动。麻醉期间对洋地黄化的病人施行过度通气也可造成呼吸性碱中毒，血清钾降低，从而增加洋地黄的毒性。

普萘洛尔等β-受体阻滞剂是冠心病的常用药。目前主张严重冠心病患者可继续服用普萘洛尔至手术当日。其原因：一是实验证明长期服用普萘洛尔的患者停药 48 小时后，其血浆和心房组织中将不再能发现有药物残留，同时也不存在药物的残余作用；其二是突然停用普萘洛尔，可使心肌耗氧量骤增，使冠状循环无法满足这种增加，从而加重心绞痛发作，严重者发生心肌梗死。

对于缺血性心脏病-冠心病和骨科手术病人围术期心肌缺血的处理，麻醉医师要特别加以鉴别和处理。一般患者手术时围术期心肌缺血发生率为 24%~39%，而冠心病患者骨科手术时可能心肌缺血的发生率更高。

术前病人有高血压病、糖尿病和高脂血症者，加之高龄、肥胖等，均应考虑到患有冠心病的可能，而且术中发生心肌缺血改变的可能性很大。

麻醉医师对心脏病患者在麻醉处理和麻醉选择上要特别注意，一般选用对循环机能影响小的麻醉药和麻醉方法，术中密切观察病人，监测心功能，做好急救准备。

（3）骨科病人术前常有贫血和低血容量：术前应纠正贫血和低血容量。治疗失血的关键在于补偿血液。机体对低血容量的耐受性差，但对贫血耐受性较好。如机体血容量减少 20%，可能出现严重后果，但如红细胞减少 20% 而血容量不变，则可以不发生生理紊乱。因此，近年来多主张输入平衡盐液和血浆代用品替代输血治疗低血容量休克，效果显著。然而此法必须在确保血细胞比容大于 25% 的前提下。平均盐液用量可为失血量的 3~4 倍。患者失血已陷入休克状态时，成人至少需输血 1500mL；如休克已持续 1h 以上才开始治疗者，需补偿相当于全部血容量（5L）的液体方能恢复。

一般正常人的血容量约为体重的 7%。正常男性约为 66~77ml/kg；女性约为 66.5ml/kg 新生儿为 87ml/kg。机体失血初期回心血量下降使心排血量降低，血管收缩维持血压。但当失血量超过总血容量的 20% 时（如 50kg 病人全身血容量约为 3500ml，失血量大于 700ml）如不补充血容量，其代偿功能难以维持。

对血容量丢失的患者补充血容量时，每小时尿量监测是血液动力状态和体内水量是否正常的可靠反应。血容量减少 20% 或更多时尿量锐减，收缩压低于 9.33kPa（70mmHg）时，排尿中止。尿正常排泄量为 1ml/（kg·h）。成人尿量少于 30ml/h，即认为少尿。尿量超过正常量一倍时表示输液过量。尿量可作为必须补偿量的可靠指标，但不能作为最高补偿量的依据。在过多输液时可在尿量增加前已经发生肺水肿。中心静脉压（CVP）反映心脏对液体负荷的情况。低血容量休克病人，在无心、肺疾病时，CVP 正常表示液体已补足；CVP 小于 0.49kPa（5cmH_2O）可快速补液、CVP 大于 1.177kPa（12cmH_2O）应慎行补液。严重低血容量休克时，CVP 可接近于零，通常补充血容量后，CVP 可升至 0.69kPa（8~10cmH_2O）既表示血容量已恢复正常。对原有心脏病或在休克过程中释放心肌毒素的患者，常于血容量未补足前即出现 CVP 高于正常限度。根据 CVP 测定结果调节输液量与输液速度可防止发生心衰性肺水肿。CVP 只反映右心功能。当静脉回流超越右心处理能力时左心受累，因此肺水肿可能在 CVP 正常情况下发生。

2.呼吸系统

了解病人有无慢性肺疾病：如支气管炎、肺气肿、哮喘以及呼吸困难等症。有无肺感染，如患有肺感染者应在术前予以控制。

了解患者呼吸道解剖有无畸形：一些骨疾病可使脊柱发生病理改变，如类风湿关节炎、强直性脊柱炎等，都可使脊柱强直，颈活动受限，这些给麻醉带来了很大困难。颈强直或颈部活动受限病人，全麻插管很困难。术前仔细检查，确定气管插管的方法。凡有颈强直或活动受限者全麻时必须进行气管插管。一般选择清醒经鼻或经口盲探气管插管为宜。在充分的表面麻醉和病人的配合下，大多数插管可获成功。如遇插管困难者，可借助纤维光导支气管镜明视下完成。

了解患者有无呼吸功能受限：肋骨骨折，类风湿关节炎等的患者，胸部活动受限，肺活量降低。严重者胸式呼吸消失只有膈肌呼吸。此类患者避免用肌间沟和锁骨上臂丛神经阻滞，否则一旦膈肌麻痹，自主呼吸无法维持，造成严重的呼吸困难。术前进行肺功能测定及胸部 X 线检查是必要的。

常规进行肝、肾功能和电解质的检查：有肝脏疾病的患者手术及麻醉的耐受性下降，术后可使肝功能进一步受损。肝功能异常时应查明原因，除非急症手术/最好在肝功能恢复正常后再考虑手术。

尿素氮、酚红排泄试验是检查肾功能常用的方法。血清肌酐酸浓度反映肾小球的滤过率。肌酐为肌肉的代谢产物，其含量应维持恒定。肾小球的滤过率减少可使肌酐增高，肌酐含量增加一倍，肾小球滤过率将减少 50%。

电解质除常规检查钾、钠、氯外还应查血钙。Paget 病和甲状旁腺机能亢进均能使血钙升高。截瘫病人长期卧床，可有低血钙，术前应予纠正。

类风湿或哮喘等患者多有长期服用激素史，股骨头无菌性坏死可能是长期服用激素的结果。术前要了解肾上腺皮质功能，必要时须服用激素准备，以防术中出现肾上腺皮质功能衰竭等意外的发生。

（二）麻醉方法的选择

骨盆、四肢手术多在神经阻滞下完成。如下肢先天性畸形矫正、截骨术、骨折切开复位内固定、关节置换以及骨、肌肉肿瘤截除术和某些骨盆部位的手术，均可在硬膜外或蛛网膜下腔阻滞下施行；上肢手术可用臂丛神经阻滞或连续颈部硬膜外神经阻滞。某些简单的肢体小手术还可用股神经、坐骨神经、桡神经、正中神经或尺神经阻滞等方法。神经阻滞在四肢手术中有广泛的适应证，神经阻滞具有很多优点。全身麻醉多用于肢体恶性肿瘤根治术、半骨盆切除术、髋离断、肩胛带离断和骨盆部巨大肿瘤切除术及不能采用神经阻滞麻醉的手术病人等。

1.臂丛神经阻滞

可由不同径路施行如经腋路臂丛神经阻滞、经肌间沟阻滞和经锁骨上阻滞法等均可取得良好效果。

上肢周围神经阻滞前臂神经阻滞，包括尺神经、正中神经和桡神经阻滞等。

下肢周围神经阻滞股神经阻滞和坐骨神经阻滞等。

蛛网膜下腔阻滞蛛网膜下腔阻滞是下肢手术常用的方法，尤其膝关节以下的手术更为常见，与硬膜外阻滞比较，其优点是发生作用快、肌肉松弛好。目前应用重比重的丁比卡因溶液（0.5%丁比卡因的 6%葡萄糖溶液）可维持 3h 以上的有效时间。蛛网膜下腔阻滞时高龄或高血压患者应慎用。

2.连续硬膜外阻滞

硬膜外阻滞是下肢手术常用的麻醉方法，其优点很多。首先，在硬膜外阻滞时，交感神经麻痹，动、静脉扩张，增加了血流灌注和流速，减少了术后并发深静脉血栓形成的机会。Modig 等比较硬膜外阻滞与全麻下腓肠肌血流和静脉容量的变化：全麻组血流和静脉容量均减少，尤其在术后 3 小时更明显，从而增加了发生静脉血栓形成的机会。其次又因利多卡因减少血细胞与血管壁之间的黏合，故降低血管栓塞的发生率。再有硬膜外阻滞下的血压和中心静脉压轻度降低，可使手术野出血减少，有利于手术操作。硬膜外阻滞可减轻机体对外界刺激的应激反应。Brandt（1979）发现硬膜外阻滞后血浆肾素、醛固酮和皮质激素的浓度增高不明显，说明病人对手术创伤刺激的应激反应较小，并发现术后分解代谢降低，负氮平衡易纠正。

骨盆、下肢手术应用硬膜外阻滞时须注意以下几点：

下肢神经分布主要源于腰、骶神经丛，为保证下肢麻醉完全，腰、骶神经必须得到良好的阻滞。如骶神经阻滞不全，则大腿后侧和会阴部仍有痛感；若在止血带下手术，自胸 10~骶 5 都必须麻醉满意。

足部手术，如三关节固定术等有时麻醉作用不全或麻醉作用发生缓慢，主因 b~S，神经比较粗大，麻醉药渗入较慢所致，此种情况多见于年轻病人。适当加大用药量和用药浓度即可好转。

下肢手术应用连续硬膜外阻滞可选择 $L_{3~4}$ 或 $L_{2~3}$ 椎间隙穿刺，向上或向下置管。年轻病人一般用 1.5%~2%利多卡因或 0.3%的丁比卡因 15~20mL 可获得满意效果。

老年高血压患者麻醉药用量要减少，有些高龄患者仅注入试验量 5ml 即可获得自胸 10 以下的全部麻醉，因此老年病人必须小量多次注药，避免因药量过大、平面过广而造成严重低血压。强直性脊柱炎膜椎强直者可选用钻孔法实施连续硬膜外阻滞或连续腰麻。

3.腰麻＋硬膜外联合阻滞

麻醉骨盆及下肢手术中应用比较广泛，它集中腰麻与硬膜外麻醉的优点，达到起效快、肌松效果好、麻醉完全、局麻药用量小、可持续给药并能保留硬膜外导管作为术后镇痛之用。因腰麻＋硬膜外联合阻滞可能导致平面扩散过广，故高龄或高血压患者慎用。

4.全身麻醉

也是骨盆、四肢手术常用的麻醉方法。全麻诱导采用异丙酚，肌松药静脉推注快速诱导，气管内插管。颈部活动受限者可采用清醒经鼻或经口气管内插管。骨科手术一般维持适宜的麻醉深度，但关节离断或剥离骨膜时应适当加深一些。麻醉维持可采取静脉复合麻醉或静吸复合麻醉方法。如氧化亚氮一氧气，异氟醚、氨氟醚或地氟醚吸入麻醉。静脉辅助常用芬太尼和泮库溴胺或维库溴胺、罗库溴铵等肌松剂。麻醉维持国内还常用 1%普鲁卡因复合液静脉点滴。

三、骨盆、四肢部位的几种典型手术的麻醉

（一）骨盆损伤的麻醉

骨盆位于躯干与下肢之间，是负重的主要结构；同时骨盆内有许多重要脏器，骨盆对之起保护作用。因此骨盆骨折有两大后果：一是造成骨骼系统功能障碍，即失去躯干与下肢之间的桥梁作用；二是造成盆腔内重要脏器的损伤。导致相应部位的功能障碍。

随着社会工农业的发展和交通的发达，各种意外和交通事故迅猛增加，骨盆骨折的发生率也迅速提高。在所有骨折中，骨盆骨折占 1%~3%。在因交通事故死亡的病人中骨盆骨折是第三位死亡原因。骨盆骨折的发生率有两个年龄段高峰：20~40 岁和 65 岁以上。

Tile（1988）根据骨盆损伤后的稳定性问题提出了新的骨折分类系统，并确立了相应的治疗原则。第一类为稳定性骨折，是由低能量致伤引起，如发生在青年的因肌肉骤然用力收缩所致的撕脱骨折。常见的有髂嵴骨骺、髂前上棘、坐骨结节撕脱骨折；发生在老年者主因跌倒所致单纯髂骨或耻骨、坐骨骨折。第二类为不稳定性骨折是由高能量致伤，是由交通事故和意外伤害所致。此类骨折伴有严重软组织损伤及其他骨骼的骨折。此类骨折处理十分困难，困难不在于骨折本身，而在于其引起复杂的并发症。

单纯骨盆稳定性骨折或不稳定性骨折而无脏器并发症，可行支架外固定器固定或闭合整复的患者，一般手术时间较短、术中暴力较大要求肌肉有良好的松弛，根据以上特点可采用下列麻醉方法：

1.传统静脉麻醉方法为以 2.5%硫喷妥钠 4~5mg/kg、琥珀胆碱 50~80mg（1~2mg/kg）静脉缓慢推注。此方法现已很少应用。

2.选用异丙酚 2~4mg/kg。与琥珀胆碱 50~80mg/kg（1~2mg/kg）静脉缓慢推注。

3.选用氯胺酮 2~4mg/kg 静脉缓慢推注实施麻醉。麻醉前可给予安定 0.3mg/kg 或咪达唑仑 0.1~0.2mg/kg 和阿托品 0.015~0.02mg/kg 作为麻醉前用药。入睡后面罩吸氧 5~7min，然后根据病人全身情况在上述方法中任选一种实施静脉麻醉。如手术时间较长时可采用异丙酯静脉点滴或吸入含氟的醚类药。采用此种麻醉须注意：静脉推注时要缓慢推注；注意观察呼吸、保证呼吸道通畅；持续给氧辅助呼吸；手术时间短可不实施气管插管，但必须准备好急救用品，遇有呼吸抑制者，立即应用面罩给氧，严重者立即进行气管插管，并给予控制呼吸。

骨盆损伤须行内固定术的时机选择，因骨盆损伤多数是因严重创伤所致，常合并腹腔脏器，盆腔脏器及全身各部位的损伤，病情严重者可危及生命，所以目前多数学者主张首先应处理危及生命的损伤。待病人全身情况改善，血流动力学稳定后再考虑手术治疗骨折。一般认为在伤后 5~7 天为宜。骨盆骨折内固定术一般多选用连续硬膜外阻滞，腰麻＋硬膜外联合阻滞。选择腰 $_{2~3}$ 间隙穿刺向上置管。年轻成人一般用 1.5%~2%利多卡因或 0.5%丁比卡因 15~20mL，可获得满意结果。而高龄或高血压患者局麻药用量要小。硬膜外阻滞时有时有骶神经阻滞不全的可能。选用腰麻+硬膜外联合麻醉可避免之。

（二）骨盆骨折的并发症

1.出血性休克

骨盆骨折的主要危险是其并发症。其中出血性休克是导致死亡的第一位。骨盆中有 4 组血管：后中环组包括髂腰动、静脉，骶外侧动、静脉，臀上动、静脉。此组主要供应骨盆后路的骨组织血运。当骨盆后部如骶髂关节骨折脱位、骶骨和髂骨骨折时可损伤后中环血管。前中环组包括闭孔动、静脉，阴部动、静脉，髂外动、静脉及其分支。当耻骨、坐骨及耻骨联合骨折分离时，可伤及前中环血管；两侧侧环组在髋臼部，为双侧闭孔动静脉及其分支，髋臼骨折可伤及。此外，盆腔内还有异常丰富的静脉丛。为动脉面积的 10~15 倍，主要围绕骨盆内壁，并相互通连，构成"血管湖"。在严重的骨盆骨折可使数组血管同时受损，并伤及静脉丛。如骨折为开放性损伤时可引起不可控制的出血严重者可导致死亡。

骨盆骨折出血量的多少与骨折的严重程度一致。严重出血者休克在伤后可很快出'现。出血的来源可以是骨折表面的渗血不止；大的动、静脉受损及静脉丛受损；骨盆邻近的软组织撕裂出血；盆腔脏器破裂出血；有时几种损伤可同时存在。治疗休克首先要进行快速有效的补充血容量。首先应及时扩容最初给予3000mL左右的平衡盐液，随后应用红细胞悬液或全血。一般总液量可达5000mL~9000mL以上，如果后腹膜完整一般输液、输血5000mL~6000mL后能达到借助后腹膜腔血肿压迫止血的目的。也可应用抗休克裤或急诊骨盆骨折进行外固定，因及时复位固定是有效的止血方法。只要病情允许，在抗休克或行开腹探查等治疗的同时即可实施骨盆固定。髂内动脉结扎术可酌情选择。对髂外动脉损伤者应紧急修复，尽快恢复血流畅通。近年来开始应用动脉造影并栓塞止血的介入治疗以达到止血之目的。

骨盆血管造影是骨盆部位病变行血管介入治疗前的必要步骤，常用于明确骨盆外伤时有无血管损伤；骨盆肿瘤和肿瘤样病变的血供情况，帮助诊断，并为介入疗法提供"途径"作用。骨盆骨折进行血管栓塞常选择髂内动脉。髂内动脉长3~4cm，远端分为脏支、壁支两支。与骨盆外科联系密切的主要是壁支，髂内动脉存在广泛的侧支。由于存在众多的吻合，应用常规的栓塞剂栓塞髂内动脉后，一般不引起内脏和肌肉坏死及功能障碍等严重并发症。

骨盆骨折导致大动脉损伤几乎均是髂内动脉的分支，髂总动脉和髂外动脉损伤很少见。骨盆骨折患者经抗休克治疗后血流动力学仍不稳定，抗休克裤使用2h后也不能获得血流动力学稳定者可采用动脉血管造影栓塞进行介入治疗。如为大血管损伤，血管造影可见造影液外溢；若是小血管损伤、骨折面渗血则呈弥漫性出血，造影时往往找不到出血点，而仅有动脉痉挛变细或动脉移位（血肿形成）等现象。在栓塞髂内动脉时，不必也不可能选择至某一根具体的动脉分支，只需在髂内动脉主干内栓塞即可。常用栓塞材料为吸收性吸收性明胶海绵，将其剪成1mm³左右之颗粒，用水溶性造影剂混匀后在X线监视下经导管注入，直至髂内动脉血流缓慢或者其分支内血流停止。此时血压会立即上升。吸收性明胶海绵价廉、使用方便、效果确定、一般可在3周左右血管会再通、不会引起明显的并发症。

在行血管造影及介入治疗时，一般可采用局部麻醉方法或辅以基础麻醉。但麻醉医师应积极配合治疗，继续进行抗休克治疗，并做好一切抢救准备。随时准备进行手术结扎血管控制出血。

髂内动脉栓塞术后，常见的不良反应是发热，以吸收性明胶海绵栓塞者最为明显，体温可达38℃~39℃，一般一周内消失。臀部疼痛也常见。也可出现一过性感觉异常或消失。严重并发症如膀胱坏死、排尿困难、大便失禁、阳痿等均少见。

2.泌尿系损伤

骨盆盆腔内还有诸多脏器，依其内容可分为三层：其一为骨盆腹膜腔，其内容有直肠、小肠、结肠；其二为骨盆腹膜下腔，其上为腹膜，下为盆筋膜，腔内有膀胱和直肠的腹膜外部分，女性还有子宫和阴道；其三为骨盆皮下腔，位于盆筋膜下面和皮肤之间，相当于会阴部，前有泌尿生殖器官，后有直肠末端。骨盆骨折可引起相应部位的内脏损伤。在盆腔内还有重要的神经丛及神经干，如骶丛等贴于骶髂关节和骶骨盆面，当骶髂关节部骨折脱位时可损伤骶丛；神经干有坐骨神经，可受到骨折端的牵拉、挫伤；当骶骨骨折脱位时可伤及骶神经根；闭孔神经在耻骨上、下支骨折时也可受损。

泌尿道损伤是骨盆前环骨折最常见的并发症。发病率一般在3.5%~28.8%之间，其与骨折类型有密切关系。单侧耻骨支骨折的伤员中，其发病率为 15.5%；双侧者可高达 40.5%。①前尿道损伤者不常见；②后尿道损伤：尿生殖膈及以上部位的后尿道损伤是耻骨联合严重分离及耻骨支骨折最常见并发症。后尿道断裂使尿液外渗，骨盆内可导致严重的感染、并发弥漫性脓肿、尿道及周围组织坏死；损伤后的尿道可发生狭窄、尿瘘、尿失禁及阳痿、还可有尿路结石形成。故后尿道断裂应及时处理。若伤员情况允许酌情选择硬膜外阻滞或腰麻下拟行尿道会师术；若伤员情况不稳定，应首先治疗休克同时在局麻下行膀胱造瘘，择期再行尿道修复术；③膀胱破裂：在骨盆骨折中的发生率为 4%。致伤机制可由于骨折断端刺破膀胱或充盈膀胱突然受外力的压迫而破裂。膀胱破裂一旦确诊后应立即手术修复，如行耻骨上膀胱造瘘；术前、术后耻骨后、膀胱周围间隙引流外渗尿液及血液、修复破裂的膀胱壁。麻醉医师可根据伤员全身情况选择全麻或硬膜外麻醉。术中监测血压、脉搏、血氧饱和度。补充血容量纠正失血性休克。

（三）骶骨肿瘤切除术的麻醉

原发性骶骨肿瘤比较少见，综合文献报道约 400 余例骶骨肿瘤患者中，脊索瘤最为多见，占 300 余例，巨细胞瘤次之，其他肿瘤更少。脊索瘤来自残留在骨组织中的迷走脊索组织，可发生在脊柱的任何部位，发生于骶骨者占肿瘤的 55% 以上。肿瘤发展缓慢，病程可达 2~9 年以上。肿瘤初始于骶管内或骶骨，可向前或后方向发展。向后膨隆者骶部可触及肿块，个别病例肿块如头颅大小。向骶前生长者，肿瘤在盆腔内可推挤直肠移位并与之粘连。

骶骨肿瘤的手术切除，因解剖复杂，肿瘤易与盆腔脏器大血管广泛粘连，手术较困难。术前患者多为慢性消耗病容，常合并贫血、低血容量、低蛋白血症。已施行化疗的病人肝功能往往受损；肿瘤压迫神经可出现严重疼痛，尤以夜间明显，影响睡眠。骶骨肿瘤向盆腔内生长。压迫膀胱和直肠，可造成大、小便失禁。肿瘤液化和毒素吸收后病人可出现发热、脉快等中毒症状。术前应尽量纠正和改善上述情况。可小剂量输血或输血浆、补充血容量和纠正低蛋白血症、贫血、电解质紊乱等，为手术和麻醉创造良好条件。随着影像学的发展，有些报道提出，术前做选择性动脉造影及栓塞介入治疗可减少术中出血，还可避免剖腹手术。也可进行化疗。骶骨肿瘤的血运源于骶外侧动脉、髂腰动脉、骶中动脉。因骶中动脉发自腹主动脉的末端，单纯结扎髂内动脉不能完全阻断骶骨血流。术前 24~48 小时采用选择性动脉造影可充分显示上述三条主要血运来源。并通过注入吸收性明胶海绵将其栓塞，以达到术中减少出血作用。以往骶骨肿瘤切除术失血量大，术中输血可达 10000mL 以上，经用血管介入治疗后术中出血明显减少，输血可达 2000~5000mL。

骶骨肿瘤切除术绝大部分可在硬膜外阻滞加气管内麻醉下完成。手术需两部分完成，先采取仰卧位而后变换俯卧位。可在硬膜外阻滞麻醉（仰卧位）下行腹部手术。腹部手术结束后，病人须变换为俯卧位再行骶骨部手术，此时必须行气管内插管，保证呼吸道通畅。也可直接选用静吸复合麻醉来完成手术。术中改变体位时必须注意以下几点：①保护气管插管避免导管打折、深度改变造成单侧肺通气及导管脱出现象；②保证胸廓不受压，在骨性突出部位垫好软垫使其不被硌伤；③密切观察患者血流动力学改变情况并及时纠正；④采用控制呼吸保证气体交换量。上肢建立两条静脉（静脉切开或锁骨上穿刺置管）保证输液、输血。术中监测血压、脉搏、血氧饱和度、中心静脉压、呼末二氧化碳浓度。术中如何防止大量输血引起的不良反应和异常出血也是很重要的问题。在输库存血时可采取加温输血法，并按输血量的情况必要时补充钙剂、抗过敏药、激素类药物、碱性药和止血药等措施进行预防。输入新鲜血是预防异常出血的方法之一。

（四）半骨盆截除术的麻醉

髂骨、股骨头部肿瘤，尤其是恶性肿瘤的传统手术方法为半骨盆截除术。半骨盆截除术又称 1/4 离断术，其切除范围包括半侧骨盆和整个下肢。创伤大且产生残疾，对病人心理创伤较大。此类手术术式有两种 King-steel quist 半骨盆切除术和 Sarondo-Ferm 半骨盆截除术。均采用侧卧位，患肢在上。此类手术因对患者心理打击较大，故一般采用全麻。全麻诱导采用异丙酚、肌松剂、芬太尼等进行气管插管，麻醉维持采用静脉复合麻醉或静吸复合麻醉。因全麻有利于病人对失血的代偿和降低对神经刺激、降低创伤的反应和心理反应。

半骨盆截除术手术创面大、渗血多、且有较多的体液蒸发，故术中应及时补充失血和电解质晶体液来维持血流动力学稳定和电解质平衡。手术中可采用控制性降压。降压后不仅手术野解剖清晰，失血量减少，有利于手术操作，而且控制性降压所使用的交感神经节阻滞药，可减低创伤强烈刺激对全身所造成的反应。使用控制性降压时，必须严格掌握适应证。高龄或合并心血管疾病及肝、肾功能不良者禁用。术中降压期间收缩压低于 10.67kPa（80mmHg）血压的时间不宜过长，如需较长降压时间时可同时采用 30℃~32℃低温。降压后需密切注意血压回升及回升后的伤口出血情况，术中仔细止血。应用硝普钠降压时避免用量过大，否则有氢化物中毒的危险。随时测量体温，因广泛的血管扩张和细胞代谢的抑制可造成低体温。降压停药时要缓慢，以防过快停药引起血压升高的反跳现象。

（五）四肢显微外科手术的麻醉

四肢显微外科已广泛应用于临床，如游离皮瓣转移、游离足趾移植、断肢再植手术、游离肌皮瓣转移、游离大网膜移植等，用以修复组织缺损、血管神经吻合等。四肢手术多数可采用区域神经阻滞。阻滞麻醉有许多优点：如血管扩张、血流增加，有利于组织灌流和血管吻合；生理扰乱轻，并发症少；可用于术后止痛，从而减少或消除因交感神经过度兴奋引起的血管痉挛。

1.显微外科手术麻醉常遇下列问题。

（1）手术时间长，大部分需 8~10h，甚至常达 20h 或更长时间，由于时间长，病人病情变化快。故应密切观察病人做好心电监护。

（2）血管吻合手术操作精细，全麻维持应平稳，阻滞麻醉止痛要完善，应保持手术野绝对安静。

（3）维持已修复组织的血液灌注，必须避免任何血管痉挛的因素，如疼痛、寒冷、应避免滥用血管收缩药。

（4）及时补充失血和体液，防止因血容量不足而发生低血压。

（5）为减轻血管黏滞度，应用平衡液和低分子右旋糖酐作血液稀释有利于改善末梢血液循环防止血管栓塞。

（6）术中密切观察体温变化，防止因环境温度降低或创面暴露时间过长而发生体温降低，也要避免输液反应所致的体温升高。

（7）术后继续维持良好的无痛，可保留硬膜外导管，上肢手术可应用臂丛神经阻滞，选择低浓度长效局麻药作术后镇痛或应用静脉病人自控镇痛等，可取得良好效果。

应用足趾移植再造栂指手术目前已广泛应用于临床。栂指的功能占手部功能的60%。一旦拇指缺损，将会产生严重的功能障碍。为提高生活质量，病人要求再造栂指以恢复其功能。拇指再造手术需在两个部位进行：即下肢部位麻醉，行足趾游离术；需患侧上肢部麻醉，行拇指再植吻合术。

2.麻醉可选择下列几种方法。

（1）颈部（$C_7 \sim T_1$椎间隙）加腰部（$L_{3 \sim 4}$椎间隙）连续硬膜外阻滞。

（2）患肢臂丛神经阻滞加腰部（$L_{3 \sim 4}$椎间隙）连续硬膜外阻滞。

（3）颈部硬膜外备管后施行第二种方案。

上述方法均无法选择时可选择气管内麻醉。上肢臂丛神经阻滞与颈部硬膜外阻滞各有优缺点。颈部硬膜外阻滞麻醉要求麻醉医师有较高的操作技术，术中管理复杂但不受时间限制。臂丛神经阻滞局麻药用量大，受时间限制，应用长效局麻药可有所改善，常选用0.25%丁比卡因加或不加1：20万的肾上腺素溶液30~40mL可维持6~7h或更长时间；0.5%可维持10h或更长时间。取第二足趾时选择1~4连续硬膜外阻滞，向下置管。因腰、骶神经丛较粗大，可适当加大局麻药用量以达到满意效果。上肢与下肢麻醉应分开进行间隔时间应超过30min以防止局麻药中毒。

拇指再造手术应分两部进行。首先进行第二足趾剥离手术待其供应血管分离比较明确时第二组医师才开始手部手术。因切取第二足趾手术时间较长，过早进行手部手术会使手部创面暴露时间过长。麻醉须先进行腰部硬膜外诱导起效后开始手术。在手部手术开始前10min再进行颈部硬膜外麻醉诱导或臂丛神经阻滞，起效后进行手部手术。

手术时间长，术中要进行血压、脉搏、血氧饱和度监测、监测尿量指导输液，保持电解质平衡及维持血流动力学稳定。术中辅以神经安定镇痛药，让患者安静入睡，使患者安静渡过手术期，保证术者顺利操作。可选用咪达唑仑0.1~0.2mg/kg或依诺伐2~4mL。

四、骨盆与四肢手术的特殊问题

（一）骨黏合剂的应用

1.骨黏合剂

自从人工关节置换术应用于临床矫形外科以来，骨黏合剂（常称骨水泥）于1957年被瑞典的Kiaer开始应用于临床至今已被深入的研究推广和应用。应用骨黏合剂固定假肢后的负荷移动值与不用骨黏合剂相比，相差145~333倍。

骨黏合剂是一高分子聚合物，又称丙烯酸类黏合剂，由聚甲基丙酸甲酯（Poly-methymethacryate，Polymer）粉剂和甲基丙烯酸甲酯单体（Methylmethacrylate，Monomer）构成。应用时临时将粉剂和液体单体混合成面团状后置入骨髓腔，继之凝成固体而起作用。在混合过程中，产热可高达80℃~90℃。单体具有挥发性、易燃、有刺激味，故在使用时室内要保持通风良好。

2.骨黏合剂在使用中的副作用

（1）毒性作用：骨黏合剂于固化后是一种惰性物质。骨黏合剂的单体具有细胞毒性物质。在聚合过程中，未聚合的单体可以释放出来，被人体组织吸收，其毒性大小与单体吸收量有直接关系。单体在血中超过150mg/L时可致死。动物试验表明，在兔静脉内注射 0.03mL/kg 体重，可产生动脉血压下降。然而当聚合后，残余单体则非常少，故可以忽视。为减少单体的吸收，应在混合时作充分搅拌。

肺脏是单体的清除器官，清除速度很快。因此单体进入血内可以从呼气中闻到刺激性气味。肺功能因单体存在而受到损害所需的单体量是全髋关节置换时使用骨黏合剂所释放出的单体量的 35 倍或以上。因此可以说骨黏合剂的使用是安全的。

（2）对心血管系统的影响：单体对心血管系统有一定影响，可使血压轻度下降，这是由于单体使周围静脉扩张，静脉血淤积，静脉回流障碍所致。这种作用是一过性的，反应轻微，一般血压变化幅度为 1.3~4.0kPa（10~30mmHg），一般 5min 左右可恢复正常。Phillips 在全关节置换时测定动脉压、中心静脉压、心电图、血气分析及髓内压力。他发现动脉压下降是发生在股骨置入骨黏合剂时，而骨黏合剂放在髋臼时，动脉压下降者少。当髓腔内放入骨黏合剂时其压力可达 253kPa（1900mmHg），测定血中单体量此时也较高。血压下降是因髓腔内骨的气体感受器所致。为避免置入骨黏合剂和插入假体后髓内压上升，最好在皮质部下方钻孔，插入塑料管，以降低髓内压。

骨黏合剂的血管扩张作用和可能产生的肺栓塞、低氧血症等是造成心血管系统不良反应的可能原因。严重者可发生心搏骤停。所以在术中应提高警惕积极采取预防措施。预防性应用升压药、补足血容量充分吸氧等。血容量不足及高血压患者，应用骨黏合剂后更易发生低血压。

（3）过敏反应：有些报道提出应用骨黏合剂后出现类似骨炎的改变、不明原因的疼痛，均属于过敏。

骨黏合剂接触皮肤可发生接触性皮炎。

（二）止血带在四肢手术的应用

止血带除用于大出血的临床止血外，在肢体手术时，止血带的使用会带来方便。手部组织结构精细，末梢血运丰富，手术时出血较多，为很好的辨认组织结构，就需要在无血手术野中才好进行手术，因而外科手术除少数禁忌证外均需使用止血带。止血带的种类目前有胶皮管式和充气式两种。

1.使用止血带的适应证和禁忌证

（1）止血带仅适用于四肢手术。

（2）使用止血带时患肢必须充分麻醉，否则将因患肢缺血及止血带压迫引起难于忍受的疼痛。在施行手部简单手术时，也可在上臂缚止血带，局部麻醉后手术，当感觉不适时，手术已经结束。

（3）患肢有血栓性脉管炎，静脉栓塞，严重动脉硬化及淋巴管炎等禁用止血带。对肢体患有恶性肿瘤或局部炎症的病人，可使用止血带，但不应驱血。

（4）橡皮止血带仅适用于成人大腿中上 1/3 部位，其他部位均不宜使用，儿童病人不宜使用橡皮止血带。

（5）前臂和小腿因双骨之间有骨间动脉通过，在该处绑扎止血带，止血带效果可能不完全。

2.使用止血带的操作方法与注意事项

（1）于消毒皮肤前，在绑扎止血带的部位，用 8~10cm 小单将肢体缠绕。将止血带平整的包裹在此部位，其松紧度以不影响静脉回流为宜。不要将止血带直接绑扎在皮肤上。小单必须平整，以免充气时损伤皮肤，造成水泡。

（2）手术开始前将患肢抬高后驱血，充气。麻醉医生记录上止血带的时间和松止血带的时间，止血带达一小时后应通知手术医生。止血带时间最长不能超过 1.5h。

（3）以往把应用止血带的并发症归咎于缺血，许多迹象表明，缺血和压力的双重影响造成显微镜下的神经损伤，神经麻痹，肌肉局部损伤，血管损伤等。高压力的影响是首要原因，其引起的损害远较缺血来得快。正确的止血带压力，要根据病人年龄，血压以及肢体的周径而定。对于正常血压，一般体形的成年人上肢用 26.6~32.2kPa（200~250mmHg），下肢 40~53.2kPa（300~400mmHg），儿童和瘦小的病人则需要较小的压力。

（4）在止血带下手术，应注意尽量采取短时间，缩短止血带使用时间，以减轻术后反应。

（5）止血带如果压力合适，可以连续使用 1h，对肢体不会有明显损害。如需较长时间则应按时松止血带，待肢体恢复血运 10min 后，再按上述步骤重新驱血充气。Spira 等曾提出肢体的血液供应可来自位于止血带下方的骨营养血管，但也不能任意延长止血带时间。

（6）在松止血带前要注意血容量的补充，并适当的加快输血补液的速度，以防放松止血带后血压下降。一处以上的止血带不能同时放松。

3.使用止血带可能产生的并发症

止血带压力过大，时间过久或麻醉作用不全时，均可出现止血带疼痛这种疼痛系肢体缺血引起，多数病人难以忍受，表现出冷汗和烦躁不安，用镇痛药、镇静药一般都难以控制，只有给少量全麻醉如氯胺酮，才可使其暂时缓解。放松止血带后出现"止血带休克"。表现为恶心，呵欠，出汗，血压降低。松止血带后因周围阻力降低，除血压明显下降外，同时可有血钾升高和代谢性酸中毒。松止血带后肢体出现发红，发热。血流可较正常时增加四倍。这种广泛的血管扩张系由于组织缺氧，产生无氧代谢产物如乳酸所致。松止血带后的肢体发红，发热为正常反应，反之则可能存在血管损伤，须仔细鉴别。应用止血带后可能发生止血带肢体麻痹，但较少见，多因充气压力过大，时间过长或止血带位置不当造成。

神经损伤多表现为运动障碍，并有明确的界用限。止血带麻痹为严重并发症，可能造成长期功能丧失。因此，麻醉医生应了解正确使用止血带的知识，术中应主动向术者提出止血带的使用时间，并作详细记录。

（朱云章）

第三节　关节置换手术的麻醉

自第二次世界大战前后出现了人工股骨头及全髋关节以来，人工关节置换使越来越多的患者解除了疼痛，改善了活动，提高了生活质量。人工关节置换术使骨科学的范围和内容有了很大改变，也给麻醉带来了新的课题，提出了更高的要求。需要麻醉医师有更宽阔的知识面,对病人的病史、并发症要有充分的了解,做好术前准备,术中监测和管理以及术后并发症的防治。

一、关节置换术病人的病理生理特点

1.骨关节炎

骨关节炎,是一种慢性关节疾病,又称变性性关节炎,变性关节病等。其主要病变是关节软骨的退行性变和继发性骨质增生,而非炎性改变。骨关节炎呈慢性进行,受累关节疼痛,僵直及活动障碍。一般女性多见,自30~40岁开始有症状,以后可逐渐加重。疼痛在关节活动时更明显。本病发病缓慢,没有全身症状。实验室检查多为阴性,类风湿因子检测也为阴性。

2.类风湿性关节炎

类风湿性关节炎是一种慢性全身性自身免疫性疾病,主要侵犯各处关节,呈多发性和对称性的慢性炎症。发病年龄在25~55岁之间。女性比男性多见。

类风湿性关节炎的特点有:①以免疫复合物破坏关节为特征,慢性进行性滑膜炎,由于关节的侵蚀和破坏,出现关节畸形和关节强直;②有全身系统疾病;③牵涉到多个关节。

与麻醉关系较大的全身疾病和受累关节有:①30%住院患者,有寰枢椎半脱位和齿突向枕骨大孔半脱位。少数引起脊髓压迫,形成高位截瘫。椎动脉闭塞,致脑动脉供血不良,引起头痛等症状;②环杓关节受侵犯,造成声带活动受限,声门狭窄,嘶哑,喘鸣,呼吸困难,咽下困难及复发性支气管炎;③韧带松弛,导致过度活动及畸形,特别引起指(趾)的尺偏及寰枢椎半脱位;④颞下颌关节炎可导致下颌活动受限;⑤心脏及瓣膜内有类风湿性肉芽肿病变,少数可造成心力衰竭,瓣膜损害(特别是主动脉瓣关闭不全),壁性血栓合并栓塞;⑥心包炎,有时10%患者可以听到摩擦音,少数有缩窄性心包炎;⑦5%病人的下肢,有对称性感觉运动的神经病;⑧少数病人有并行性肺纤维化,伴有咳嗽、呼吸困难;⑨胸膜渗液以及肺实质或胸膜表面有类风湿性结节;⑩贫血;⑪感染;⑫骨质疏松及骨折;⑬肾脏淀粉样变性,蛋白尿,肌酐清除率下降。

3.强直性脊柱炎

强直性脊柱炎过去曾认为属于类风湿性关节炎范围内,但由于此病的发病年龄、性别以及累及关节的部位等皆不同于类风湿性关节炎,且类风湿性因子及皮下结节也少见,内脏病变也各不同,故美国风湿病协会在1963年提出强直性脊柱炎是一独立疾病,属结缔组织的血清阴性反应疾病,说明它有别于类风湿性关节炎。

本病基本病理为原发性,慢性进行性,多见于青年或中年,即15岁至35岁间,男性多见。病理改变主要是脊柱周围的结缔组织发生胶原纤维化,形成纤维骨,而后形成板层骨。关节滑膜炎,肉芽组织增生,软骨破坏,从而产生骨性强直。病变首先累及骶髂关节,间隙模糊,变窄,破坏,软骨下骨硬化,以后累及腰椎、胸椎,逐渐侵犯整个脊柱。严重病例,出现椎间隙纤维环骨化,新骨增生,韧带钙化,脊柱呈竹节样变,胸椎驼背畸形,颈、腰椎生理曲线变直,脊柱强直,活动严重障碍。有时侵犯肋骨椎体及肋横突关节;亦常侵犯肋椎关节及胸锁关节,使胸廓活动受限,导致肺活量减少,胸部有狭窄感。肺纤维化多见于上叶。10%病人有心脏传导阻滞。少数病人有淀粉样变性,致肾功能衰竭。少数有寰枢椎半脱位,或脊柱强直,部分脊柱骨折,可引起截瘫或死亡。

4.无菌性骨坏死

无菌性骨坏死，又称无菌性坏死，缺血性坏死，骨软骨炎，骨软骨病等。主要发生于儿童及青年，以男性更多。患者的某些管状骨端、骨突及短骨骨骺的早期病理变化为骨骺软骨下骨质坏死、再生、修复，逐渐产生继发性改变一畸形性骨关节症，最终要发生肥大性骨关节病。本病的全部病程，没有一般的炎症现象。在疾病晚期，当股骨头发生塌陷时，假体置换是指征。骨骺坏死已明确为骨骺血液供应障碍所致，但其原因未明，有些可能与损伤有关，在长期使用类固醇治疗的病人，可发生股骨头继发性循环障碍。有些见于有痛风性关节炎，慢性酒精中毒，慢性肾病的患者。

5.骨折

骨折患者行关节置换术，大多为 60 岁以上老人或一般情况较差的病人，骨折不易愈合，或是肿瘤引起病理性骨折，或其他一些不易复位或不易愈合的骨折。还有一些不能很好地配合治疗的患者，如偏瘫，帕金森病或精神病患者。这类患者常常合并心肺疾患，如高血压，心脏病，糖尿病等。由于骨折后大多卧床，病人的心血管代偿功能较差。

二、关节置换术麻醉的特殊问题

（一）骨黏合剂的使用

在人工关节置换术中运用骨黏合剂（骨水泥），是在骨髓腔内填入骨水泥，再将人工假体插入，可提高人工关节的稳定性，避免松动和松动引起的疼痛，利于病人早期活动和功能恢复。骨黏合剂为一高分子聚合物，又称丙烯酸类黏合剂，包括聚甲基丙烯酸甲酯粉剂和甲基丙烯酸甲酯液态单体两种成分，使用时将粉剂和液态单体混合成面团状，然后置入髓腔，自凝成固体而起作用。在聚合过程中可引起放热反应，温度可高达 80℃~90℃，这一放热反应使骨水泥更牢固。单体具有挥发性，易燃，有刺激性气味和毒性。未被聚合的单体对皮肤有刺激，其毒性可被所接触的局部组织和血管吸收引起"骨水泥综合征"，单体被吸收后大约 3min 达峰值血液浓度，可致血管扩张并对心脏有直接毒性，体循环阻力下降，组织释放血栓素致血小板聚集，肺微血栓形成，因而病人可感胸闷、心悸，心电图显示心肌损害，并有低氧血症（肺分流增加），低血压，心律失常（包括传导阻滞和窦性停搏），肺高压（肺血管阻力增加），心排血量减少。单体进入血液后可以从病人的呼气中闻到刺激性气味。肺脏是单体的清除器官，清除速度很快，肺功能因单体存在受到的损害需要达到全髋关节置换时所释放的单体量的 35 倍时才发生。对肺功能而言，骨水泥的使用一般是安全的。为减少单体的吸收量，混合物必须做充分搅拌，并且不要在成团期以前使用。

除单体吸收引起地对心脏、血管和肺脏的毒性反应外，由于在手术中截除的骨面使一些静脉窦开放，髓腔被热的骨水泥封闭，髓内压急剧上升，使得骨髓内容物的碎片包括脂肪、空气微栓子及骨髓颗粒进入肺循环，引起肺栓塞，局部的肺血管收缩，肺循环阻力增加和通气灌流比例失调，导致肺分流增加、心排血量减少和低氧血症。为了减少髓内压上升所致的并发症，用骨水泥枪高压冲洗以去除碎屑，从底层开始分层填满髓腔，这使空气从髓内逸出以减少空气栓塞的发病率，也可从下位的骨皮质钻孔，并插入塑料管以解除髓内压的上升。

为了预防骨水泥综合征的发生，应当在用骨水泥时严密监测 PaO_2，$PaCO_2$，$ETCO_2$，SpO_2，血压、心率、心电图等。增加吸入氧浓度，停用氧化亚氮，补足血容量，必要时给予升压药。下肢关节置换的手术，在松止血带时，要注意松止血带后所致的局部单体吸收，骨髓、空气微栓子或脂肪拴在这时进入肺循环而引起的心血管反应，甚至有可能出现心搏骤停的意外。

（二）止血带问题

四肢手术一般都需在止血带下进行，以达到术野无血的目的。止血带使用不当可产生严重并发症。止血带充气时间上肢以 1h，下肢以 1.5h 为限，如果继续使用，应先松气 5~10min 后再充气。充气前应先抬高肢体，并用驱血带驱血，驱血必须彻底，否则易致静脉淤血反而达不到止血的目的。对心功能代偿不良者，抬高患肢和驱血均要慎重，静脉回流突然增加可能导致心衰。高血压病人，可能在驱血和上止血带后血压更高。在硬膜外麻醉或腰麻的病人，止血带压力过大，充气时间过长，尤其在麻醉作用不够完全时，极易出现止血带疼痛，系肢体缺血引起，多数人难于忍受，表现冷汗，烦躁不安，即使用镇静药和镇痛药也难以控制，用全麻可避免此现象。

松止血带时可引起全身反应，轻者血压稍有下降，脉搏增快，病人多无自觉症状。据报道，松止血带后平均血压下降 12%~19.2%。重者血压剧降，即所谓"止血带休克"。患者脉搏、呼吸加快，且有心悸、出冷汗、肢端冰凉，发绀和一些精神症状，乃至休克。一些心血管代偿功能差或肾上腺皮质功能不全的病人可造成严重后果。有患者甚至在止血带由于不牢而缓慢松开时也可发生止血带休克。据报道，对松止血带后病人的血气和电解质进行观察发现：①血清钾在松止血带 1min 内明显升高至 5min，血清钠明显升高 1min，乳酸升高 2min；②松止血带后 $PaCO_2$ 升高，持续 30min；③PaO_2 在松止血带后 2min 没有明显改变；④平均 pH 值下降至 7.34 持续在 5min 以上。这一系列的病理生理改变主要是机体重要脏器血流灌注不足、电解质紊乱和酸碱平衡失调。血压下降的原因除外周阻力下降和失血外，可能还与松止血带后血液在短时间内快速涌进缺血区，机体一时代偿不足以及止血带以下的缺血区组织代谢为无氧分解，乳酸等酸性产物，二氧化碳，组胺等生成增多并进入循环，引起微循环广泛开放，血管床容积增大，使有效循环血容量减少，心室充盈不足，心排血量减少等有关。根据近年对缺血缺氧后再灌注损伤的更深入的研究，发现涉及许多介质，如血栓素 A_2（TxA_2），组胺和缓激肽，缺氧一再灌注损伤可激活血小板聚集释放 TxA_2，激活氧自由基及引发的过氧化反应。TxA_2 是炎性反应的重要因子，可促进多核白细胞和其他炎性细

胞释放抗炎和血管毒性物质，损伤肺微血管内皮细胞，引起血管通透性增加，从而引起肺损害，同时也对心血管、肝、脾和胃肠道等有可能引起病理损害。氧自由基引起的过氧化反应，可引起细胞结构和功能的损害。

应用骨水泥的病人，在松止血带时，局部有毒性的单体可进入循环产生毒性反应。也有可能在松止血带时有微小气栓、血栓或脂肪进入肺循环引起肺栓塞。

预防应尽量减少上止血带的时间，以减少缺血区酸性代谢产物的产生和淤积。麻醉医师应记录止血带充气时间，并提前通知手术医师松止血带，在松止血带时要在麻醉单上记录。松止血带之前应补足血容量，血压偏低要及时纠正，必要时给予血管收缩药。

为减少 TxA_2 所引起的肺损害，有报道主张用 TxA_2，合成酶抑制剂，如潘生丁、甲巯咪唑、酮康唑等。为减少脂质过氧化反应，减少氧自由基的产生，有人主张用维生素 C、辅酶 Q_{10}。甘露醇可减轻血管通透性，地塞米松可稳定细胞膜，也可用于预防。但这

些在临床上尚未形成常规用药

处理时要注意松止血带后肺栓塞所引起的呼吸困难、肺动脉压高、右心衰甚至心搏骤停与松止血带引起的低血压、代谢性酸中毒、冠状动脉灌注压降低而引起的心律不齐、左心功能障碍所造成的心搏骤停相区别。如为前者按栓塞处理；后者除给氧、升压药、输血输液外，如效果不佳，可考虑给予碱性药，激素，甘露醇等。有条件时应急查血钾，因为止血带以下的肢体缺血缺氧，以及酸性产物的淤积，改变了细胞膜对钾离子的通透性，钾从细胞内大量外释，如果患者术前已有血钾升高，止血带松解后可能更高。有高钾表现时立即给予钙剂、高渗糖、胰岛素等处理以降低血钾。

（三）深静脉血栓和肺栓塞

大的骨科手术，特别是全髋关节置换，极易发生深静脉血栓和肺栓塞。据报道，全髋置换术后静脉血栓发生率为50%，有的研究高达80%。而对病人生命造成极大威胁的肺栓塞，各种研究报道发生率为3.2%~9.4%，这些病人中有50%死亡。有报道，全髋关节置换术后死亡的病人50%与肺栓塞有关。我国由于受检查手段和尸检率的限制，对静脉血栓的确诊率还不够高。据北京医科大学人民医院对关节置换术后的病人做静脉造影的观察，血栓发生率约40%。

对麻醉医师来说，对术中发生的肺栓塞有足够的警惕非常重要。因为术中肺栓塞发病极其凶险，病人死亡率高，而且容易与其他原因引起的心搏骤停相混淆。骨关节手术有许多患者为长期卧床或老年人，静脉血流淤滞，而手术创伤或肿瘤又使凝血功能改变，皆为静脉血栓的高危因素，在手术操作时有可能致深静脉血栓进入循环。长骨干骨折病人有发生脂肪栓塞的危险性，使用骨水泥时有可能发生空气栓塞。因此，术中应密切观察手术操作步骤及病人的反应，严密监测心率、血压、SpO_2、PaO_2、$ETCO_2$等，心前区或经食道超声心动对肺栓塞诊断有一定敏感度。如果病人术中突然出现不明原因的气促，胸骨后疼痛，$ETCO_2$降低，PaO_2降低，肺动脉高压，血压下降，用缩血管药纠正效果不好等症状和体征时，应考虑有肺栓塞的可能。

术后4周内深静脉血栓的发生率较大，大多数病人有两次高峰期，手术后第4天和手术后第14天。深静脉血栓的预防有机械性和药物性两个方面，如鼓励病人术后尽量下床活动，不能下床的病人可在床上将腿抬高15°，而尽量避免将腿下垂不动。可穿高弹力袜。据报道有一种搏动性气压外装置对预防血栓也有效。药物预防是在术后用一些抗凝药物，如阿司匹林，低分子量肝素和华法林，也有报道用葡聚糖，双香豆素等。在应用这些药物时，要注意其副作用，如术后伤口出血和血肿等。另外，对血细胞比积过高者，宜行血液稀释。

虽然有许多报道认为用蛛网膜下腔麻醉和硬膜外麻醉行关节置换深静脉血栓的发生率较低，但总体看来麻醉管理更为重要，术中须维持血流动力学稳定，补充适当的血容量，在放骨水泥和松止血带时需严密监测生命体征的变化。

对大面积肺栓塞的治疗是进行复苏、支持和纠正呼吸与循环衰竭。主要方法包括吸氧、镇痛，控制心力衰竭和心律失常，抗休克。空气栓塞时，应立即置病人于左侧卧头低位，使空气滞留于右心房内，防止气栓阻塞肺动脉，再通过心脏机械性活动而逐渐进入肺循环，也可通过经上肢或颈内静脉插入右心导管来吸引右心内空气。高压氧舱可促进气体尽快吸收并改善症状。对血栓性肺栓塞，如无应用抗凝药的禁忌，可用肝素抗凝治疗，或给予链激酶、尿激酶进行溶栓治疗。

（四）气管插管困难和气道管理困难

严重的强直性脊柱炎的病人，脊柱强直呈板块状，颈屈曲前倾不能后仰，颞下颌关节强直不能张口。卧位时去枕头仍保持前屈，如果头部着床，下身会翘起。这种病人行气管插管非常困难，因为声门完全不能暴露，患者骨质疏松，有的患者还有寰椎关节半脱位，如果插管用力不当可造成颈椎骨折，反复插管造成喉头水肿和口腔黏膜损伤、出血，气道管理更加困难。一些病人合并肺纤维化病变，胸壁僵硬，致肺顺应性下降，弥散能力降低，氧饱和度下降。有时体位的变动使导管位置改变致通气不足，气道阻力加大。合并肺部感染致呼吸道分泌增多，给呼吸道的管理更增加了难度。

（五）激素的应用

类风湿性关节炎，强直性脊柱炎及一些无菌性骨坏死的病人，常常有长期服用激素的病史，因此肾上腺皮质萎缩和功能减退，在围手术期如不及时补充皮质激素，会造成急性肾上腺皮质功能不全（危象）。因此，对此类病人应详细询问服用激素的时间、剂量和停用时间，必要时做 ACTH 试验检查肾上腺皮质功能。对考虑可能发生肾上腺皮质功能不全的患者，可在术前一日上午和下午各肌注醋酸可的松 100mg，在诱导之前及术后给予氢化可的松 100mg 静脉滴注。如果麻醉和手术中出现下列情况应考虑发生了急性肾上腺皮质功能不全：①在补血后仍持续低血压或已过量输血、输液低血压仍不能纠正，甚至对升压药物也不敏感；②原因不明的低血压休克，脉搏增快，指趾、颜面、口唇发绀；③异常出汗、口渴；④肾区疼（腰疼）和胀感、蛋白尿；⑤不明原因的高热或低体温；⑥血清钾升高或钠、氯降低；⑦在上述症状的同时，可出现精神不安或神志淡漠，继而昏迷。如果考虑为肾上腺皮质功能不全，立即给予氢化可的松 100mg 静脉推注，然后用氢化可的松 200~300mg 静脉滴注。

（六）术后管理

术后镇痛术后镇痛能减轻病人应激反应，有利于病人早期活动和功能锻炼。减少术后肺炎，深静脉血栓等并发症，缩短住院时间。术后镇痛有许多方法，如硬膜外腔给予局麻药，麻醉性镇痛药，可乐定等。有报道用丁哌卡因加苯丙诺啡或单用丁哌卡因做骶管阻滞镇痛。有报道用酮洛酸（非类固醇类抗炎药）肌肉注射或持续静脉点滴可减轻术后疼痛，减少术后麻醉性镇痛药的剂量。

术后抗凝剂的使用为减少术后深静脉血栓和肺栓塞。术后给予小剂量抗凝剂以预防血栓形成，但其对硬膜外镇痛的病人是否增加硬膜外腔血肿的危险性还有争论。有报道给予阿司匹林 10mgM-1，分两次给予，用于低危的病人，双香豆素用于高危病人，维持凝血酶原时间为对照的 1.5 倍，能使预防有效而减少出血并发症的危险。

（朱云章）

第四节　脊柱手术的麻醉

近十几年来，脊柱外科发展很快，新的手术方法不断涌现，许多国际上普遍使用的脊柱外科手术方法，如 Harrington、Luque 和 Dick 氏法等在国内也已逐渐推广使用，开展脊柱外科新手术的医院也越来越多，脊柱外科手术大多比较精细和复杂，而且一旦发生脊髓神经损伤，将造成病人的严重损害，甚至残废。因此，在手术前做好充分准备，选择恰当的麻醉方法，以确保麻醉和手术的顺利进行显得尤为重要。

一、脊柱外科手术的特点

脊柱外科手术同胸腹和颅脑手术相比，虽然对重要脏器的直接影响较小，但仍有其特点，麻醉和手术医师对此应有足够的认识，以保证患者围术期的安全。

脊柱外科疾病种类繁多，手术方式各异，既有先天性疾病，如先天性脊柱侧凸，又有后天性疾病，如脊柱的退行性变；既可以是颈椎椎管狭窄，也可以是骶尾部肿瘤等等。其次，即使是同一种疾病，由于严重程度不等，其治疗方法也可完全两样。因此，麻醉医生术前应该准确了解病情，以便采取恰当的麻醉方法，使手术顺利地进行。

根据脊柱手术进路的不同，常采取不同的体位，仰卧位和侧卧位对循环和呼吸功能影响不大，麻醉管理也相对较为简单。当采用俯卧位时可造成胸部和腹部活动受限，胸廓受压可引起限制性通气障碍，使潮气量减少，如果麻醉深度掌握不好使呼吸中枢受到抑制，病人则有缺氧的危险。而腹部受压可导致静脉回流障碍，使静脉血逆流至椎静脉丛，加重术中出血。因此，俯卧位时应取锁骨和髂骨为支撑点，尽量使胸腹部与手术台之间保持一定空隙。较长时间的手术，建议采用全身麻醉（气管插管）。如果采用区域阻滞麻醉，则应加强呼吸和循环功能的监测，特别是无创血氧饱和度的监测，以便及时发现患者的氧合情况。

脊柱手术，由于部位特殊，止血常较困难，尤其是骶尾部的恶性骨肿瘤手术，失血量有时可达数千毫升，因此术前必须备好血源，术中要正确估计失血量，及时补充血浆成分或者全血。估计术中有可能发生大量失血时，为减少大量输血带来的一些并发症，有时可采取自体输血，或者在术中采用控制性降压术，而这些措施可使麻醉管理更加复杂，麻醉医生在术前应该有足够的认识，并做好必要的准备。

二、麻醉前访视和病情估计

（一）病史采集

详细采集病史，以便正确诊断和评价病人的疾病严重程度以及全身状况，选择适当的麻醉方法是手术顺利进行的必要前提。虽然脊柱手术的术后并发症和死亡率都较低，但也应同样重视术前的准备工作，包括病史采集工作。对于脊柱手术病人，要注意搜集以下病史：畸形或症状出现的时间及进展情况，畸形对其他器官和系统的影响，特别要注意是否有呼吸和循环系统并发症，如心悸、气短、咳嗽和咳痰，有无疼痛和放射痛等。

通过搜集病史中的年龄、性别和职业等情况，可以帮助对疾病的诊断。如小儿及青少年持续脊柱疼痛伴活动障碍首先应想到脊柱结核，而先天性脊柱畸形很少在年轻时发生疼痛。中青年一侧腰腿痛并放射到足，应想到腰椎间盘突出，在中年颈后、背痛逐渐加剧，并伴有根性放射痛或引起瘫痪，则要想到有脊柱肿瘤的可能。长期从事会计、缝纫等职业的人到中老年易出现颈椎退行性变，绝经后的妇女出现腰背痛伴驼背应想到骨质疏松症。

通过了解起病情况和病程也有助于疾病的诊断。如急性化脓性脊椎脊髓炎起病往往急骤，发展迅猛，病情严重；但病程进入慢性期后病情可稍缓解而拖很长时间。脊柱结核和肿瘤起病过程不易发现，病程到一定阶段则症状较明显。因而掌握疼痛的性质、发生时间和影响疼痛的因素，对诊断脊柱病变更有重要意义。如腰痛后出现一侧坐骨神经放射性痛，腿部麻木，痛呈间歇性发作，时重时轻，如前所述在中青年应想到腰椎间盘突出；中老年人腰腿痛伴间歇性跛行，腰椎管狭窄的可能性大。

（二）物理检查

对于麻醉医生来说，在进行物理检查时，除了对脊柱进行详细的检查外，对病人进行系统的全身状况的检查也非常重要，以便为麻醉方式的选择做好准备。尤其是对脊柱侧凸的病人，要注意心、肺的物理检查，在此不一一赘述。

脊柱的物理检查不仅要了解脊柱的形态与功能变化、疼痛的部位和特征，还应通过检查得到的阳性结果结合病史综合分析脊柱疾患的性质，并可以解释与其他部位病变的关系。脊柱的物理检查包括站立、坐位、卧位姿势下的视诊、触诊和叩诊，还包括某些特殊检查。具体的检查方法详见有关书籍。麻醉医生至少应了解某些特殊检查的意义，以便正确理解这些检查的结果。

（三）实验室检查和其他检查

为了进一步明确脊柱疾病的性质，临床上常须进行 X 线检查，对某些病例还要进行脊髓造影、CT 和 MRI 检查，将这些检查结果与病史和体检结果结合起来，有利于明确疾病的诊断。

对于要施行脊柱手术的病人，除了要进行血、尿常规和肝、肾功能、凝血功能、电解质检查等以外，还应进行心电图检查。如疑有心功能异常的病人，术前可做超声心动图检查，有助于对心功能的进一步评价，从而估计对手术的耐受性。

对于脊柱侧凸（特别是严重脊柱侧凸）和胸廓畸形的病人，由于气体交换功能的障碍，肺活量、肺总量和功能残气量常减少，机体内环境处于相对缺氧状态，术中和术后易出现缺氧、呼吸困难甚至呼吸衰竭，因此术前应进行血气分析和肺功能测定，以评价患者的肺功能状态，这对判断其能否耐受手术和预后有重要意义。肺功能测定包括肺容量和通气功能的测定，具体包括肺活量、功能残气量、肺总量、分钟通气量、最大通气量、第一秒用力呼气量及呼吸中期流速等。根据实测值和预计值的比值来评价肺功能损害的程度并分级。一般肺功能检查显示轻度损害的病人，只要在术中加强监护一般可耐受麻醉和手术，对中度以上损害的病人，则应在术前根据病因采取针对性的处理。

（四）病情估计

在评价病人对麻醉和手术的耐受性时，首先要注意的是病人的心肺功能状态。在脊柱手术中，脊柱侧凸对病人的心肺功能影响最大，一般认为脊柱侧凸程度越重，则影响越大，预后也越差。任何原因导致的胸部脊柱侧凸，均有可能导致呼吸和循环衰竭。据报道许多这种病例在 45 岁以前死亡，而在尸检中右心室肥厚并肺动脉高压的发生率很高。脊柱侧凸的病死率比一般人群高两倍，其原因可能是由于胸廓畸形使肺血管床的发育受到影响，单位肺组织的血管数量比正常人少，从而导致血管阻力的增加。另外由于胸廓畸形使肺泡被压迫，肺泡的容量变小，导致通气血流比率异常，使肺血管收缩，最后导致肺动脉高压。术前心电图检查 P 波大于 2.5mm 示右房增大，如果 V_1 和 V_2 导联上 R 波大于 S 波，则提示有右心室肥厚，这些病人对麻醉的耐受性降低，在围术期应注意避免缺氧和增加右心室负荷。

对于脊柱畸形的病人，还应注意是否同时患有神经肌肉疾患，如脊髓空洞症、肌营养不良、运动失调等，这些疾患将使治疗更加困难，预后也更难预测。

部分脊柱手术病人，由于病变本身如肿瘤等造成截瘫，患者长期卧床，活动少，加上胃肠道功能紊乱，导致营养物的摄取和吸收不足，常发生营养不良，降低对麻醉和手术的耐受力。对这类病人术前应鼓励其进食，必要时可以采取鼻饲或静脉高营养，以尽可能改善其营养状况。部分病人可合并有水、电解质和酸碱平衡紊乱，也必须在术前予以纠正。对于截瘫合并呼吸道和泌尿道感染的患者，术前也应积极处理。截瘫病人由于瘫痪部位血管舒缩功能障碍，变动体位时易出现直立性低血压，应引起麻醉医生注意。长期卧床病人因血流缓慢和血液浓缩可引起下肢静脉和深静脉血栓形成，活动或输液时可引起血栓脱落，一旦造成肺动脉栓塞可产生致命性后果，术前应妥善处理。

三、麻醉前准备和麻醉方式的选择

（一）麻醉前准备

患者通过麻醉前准备应尽量减少术前的焦虑和不安情绪，力争做到消除对手术和麻醉的顾虑和紧张，并完善各项术前检查，纠正各项异常，使患者在心理和生理上均能较好地耐受手术。

手术和麻醉医生术前还应向患者交代病情，说明手术的目的和大致程序、拟采用的麻醉方式，以减少患者的顾虑。对于情绪过度紧张的病人手术前晚可给予适量的镇静药，如安定 5~10mg，以保证患者睡眠充足。

对于其他合并有呼吸系统、心血管系统疾病以及糖尿病的患者麻醉前处理详见本书其他节。

（二）麻醉方式的选择

脊柱手术通常选用局部浸润麻醉或全身麻醉，腰段脊柱手术也可以选用连续硬膜外麻醉。如果硬膜外麻醉效果满意，病人多可耐受平卧位或侧卧位手术，但俯卧位的手术，如果手术时间较长，病人一般不易耐受，必须给予辅助用药，而后者可以抑制呼吸中枢，有发生缺氧的危险，处于俯卧位时又不易建立人工通气，一旦发生危险抢救起来也非常困难，因此对于时间较长的脊柱手术。只要条件允许，应尽量采用气管内插管全麻。

大部分脊柱手术的病人术前可以给予苯巴比妥钠 100mg、阿托品 0.5mg 肌注，使病人达到一定程度的镇静。如果使用区域阻滞麻醉，术前也可以只使用镇静药，特殊病例，可根据情况适当调整术前用药。

（三）术中监测

术中监测是保证患者安全和麻醉及手术顺利进行的必不可少的措施，血压、心电图 SpO_2 以及呼吸功能（呼吸频率、潮气量等）的监测应列为常规。

在脊柱畸形矫正术及脊柱肿瘤等手术时，由于创面大，失血多，加上采用俯卧位时，无创血压的监测可能更困难，因此在有条件的情况下，应行桡动脉穿刺直接测压，如有必要还应行中心静脉压的监测，以便指导输血和输液。在行控制性降压时进行直接动脉压和中心静脉压的监测更是十分必要。

在行唤醒试验前，应了解肌松的程度，可用加速度仪进行监测，如果 T_4/T_1 恢复到 0.7 以上，此时可行唤醒试验。如果用周围神经刺激器进行监测，则 4 个成串刺激均应出现，否则在唤醒前应先拮抗非去极化肌松药。有条件的医院可用体表诱发电位等方法来监测脊髓功能。

四、常见脊柱手术的麻醉

脊柱外科手术种类很多，其麻醉方法也各有其特点，以下仅介绍几种复杂且较常见手术的麻醉处理。

（一）脊柱畸形矫正术的麻醉

正常脊柱的正面观应该是直的，侧面观有生理性弯曲，颈椎轻度前凸，胸椎后凸平均＋35°（20°~40°），腰椎前凸平均为－50°，骶椎前倾，第一骶椎椎体背面和纵轴线成30°~35°夹角。若脊柱的轴线弯曲，显著偏离王常状态，即为脊柱畸形。

1.脊柱畸形的分类

脊柱畸形的分类方法很多，一般分为后凸、前凸和侧凸畸形三类。下面分别予以简要介绍。

（1）脊柱后凸畸形：脊柱胸段后凸超过 50°，腰段生理性前凸消失或任何程度的后凸均不正常。后凸畸形可分为成角性和弧形两种。成角性后凸畸形的常见病因有：脊柱结核椎体破坏、脊柱损伤时发生椎体压缩或骨折脱位、先天性发育异常即椎体未发育而附件正常和椎体肿瘤引起椎体破坏和塌陷。弧形后凸畸形常见于强直性脊柱炎、骨质疏松症、广泛的椎体切除术后以及青春期脊柱骨骺炎（Scheuermann 病）等。

脊柱侧凸畸形分为结构性和非结构性两种，非结构性脊柱侧凸意义不大，在病因治疗后能自然调整或纠正。结构性侧凸可分为原因不明的特发性侧凸、神经肌肉病性侧凸和先天性侧凸。

（2）脊柱前凸畸形：胸椎正常后凸消失即为不正常，胸椎任何程度的前凸将使胸廓前后径减小，从而严重影响心肺功能，常见于发育畸形和手术及内固定不当。腰椎前凸加大常继发于胸椎后凸畸形、脊柱滑脱症、臀肌或骶棘肌瘫痪等疾病。

此外，尚有混合型脊柱畸形，如后侧凸畸形及其他混合畸形，此时常伴有椎体的严重旋转畸形。

脊柱畸形的种类虽然很多，病因也非常复杂，但是脊柱畸形矫形术的麻醉方法及围术期处理却大同小异，下面详细介绍脊柱侧凸手术的麻醉，其他畸形矫形术的麻醉可以此为参考。

2.脊柱侧凸畸形矫形术的麻醉脊柱

侧凸是危害青少年和儿童健康的常见病，如不及时发现和治疗，可发展成非常严重的畸形，并可影响胸廓和肺的发育，使胸肺顺应性降低，肺活量减少，甚至可导致肺不张、右心肥大、肺动脉高压和右心衰竭。限制性通气障碍和肺动脉高压所导致的肺心病是严重脊柱侧凸患者的主要死因。脊柱侧凸的原因很多，一般需要进行手术治疗的脊柱侧凸，都是保守治疗无效而侧凸程度又比较严重，如侧凸程度大于 50°，或成人脊柱侧凸因侧凸的凹侧长期不正常负重，致早期发生严重的骨性关节炎，椎管狭窄或椎体侧方移位，刺激脊髓或神经根引起疼痛而造成的疼痛性脊柱侧凸。

因头皮刺激可引起疼痛，故使运动诱发电位的术前应用受到限制。Barker 等用经颅磁刺激诱发 MEP（tcMEP）监测，具有安全可靠、不产生疼痛并可用于清醒状态的优点，更便于手术前后对照观察。实验中 tcMEP 可监测病理情况下清醒患者的中枢运动功能。Harvey 等在 12 个自愿者及 11 个脊柱侧凸患者记录 tcMEP，发现 tcMEP 可无痛地用于完整评价术前术后脊髓运动通道功能；在笑气麻醉过程中，tcMEP 可连续评价下肢运动功能，在几乎完全神经肌肉阻滞（90%）的情况下，可单个记录到 tcMEP 根据 Schmid 的实验结果，应用 tcMEP 时，应避免使用异氟醚、异丙酚、硫喷妥钠和咪达唑仑，但用芬太尼和氧化亚氮没有影响。

MEP 和 SEP 反应各自脊髓通道功能状态，理论上可互补用于临床脊髓功能监测，然而联合应用 SEP 和 MEP 还需要更多的临床研究。

脊柱刺激如在硬膜外，脊髓上传和下传通道活动均可诱发脊髓电位。临床和实验证明，对脊柱刺激的反应包括运动和体感通道两者的活动。安置在硬膜外头侧和尾侧的电极都可用来刺激和记录。在手术野两端的硬膜外分别放置刺激和记录电极，对脊髓进行节段性监测，所测得的脊髓诱发电位（SCEP）波幅大而稳定，图像清晰且不受麻醉的影响；每次监测时间短，可持续或在短时间内频繁监测，不必中断手术；对脊髓缺血、牵拉、压迫或解除压迫的情况能迅速准确地做出反应，并且能够在手术触及脊髓时测出脊髓能承受的最大压力；一般以振幅降低大于或等于 50%，潜伏期延迟大于 0.3ms 作为判断脊髓损伤的临界值。术中行 SCEP 监测不仅能最大限度地避免术中损伤神经和提供最大限度的进行脊柱矫形的可能性，而且可以给术者提供手术减压情况。SCEP 的不足之处是靠近脊髓，危险性大，手术医生操作不方便，传入反射途径与生理状况下不同，且在术中需要专人管理机器，图像分析靠手工操作，费时费力。近年来，已有少数先进国家应用脊髓诱发电位自动监测系统，大大提高了监测的准确率及工作效率。

在脊柱外科手术中，各种监测脊髓功能的方法都有其优缺点，需正确掌握使用方法，仔细分析所得结果。一旦脊髓监测证实有脊髓损伤，应立即取出内固定器械及采取其他措施，取出器械的时间与术后神经损害恢复直接相关，有人认为若脊髓损伤后 3h 取出内固定物，则脊髓功能难以在短期内恢复。

术中脊髓功能损伤可分为直接损伤和间接损伤，其最终结果都引起脊髓微循环的改变。动物实验发现 MEP 潜伏期延长或波形消失是运动通道缺血的显著标志。但仅通过特殊诱发电位精确预测脊髓缺血、评价神经损害还有困难。

（二）颈椎手术的麻醉

常见的颈椎外科疾病有颈椎病、颈椎间盘突出症、后纵韧带骨化和颈椎管狭窄症等，多数患者宜行非手术治疗，经非手术治疗可使症状减轻或明显好转，甚至痊愈。但对经非手术治疗无效且症状严重的患者可选择手术治疗。由于在颈髓周围进行手术，有可能危及患者生命安全或者造成患者严重残废，故麻醉和手术应全面考虑，认真对待。

1.颈椎手术的麻醉选择

颈椎手术的常见入路有前、后路两种，根据不同的入路，麻醉方式也有所不同。后路手术可选用局部浸润麻醉或气管内插管全身麻醉。前路手术较少采用局部浸润麻醉，主要采用颈神经浅丛阻滞，这种方法较为简单，且患者术中处于清醒状态，有利于与术者合作，另外颈前路手术也可以采用气管内插管全麻。全麻虽然麻醉效果确实，但由于患者失去知觉，不利于和术者合作，因此一般用于高位颈前路手术。其他如硬膜外麻醉因危险性较大，已日渐少用。

在行颈前路手术时需将内脏鞘推向对侧，方可显露椎体前面，故在术前常需做气管、食管推移训练，即让患者用自己的 2~4 指插入手术侧的内脏鞘和血管神经鞘之间，持续地向非手术侧推移。这种动作易刺激气管引起干咳，术中反复牵拉还易引起气管黏膜、喉头水肿。麻醉医生在选择和实施麻醉时应注意到这一点。

2.麻醉的实施

（1）局部浸润麻醉：常选用 0.5%~1% 的普鲁卡因，成人一次最大剂量 1000mg，也可选用 0.25%~0.5% 的利多卡因，一次最大剂量不超过 500mg，二者都可加或不加肾上腺素。一般使用 24~25G 皮内注射针沿手术切口分层注射。先行皮内浸润麻醉，于切口上下两端之间推注 5~8mL，然后行皮下及颈阔肌浸润麻醉，可沿切口向皮下及颈阔肌推注局麻药 4~8mL。切开颈阔肌后，可用 3% 的丁卡因涂布至术野表面直至椎体前方，总量一般不超过 2mL。到达横突后，可用 1% 的普鲁卡因 5mL 行横突局部封闭。行浸润麻醉注药时宜加压，以使局麻药与神经末梢广泛接触，增强麻醉效果。到达肌膜下或骨膜等神经末梢分布较多的地方时，应加大局麻药的剂量，在有较大神经通过的地方，可使用浓度较高的局麻药。须注意的是每次注药前都应回抽，以防止局麻药注入血管内，并且每次注药总量不要超过极量。

（2）颈神经浅丛阻滞：多采用 2% 利多卡因和 0.3% 的丁卡因等量混合液 10~20mL，也可以采用 2% 的利多卡因和 0.5% 的丁哌卡因等量混合液 10~20mL，一般不需加入肾上腺素。

因颈前路手术一般选择右侧切口，故麻醉也以右侧为主，必要时对侧可加半量。麻醉穿刺定位如下：患者自然仰卧，头偏向对侧，先找到胸锁乳突肌后缘中点，在其下方加压即可显示出颈外静脉，二者交叉处下方即颈神经浅丛经过处，相当于第 5 及第 6 颈椎横突处，选定此处为穿刺点。穿刺时穿刺针先经皮丘垂直于皮肤刺入，当针头自颈外静脉内侧穿过颈浅筋膜时，此时可有落空感，即可推注局麻药 4~6mL，然后在颈浅筋膜深处寻找横突，若穿刺针碰到有坚实的骨质感，而进针深度又在 2~3cm 之间，可再推药 3~4mL。每次推药前均应回抽，确定无回血和脑脊液后再推药。然后将针头退至皮下，沿切口再推药 2~3mL，一般总量不宜超过 12mL。如有必要，对侧也可行颈浅丛阻滞。

（3）气管内插管全身麻醉：颈椎手术时全麻药物的选择没有什么特殊要求，但是在麻醉诱导特别是插管时应注意切勿使颈部向后方过伸，以防止引起脊髓过伸性损伤。最好在术前测试患者的颈部后伸活动的最大限度。宜在局部黏膜表面麻醉下行清醒气管插管。颈前路手术时，为方便行气管、食管推移应首选经鼻气管内插管麻醉。前路手术时，反复或过度牵拉气管有可能引起气管黏膜和喉头水肿，如果术毕过早拔除气管导管，有可能引起呼吸困难，而此时再行紧急气管插管也比较困难，因此在这种情况下应待患者完全清醒后，渡过喉头水肿的高峰期时拔除气管导管。

（三）脊柱肿痛手术的麻醉

脊柱肿瘤在临床上并不少见，而其中恶性肿瘤又占多数，故及时发现及时治疗十分重要。脊柱肿瘤一般分为原发性和转移性两大类，临床上脊柱肿瘤以转移性为多见，原发性较少。过去对脊柱恶性肿瘤，特别是转移性肿瘤多不主张手术治疗，现在随着脊柱骨内固定技术的发展和肿瘤化疗的进步，手术治疗已使部分患者生活质量明显提高。

术前病情估计和术前准备脊柱良性肿瘤病程长，发展慢，一般无全身症状，局部疼痛也较轻微。恶性肿瘤的病程则较短，发展快，可伴随有低热、盗汗、消瘦、贫血、食欲减退等症状，局部疼痛也较明显，并可出现肌力减弱、下肢麻木和感觉减退，脊柱活动也受限。无论良性或恶性肿瘤，随着病程的进展，椎骨破坏的加重，常造成椎体病理性压缩骨折或肿瘤侵入椎管，压迫或浸润脊髓或神经根，引起四肢或肋间神经的放射痛，出现大小便困难。颈胸椎部位的肿瘤晚期还引起病变平面以下部位的截瘫和大小便失禁。由于脊柱的部位深，而脊柱肿瘤的早期症状多无特殊性且体征也不明显，因此拟行手术治疗的患者病程已有一段时间，多呈慢性消耗病容，部分患者呈恶病质状态。化验检查会发现贫血、低蛋白血症、血沉增快。术前除应积极进行检查，还应加强支持治疗，纠正贫血和低蛋白血症等异常，提高患者围术期的耐受力。

脊柱肿瘤的手术包括瘤体切除和椎体重建术，手术创伤大，失血多，尤其是骶骨肿瘤切除术，由于骶椎为骨盆后壁，血液循环十分丰富，止血也很困难，失血可达数千毫升甚至更多，故术前须根据拟手术范围常规备血1000~6000mL左右甚至更多。

麻醉选择和实施脊柱肿瘤手术一般选择气管内插管全身麻醉，较小的肿瘤可以选择连续硬膜外麻醉。估计术中出血可能较多时，可以在术中施行控制性降压术。对骶骨肿瘤手术，可以选择连续硬膜外麻醉加浅的全麻，这样不但可以减少全麻药的使用，还可起到降压的作用。

全身麻醉一般采用静吸复合方式，药物的选择根据患者的情况而定。如果患者的一般情况好，ASA分级在I~II级，麻醉药物的选择没有什么特殊要求，此时如果患者的全身情况较差，则应选择对心血管功能抑制作用较小的药物，如静脉麻醉药可选择依托咪酯，吸入麻醉药可选择异氟醚。对全身情况较差的患者，麻醉诱导时药物剂量要适当，注药速度不要过快。对行骶骨全切除术或次全切除术的患者，术中可实施轻度低温和控制性降压术，一方面降低患者的代谢和氧需求量，另一方面可减少失血量，从而减少大量输入异体血所带来的并发症。

（四）脊柱结核手术的麻醉

脊柱结核为一种继发性病变，95%继发于肺结核，少数继发于消化道结核、胸膜结核或淋巴结核。脊柱结核发病年龄以10岁以下儿童最多，其次是11~30岁的青少年，30岁以后则明显减少。发病部位以腰椎最多，其次是胸椎，而其中99%是椎体结核。

1.临床表现

脊柱结核一般发病缓慢，病程长。早期无明显全身症状，局部症状亦较轻微。部分患者可能会有全身无力，午后低热、盗汗，食欲不振和消瘦等临床表现。疼痛多为钝痛，较轻微，常局限于背部，当病变压迫神经或引起病理性骨折时，疼痛则相当剧烈并可沿神经根放射。患者可有姿势异常，如颈椎结核患者常有头前倾或斜颈，不敢轻易活动头部；胸部或腰部结核患者，不敢弯腰拾物，常以曲髋屈膝代替弯腰。随着病情的发展，可出现脊柱后凸或侧凸畸形，以后凸为多见。脊柱椎体结核发展到一定时期，常导致寒性脓肿的形成，不同部位的脓肿可向不同部位发展，如颈椎结核可形成咽后壁脓肿，胸椎结核可形成椎旁脓肿。脊柱结核晚期可导致截瘫，以胸椎结核引起截瘫最为常见，颈椎次之，腰椎最为少见。

2.麻醉前病情估计

由于脊柱结核起病缓慢，且多继发于全身其他脏器结核，所以患者的一般情况较差，多合并有营养不良，如合并有截瘫，则全身情况更差，可出现心肺功能减低。患者可有血容量不足，呼吸功能障碍以及水、电解质平衡障碍。因此术前应加强支持治疗，纠正生理紊乱。对消瘦和贫血患者，除了积极进行支持治疗外，还应做好输血准备，备血300~1000mL，甚至更多。合并截瘫者要积极预防和治疗褥疮、尿路感染和肺炎。术前尤其要注意的是应仔细检查其他器官如肺、淋巴结或其他部位有无结核病变，若其他部位结核病变处于活动期，则应先进行抗结核治疗，然后择期行手术治疗。

一般脊柱结核患者手术前均应进行抗结核治疗，可给以抗结核药链霉素、异烟肼和对氨水杨酸或利福平，一般先同时使用前二者，期限2~3周。长期使用抗结核药治疗的患者，应注意其肝功能情况，如肝功能差，应于术前3天开始肌注维生素 K_3，每天8mg。

3.麻醉的选择和实施

脊柱结核常见的手术方式有病灶清除术、病灶清除脊髓减压术、脊柱融合术和脊柱畸形矫正术。大部分手术须选择全身麻醉，小的病灶清除术可选择局部浸润麻醉。由于脊柱结核患者全身情况较差，因此对麻醉和手术的耐受力也较差，全身麻醉一般选择静吸复合麻醉，并选择对心血管系统影响较小的麻醉药物，如依托咪酯而不选择硫喷妥钠。麻醉过程中应注意即时补充血容量。颈椎结核病人术中和术后要注意呼吸的管理。

朦椎间盘突出症手术的麻醉椎间盘突出可发生在脊柱的各个节段，但以腰部椎间盘突出为多见。由于椎间盘的纤维环破裂和髓核组织突出，压迫和刺激神

经根可引起一系列症状和体征。腰椎间盘突出患者绝大部分均有腰痛和坐骨神经痛，患者脊柱姿势改变，腰椎生理前凸变浅或消失，并可出现其他保护性畸形。在病变部位的棘突旁，常有明显的压痛，并向同侧臀部和坐骨神经分布区放射。体检还会发现直腿抬高试验阳性。通过病史和体格检查及 X 线检查一般可明确诊断，必要时可进行脊髓造影或 CT 检查。

椎间盘突出症一般经过保守治疗大部分患者的症状可减轻或消失，只有极少数患者须手术治疗。常规手术方法是经后路椎间盘摘除术，近年来又发展了前路椎间盘摘除术、显微椎间盘摘除术和经皮椎间盘摘除术等方法，麻醉医生应根据不同的手术方式来选择适当的麻醉方法。行前路椎间盘手术时可选择气管内插管全麻或连续硬膜外麻醉，其他手术方式可选择全身麻醉、连续硬膜外麻醉、腰麻或局部麻醉。连续硬膜外麻醉和局麻对患者的全身影响小，术后恢复也较快，但有时麻醉可能不完全，在暴露和分离神经根时须行神经根封闭，而采用俯卧位时如果手术时间较长患者常不能很好耐受，须加用适量的镇静安定药或静脉麻醉药。

（朱云章）

第九章　妇产科麻醉

第一节　妇科手术的特殊性与麻醉特点

自 1794 年 JesseBennett 实施首例盆腔手术至今，妇科手术已有二百多年历史。近年来诊断技术和手术方法的改进使妇科得到了迅速发嵌，如今包括妇科良、恶性肿瘤，内分泌学异常，生育有关问题和生殖器官解剖、功能异常等多种妇女常见病。常需通过手术予以治疗，因而不仅手术数量明显增多，而且复杂程度加大涉及周围相关脏器较多，难度加大不免给麻醉提出更多更高的要求。

一、妇科手术麻醉的特殊性

妇科最常见手术是生殖器官肿瘤切除，这些肿瘤发生部位多在卵巢、子宫、宫颈、阴道、外阴等处。一般良性肿瘤手术涉及范围较小，如卵巢囊肿切除术，子宫肌瘤剜除术等，将肿物局部切除即可。然而生殖器官之恶性肿瘤常需根治性切除，手术范围除子宫及附属器官外，还可涉及直肠、膀胱、输尿管、尿道、大网膜、淋巴结等几乎所有盆腔内组织器官，因此，手术时间长，创伤大，出血多，对机体也有较大生理干扰，故而不可轻视。加之部分病人经过围术期化疗、放疗也影响麻醉的处理。晚期肿瘤病人常伴有恶病质、胸腹水、贫血，更增加麻醉处理难度。

妇科与内分泌的关系常表现为月经异常，病人多有贫血，长期慢性贫血可使机体重要器官因缺氧产生继发病变，甚至累及肾功能。伴继发性子宫内膜异位症手术也可累及直肠及盆腔内其他组织，手术范围术前难以确定，术野广泛位置又深且常有粘连，要求病人术中安静并提供良好的肌肉松弛。

与生育相关之手术最多的是输卵管绝育术，如输卵管局部缝扎或切断缝合，此类手术简单，局麻下即可完成。而少数绝育后妇女因特殊原因实施输卵管再通手术时，手术要求操作精细，常在显微镜下进行。异位妊娠破裂及卵巢囊肿扭转是妇科常见急腹症，尤其前者可合并失血性休克，可使病情十分凶险，需即时进行抗休克等急救处理，按急症手术对待。近年来试管婴儿的开展，手术摘取卵子等作为整个程序的一部分，也属妇科新的手术范围。

妇科手术入路主要已经腹和经阴道为主。卵巢、子宫、输卵管手术均可经下腹部切口完成，生殖器官深埋于小骨盆内，要求术野显露条件良好，肌肉松弛充分。由于盆腔内脏器、会阴、外生殖器官神经支配复杂，内脏自主神经系统与局部神经解剖特殊，脊神经支配区不在同一脊髓水平。为达到满意的镇痛效果，就需要部分手术经阴道进行，如阴式子宫切除、子宫脱垂悬吊修补。手术野深，大部分操作需深在盆腔内进行。近年越来越多妇科手术可以在腹腔镜下完成，这不但使麻醉技术操作复杂，而且可由此而引起严重呼吸、循环系统、血流动力学的改变。近年越来越多妇科手术可以在腹腔镜下进行，其具有创伤小，恢复快等优点，但由于腹腔镜手术需要人工气腹条件，大量的气体本身及腹压的增高，对麻醉和围术期管理有一定的特殊要求。

妇科手术的体位特殊常在膀胱截石位或头低臀高仰卧位下进行，术中应注意对病人的保护和了解特殊体位对呼吸、循环及血流动力学以及麻醉方式和麻醉药的影响，并注意长时间压迫周围神经和肌肉损伤而由此引发的并发症。

妇科手术的特殊性：选择性手术宜在月经间期进行，然妇科疾病又常使经期紊乱甚至难以掌握。有些出血性疾病症状，每当经期则使症状加重，因此，应灵活机动，抓紧时间进行手术前调整，不可拘泥死板失去最佳手术时机。

二、妇科手术的麻醉特点

妇科手术主要经由下腹、阴道或在外阴操作，生殖器官在盆腔内位置深邃，手术视野狭小，而增大的子宫和卵巢又影响手术操作，因此要达到手术野显露良好，需要极佳的肌肉松弛和置病人于特殊的体位。加之有些手术较复杂，内脏牵拉反应较重。是对麻醉要求的特点。另外某些妇科疾病术前可引起病人比较严重的循环和呼吸障碍，如长时间子宫出血可引起贫血，宫外孕破裂可引起失血性休克，巨大卵巢肿瘤可引起循环和呼吸功能不全等。

妇科手术，尤其是妇科肿瘤手术以中老年病人为主，高龄患者常伴有心血管疾病如高血压、冠心病、糖尿病及慢性呼吸道感染等全身性疾病，术前应仔细评估病人身体一般情况，适当治疗并发症，选择合适的手术时机，并针对麻醉和手术的危险性做好充分准备。

（一）经腹手术的麻醉特点

妇科手术的麻醉要求同时阻滞胸段脊神经和骶神经、盆腔内自主神经。众所周知，子宫体与子宫颈分别受到不同神经节段支配，因此要达到充分镇痛、满意的肌松和抑制牵拉反应，是妇科手术麻醉主要的特点。子宫和附件手术多数可在椎管内麻醉下完成，为避免开腹后脏器牵拉反应，麻醉平面上界应达几，而子宫下段牵拉反应的预防要求麻醉平面下界应至 S_5。腰麻操作简单，麻醉效果确切，肌松好，但对手术时间有一定限制，对血流动力学影响较大，不适于长时间手术和高龄及有并发症病人。连续硬膜外麻醉不受手术时间限制，对血流动力学影响相对较小，经 $L_{1~2}$ 或 $L_{2~3}$ 单管阻滞时需药量较大且常有骶区阻滞不全，可采用双管法，即分别在 $T_{12~}L_1$ 和 $L_{4~5}$ 放入硬膜外导管，分别注药使麻醉平面满足手术需要，还可根据手术进展情况，先由上管注药阻滞下胸段脊神经以满足开腹手术需要，然后下管注药阻滞骶神经防止宫颈牵拉不适。近年来腰麻与硬膜外联合应用于妇科手术亦获得满意效果，选用特殊设计的腰麻硬膜外联合穿刺针自 $L_{2~3}$ 间隙穿刺成功后置入硬膜外导管，然后用细腰穿针经硬膜外针侧刺入硬脊膜，注射腰麻药后，退针留置导管，调试麻醉平面满意后即可开始手术，手术时间过长腰麻作用消失时由硬膜外注药维持麻醉，术毕还可保留导管提供术后镇痛。

椎管内麻醉注入局麻药同时加注少量麻醉性镇痛药如硬膜外注入芬太尼 0.025mg，可明显减轻脏器牵拉反应并加强椎管内麻醉的镇痛效椎管内麻醉还可与小量镇静药物合用，如静注咪达唑仑 3~5mg，在刺激较强的操作时可使病人进入浅睡状态，减轻病人焦虑，增加病人对麻醉的满意程度，但年老体弱、过度肥胖病人入睡后应注意保持呼吸道通畅。

手术范围较大如恶性肿瘤清扫术、子宫内膜异位根治术，预计术中失血较多，病人一般情况较差或精神极度紧张的病人可选择全身麻醉，气管内插管，控制呼吸，可为手术医生提供良好的手术条件。浅全麻还可与连续硬膜外麻醉联合应用，保证完好镇痛同时令病人安静入睡，减轻手术麻醉应激反应，术毕保留硬膜外导管还可作术后镇痛。

（二）经阴道手术的麻醉特点

椎管内麻醉是经阴道手术的首选麻醉方法。短小手术可应用骶管阻滞或低位腰麻鞍区阻滞，麻醉范围局限，生理干扰小，有利于病人术后迅速康复。经阴道手术需要盆底组织松弛，过度牵拉或打开腹膜切除子宫时可发生反射性喉痉挛或呃逆，气管内全麻可避免上述有害反射，还可对抗因垂头仰卧截石位对病人呼吸功能的不利影响。经阴道手术常伴有大量不显性失血，应密切观察及时补充，维持体内血容量平衡。

经阴道手术一般在截石位下进行，有时还合并头低位，椎管内麻醉一般均可满足手术需要，但宜在阻滞平面固定后再安置病人至头低位，避免麻醉平面意外上升，影响麻醉安全。头-低位和截石位还可使病人中心静脉压升高、颅内压升高、心脏做功增加、肺静脉压升高、肺顺应性下降及功能残气量下降。长时间处于此种体位的手术最好应用全麻气管内插管。控制呼吸应调节潮气量和通气频率，提供足够分钟通气量而又不造成过度膈肌移位，以免将腹内脏器推向手术野影响操作。术毕恢复平卧位时宜缓慢进行并密切监测血压、心率。如发现有头面部水肿宜改为轻度头高位，待一般情况改善后再拔除气管内导管。病人恢复正常体位初期因双腿静脉回流减少，体内血容量再分布可合并短时低血压。安全的方法是分期逐步恢复正常体位，如在双腿放平前先置轻度头低位，然后慢慢恢复平卧位，如血容量不太低，血管张力逐渐恢复，可维持正常血压。经阴道手术的实际失血量常常超过估计失血量，恢复体位时其血容量不足作用明显化，还应适量予以补充。

长时间截石位手术还应注意保护病人肢体，下肢应加垫后妥为固定，避免神经、肌肉受压损伤。上肢外展以便输液和测量血压，但外展角度不得大于 90 度，否则可造成臂丛神经损伤。

（三）经腹腔镜手术的麻醉特点

近年来可在腹腔镜下进行的妇科手术适应证在不断扩大。腹腔镜手术的主要麻醉问题是人工气腹。腹腔内充入 CO_2 可使病人 $PaCO_2$ 升高，由于膈肌上移、肺顺应性下降、功能残气量下降及 CO_2 经腹吸收所造成的高碳酸血症，约需正常通气量的 1.5 倍才能使之恢复正常。同时腹内以 2~2.5kPa（20~25cmH_2O）压力持续充气可使中心静脉压升高、心排血量增加，当充气压力超过 3kPa（30CmH_2O）时中心静脉压不再升高反而下降，右心充盈减少，心排血量也下降，最多时可下降 40%。麻醉多选择气管内全麻，控制呼吸，过度通气以策安全。应用 Bain 回路通气时，新鲜气流量应不低于 110ml/（kg·min），最低通气量 175ml/（kg·min）短时间手术也可应用 10~15ml 局麻药髂周阻滞，辅助小量镇静镇痛药如咪达唑仑 3~5mg 或芬太尼 0.05mg 静脉注射。应用硬膜外阻滞于腹腔镜手术麻醉时阻滞平面上界应达 T_5，术中注意呼吸管理，控制腹腔充气压力，充气量不得超过 2 升。

CO_2 气栓极罕见，但为腹腔镜手术致死性并发症，主要临床表现是呼末 CO_2 突然降低，脉搏氧饱和度下降，动脉血压下降和心电图变化。疑存 CO_2 气栓可能时应立即停止

CO_2 输入，纯氧通气，置病人于左侧卧位，还可由颈内静脉放入中心静脉导管试从右心房抽吸；做好心肺复苏准备。

（四）妇科手术麻醉的特殊问题

1.贫血

常见妇科病如功能垂子宫出血，子宫肌瘤等可因长时间失血而引起轻重不等的贫血。红细胞数和血红蛋白减少，血液携氧能力降低，全身各脏器因慢性缺氧而逐渐发生代偿性变化，其中心血管系统变化尤为明显。由于麻醉、手术和输血补液都能给心脏带来额外负担，有可能诱发心力衰竭，因此麻醉前宜酌情纠正病人一般情况。如血红蛋白过低且有明显代偿性症状如皮肤苍白、窦性心动过速、运动耐力下降病人可分次输给小量红细胞悬液或全血，由于慢性贫血病人血红蛋白低但血容量不一定少，因此输注浓缩红细胞液较全血更适宜。原有贫血病人术中再有失血时应等量补充。麻醉期间保证充分供氧，麻醉方法选择宜根据手术要求和病人情况综合分析后决定。

2.巨大卵巢肿瘤

巨大卵巢肿瘤或大量腹水可限制膈肌活动，使病人胸廓容积明显缩小，有效通气量减少，可使病人处于慢性缺氧和 CO_2 潴留状态。呼吸活动受限易发肺部感染，高龄合并慢性支气管炎病人更易发生。此外，患者因活动不便，胃纳欠佳，常消瘦衰弱，对麻醉和手术耐受力明显降低。巨大肿瘤还可产生类似妊娠晚期的子宫压迫综合征表现，静脉回流减少，心排血量降低，仰卧位症状加重，病人长期处于不稳定的低血压中。

麻醉选择：如病人一般情况尚可，可应用硬膜外麻醉，但须控制麻醉平面，应用低浓度局麻药减轻运动神经阻滞程度，有助于减轻麻醉后血流动力学变化。麻醉后平卧时应密切观察病人，警惕发生仰卧位低血压综合征。由上肢输血补液可避免下腔静脉阻塞的影响。巨大卵巢肿瘤如为良性囊肿，可在搬出腹腔前先行穿刺放液，令腹压逐渐减低，切除肿瘤后短时腹腔加压避免回心血量突然增加，发生急性循环衰竭，以及因腹主动脉压迫突然解除导致血压突然下降，心率加快。

巨大肿瘤兼有心肺功能不全者宜选择全麻较为安全。麻醉诱导应避免严重低血压或通气困难，危重病人应在手术医生刷手消毒后确保能立即开腹减压时再开始麻醉。术中气管插管，控制呼吸，充分供氧，术毕待呼吸功能恢复正常，循环状态稳定后再拔除气管导管。

3.失血性休克

宫外孕破裂腹腔内出血是妇科常见急症，诊断成立后应尽早手术。麻醉危险性与失血量密切相关。凡临床表现心率增快，血压降低者失血量多已超过 1000ml；而病人意识恍惚，少尿无尿，脉细数，皮肤黏膜颜色苍白，身出冷汗提示重要脏器供血明显不足，已进入重度休克状态，应毫不迟疑地开始容量扩充，积极准备手术。失血量在 1000ml 以内可先用明胶类 500~1000ml 与等量电解质溶液同时输入，失血超过 1000ml 应加输全血或红细胞以保证血液的携氧能力。切开腹膜后将腹腔内积血回收，应用血球回收机洗涤离心，将浓缩红细胞回输给病人可迅速提高病人血红蛋白含量，减少库血输入，降低输血并发症。

麻醉选择应参考病人全身情况，心率稍快，血压尚可维持正常，可应用小剂量硬膜外阻滞配合及时输血输液。也可硬膜外置管后先在局麻或小量氯胺酮麻醉下开腹止血，待出血部位得到控制，血压稳定后再开始硬膜外阻滞。血压不稳定的紧急病人，可单独应用小量安定 5~10mg 或咪达唑仑 3~5mg 静注，切皮前静注氯胺酮 1 此后间断静注或静脉点滴氯胺酮完成手术，意识不清，烦躁不安或术前饱胃病人应行气管插管，静注小量安定、氯胺酮后以琥珀胆碱 1~1.5mg/kg 静注快诱导，插管前助手压迫环状软骨避免返流误吸，术中应用氧化亚氮-氧-肌松药维持麻醉。宫外孕破裂出血病人大多病情紧急，但由于病人年轻，身体条件良好，预后相当乐观。麻醉和手术医生应密切配合，抓住有利抢救时机，尽早手术止血，病人多可顺利康复。在有活动性出血情况下如坐等输血输液改善周身情况后再安排手术，则常因休克时间延长，程度加重，增加了抢救难度。

（曹蓉）

第二节　常见妇科手术麻醉

一、子宫内膜异位症

子宫内膜异位症在近 30 年来发病普遍增高，经常在剖腹探查，腹腔镜检查中发现。该症是指有功能的子宫内膜生长在子宫腔以外的任何部位，在性激素影响下生长、发展或消散，是一种依赖性疾患，这是该病之主要特点。既往习惯把子宫内膜异位症分为内在性子宫内膜异位症与外在性子宫内膜异位症。前者是指内膜生长在子宫肌层，虽然组织起源与外在性子宫内膜异位症有其相似之处，但其发病机制、临床表现和处理原则上均有所不同，故现代文献已将其命名为子宫肌腺病。外在性子宫内膜异位症是指子宫内膜生长在子宫肌层以外的任何其他部位，包括子宫颈及浆膜层，均称为子宫内膜异位症。

子宫内膜异位症在组织学上是良性的，但它确实具有与癌瘤相似的侵犯能力，以致广泛破坏卵巢组织，还能引起输卵管、膀胱和肠道纤维化、变形，并造成肠道及输卵管梗阻。NaVay（1974）指出子宫内膜异位症与癌瘤有相似的特点，如浸润性倾向、增生能力、侵犯及穿透器官的能力，经血管播散和远处播散的潜力；但是它与癌瘤有所不同，它不消化宿主的组织，不产生恶病质以及生长缓慢，还有它依赖于卵巢功能，子宫内膜异位症真正恶变是罕见的。

（一）病因

1.种植学说

早在 1921 年 Sampson 首先提出经血通过输卵管流入腹腔的设想，他认为在月经期间脱落的子宫内膜碎屑可随经血流入输卵管，然后由伞端溢出，种植于盆腔脏器表层，继续生长，最后发展成子宫内膜异位病灶。多发生于卵巢及子宫直肠窝。作者曾对人工流产 24h 后的孕妇进行 B 超和后穹隆穿刺 100 例中有 93 例穿出血水样液体。经血逆流而使子宫内膜种植于盆腔脏器。盆腔必须具备三个条件：其一是雌激素水平相当高；其二是有感染或创伤；其三是经血逆流量大，免疫功能低下。有些学者对经血逆流学说持怀疑态度，脱落的细胞能否成活？Telind 及 Scott 的试验证实了脱落细胞的种植并成活。Ridley 及 Edwards 对 15 例作选择性子宫切除的病人，由阴道取出月经血，注射于同一病人的腹壁筋膜内，于 3~6 个月后开腹手术时，有 2 例发生典型的内膜异位病灶。

经血逆流学说虽被广大妇产科学家所接受，但无法解释盆腔以外部位的子宫内膜异位症的发病。

2.良性转移

所谓良性转移是指子宫内膜碎屑偶然进入淋巴管或由血管播散至腹膜后淋巴结、输卵管、肺以及臂等部位 1924 年 Halban 首先提出此假设。以后确有在盆腔淋巴结及静脉中发现子宫内膜组织，如果此学说成立，则全身各部位的子宫内膜异位症应该常见，但事实并非如此。

3.体腔上皮化生

卵巢表面的生化上皮、盆腔腹膜、脐、腹股沟、疝囊、胸膜以及直肠阴道隔等均起源于体腔上皮，具有潜在的化生能力，在适当的条件下，诸如慢性炎症，长期而持续的卵巢激素刺激以及倒流入盆腔的经血刺激，均可促使具有化生潜能的组织转变为子宫内膜。

据统计均有 80%的子宫内膜异位症发生在卵巢。脐部以上很少有异位症，脐部以下最为多见。这是因为脐部以下为第二苗勒氏系统组织，最容易接受雌激素影响，最容易化生。

（二）临床特征

1.症状

（1）痛经：痛经是子宫内膜异位症的主要症状，为继发性的痛经，并逐月逐年加重以致达到难于忍受的程度。疼痛多发生在下腹及腰骶部，可以放射至阴道、会阴、肛门或腿部，少数患者可能有肛门里急后重的感觉。疼痛主要是由于异位的子宫内膜于经期前发生水肿，经期时有出血，刺激或牵扯周围组织所引起的，疼痛程度与病灶大小，一定成正比。据统计约有 20%的子宫内膜异位症患者并无疼痛症状。应该提出的是凡与月经有关的不同部位的疼痛都应引起警惕，如经期腹部切口瘢痕的疼痛，或是会阴切口瘢痕部位的经期疼痛，这往往是使医务人员得以发现瘢痕性子宫内膜异位症的重要线索。

（2）性交痛：位于子宫直肠窝、阴道后穹隆、骶韧带、会阴侧切瘢痕等处的子宫内膜异位症，均有可能引起性交不适或性交痛，以致患者拒绝性生活。性交痛常于经前较为明显，病情严重者则随时都有性交痛或不适。

（3）不孕：不孕症患者中有 30%的病人是子宫内膜异位症引起的。引起不孕的原因可能是：子宫与直肠重度粘连致使子宫后倾并固定；输卵管因周围粘连而扭曲；或伞端粘连，影响吸取卵子的可能；输卵管因周围粘连、纤维组织增生，或瘢痕组织的形成而减弱输卵管的蠕动以致影响吸取及运送卵子的功能；双侧卵巢形成较大的囊肿，输卵管被拉长以致其正常功能受到影响；内分泌紊乱更是不孕症的重要因素。

（3）月经失调：子宫内膜异位症合并月经紊乱者占半数，是由卵巢实质被异位囊肿所破坏，或卵巢被粘连包裹，使卵巢包膜增厚，不能排卵，形成无排卵月经。月经失调的另一个原因是卵泡黄素化不破裂综合征，其表现是基础体温双相型；经前诊刮为分泌期宫内膜，血中黄体酮升高，但腹腔镜下看不到黄体血肿，卵巢表面无排卵瘢痕。或表现为患者血中泌乳素增高，抑制了垂体促性腺激素的分泌，导致月经不调。

（5）肠道症状：子宫直肠窝、骶韧带以及直肠存在内膜异位病灶时，病灶充血、肿胀，刺激直肠致使肛门有憋坠感或便意，经期尤为严重，如病灶侵犯直肠严重，病灶突向肠腔可引起经期便血或肠梗阻。

（6）急腹症：子宫内膜异位症的急性腹痛多发生于月经周期的中期或后半期。卵巢内膜异位囊肿因囊内压力较大可自发破裂，裂口小，溢液少，腹痛可逐渐缓解；如裂口较大，溢液多，腹膜刺激严重。如有内出血或血压下降应及时开腹探查。

2.盆腔检查

部分患者常缺乏明显体征，单靠双合诊检查往往不够，必须行三合诊检查，检查时要特别注意子宫直肠窝、骶骨韧带、阴道及会阴侧切瘢痕。

妇科检查可见子宫直肠窝处触及黄豆大或团块状结节、触痛明显；子宫粘连固定呈后倾，后穹隆触痛明显；附件_性肿物张力大，不活动或活动受限，多位于后盆腔；子宫骶骨韧带部位有单个或多个融合在一起的，大小不等的结节；宫颈或后穹隆见有紫蓝色斑点结节或息肉样、菜花样突起，直肠阴道隔触及痛性结节；其他部位的异位病灶如脐、腹壁切口瘢痕、会阴侧切瘢痕均可触及痛性肿大的硬结。

3.辅助检查

（1）B 型超声诊断主要观察卵巢子宫内膜囊肿，可见囊壁光滑，外界清晰或不清晰，囊肿直径一般不超过 10cm，囊肿内可见颗粒状细小回声，是囊液黏稠的表现。

（2）子宫输卵管拱油造影一般输卵管通畅，由于病变粘连，可表现扭曲、僵直影像，严重受累的病例，输卵管表现通而不畅或输卵管伞端粘连，表现 24 小时后仍见有碘油堆积。

（3）腹腔镜检查腹腔镜检查是目前诊断子宫内膜异位症的主要方法，借助腹腔镜可以直接窥视盆腔，见到内膜异位病灶，明确诊断并且可根据检查所见进行分期便于决定治疗方案。

（三）围术期生理调控

1.术前评估与调整

子宫内膜异位症，好发于生育年龄，以 30~40 岁妇女为多发，由于对该症的手术治疗方法选择上，有很大程度取决于患者年龄、病发范围及对生育的要求，所以麻醉医师除常规访视，体检外，对手术是保守性，还是根治性做一了解，更为主要的是，了解病人是否存有并发症，如肠梗阻症状，泌尿系统症状等对其并发症术前应尽可能调整到最佳状态。

（1）麻醉医师应对其既往手术史详细了解，如局麻下行腹腔镜的检查与治疗史及能否能够耐受，术中是否需辅助用药及用药量。如曾接收过硬膜外麻醉，应了解术中是否出现过险情，还应考虑到反复硬膜外穿刺，可能造成硬膜外腔的粘连而影响麻醉效果。

（2）当异位病灶侵入到肠壁时，严重者可发生肠梗阻或不全梗阻，术前访视应了解病人是否有脱水，酸中毒及电解质紊乱。特别要注意是否有低血钾的存在，对此类病人术前应纠正酸中毒及电解质紊乱，补充血容量，对严重贫血及低蛋白血症全身情况较差的，应给予输血及白蛋白的补充，以改善全身状况。

（3）当异位病灶侵犯膀胱和输尿管，前者可造成血尿，后者可引发输尿管的梗阻造成肾后型的肾功能损害，术前应检查尿常规及浓缩功能实验，尿素氮和肌酐，以了解肾功能受损程度。对尿少的病人要注意高血钾的存在，术前若必须补液时切忌逾量，以防加重水钠潴留，对存有高血压、贫血等清洗术前要调整到最佳状态。

2.术前用药

多数患者术前都伴有紧张心理，术前应做好解释安慰工作，同时给予镇静安定药以消除病人焦虑的心理。

一般手术前一日晚口服苯巴比妥 0.1~1.2g，手术当日晨口服安定 5~10mg，全身麻醉给嘛替啶 50~100mg、阿托品 0.3~0.6mg。

3.麻药方法与术中管理

（1）局部麻醉：目前腹腔镜手术在国内被广泛推广应用，子宫内膜异位症行腹腔镜检查术，不但可以明确诊断，更可以发现病灶的范围制定出治疗方案。同时对症状较轻，范围较小的病灶，可在局麻下经腹腔镜完成，但术中需辅助少量镇痛，镇静药，其手术时间不宜太长。

（2）椎管内麻醉

1）硬膜外麻醉：适用于腹腔镜下对广泛病灶处理的保守性手术。术中管理要注意人工气腹后膈肌抬高所致的肺顺应性下降，潮气量减少。再加上 CO_2 经腹膜的吸收可造成高碳酸血症，所以硬膜外麻醉要保持病人的自主呼吸，以提高呼吸频率及幅度，使过高的 CO_2 迅速经肺泡交换呼出。术中辅助用药要慎用同时给面罩吸氧以维持 SpO_2 的正常。

术中体位为头低臀高位，如术中需追加局麻药，要缓慢注入以免因体位的影响而造成麻醉平面过高。如术中出现明显的血压下降及 SpO_2 的下降应立即停止手术，排出腹内 CO_2 加快输液，或用麻黄素来提升血压。硬膜外麻醉下的腹腔镜手术应小于等于 2 小时。

子宫内膜异位症合并有肠梗阻及输尿管梗阻的患者应禁忌腹腔镜手术。

连续硬膜外麻醉也可用于开腹的保守手术治疗，术中可能需要用显微手术镜以便寻找更小的病灶同时施行骶前神经的切除，所以手术时间较长。术前如无贫血，术中无大的出血，一般不需输血。

对合并有输尿管梗阻的病人，要重视麻醉期的肾保护，其关键在于维持足够的肾灌流及尿量，要避免硬膜外麻醉平面过高，使血压下降，而影响肾的灌注。同时硬膜外局麻药中禁用肾上腺素，以防吸收人血而诱发肾血流减少。术中还应注意液体的人量，以免加重肾的负担。

对并有肠梗阻的病人，如发生在直肠、乙状结肠低位性肠梗阻，可伴有酸中毒及低血钾，术中可结合血气分析及电解质情况给予纠酸补钾。

急腹症的病人如术前无失血性休克，无椎管内麻醉禁忌证也可采用硬膜外麻醉，术中应积极纠正低血容量，防止血压下降同时注意防止呕吐误吸。

2）腰麻、硬膜外联合麻醉（CSEA）：适用于半根治及根治性手术，利用 CSEA 骶丛阻滞完善、肌松好的特点，最适宜子宫切除的手术，但要注意术中管理勿使麻醉平面过高，以保持循环、呼吸的稳定。

3.全身麻醉

对全身情况较差，病情严重，种植广泛，腹胀、肠梗阻症状较重的患者，或拟施行根治术，手术范围广泛以及椎管内麻醉禁忌者采用全身麻醉更为安全有效。

以吸入麻醉或静吸复合麻醉为宜，近年有人主张全麻加硬膜外阻滞，不仅术中能满足要求，且有利于术后镇痛。对输尿管梗阻，肾功能不全的病人一般宜采用硬膜外麻醉，如必须用全身麻醉时，要牢记因任何原因导致的肾血流减少，都可以刺激肾素和血管紧张素II的分泌，使小动脉收缩肾血流减少，所以应选用对循环影响小，尤其是对肾脏影响小，时效短的药物。根治术术中渗血较多，加之术前严格的肠道准备，故应注意术中的液体治疗。输液要掌握一个原则，在维持肾灌流的前提下，施行欠量补充，以保护其他重要脏器。

术中应常规监测血压、心率、心电图、脉搏血氧饱和度，呼吸频率及深度。

二、子宫腺肌病

子宫肌腺病是指子宫内膜基底部向肌层生长，但未超过子宫体的范围。异位的子宫内膜弥散于整个子宫肌壁，由于内膜侵入引起纤维组织及肌纤维的反应性增生，使子宫一致性增大，不均匀或局灶型发病者一般多见子宫后壁，由于局限在子宫一部，使局部周围的肌细胞高度增生，形成一圆形病灶，酷似子宫肌瘤，称子宫肌腺瘤（adenomyoma）。肌腺瘤与子宫肌瘤的区别在于前者周围无包膜存在。子宫肌腺病以及子宫内膜异位症在组织形态上有其相似之处，由于其发病机制临床表现、处理原则都不相同，故为两种独立的疾病。

（一）病因

子宫肌腺病的发病原因尚不明确，可能与下因素有关。

1.创伤

多次妊娠与分娩可能导致子宫壁的损伤，由于子宫收缩，在损伤部位将子宫内膜挤压入子宫肌层中，从而有利于正常部位的子宫内膜向肌层生长；对宫内膜过度的搔刮，人工流产的肌壁损伤、宫颈粘连，生殖系统畸形导致的宫腔积血，子宫肌瘤挖出术、子宫畸形矫治术、剖宫取胎等，误将子宫内膜种植于子宫肌壁也是诱发因素。

2.卵巢功能失调

卵巢功能失调、过量雌激素的产生，有可能刺激子宫内膜向子宫肌壁层生长。

3.转移

经淋巴、血流将子宫内膜转移到子宫肌层，使转移而来的子宫内膜在子宫肌壁存活。

（二）临床特征

1.症状

（1）月经过多：子宫肌腺病的患者，绝大多数患者月经过多及经期延长，其原因是异位于子宫肌壁的宫内膜刺激肌层纤维组织增生，致使子宫进行性肥大，由于肌壁纤维组织增生，使子宫肌壁的正常收缩功能下降，加之子宫慢性肥大，宫腔面积增加，两种因素促使经血量增加。卵巢功能失调，雌激素水平持续增高，多伴发子宫内膜增殖症，更增加了经期出血。

（2）痛经多发：于近绝经期妇女呈继发的进行性加剧。多为绞痛，也有表现为胀疼。原因是雌激素作用于异位病灶导致肌层充血肿胀，子宫肌壁血管的增加，使肌层的血量增多，纤维组织增生的肌壁因失去弹性，子宫肌壁发生痉挛性收缩，其表现为痛经。异位的内膜与正常位置的子宫内膜呈同步改变时，则更加重了痛经，患者常需卧床休息或注射镇痛药物。有些患者的痛经还向两大腿根部、外阴、肛门放射，常主诉抽痛。

2.体征

双合诊或三合诊检查子宫呈球形增大，质硬，近经期有明显触痛。但子宫正常大小，并不能排除本病。如病灶局限子宫呈不规则增大，并有结节突起，则提示该处可能有肌瘤或肌腺瘤。

子宫肌腺病于经期子宫增大，出现痛经；而月经终了，子宫则缩小，痛经消失。但有些患者平素下腹隐痛，而经期疼痛加重，并向大腿根部放射。

B 超检查、CT、子宫输卵管造影均有助于诊断。此外，可见宫腔稍大，碘油可见于一处或多处进入子宫肌壁。

近年来开展腹腔镜检查，也可以在镜下看到子宫有突起的结节，并可通过腹腔镜进行穿刺活检。

（三）围术期处理

1.术前评估与调整

麻醉医师在术前访视病人中，还要详细复习病历，对病人全身营养状况，精神状态，是否存有呼吸系统，心血管系统的疾病做全面了解，对异常情况予以纠正，使其在最佳生理状态下实施手术。临床遇到的此类病人常伴有以下疾病应予以注意和重视。

（1）常伴有高血压、冠心病：子宫肌腺病，其发病年龄多在中年以上妇女，而且其发病率有明显上升趋势。且常伴有循环系统疾病，如高血压，冠心病，术前需常规行心电图检查。对高血压病人除观察其动态血压外，还要注意重要器官（靶器官）损害程度，如冠心病，左室肥厚及心绞痛发作、心肌梗死病史；有无脑血管疾病及肾功能不全。对高血压术前的调整，尽可能使血压控制在 21.3/13.3kPa（160/100mmHg）以下，抗高血压药物应持续服用到手术当日为止，以使术前血压控制在适当水平。对有严重的心肌缺血，心绞痛，及心律失常的病人，手术前应与心内科医师，妇科医师共同讨论病人能否耐受麻醉和手术，并做好术前的调整、术中心功能的维护和术后并发症的预防措施。

冠心病的病人常需β-受体阻滞药来调整心肌氧的供需平衡，以改善心肌功能。应当注意到此类病人对血容量不足缺乏心率增快的反应。术终如需新斯的明拮抗肌松药时，应给足量的阿托品。对心衰病人因长期服用利尿药洋地黄类强心药，要注意体内钾的含量，即使血清钾正常，但体内总钾量常减少，术前给予洋地黄化的病人，麻醉诱导时应注意琥珀酰胆碱可诱发严重心律失常，甚至室颤。因此，一般主张术前两天停用洋地黄类药及利尿药，对长期服用钙拮抗剂的病人，应注意其具有增加肌松药效应的肌松作用。

（2）常伴有贫血：子宫肌腺病的临床特征是月经量增多，伴痛经，所以病人常有慢性或急性失血，是导致贫血的主要原因，但须排除再生障碍性贫血。这种情况采用药物治疗在短时间内很难收到效果，故输血则成为术前纠正贫血的重要手段。对年龄较大又并存心血管疾病的患者即使轻度贫血，也可促使心绞痛的发生，所以术前纠正贫血改善全身状况，对提高病人对麻醉的耐受力极为重要。

（3）常与其他妇科疾病并存：子宫肌腺病（adenomyosis）常与子宫内膜异位症（endometriosis）子宫肌瘤（urerinemjoma）并存，此类病人的特点为子宫体增大，经期时间长，出血量多，易造成急性失血。术前应积极纠正贫血使 Hb 达 70g/L 以上尽快将手术安排在下一次经期之前进行。

（4）常伴有腰痛：下腰部疼痛是此病常见的临床症状，但应与其他疾病所致的腰痛相鉴别，麻醉医师在术前访视中，如病人主诉有腰痛病史，应引起高度重视，要详细追问其疼痛的时间、性质，部位。特别是选择椎管内麻醉时，要重点检查脊柱是否有畸形侧弯，腰部痛点是否固定，值得提出的是要与腰椎间盘突出症及椎管狭窄相鉴别，如有必要行 X 线及 CT 检查不难排除。

（5）有多次手术史：为明确诊断，病人既往可能有多次手术史，如腹腔镜检查术，宫腔镜检查术，麻醉医师应对以前手术麻醉方法，以及术中病人对麻醉的耐受程度详细了解，对此次手术麻醉具有指导意义。

2.麻醉前准备

（1）术前用药：多数病人在等待手术期间都存在不同程度的恐惧、焦虑，麻醉医师术前访视中应做好安慰和解释工作，同时给予适当的安定镇静药，以消除病人的焦虑心理。决不能单纯依靠大剂量的镇静药，这样往往收不到良好效果。

椎管内麻醉，一般手术前 2h 口服安定 0.1~0.3mg/kg 即可。全身麻醉常于术前 30min 肌注哌替啶 50~100mg，阿托品 0.3~0.6mg，对心功能较差的病人为避免阿托品的增加心率和心肌耗氧的不利作用，可改用东莨菪碱。为防止对心肌的抑制作用哌替啶改用吗啡 5~10mg。

（2）手术室准备：检查氧、N_2O 的气源是否打开，气源是否充足，核对氧、N_2O 与麻醉机的连接是否正确，检查麻醉机是否漏气，碱石灰是否已更换，呼吸机是否工作正常，全麻插管的器械是否齐备，监测仪器包括血压计（自动测血压）、心电图、脉搏血氧饱和度、呼末 CO_2、肌松监测等是否到位功能是否良好。

（3）病人体位

1）经腹子宫切除术：采用仰卧头低位，其优点可使肠管上移，手术野暴露良好，不影响手术操作。当手术填塞棉垫向膈肌挤压时，可使膈肌活动受限影响病人肺气体交换，椎管内麻醉时，勿使平面过高以免加重体位对呼吸的影响。

2）腹腔镜下子宫切除术：为头低臀高位，由于 CO_2 气腹后给呼吸及循环带来一定的干扰，同时还应考虑到体位对呼吸循环的影响，在选择麻醉方法时要权衡利弊。

3）截石位：是经阴道子宫切除术的常用体位，要注意腿架对腓总神经的损伤。对腹腔镜协助下经阴道子宫切除术，也同样采用截石位，但人工气腹时需头低位。

3.常用的麻醉方法

（1）局部麻醉与区域阻滞麻醉：此种麻醉方法多用于腹腔镜的检查术，对已确诊为子宫肌腺病，其病变范围比较小可在局部麻醉下静脉辅助少量镇静药，经腹腔镜用激光或内凝器切除或破坏，手术时间不宜过长，最好小于 30min，此种手术国外开展的较普遍。

（2）蛛网膜下腔阻滞麻醉（腰麻）：腰麻骶丛阻滞完善，麻醉效果确切，肌松好，对完成一般的子宫切除术常被采用。但其最大缺点，当遇到平面不足或手术时间过久时，难以满足手术需要，对患有高血压，冠心病，心功能不全的病人也不宜采用。

（3）硬膜外阻滞麻醉：硬膜外麻醉，目前仍是国内广泛采用的麻醉方法，可选腰 2~3 间隙穿刺，向头侧置管，但骶丛阻滞不全的发生率较高，国内报道高达 25%手术中常需辅助镇痛剂和镇静剂来完成手术。两点穿刺法，选 $T_{12}~L_1$ 间隙为穿刺点向头侧置管，另一点选 $L_{3~4}$ 间隙向尾侧置管，麻醉平面可控制在 $T_6~S_4$ 可以满足子宫切除术。其缺点，局麻药用量相对较大，操作费时，损伤神经或穿刺破硬脊膜机会多。对并有高血压，心肌缺血的病人采用硬膜外麻醉时要注意阻滞范围广泛时可导致严重低血压。

（4）腰麻-硬膜外联合麻醉（CSEA）：CSEA 是将腰麻可靠性与硬膜外的灵活性结合起来，具有腰麻和硬膜外的双重特点，以其起效快，阻滞完善，经济等特点而广泛在临床上应用，特别是为妇科手术的麻醉开辟了新途径。

目前 CSEA 有两种方法。一种是双点穿刺法（DST）另一种是单点穿刺法（SST），双点穿刺法选择 $T_{11~12}$ 间隙行硬膜外穿刺，向头侧置管备用，然后在 $L_{3~4}$ 棘间隙施行蛛网膜下腔穿刺成功后注入重比重局麻药，硬膜外给药可根据手术时间的长短麻醉平面的高低的需要，给予适当的局麻药。

单点穿刺法（SST）在 $L_{2~3}$ 或 $L_{3~4}$ 间隙行硬膜外穿刺后由此针作为引导，将腰麻针插入进行腰穿成功后注入重比重局麻药，腰穿针退出再置入硬膜外导管。

CSEA 局麻药的用量不同于单纯硬膜外麻醉，给予少量的局麻药就可出现广泛的阻滞范围，这可能是蛛网膜下腔给药后使硬膜外腔容积变小，压力升高，当然也不能完全排出局麻药从硬膜外腔扩散到蛛网膜下腔的可能性。

因此为避免麻醉的平面过于广泛，腰麻药应用为小剂量的重比重局麻药（1~2ml）。硬膜外的首次量 3~5ml，使麻醉平面控制在 T_6 以下，对高血压的病人要防止麻醉平面过于广泛。术毕保留硬膜外导管以备术后镇痛。

（5）全身麻醉：对全身状况较差，心肺功能受损较为严重及夹杂多种其他疾病的病人采用全身麻醉较为安全。全麻包括：吸入麻醉，静吸复合麻醉，全凭静脉麻醉等，麻醉医师可选择自己所熟悉而又有把握麻醉方法。

对患有高血压，冠心病，心肌缺血的病人要注意全麻药对心血管的抑制作用，要选择对循环影响较小的药物。同时也要防止因麻醉过浅而产生的应激反应：心率增快和血压升高，特别要注意麻醉诱导期的平稳。从现有的麻醉药来看采用静吸复合麻醉较为理想。即采用芬太尼、氟哌利多、维库溴铵、异丙酚或普鲁卡因为静脉麻醉的基础，术中辅助小量安氟醚，异氟醚吸入。总体来说对心功能较差病人的麻醉，必须遵循一个原则就是维护心肌氧的供需平衡。

4.术中管理

术中监测心率，血压，心电图，脉搏，氧饱和度，肌松监测；对腹腔镜的手术应加强监测呼末 CO_2 及气道压力，子宫切除术应随时注意尿量及尿的颜色。

（1）椎管内麻醉的管理：子宫肌腺病行子宫切除术，大部分病例可在椎管麻醉下完成。椎管内麻醉时，心率血压可下降，原因是交感神经节前纤维被阻滞，其所支配区域的血管扩张，有效循环血容量的减少可使血压下降，在 CSEA 麻醉时要掌握好局麻药的用量，防止阻滞平面过于广泛，引起血压大幅度下降。其预防措施是可在施行 CSEA 前预先建立静脉通道，适当补充容量，可防止血压骤然下降。

对患有高血压的病人要根据原血压水平来判断有无低血压的发生，一般较原来血压水平降低 25%则认为为低血压，高血压的病人其血压下降的程度往往比一般病人严重，高血压病本身就存有血容量的不足再加上子宫肌腺病的特点失血量多，所以在椎管内麻醉时血压下降显得更为突出，故而对此类病人要以预防为主。注入硬膜外的局麻药要从小剂量开始。根据病人反应情况再追加剂量。一旦出现血压下降处理要及时，要防止低血压时间过久，因高血压病人在不同程度上对心，脑，肾都有一定程度的损害，对低血压的耐受能力较差，所以应积极纠正低血压以免这些脏器因缺血而产生严重的并发症。

可快速扩容 200~400ml，在快速输液的同时必须认识到高血压心肌缺血病人心脏承受的能力，警惕左心衰竭的发生，在没有中心静脉压监测的情况下心率是监测重要指标（同时也要注意心电图的变化），在快速补充血量的同时心率逐渐增快，此时要放慢输液速度可用小剂量多巴胺以加强心肌收缩力再补充血容量，应当考虑到长期服用利血平，普萘洛尔药物的病人，血容量减少时其代偿反应心率增快不明显。对严重的低血压应当先用升压药物来提升血压，可静脉给麻黄素 15~30mg，但对长期服用利血平，胍乙啶的病人麻黄素的效应减弱，而对去甲肾上腺素敏感。在处理低血压的同时要注意心电图的变化，是否有心肌缺血的改变及原有心肌缺血的基础之上有新的发展。

经腹腔镜下子宫切除术或腹腔镜协助经阴道子宫切除术的椎管内麻醉。对此类手术除提高和加强麻醉术中的管理不容忽视外，还应加强对腹腔镜本身存在危险性的认识。人工气腹后可使膈肌抬高，肺的气体交换量减少，再加上 CO_2 经腹膜的吸收，均造成程度不同的 $P_{ET}CO_2$ 的上升和 SpO_2 的降低。因此，术中应加强对呼吸的管理，给予有效地吸氧，必要时给面罩辅助呼吸。术中的静脉辅助用药要慎用，以免加重病人的呼吸抑制，人工气腹后可增加心脏负荷降低心排血量，还应注意到气腹后可使硬膜外腔的压力上升，造成广泛的麻醉阻滞使血压下降，对血压下降，可通过快速补充血容量及升压药麻黄素纠正，通畅的静脉通路应选择上肢，以免气腹后腔静脉受压回流受阻。

（2）全身麻醉的管理：子宫肌腺病行子宫切除的手术，大部分可在椎管内麻醉下完成。对全身情况较差，伴有其他多种疾病，其中包括严重的高血压，冠心病的病人，对此类病人采用全身麻醉，其术中的管理更为重要。

高血压，心功能较差的病人，在麻醉诱导期最容易发生问题。应尽可能避免屏气，咳嗽，血压及心率的剧烈波动。麻醉药物的选择原则应选用对循环影响小，麻醉作用又强的药物，既要避免药物对循环的过度抑制，又要防止麻醉过浅而产生心率增快，血压升高的负反射，事实上到目前为止没有一个药，可以同时满足这两方面的要求，所以多采用药物的复合应用，同时对药物的剂量及注药速度应根据病人当时的生理状况来选择。如硫喷妥钠在静脉快速诱导时虽然并非绝对禁忌证，但应用时要十分小心，不仅给药的剂量要减少，同时注药的速度要减慢，可以采取试探性给药。先静脉给 2.5%硫喷妥钠 3~5ml 后观察病人反应情况，再酌情追加。

麻醉中应注意气道通气，这对冠心病心肌缺血的病人非常重要。通气不足所致的缺氧及二氧化碳蓄积其危害性是显而易见的，

但过度通气可使 $PaCO_2$ 降低，造成冠状动脉痉挛加重了心肌缺血也是不可忽视的。

对冠心病的病人麻醉始终要遵循一个原则，就是维护心肌供氧与需氧的平衡，如打破这个原则就有可能发生心绞痛，甚至心肌梗死。影响心肌供氧的因素有低血压及缺氧，所以要维持一个稳定的血压及满意的通气。影响需氧的因素有心率，心室容积，血压，其中心率和心室容积影响最大，因为心率的增加不仅使心肌需氧增加，同时由于舒张期的缩短心肌供氧也受到影响，心室容积的增加同样也存在双重的影响，既增加心肌的氧耗，同时又使心肌氧供减少。

目前临床上既简单又实用的监测心肌耗氧量手段即心率、收缩压的乘积（RPP）正常不超过 12600（收缩压以 mmHg 计算）它可以间接反映心肌耗氧量。

5.术后处理

全麻术后早期应确认有无麻醉剂及肌松药的残余作用，以防再度发生呼吸抑制，对上呼吸道分泌物要清除彻底，防止上呼吸道梗阻，对高血压，冠心病的病人术后一周内加强心电图监测，以防术后心肌梗死的发生。

随着现代医学的发展微电脑程控 PCA 泵应用逐渐广泛，病人自控镇痛（PCA）以列入常规。目前常用的有 PCIA 和 PCEA（详见第五章），全麻手术后病人，特别是高血压，冠心病病人术后的焦虑和疼痛，可引起交感神经的兴奋性增强，使心率增快，心肌耗氧量增加，导致心肌氧的供需失去平衡，直接关系到病人的预后。PCA，可以抑制应激反应，降低儿茶酚胺水平，使心肌氧耗和高交感活性引起的重要器官的高负荷状态恢复正常。有利于早期恢复和缩短住院日期，节省开支。

三、子宫脱垂

（一）病因

子宫脱垂（metroptosis）的发病原因，有多种因素，多数学者认为是由于分娩损伤；盆腔脏器筋膜和支持组织薄弱；以及腹腔压力的增加，体势用力的影响所致。当然，绝经期后，由于体内性激素的降低，更加引起盆腔组织薄弱；或在旧有损伤基础上，导致子宫脱垂的发生。

1.分娩损伤

分娩损伤是子宫脱垂的重要病因。胎儿由宫腔娩出，除通过骨盆入口外，还要通过子宫颈口，扩张的盆腔软组织，外阴和会阴。盆底组织扩张已达极限，会有部分成为不可自然恢复的损伤。在此基础上，复加一些因素：如第二产程延长，头位不正，枕后位，额先露，骨盆出口狭窄，耻骨弓角度狭小；或因产科难产手术，不正确地使用产钳、臀牵引或因妊娠中毒症所引起的组织浮肿；或因旧有的软组织损伤等，均可使扩张达到极限的盆底组织发生断裂或撕伤。

尿生殖膈的损伤，在正常分娩中是不可避免的，也是不能完全恢复的。甚至形成阴道前壁松弛或尿道膨出。

会阴体在分娩过程中也有不同程度的损伤，如未加修补，可加重生殖道的脱垂。当会阴体撕裂，尿生殖膈也破损时，则外阴松弛，阴道前、后壁也将膨出；撕裂严重时，可累及肛门外括约肌和部分直肠。

2.盆腔支持组织薄弱和张力减低

生殖道脱垂，多见于更年期后，尤已经产妇闭经后发病较多。更年期后，卵巢的雌激素分泌减少，使盆腔支持组织变为薄弱，张力减低。再加年龄增长，全身组织变弱，盆腔的支持结构张力也削弱。

生殖道脱垂也可发生于产后长期哺乳的妇女。由于长期哺乳，卵巢内分泌改变，使盆腔支持组织变弱。再加产后过早劳动或营养不足均可加重支持组织的张力削弱。

3.腹腔压力增加和体势用力影响

盆腔支持组织，已有损伤、薄弱和张力减低时，一旦腹腔压力增加，即可形成生殖道脱垂。如肥胖、腹水、腹盆腔肿瘤、慢性咳嗽以及体势用力（如肩挑、举重、蹲式工作、长期便秘）等。产褥期间，子宫和盆腔支持组织尚未完全复原，子宫体积和重量增加，产妇过早的参加体力劳动，或腹腔压力增加，即可使子宫脱垂。

4.骨盆倾斜度的改变

随着妇女年龄的增加，骨盆倾斜度也发生改变，主要是脊柱弯曲度的消失。慨骨逐渐由后倾向垂直方向移动，骨盆入口逐渐向水平移动。正常年轻妇女的骨盆入口平面与第五腰椎前表面的角度，约为30度；但随着年龄的增长，其角度可增大到50度左右。由于骨盆向前方旋转，盆腔压力可以通过骨盆入口直接作用于盆腔组织。故认为是生殖道脱垂的原因之一。

上述任何单独一种原因，多不能导致生殖道脱垂。生殖道脱垂是多种原因造成的。

（二）临床特征

1.症状

（1）腰骶部酸痛：一般常见症状为腰骶部酸痛，尤以骶部为甚，以及盆腔重坠感。疼痛特点是久站，行走或劳动，特别是蹲位劳动时，症状明显，卧床后疼痛消失。症状与脱垂的程度并不一致，第Ⅱ度子宫脱垂症状反不明显，而早期脱垂患者腰骶部酸痛却较显著，尤以肠膨出时为甚。

（2）阴道脱出物：患者常述有物突出于阴道外。由于子宫和阴道脱出于两股之间，行走时与衣裤摩擦而觉不适；且常发生溃烂。感染渗出物增多，伴有恶臭。

（3）尿失禁：脱垂患者常伴有尿道、膀胱膨出。当腹压增加时，如突然咳嗽、大笑或增加腹压的劳动时，发生尿失禁。

（4）排便困难：直肠膨出或称直肠前突是造成排便困难的原因之一。有时患者常用手指压迫直肠或将膨出的直肠推向后方，才能排出粪便。

（5）尿潴留：膀胱膨出严重，而尿道未见膨出，其表现为排尿困难。患者常将脱出的膀胱上推后方可排尿。

2.体征

（1）压力性尿失禁：患者在未解小便的状况下，取膀胱结石位，令患者向下用力或咳嗽，观察有否尿液外溢，如有尿液外溢，可将食、中两指置于尿道两侧，向上压迫，再令患者咳嗽，观察是否仍有尿液外溢。如经此试验能控制尿液外溢，表示有压力性尿失禁。

（2）外阴：阴道口张开提示球海绵体肌或会阴体的深部撕伤。肛门皱褶有小凹陷时，为肛门外括约肌的断裂现象。

（3）尿道膨出：将食、中两指置于阴道下段，轻压会阴，嘱患者作停顿排尿动作，观察尿道后部和会阴是否上举，未产妇可抬举10mm，经产妇女约5mm，会阴同时上举15mm，说明无尿道膨出或膨出不严重。如两指置于尿道下方未触及两侧提肛肌缘，说明提肛肌纤维已与尿道分离，加之观察尿道后部和会阴上举不正常，可以诊断尿道膨出。

（4）膀胱膨出：患者憋气向下用力，使阴道前壁膨出，膀胱膨出即可显露。膀胱膨出显示于阴道横沟与阴道膀胱沟之间。膀胱膨出时，此两沟间的阴道皱褶减少或消失而光滑。

（5）子宫脱垂：宫颈口超过坐骨棘水平，但尚未脱出于阴道口。则为第Ⅰ度子宫脱垂；如宫颈口已达阴道口或已脱出于阴道口外，则为第Ⅱ度子宫脱垂，绝大多数Ⅱ度子宫脱垂常伴有膀胱膨出。如宫颈及宫体全部脱出于阴道外，则诊断为Ⅲ度子宫脱垂。

（三）围术期处理

1.术前评估与调整

对子宫脱垂的治疗目前仍以手术为主，其手术方式虽然繁多，但主要是经阴道进行，或需切除子宫，或对已经破损的组织行修复等术式。

子宫脱垂的病人多数为绝经后妇女，严重的子宫脱垂多见于子宫及其支持组织萎缩的老年妇女，而且夹杂多种内科疾病。脱垂的子宫使邻近组织发生变位及扭曲相应出现肠道、泌尿系统症状，麻醉医师术前访视对病人各自的特点及并发症应详细了解，术前积极治疗并发症以最佳状态来接受手术。

（1）合并内科疾病子宫脱垂

Ⅱ度以上均为中老年妇女，常与多种疾病相并存。如慢性气管炎，此类病人的病程较长，所以术前控制感染，镇咳祛痰治疗是十分必要的，同时还应纠正低氧血症。

老年人对贫血的耐受较差，对有贫血的病人术前宜输红细胞，使血红蛋白达 100g/L 以上，对合并有高血压，心脏病伴高血压的病人，术前应给抗高血压药物治疗，尽可能使血压控制在适当的水平；高血压得到有效的控制后，心脏的后负荷减轻，心肌缺血症状也能得到改善。但对心功能较差 ASAⅡ级以上的应重视，建议延缓手术。

对有糖尿病患者术前充分了解病情，检查血糖、电解质、尿糖和酮体。并了解有无其他并发症，对其病情做出正确的评估，一般术前通过控制饮食，口服降糖药，均能控制病情。术前血糖控制在 8.3mmol/L（150mg/dl）以下即可，对老年人不要求血糖降至完全正常水平，以免发生低血糖。

（2）并发肾盂积水

脱垂的子宫使膀胱伴随子宫下降，引起输尿管的变位，屈曲，受压发生输尿管梗阻造成肾盂积水，严重者可发生肾功能不全。术前了解肾功能受损情况，如需调整全身状况时，要注意输液量，以保护肾功能。

（3）其他脏器下垂

由于子宫下垂可不同程度破坏了腹腔脏器间的吸附作用和位置的稳定，及在支持组织的脆弱和腹肌张力的下降等原因，所以术前应检查患者是否同时存在有肾及胃下垂，并应注意胃下垂者消化功能低下，导致病人全身营养状态较差。肾下垂可引发输尿管的曲折，梗阻，也可造成肾盂积水，对此应作相应的处理和调整可通过泌尿系造影或超声波检查来区别两种输尿管梗阻的部位。

（4）腰骶部酸痛

该症所引起的疼痛以骶部为重，常无固定的压痛点，应与其他疾病的腰痛相鉴别。合并肾盂积水的腰痛，其位置较高，肾区有叩击痛，要与骨科疾病所引起的腰痛相鉴别，这点特别重要。

2.麻醉前用药

子宫脱垂的病人以中老年多见，又合并有多种疾病，对吗啡、哌替啶镇痛药，耐受性降低，易发生呼吸抑制及循环抑制，所以术前应避免使用麻醉性镇痛药，老年人的迷走神经张力增强，多有心率过缓，术前可给阿托品。但心肌缺血的病人为防心率过快而增加心肌耗氧量可采用东莨菪碱，镇静药剂量也要减少，可给安定 5mg 术前 2 小时口服。

3.麻醉方法与术中管理

（1）局部麻醉：适用于阴道封闭术或阴道造隔术，及Ⅱ度子宫脱垂行宫颈切除和阴道前后壁修补术。尽管手术比较简单，术中出血也不多，但要注意到接受手术的病人多为老年人，且又合并多种的内科疾病，所以术中管理决不能忽视。术中应常规监测心电图、心率、血压、呼吸等生命体征。对有慢性气管炎的病人，要考虑到截石位，对呼吸的影响，术中应面罩吸氧。提前开通一条静脉，以免术中急需紧急处理时延误抢救时间。

有人对Ⅲ度子宫脱垂的病人经阴道行子宫全切术也采用局部麻醉，并在临床实施。认为局部麻醉安全有效，特别适用于病情较重，并发症较多的中老年患者。

笔者认为，任何一种麻醉方法都存在着利与弊，要根据手术的大小，病人的具体情况来综合判断选择理想的麻醉方法。

局部麻醉下行阴式子宫切除应注意以下几个问题：①对老年高血压、心脏病的病人要注意阻滞不完善时疼痛引起的应激反应而造成的危害；②对糖尿病病人局麻药中禁用肾上腺素；③输尿管梗阻，造成肾功能不全的病人，局麻药中禁用肾上腺素，同时阻滞不全时，疼痛可造成肾小动脉收缩，使肾灌流减少；④注意局麻药的用量。

（2）低位腰麻或鞍麻：蛛网膜下腔阻滞麻醉适用于Ⅱ、Ⅲ度子宫脱垂经阴道子宫切除的手术，但对高血压心功能较差者应尽量控制低位阻滞。

术中，监测心电图，血压、心率等，术中面罩给氧；对糖尿病的病人术中监测血糖。可根据所测的血糖，按胰岛素 1U 与葡萄糖 2.5~6g 比例静脉滴注，术中面罩吸氧。

（3）硬膜外麻醉：适用于Ⅱ、Ⅲ度子宫脱垂，经阴道或开腹的子宫切除术，全身情况较差，合并内科疾病的病人。对有肾功能不全的病人局麻药中禁用肾上腺素，同时要保证完善的镇痛和合理的输液。对高血压、心脏病的病人防止麻醉平面过高而造成血压的下降，对循环血量不足者应补充血容量。术中常规面罩吸氧，要特别注意截石位手术结束后，放平下肢时出现血压下降时常说明有血容量的不足。应一方面加快输液，另一方面重新抬高下肢待血压回升后，放平一侧下肢，观察血压无变化再放平另一侧。

4.术后处理

对有慢性气管炎的病人，术后重点要防止肺感染的发生。鼓励病人咳痰，保持呼吸道通畅，伤口疼痛而影响病人排痰，术后镇痛可以减少肺部并发症的发生，还可以使病人早期下床活动，减少了术后深静脉血栓的发生。

四、子宫肌瘤

子宫肌瘤（myomaofuteerus）是由子宫平滑肌、少量结缔组织组成的良性子宫肿瘤。又称子宫平滑肌瘤。是女性生殖器中最常见的良性肿瘤。此病系激素反应性肿瘤，通常仅在生育期生长，据大量尸解资料发现 30 岁以上妇女 20%在子宫内潜存肌瘤，也有报道 20%~25%育龄妇女存在平滑肌瘤。子宫肌瘤好发年龄为 30~50 岁，如果绝经后肌瘤长大，多提示变性，必须警惕肉瘤变性。

（一）病因

子宫肌瘤的病因尚不清楚，但大量临床资料证明子宫肌瘤好发于育龄妇女，尤其是在高雌激素环境中，如妊娠期和接受雌激素治疗等情况下，肌瘤生长迅速，绝经后肌瘤停止生长，以致萎缩。肌瘤患者又常伴有卵巢充血肿大，子宫内膜增生过长，提示子宫肌瘤与雌激素的过度刺激有关。

女性激素是通过相应的受体来发挥作用的，实验证明：肌瘤组织中具有高于子宫肌的雌激素受体（ER）和孕激素受体（PR）。其含量随月经周期中雌激素水平而变化。有报道，外源性应用性激素及氯米芬后肌瘤增大；抑制或降低性激素水平，可以防止肌瘤生长；提示肌瘤是性激素依赖性肿瘤。另外肌瘤组织中雌二醇含量较正常子宫组织高，而将其转变为雌酮的 17-β羟类固醇脱氢酶的含量较低，导致雌二醇堆积。所以肿瘤的发生可能与该部组织的内环境有关。

对人类生长激素（HGH）的放射免疫测定研究，不支持雌激素与肌瘤发展相关的假设，推测妊娠期肌瘤生长加快与人类胎盘生乳素和雌二醇的协同作用有关。通过葡萄糖—6-磷酸脱氢酶的研究证明：子宫肌瘤是多源性兑降性肿瘤，每一平滑肌瘤属单细胞起源，即单克隆。肌瘤在子宫中的发生是相互独立的，而不是由一个突变的子宫肌瘤细胞播散而致。

子宫肌瘤按其生长位置、与子宫各层的关系可分为：①壁间肌瘤（intramural myoma）或"间质肌瘤"最常见，约占总数的 60%~70%；②浆膜下子宫肌瘤（subserous myoma）较壁间肌瘤少见，约占总数的 20%~30%；③黏膜下子宫肌瘤（submucous myoma）约占肌瘤的 10%~15%。

（二）临床特征

1.症状

多数病人无症状，约 35%~50%患者产生症状。主要有：①异常子宫出血；②压迫症状；③疼痛；④腹部肿块；⑤不孕与流产；⑥贫血等。

2.体征

常规双合诊检查子宫很容易发现肌瘤，但肌瘤必须与子宫相连，质较硬。壁间肌瘤子宫常增大，表面有不规则结节状突起。浆膜下肌瘤可触及质硬、球形、活动的肿物与子宫有瘤蒂相连。黏膜下子宫肌瘤子宫均匀增大，较硬、如宫颈口松他深人手指可触及光滑球形瘤体，可突入阴道内。

（三）围术期处理

1.术前评估与调整

子宫肌瘤（uterinemyoma）是妇科疾病中最常见的良性肿瘤，子宫切除术也是妇科手术最常用的术式。麻醉医师术前除常规对病人访视、体检外，要重点了解病人贫血情况，是否合并有内科疾病，如高血压、心脏病、糖尿病等，对肥胖的病人要检查头后仰、枕寰活动、颞颌关节活动是否受限。对气管内插管的难易程度做出评估。

（1）子宫出血：为子宫肌瘤的主要症状，由于经期延长，月经量过多而引起不同程度的贫血，严重者伴有心悸、头晕、乏力等全身症状。

术前应积极纠正，改善贫血使血红蛋白升至 70g/L 以上，如此全身症状将会随之改善或减轻，为手术提供最佳时机，否则下一个经期到来将无法维持血红蛋白量的平稳。

（2）子宫肌瘤：发病年龄以 35~45 岁为最多，常夹杂有多种疾病，其中以循环系统疾病最为多见。且因慢性贫血，加重了心血管系统的损害，所以术前访视应详细了解心功能情况，对 ASAⅢ级以上的应推迟手术。对患有高血压的病人，应鉴别是原发性高血压、还是继发性高血压。对因肌瘤压迫输尿管而继发的高血压在去除子宫肌瘤后多能恢复正常。对原发性高血压，术前应把血压调整在合适的水平，同时要注意高血压对重要脏器心、脑、肾损害的程度。

（3）肥胖：患子宫肌瘤的病人，肥胖者是常见现象，即使是年轻病人肥胖者也不少见。由于肥胖常合并有心血管病、糖尿病，故术前调整较复杂。

衡量肥胖现多采用（body mass index，BMI）标准，其女性标准体重为 $20kg/m^2$。当 BMI=$30\sim39kg/m^2$ 被视为肥胖，超过标准体重的 100% 以上者为病态肥胖，对病态肥胖术前要重点检查 $PaCO_2$ 是否增高，有无肥胖性低通气量综合征（PHS），肥胖病人由于胸廓运动受到限制、膈肌的升高均可使肺的顺应性下降。肥胖对心血管也有不利的影响，由于肥胖病人的心排血量增多，心脏左室常增大，其血压与体重多呈正相关。

（4）糖尿病病人：术前了解空腹血糖，有无酮症酸中毒及水、电解质紊乱。

（5）腰痛：子宫肌瘤病人常伴有腰背酸痛，其疼痛特点为无固定压痛点，无神经根受压症。要与其他疾病所引起腰痛相鉴别，特别要与腰椎间盘突出症及椎管狭窄相鉴别，必要时可通过影像学来确诊，对是否选择椎管内麻醉有重要意义。

2.麻醉前准备

（1）麻醉前用药：应根据病人情况及麻醉方法来确定用药的种类、剂量、给药时间及途经，一般多在术前一日晚口服苯巴比妥 $0.1\sim0.2g$ 使病人安睡充分休息。

椎管内麻醉，一般术前 2h 口服安定 $0.1\sim0.3mg/kg$、对高血压病人情绪易激动可追加哌替啶 $50\sim100mg$ 肌肉注射，对抗胆碱类药多不主张用，以免病人术中口干、舌燥增加不适感。

全身麻醉，常于手术前 30min 肌注哌替啶 $50\sim100mg$，阿托品 $0.3\sim0.6\%$，但对肥胖病人术前药应慎重，镇痛药一般不用。可口服 5mg 安定，同时应监测呼吸变化。

（2）手术室准备：常规准备及检查供氧系统，麻醉机，监测仪。对全麻的病人要备好气管内插管困难所需用具。如表麻喷雾器，纤维喉镜等，对静脉穿刺困难的备静脉切开包。静脉输液应选择左上肢，以免气腹时腔静脉受压静脉回流受阻。

3.常用的麻醉方法

（1）局部麻醉与区域阻滞麻醉：常用于腹腔镜的检查术，浆膜下小型肌瘤的切除术。对要求保留子宫 40 岁以下的妇女，经腹切开子宫肌瘤剜除术也可在区域阻滞麻醉下完成，但静脉应辅助少量静脉药，术中应注意局麻药的用量。

（2）蛛网膜下腔阻滞（腰麻）：对保留子宫只需将肌瘤剜除的手术，首选应是腰麻，但此种手术术中出血量较多。对手术技巧较为熟练的术者行子宫切除术采用腰麻，常能平稳顺利完成手术。对患有高血压，心功能较差的病人则不宜采用。

（3）硬膜外阻滞麻醉：子宫切除的手术，硬膜外麻醉是常采用的麻醉方法。由于一点穿刺法常有骶丛阻滞不完善，肌松差的缺点，所以多采用两点穿刺法可分别向头侧、尾侧置管来满足子宫切除的需要对肥胖病人，常遇到硬膜外穿刺困难，要注意反复穿刺易造成感染和损伤，同时肥胖病人腹内压升高而致硬膜外腔静脉怒张。反复穿刺易造成血肿的发生。

（4）腰麻、硬膜外联合麻醉（CSEA）：目前为子宫切除的手术最常采用的麻醉方法，既解决了硬膜外麻醉肌松差的缺点，又可使麻醉时间任意延长。

单点穿刺法（SST）硬膜外局麻药的用量要根据腰麻所阻滞的平面来决定，一般局麻药的首次量 $3\sim5ml$，对肥胖病人要注意到腹内压升高对硬膜外腔的影响，应减少局麻药的用量以防麻醉平面过高。

（5）全身麻醉：适用于严重高血压，心肺功能较差的病人或椎管有病变的患者，同时对腹腔镜下子宫切除术及腹腔镜协助下经阴道子宫切除术采用全麻较为安全。但对患有糖尿病的病人尽可能不采用全麻，因为全麻对糖代谢影响较大可选椎管内麻醉。

全麻可采用静吸复合麻醉，全凭静脉麻醉。对高血压，心功能受损较严重的要选用对心肌抑制小的药物，麻醉诱导及气管内插管力求平稳，对肥胖病人要做好困难气管内插管的准备工作，防止严重的低氧血症发生。

4.术中管理

（1）椎管内麻醉的管理：术中常规监测血压、心率、心电图、脉搏氧饱和度。此外还要进行呼吸监测，尿量监测，对糖尿病病人要监测血糖。

对高血压病人或和肥胖病人采用 CSEA 或 EA 时要防止严重的低血压发生。对此类病人硬膜外局麻药的用量要减少，同时应采取积极有效的方法来提升血压，升压药可用麻黄素，同时补充血容量。肥胖病人术中体位变化对肺容量有较大影响。子宫切除术的体位采用头低仰卧位可使肺的通气量严重减少通气/血流比例失衡，因此要注意 SpO_2 的变化并用面罩吸氧。

对糖尿病的病人采用椎管内麻醉，局麻药中尽量不加肾上腺素可用麻黄素来代替，术中监测血糖，对术前用胰岛素的病人，根据术中所测血糖值按胰岛素 1U 与葡萄糖 2.5~6g 之比例静脉滴注。

对腹腔镜下子宫切除术或腹腔镜协助下经阴道子宫切除术采用椎管内麻醉要考虑到气腹压力，体位的影响及麻醉平面的过高给呼吸与循环带来的危害，术中要加强呼吸循环的管理和监测。

（2）全身麻醉管理：除常规监测外全麻应增加呼末 CO_2 监测，肌松监测。对高血压病人的管理，基本原则尽可能维持血压接近正常范围。麻醉诱导，气管内插管时容易发生血压剧烈波动，所以气管内插管前要重视喉头及气管黏膜的表面麻醉。

肥胖病人的插管困难，在于喉镜显露声门不理想。必要时可用纤维喉镜行气管内插管。在快速诱导气管内插管时肌松药用足量，以保证插管顺利。肥胖病人的胸壁过厚用听诊法来鉴别气管导管是否在气管内，很难做到快捷，准确，推荐用呼气末 CO_2 来监测予以验证。子宫切除术的体位，头低仰卧位，应采用大潮气量的人工通气以抵消胸壁顺应性差所带来的低氧血症。麻醉维持中应重视对呼吸的管理。

5.腹腔镜下子宫切除术及腹腔镜协助经阴道子宫切除术，全麻管理的特点。

（1）确保良好的通气和氧合 CO_2 气腹后，腹内压升高，膈肌上抬，导致通气量下降再加上头低位，加重了通气不足及 CO_2 经腹膜的吸收，均可造成高 CO_2 血症和低氧血症，所以术中要过度通气以维持正常的 $PaCO_2$ 及 PaO_2。

（2）维持循环稳定 CO_2 气腹造成下腔静脉回流受阻，回心血量减少，血压下降，同时 CVP 升高加重心脏负担，所以应选用对循环抑制小的麻醉药，以维持循环的稳定。

5.术后处理

对合并有高血压的病人术后，除常规术后处理外，重点监测心电图、血压以维持循环系统的稳定。

对肥胖病人术后严格掌握拔管指征，注意低氧血症的发生，术后如循环稳定应尽早采用半坐位，术后 PCA 有助于改善低氧血症，同时能尽早下床活动，防止静脉栓塞，可以改善病人术后的生活质量。

（曹蓉）

第三节　各系统并发症的妇科手术麻醉

妇科手术年龄跨度较大，但以中老年妇女居多，尤其老年妇女常合并各种心血管及内分泌系统疾病，麻醉时应对这些夹杂病予以适当的处理，以减少麻醉的危险性。

一、贫血

贫血（anemia）是一种症状而不是疾病，妇科病中常见的是慢性贫血，但也有急性贫血，多由于功能件子宫出血、子宫肌瘤、子宫恶性肿瘤、异位妊娠破裂等急慢性出血所致，诊断并不困难。由于血红蛋白降低，血液携氧能力下降或氧与血红蛋白结合力过强，释放到周围组织的氧减少而致组织缺氧，长时间的慢性贫血会累及心肺功能，手术麻醉前应予以纠正。

（一）生理学基础及其代偿机制

正常人体的动脉血氧含量主要受三个因素的影响，即心排血量（CO）、血红蛋白浓度（Hb）和动脉血氧饱和度（SaO₂）。因此，计算动脉氧含量对于正确评价血红蛋白浓度和组织是否有效地利用氧是很重要的，正常情况下周围组织耗氧量基本不变，氧在血液中的运输靠心排血量和氧与血红蛋白的可逆性结合，如果贫血，血红蛋白含量不够，将出现代偿机制。其代偿功能主要依靠氧合血红蛋白氧解离曲线的右移及增加心排血量来完成。当血红蛋白浓度小 90g/L 时，心率加快，心排血量增加，使循环加速，以便组织获氧的机会增多。贫血时不仅组织缺血，器官（如肾脏）也缺血，此时机体不仅血液黏稠度降低，加速血流，同时促进骨髓生成红细胞。

（二）失血患者的病情估计

妇科病人异位妊娠破裂严重大出血，导致血容量急剧下降，有效循环血量不足，一般症状比较明显，出现直立性低血压时，其出血量约占全身血量的 20%~30%；如果出现心动过速、呼吸急促、少尿、CVP 下降、大静脉萎陷等表现时，出血量一般均超过全身出血量的 40% 以上；血红蛋白含量、红细胞计数能反映出血情况，红细胞比积（HCT）<30vol% 反映红细胞丧失情况已达到需要及时纠正的程度，严重时出现休克。休克病人还可以用休克指数（脉率/收缩压）来估计休克的程度，如指数为 0.5 提示血容量大致正常，指数为 1 时，大约有 20%~30% 的血容量丧失，指数>1，则提示有 30%~50% 的血容量丢失。术前估计急性失血非常重要，不仅可以避免和防范意外的发生，甚至可以转危为安。

慢性失血多见于月经过多、子宫出血的妇女，病情估计应多询问病史、复习病历资料并进行体检。正常人每毫升血含铁 0.5mg，人体中有 60%~70% 的铁与蛋白结合，所以，慢性失血多是缺铁性贫血，血红蛋白含量<90g/L 病人即有面色苍白、容易疲劳、头晕、虚弱等表现，诊断并不困难。

（三）麻醉前准备及麻醉处理

无论急、慢性贫血术前均应积极准备和治疗，尤其急性贫血如异位妊娠破裂，应在抗休克的同时，紧急准备妇科手术治疗。抗休克措施包括当务之急的扩容治疗，输血可以补偿失血的一部分，在输血准备不足的情况下，应按胶体与晶体 1：2~1：3 的比例输入，晶体溶液以平衡液常用，因为其 pH、渗透压、黏度等均比较近似细胞外液的成分，平衡液 2/3 进入组织间液，1/3 滞留于血管内起到扩容作用；血浆代用品目前常用贺斯（HAES-Steril），它是中分子羟乙基淀粉（HES 200/0.5）以及血定安（gelofusine）、海脉素（haemac-cel）等均有很好的扩容作用，可根据病人实际情况合理选用。经过扩容处理之后不仅血压、脉搏等血流动力学有改善，尿量的增多 30ml/h 则说明肾血流灌注尚好。此时，病人的狂躁不安或精神淡漠等休克初期症状也会减轻。

改善全身情况的同时应该积极准备手术治疗。如果病情危重并且还有活动性出血，手术只是先紧急止血，术式简单，也可以局麻下手术。多数病人需要在全身麻醉下手术。术前用药一般常用安定（或咪达唑仑）和东莨菪碱（如心动过缓则应用阿托品）。麻醉诱导宜平顺，避免剧烈呛咳等引起继续活动性出血。在血容量基本补足，血压稳定的前提下，可以使用氧化亚氮-氧（N_2O-O_2）吸入，并静注异丙酚和肌松剂快速插管；如果血压未完全纠正，在使用镇静剂和完善的表面麻醉下，可以清醒插管；维持期分别情况静注适量氯胺酮、吸入异氟醚以及肌松剂等，一般麻醉不宜过深，并保证充分供氧，术中严密监测血压、心电图和脉搏氧等。除非已经没有活动性出血，也没有休克表现，可以考虑椎管内麻醉外，一般属于禁忌。

二、高血压

妇科病人并存高血压者不少，约为 8%~10%，约 90% 为原发性高血压。继发性高血压多继发于肾病（肾炎、肾结核、肾肿瘤等）、内分泌疾病（甲亢、嗜铬细胞瘤等）或血管疾病（如大动脉炎或主动脉狭窄）等病变。按 WHO 标准，18.7kPa（140mmHg）/11.3kPa（85mmHg）为正常血压。高血压按舒张压的高低有轻、中，重之分，舒张压>11.3~13.9kPa（>85~104mmHg）为轻度高血压；14.0~15.2kPa（105~114mmHg）为中度高血压；舒张压>15.3kPa（115mmHg）为重度高血压。

（一）高血压的病理生理

除继发性高血压其病理主要来源于内分泌或肾病等疾病外，多数均是原发性高血压，轻度时只有全身小动脉痉挛，阻力增高，无明显病理改变。随着病变的推移，可引起全身小动脉硬化，甚至导致血管腔肥厚、水肿以致缩窄，血流阻力增加。全身小动脉硬化的结果必然导致心、脑、肾等重要器官发生病变。所以，严重高血压妇科患者注意血压的同时，应重视上述重要器官的改变。

（二）围术期抗高血压药的应用

择期妇科手术的术前对高血压病人应进行诊治，即需要判定其高血压的原因（继发或原发）和程度，除继发性高血压应针对病因进行治疗外，原发性高血压术前即应进行药物治疗。治疗药物主要有利尿剂、交感神经阻滞剂和血管扩张剂三种，用药原则宜采用 WHO 建议的阶梯式治疗方案（1级：噻嗪类利尿剂或β阻滞剂；2级：利尿剂＋β阻滞剂＋肼屈嗪等；3级：利尿剂＋β阻滞剂＋血管扩张剂等；4级：加用胍乙啶、米诺地尔或以血管扩张剂取代）酌情用药。轻度高血压可短期采用少量温和的降压药物；中度高血压可用两种以上降压药治疗；严重高血压则需多种药物联合用药。但联合用药应建立在单一药物效能观察的基础上，以保持机体内环境的稳定。现有资料表明，术前抗高血压药不是影响麻醉期间循环变化的主要因素，因此，手术时不主张停用手术前使用的降压药，麻醉下发生低血压的原因主要是高血压病人的病 51 生理变化，所以，抗高血压药的使用应贯穿在整个围术期，以保证整个手术过程中病人的血压控制在最佳的水平。

降压药常用的利尿药可能导致低钾血症及低血容量，术前应予纠正。应用利血平、可乐定可降低吸入麻醉药的 MAC、降低心率、抑制应激反应及直立性低血压。降压药大部分作用于交感神经系统，而使交感神经系统功能减弱，术中可受体位改变、机械通气、麻醉用药、手术出血等诸多因素的影响，以致产生低血压，应予以重视并采取预防措施。

但也有一些降压药可增加病人对肾上腺素能受体药物的敏感性，例如单胺氧化酶抑制剂（MAOI），属于此类药物较常用者有帕吉林。MAOI 能抑制机体内单胺氧化酶系统的活性，易引起组织内单胺类（去甲肾上腺素和多巴胺等）的含量增加，抑制手术期间可能出现升压反应，所以，手术前如使用 MAOI 类降压药者应停药。

由于抗高血压药物的应用，交感神经系统活动选择性减弱，造成迷走神经紧张度增高，其主要表现为心动过缓。例如降压药可乐定（cbnidine）通过对交感激动输出的抑制而降低动脉压，心率变慢，减少心排血量。

高血压的病人手术中血压增高者也不少，血压升高应分析原因，如果的确是由于高血压病引起，可以使用降压药，目前常用的有效降压药有静注压宁定或硝酸甘油（亦可舌下含化）等。但应该注意的是，如果是麻醉过浅即应加深麻醉，不要一味使用降压药，实际上吸入麻醉剂也能达到很好的降压效果。

（三）麻醉处理

高血压病人在高血压尚未有效控制的情况下施行急症手术时，手术麻醉的危险性将显著增加，因此，术中、术后将血压尽力控制并维持在安全范围内是十分必要的。对择期手术来说，应经过系统的药物治疗完全有可能把血压安全地降至 18.7/12kPa（140/90mmHg）左右，从而降低手术麻醉的危险性，实际上对麻醉医师来说，真正增加麻醉危险性的常不是高血压本身而是长期高血压给机体带来的病理生理改变。因此，应在术前正确评估高血压的程度，即注意心、脑、肾等靶器官有无器质性损害。

I 期高血压上述重要靶器官无损害。

II 期高血压合并下列三项之一：①心电图示左室肥厚劳损或 X 线、超声心动图有左室扩大征象；②视网膜动脉普遍或局限性狭窄；③蛋白原或血浆肌酐浓度略升高。

III 期高血压合并下列四项之一：①左心衰竭；②肾功能衰竭（伴有代谢性酸中毒）；③颅内出血；④视网膜出血、渗出并可能合并视神经盘水肿。

一般来说 II 期高血压较常见并有一定的危险性，而危险性的大小又与术前高血压的控制相关。总之，在控制血压至正常水平的同时，应重视保障重要脏器的氧供需平衡。近期有心肌梗死、脑血管意外、心衰等，择期手术半年内一般不应考虑安排手术。

局部麻醉一般不能满足手术需要，并且镇痛不全，不常用于妇科手术。椎管内阻滞应严格控制麻醉平面，并且注意及时补充血容量，以免血压剧烈波动。对于重要器官有一定损害的病人多选用全身麻醉。全身麻醉一是注意麻醉剂的选择，静脉麻醉剂中安定类药物对循环影响较小，尤其咪达唑仑，半衰期短，对循环、呼吸抑制均较轻微；芬太尼对循环几无影响，并且镇痛作用完善，适量予镇静剂、肌松剂复合有较好的麻醉效果；异丙酚与氧化亚氮-氧以及芬太尼、肌松剂等复合，用量适当一般对循环亦无大的影响。吸入麻醉有可逆性强的特点，异氟醚、七氟醚和地氟烷等对循环影响都不大，合理应用均是高血压病人理想的麻醉剂。其次，全身麻醉的诱导平稳是个关键，预防气管插管应激反应的措施种类繁多，各有利弊，列举如下，供参考：①有报道在诱导前 3min 用硝酸甘油（0.75μg/kg）滴鼻能有效预防心血管反应，并有扩冠和改善氧摄取等作用；②诱导前静注芬太尼 3~5μg/kg 或利多卡因 1μg/kg 可充分抑制心血管反应，保持血流动力学的稳定，但应复合镇静剂以免胸壁肌肉僵直；③诱导前静注β-受体阻滞剂埃莫洛尔（esmolol）抑制气管插管反应。

　　总之，麻醉诱导的安全性在很大程度上取决于麻醉医师的操作技术水平和对药物药理的充分了解与掌握。麻醉维持期中血流动力学的稳定重在预防，一旦发生低血压或高血压，首先应分析原因，并注意血压、心电图和 SpO_2、CVP 等监测。术中发生高血压常因浅麻醉、手术强刺 100~200mg 亦可有效激（切皮、牵拉子宫颈等）以及低血氧或高碳酸血症等均可导致血压升高，应针对原因处理，尤其注意麻醉深浅适度，保持呼吸道通畅和水、电解质平衡等。

三、冠心病

　　冠心病（coronary heart disease，CHD）多见于 40 岁以上的妇科病人，主要指冠状动脉硬化性心脏病（coronary atherosclerotic heart disease，CAHD），由于冠状血管阻塞、痉挛，有人也称其为缺血性心脏病（ischemic heart disease）。

（一）冠状循环的解剖与生理特点

　　心脏的血液循环称为冠状循环，它由左右冠状动脉组成，左冠状动脉主干及其分支左前降支和左回旋支，连同右冠状动脉，习惯上称为冠状动脉四支，供应左右心的血液循环。心肌的血液通过冠状窦、心前静脉和心最小静脉等三个静脉系统回流。冠脉的循环通过心肌的舒缩（压力、阻力变化）和神经（交感、迷走）以及代谢因素调节冠脉循环。

　　冠脉循环的特点是心肌耗氧量高、侧支循环差，心肌收缩减弱时对心肌供氧的危害极其显著。

（二）病因、临床类型及诊断、评估要点

　　最常见的病因为高血脂、高血压、吸烟、老年和糖尿病以及家族史。冠心病不一定都有症状，有一种隐匿型冠心病，病人可以无症状，突然转变为心律失常、心绞痛、心肌梗死甚至猝死等。无论有无症状的妇科手术病人，术前均应常规进行心电图检查，有频繁心律失常者应进行动态心电图观察与分析。此外，超声心动图、胸部 X 线和血浆心肌酶等检查也从不同的角度反映了心肌的变化，有助于冠心病的诊断。麻醉前应了解冠心病的类型、严重程度和心脏的代偿功能（患者对运动的耐力）等。如果近期有心肌梗死或心绞痛时，应延缓手术。术前了解病人的率压乘积（RPP）阈值也有一定的价值。

（三）妇科手术冠心病病人的麻醉原则

　　现代麻醉学随着医学的发展也有很大的进步，但临床麻醉的基本原则仍是保证病人在无痛与安全的条件下顺利地接受手术治疗，同时应尽可能把手术与麻醉对人体心理和生理的干扰减少至最小的程度，并为手术提供方便。冠心病具有特殊的病理改变，对麻醉处理有一定要求，主要应遵循以下原则。

　　尽量避免精神紧张和焦虑等因素所致的儿茶酚胺升高引起的心血管不良反应。耐心细致的解释，术前勿过度劳累，应忌烟等以免增加心肌耗氧因素。应用镇静药使术前晚夜间得到充分休息，麻醉前用药包括镇静药、镇痛药和颠茄类药，使病人到手术室时处

于精神松弛状态。

提供完善的麻醉方法和使用对心血管影响小的药物，妇科会阴部手术可选用鞍麻或骶管阻滞；附件手术或一般的子宫切除术可选用连续硬膜外阻滞，麻醉平面尽可能不要太高。近年不少人提倡应用"针内针"技术实施腰+硬联合阻滞，即应用 dumsafe BD 的带脊孔的穿刺针和 25 号 writacre 铅笔尖式细腰麻针，从而发挥了两种脊神经阻滞的优点，如起效快、阻滞完善、肌松好、时间延长，用药量少、中毒可能性小、便于术后镇痛、腰麻后头痛发生率低以及不易发生全脊麻等优点，在妇科手术病人中不妨推广应用；如果病人特别紧张、肥胖或心血管功能比较差，而手术又比较大时，应考虑选用全身麻醉。麻醉药的种类很多，局部麻醉药作者推荐鞍麻使用 1-1-1 溶液；骶管阻滞、连续硬膜外阻滞使用 2%利多卡因、0.3%丁卡因混合液为好；全麻用药中静脉麻醉药常用咪达唑仑、异丙酚、芬太尼等；吸入麻醉药以异氟醚、七氟醚，地氟烷等多用；一般静吸复合并适当使用肌肉松弛剂。总之，以上方法和麻醉剂如果应用适当对心血管影响不太大。

任何麻醉方法和麻醉剂对心血管系统均有各自不同的影响，关键在操作过程中避免和减少不利影响，保证通气，充分供氧并维持血流动力学的稳定。

为保证冠心病病人围术期的安全，对手术期间心肌缺血、心律失常、心肌梗死等的早期诊断和及时处理十分重要，各种监测手段是早期诊断的前提，手术前除心电图外，动态心电图、超声心动图、酶测定等均可作为诊断手段，但手术期间主要还是应用心电图既简便又直观，其中 T 波和 S-T 段的改变尤为重要，S-T 段升高或降低多≥1.0 或 T 波低平或倒置均可诊断心肌缺血。在无束支阻滞情况下，持续出现深大的 Q 波，宽度大于 0.4sec，深度≥1.0mm 可诊断为心肌梗死。S-T 段抬高是特异性高冠状动脉梗死的标志，S-T 段升高≥1.0 即反映显著的透壁性心肌缺血，可根据导联确定心肌损害的部位。有人发现 V_5 和 V_4 导联诊断心肌缺血最敏感，总之，连用各导联可提高心肌缺血的诊断率。

四、糖尿病

妇科病人也有合并糖尿病者。糖尿病（diabetes mellitus）是相对或绝对性胰岛素缺乏所致的慢性疾病。典型病例表现为高血糖、糖尿和小血管退行性变。手术应激和麻醉药物的叠加作用会加重代谢异常和并发症的发生。由于糖尿病病人本身就有并发症，例如酸中毒以及缺钾、冠心病、肾病等，增加了麻醉的复杂性。

（一）分类、病理及手术、麻醉对糖尿病的影响

糖尿病分为胰岛素依赖性糖尿病（IDDM；I型）和非胰岛素依赖性糖尿病（IDDM，II型）两类，后者居多，代谢也基本稳定；如果是对胰岛素有依赖性，则血糖不易控制，好发酮症酸中毒。

在调节代谢通路中，激素起着关键的作用，糖尿病时激素的改变，主要表现在胰岛素的合成、肾上腺素胰高血糖素、产质激素和生长激素的变化。胰岛素为胰岛β细胞分泌的激素，它促进糖通过细胞膜进入细胞，增加糖原生成，抑制脂肪分解和糖异生，将葡萄糖输送入脂肪组织并作为脂肪酸储存，并促使钾与葡萄糖一起进入细胞。

手术产生生理性应激，可使胰岛素分泌减少。而麻醉比手术刺激对糖尿病的代谢的影响相对较小，神经阻滞麻醉时，未见明显的血糖、乳酸、丙氨酸、游离脂肪酸、甘油和酮体的改变。硬膜外麻醉时，妇科手术由于阻滞平面不超过下胸段，所以，血浆皮质醇和生长激素水平的变动也不具有重要的临床意义。而且可以明显阻断手术刺激应激的

上传冲动。目前所用的异氟醚、安氟醚等吸入麻醉剂仅使血糖轻度升高；一般静脉诱导剂、镇静剂和肌肉松弛剂对血糖无影响。

（二）诊断与术前糖尿病的治疗

糖尿病的诊断主要依靠症状，即多尿、多饮、多食和消瘦等"三多一少"的临床表现。同时检查血糖及尿糖与糖耐量曲线异常等，诊断并不困难。确诊糖尿病之后，术前应该治疗，II型糖尿病一般可以采取饮食疗法控制血糖，必要时口服降血糖药物（如磺胺类、双胍类），但为了避免药物的不良副作用，术前应对病人的肝肾功能做进一步检查。

I型糖尿病病人日常的代谢极易受各种因素影响，任何手术创伤将改变其葡萄糖内环境的稳定并加重病情。所以，这类病人术前须进行电解质、血糖和肌酐检测；血糖应控制在可接受的水平，血糖浓度过高（>16.6mmol/L）或电解质紊乱的病人，应静注胰岛素治疗，治疗期间经常测定血糖水平，必须给予足够的葡萄糖（5~10g/L）和钾（2~4mmol/L以预防低血糖和低血钾症。

（三）术前和手术麻醉期间胰岛素的应用

胰岛素依赖性病人施行妇科大手术时，麻醉方法能用硬膜外阻滞就不用全身麻醉，但无论何种麻醉，术前和术中胰岛素的应用应在严密的监测下静脉滴注胰岛素，而且仅在血糖水平达6~7mmol/h以上时再开始以0.3~0.6U/h滴注胰岛素，具体方法：①将50U胰岛素加入50ml生理盐水中（1.0U/h=10ml/h）；②以0.5~1.0U/h速率开始静脉点滴，一般维持血糖水平6.7~10.0mmol/h；③血糖水平升至10.1~13.3mmol/h即应增加胰岛素的滴注量，增加速率为0.3U/h；④如果血糖水平降至4.5~6.7mmol/h即应减低胰岛素滴注量，减低速率为0.3U/h。总之，应用胰岛素治疗期间，严密监测血糖和电解质水平。麻醉还应该重视糖尿病带来的并发症（如酮症酸中毒、缺钾、冠心病、心肌梗死、心肌病、肾病以及青光眼等）的处理。

五、妇科并存其他疾病患者的监测

对于有夹杂症的病人，手术中应该加强监测，监测分两大类：即基本监测与特殊监测，基本监测包括麻醉医师的物理学检查和基本仪器监测，前者要发挥麻醉医师的主观能动性，就是手术中虽然十分重视仪器监测，但并不要依赖仪器，麻醉医师应该"眼观六路，耳听八方"，要充分应用视、触、叩、听的基本功。

"视"：在麻醉过程中麻醉者应该时刻注意病人的四肢末梢颜色、毛细血管充盈度、黏膜颜色和手术野出血量以及尿瓶与吸引瓶中的尿量和出血量；麻醉医师还要注视病人的眼球是否活动和瞳孔大小；呼吸动作；是否体动；监测仪工作是否正常，有无报警等，以判别麻醉深浅；气管插管的时候，插管前，一般麻醉人员都会张开一下病人的下颌，以试探肌肉的松弛情况；麻醉摆好体位后注意是否影响病人呼吸和压迫患者肢体浅表的大神经等，上述等等都是仪器无法替代的。

"触"：有经验和基本功观念强的医师，在麻醉管理中，经常左手触摸病人颞动脉、右手放在呼吸囊上以感知病人呼吸的快慢、强弱。

"叩"：在访视病人的时候，叩诊主要检查心界、肺部叩诊音和腹部肝脾大小以及有无腹部胀气等；手术结束后叩诊胸廓，有无气胸或实变；膀胱区，有无尿潴留等。

"听"：听诊在麻醉中非常重要，一般全麻气管插管后，麻醉人员常规听诊肺部的呼吸音，以确定气管是否插入气管内；此外听诊心音、呼吸音以及可以倾听呼吸机是否工作正常的声音，就像一个有经验司机，听马达的声音就知道汽车是否工作正常一样，如果听到麻醉机的螺纹管中发出"呼噜"的声音，就应该想到可能呼吸道有分泌物，需要吸引。

以上基本功是临床经验的结晶，非常宝贵，但不等于不需要仪器监测，随着科学的进步，监测仪器很多，一般分为两大类：一类是基本监测，另一类是特殊监测，天津市临床麻醉质控中心制定了"围手术期的麻醉最低监测标准"，其内容包括：无创血压监测、ECG、SpO_2 和 $P_{ET}CO_2$ 以及肌松监测（用肌松剂的病人），小儿和用低温麻醉时还要监测体温。

上述监测项目中 SpO_2 和 $ETCO_2$ 主要是观察呼吸的，SpO_2 下降到 90%，以下说明缺氧严重，必须马上分析原因，积极处理；$ETCO_2$ 在气管插管之后，就应该出现 $ETCO_2$ 的数值，说明导管确定已经插入气管内；此外，$ETCO_2$ 图形与数值高或低说明很多问题，包括 CO_2 储留或过度通气。ECG 也是非常重要的指标，但是有些医师不够重视观察和分析，这里概括叙述如下：心律失常中最常见的是室早，但偶发室早一般不需特殊处理，如果是频发室早、室性二联或三联律或 R-on-T，容易变成室速，应该分析原因并予以处理；房扑、房颤时心率太快也会影响心排血量，出现血流动力学的变化；阵发性室上性心动过速时，要考虑有无缺氧、低钾甚至心肌梗死；S-T 段的改变，S-T 段升高或降低 1.0~1.5mm 或 T 波平坦、倒置等，都说明心肌缺血亦需注意；窦缓在老年妇女病人中较多见，心率低于 40b/min，阿托品试验阳性，又必须手术时，可先安置临时起搏器后手术麻醉，应用这种方法曾抢救过不少病人；重度的房室传导阻滞，也是安置起搏器的指征；其他室速、室颤等都是危险心律，必须马上静注利多卡因或除颤并分析原因。在妇科手术中，应结合具体病例以及患者的并存疾病和当时情况酌情处理，有必要时应与内科医师协作。

特殊监测在妇科手术中常用呼吸功能监测（麻醉中或出现 ARDS 时）、全麻时麻醉药浓度监测、电解质实验室监测（大出血休克、癌症晚期以及出现 DIC 等）。中心静脉压的测定在妇科重大手术和并存严重心血管疾病的妇科病人中，应该提倡常规使用，它对于了解血容量以及右心功能很有帮助。

（曹荣）

第四节　妊娠期生理改变

妊娠是从卵子受精开始，胚胎和胎儿在母体子宫内发育生长的生理过程，至胎儿胎盘排出为止全程长约 266 天，若以末次月经之第一天计算则为 280 天（40 周）。为了维持胎儿正常发育，母体局部及全身必须有相应的生理性改变以适应胎儿的生长及为分娩做准备，同时通过胎盘输送给胎儿必需的营养与氧气及排泄物以保障胎儿的发育。这些生理改变非常复杂，但却非常协调，一旦孕妇受到精神或环境等不良因素的影响，则会破坏生理改变的协调性而导致某些病理性变化，对母子不利。

一、受精和受精卵的输送、发育和着床

（一）受精

受精是成熟卵细胞与成熟精细胞相结合的过程。在精细胞与卵细胞受精前必须先经过成熟过程，成年男子有大量精细胞持续不断地发育，而成年女子的卵细胞发育则为周期性的，一般每个周期只有一个优势卵细胞发育成熟，并从卵巢排出进入输卵管。

早在胎儿 3 个月时，始基生殖细胞开始分裂形成卵原细胞。卵原细胞积聚在卵巢皮质，形成始基卵泡。胎儿发育到 4 个月时，卵原细胞即开始成熟分裂，到 7 个月时，大部分卵原细胞已发育到初级卵母细胞的分裂前期，而进入分裂静止期。到青春期在下丘脑促性腺激素的刺激下，每月约有 8~10 个卵泡向成熟卵泡发育。一般只有一个卵泡中的卵细胞能发育成熟。卵细胞排卵几分钟后就可到达壶腹部。因此，多在此与精子相遇而受精。一般卵细胞的寿命只有 24h，超过 24h 不受精则会变性退化。

（二）受精卵的发育和输送

受精卵在输卵管的壶腹部被黏膜纤毛细胞的摆动及输卵管的蠕动推向子宫腔。在其运行的过程中，一方面吸收输卵管的营养，另一方面开始有丝分裂，这种分裂叫卵裂。大约在受精后 24~36h，受精卵分为两个细胞。2 个细胞又分裂为 4 个细胞，4 个细胞又分裂为 8 个细胞，平均 12h 分裂一次。至受精后 72h 受精卵以称为一个含 16 个细胞的实心的细胞团，形如桑椹，称桑椹胚。

受精后的 3~4 天，相当于月经周期 18 天左右，桑椹胚进入宫腔，受精卵细胞继续分裂，细胞团的中央出现裂隙，其中充满细胞液，以后变为囊腔，将细胞团分裂为两部分。这时的受精卵称囊胚或胚泡，透明带消失，整个体积变大。胚泡的外周细胞分裂较快，成为胚泡的壁，系一单层细胞，供应胚泡的营养，称之为滋养层。内细胞团分裂较慢，是日后发育成胚胎的始基。胚泡内细胞团的一端成为胚极，而与胚极相连的滋养层部分称极滋养层，是将来形成胎盘的部位。大约在受精后 6~8 天完成这一过程。

受精卵在壶腹部受精后的第 2 天进入峡部。在峡部停留二天并发育成桑椹胚。第 3~4 天桑椹胚进入子宫腔。胚泡进入子宫腔后才逐渐脱离透明带的约束，直接从子宫内膜分泌物中吸取营养，停留 2~3 天后着床。如胚泡过早或过晚到达子宫腔都会影响着床。

（三）受精卵的着床

1.着床是指胚泡埋植到母体子宫内膜的过程。着床是哺乳动物繁殖过程中非常重要的生殖生理阶段。着床之前受精卵所需营养来自卵细胞的浆膜、输卵管液及子宫内膜腺体的分泌物。受精卵必须及时着床及随后的胎盘形成，方能得到母体血中大量的营养以供应胚胎发育生长及排泄废物，否则营养不足胚胎将死亡。

受精卵在输卵管中运行 3~4 天达宫腔后，又在宫腔中游离 3~4 天完成胚泡的发育，一般在受精后 6~8 天开始着床。着床的部位大多数在三角形宫腔上部的前壁或后壁，总是以内细胞团的极端，亦即极滋养层首先与内膜接触，着床点多数在几个内膜腺体开口之间的宫腔上皮上，此处与内膜间质和螺旋动脉小分支的末端相距很近。

（1）孕卵的附着：极滋养层与宫腔内膜上皮接触后很快长出许多纤毛样突起与宫腔上皮细胞的指状突起形成犬齿状相错的衔接。

（2）孕卵的植入：胚泡附着于内膜后滋养层细胞很快由单层分化为两层，即由单层的细胞滋养层细胞向外分化出合体滋养层。

合体滋养层细胞能分泌一种蛋白分解酶侵蚀内膜细胞，打开约 1mm 大小的缺口，而后整个胚泡侵入内膜至致密层中，在致密层间质中丰富的营养供胚泡发育。这时合体细胞层中出现一些腔隙，内膜血管受合体滋养层细胞破坏而断裂与其腔隙相通，使母血流入腔中供应胚泡营养，这时胚泡已发育到两胚层阶段。着床后子宫内膜迅速发生蜕膜变化。

2.孕卵着床后子宫内膜进一步增生，并受妊娠黄体分泌的大量孕激素的影响而变为蜕膜。由于孕卵着床，并将蜕膜分为三部分。

（1）底蜕膜：在孕卵的下面，蜕膜与极滋养层接触的部位。

（2）包蜕膜：覆盖在孕卵上面的蜕膜，它将孕卵与子宫腔隔开，但随着孕卵的发育长大，包蜕膜高度伸展，因缺乏营养逐渐退化。大约在 12 周末羊膜腔增大，宫腔消失，使包蜕膜与真蜕膜粘连在一起，逐渐融合为一层。

（3）真蜕膜：是除底蜕膜以外覆盖在子宫腔表面其余部分蜕膜的总称。

二、胎盘、胎膜和脐带的功能

胎盘、胎膜和脐带均为胎儿的附属物，来源于孕卵而又不属于胎儿本身，只是其附属的组织，胎儿出生后即与其脱离关系。

（一）胎盘

1.胎盘的构造

胎盘是由叶状绒毛膜及底蜕膜两部分密切结合而组成，含有母体和胚胎组织，约在孕 12 周末胎盘形成。胎盘是一个结构和功能十分复杂的暂时性器官。脐带多附着于胎盘的中央或侧方。脐动脉、静脉在附着处分支，伴行向四周，呈放射状，直达胎盘边缘，同时各平行分支在走行中又有许多较小分支垂直穿过绒毛膜板进入绒毛干及其分支。

胎盘的血液循环分为母血循环和胎儿循环两部分。

（1）母血循环：绒毛的合体细胞在侵蚀周围蜕膜组织的同时也侵蚀了子宫内膜的螺旋小动脉及小静脉，使之断裂，开口于绒毛间隙的底部，母血即流入绒毛间隙中。绒毛间隙的容量约为 145ml。足月胎盘约有 100 支小动脉向胎盘供血，母血借助动脉压在绒毛间隙中流动。在绒毛间隙中部压力最高，绒毛膜板压力下降。母血在绒毛间隙中完成与胎儿的物质交换后，经绒毛间隙底部开口的子宫内膜小静脉及胎盘边缘窦又回到母体，母血在胎盘中的血流量每分钟约 500~600ml。构成胎盘循环的母体部分。

（2）胎儿循环：胎儿体内的血液循环经过脐动脉与胎盘及绒毛的动脉相通，再从绒毛的毛细血管网经脐静脉回到胎儿体内，胎血在绒毛中的血流量约为 300ml/min。绒毛则是完全浸泡在绒毛间隙的母血中，因此母儿之血循环各自独立，母血与胎血并不直接相通。双方血液在绒毛间隙中隔着绒毛中的血管壁、绒毛间质、基底膜及绒毛上皮细胞，通过复杂的生理过程进行物质交换。

2.胎盘的功能

胎盘并不是单纯地只起到滤过器的作用，而是主动和选择性地转运以及合成胎儿发育所必需的物质，同时它还能处理胎儿体内所有的代谢物。胎盘与胎儿在子宫内的各个发育阶段相配合，广泛地行便消化、肺、肾、肝和内分泌功能。此外，它还能合成一系列的激素以调节母体的许多功能。

（1）代谢功能：母子血流是由两层细胞组成的半通透性膜所隔开，有些物质可以以单纯弥散方式通过此膜，有些则要根据物质的性质与胎儿的需要而采取其他方式。因此，胎儿可以获得足够的营养。

1）气体交换：母血较脐静脉血氧分压（PO_2）高。绒毛间隙血的 PO_2 约为 5.3~6.7kPa（40~50mmHg），胎儿脐静脉血为 2.7~4.0kPa（20~30mmHg），这样就有利于绒毛间隙中母血内氧气通过绒毛上皮细胞向绒毛血管内扩散带给胎儿。而脐动脉血的二氧化碳分压（PCO_2）平均为 6.4kPa（48mmHg），较绒毛间隙高 0.8~1.3kPa（6~10mmHg），虽然二者分压相差很小，但二氧化碳透过潮湿薄膜的速度较氧快 20~30 倍'，故胎血中二氧化碳易于进入母血。

2）供给胎儿营养：①凡分子量小于 500 者，水和电解质均可透过胎盘在母儿间自由交换；②为了适应胎儿迅速生长发育的需要，有一些物质尽管在母血中较胎血中低，也能从母血中主动运输给胎儿，如钙、磷、铁、碘等胎血中水平均较高。水溶性维生素类如维生素 B_1、B_1、B_2、B_{12}、E、C 和叶酸等在胎血中的浓度均较母血中高；③脂质不能直接输送给胎儿，但胎盘能自母血吸收磷脂进行降解，降解产物则能进入胎儿血流。脂肪酸能通过胎盘，但胎儿亦能自己从碳水化合物中合成身体中所需要的大部分脂肪；④葡萄糖能自由通过胎盘，但母体血糖浓度较胎儿为高；⑤氮的代谢：氨基酸分子量小可通过胎盘，但胎血中氨基酸的含量较母血为高，非蛋白氮在母血母体较高，尿素与尿酸则双方相等。血浆蛋白浓度在母血中较高，但白蛋白/球蛋白的比率胎血中较高。

（2）合成及内分泌功能：人类胎盘能合成大量物质，主要包括各种激素和酶。如蛋白激素类有人绒毛膜促性腺激素（hCG）、人胎盘生乳素（HPL）及人绒毛膜促甲状腺激素（HCT）；甾体类激素有雌激素（雌二醇、雌三醇及雌酮）及黄体酮；酶类有耐热性碱性磷酸酶、催产素酶和组氨酶，其在母体血浆中的浓度随着妊娠月份而增加；胎盘蛋白类有妊娠特异性蛋白（SP_1）、妊娠相关血浆蛋白 A（PAPP-A）、妊娠相关血浆蛋白 B（PAPP-B）和胎盘蛋白 5（PP_5）。

1）人绒毛膜促性腺激素为一种糖蛋白激素，分子量为 57000，由α和β两个亚基构成。hCG 的半衰期为 141min，而α亚基为 6 分钟，P 亚基为 11min。

hCG 由绒毛合体滋养层细胞分泌。受精卵于囊胚起着床后，合体滋养层细胞即开始产生 hCG。于受孕后的 10 天左右，当临床尚未出现闭经时，即可在孕妇血浆中测出 hCG，从而得到早期妊娠的诊断。月经延期 3 天左右则可在孕妇尿中测出 hCG，约为 625IU/L，以后随着孕期的增加 hCG 的浓度迅速增高，到孕 40 天时尿 hCG 在 5000IU/L。到孕 60~70 天时达高峰，尿 hCG 可达 8 万~32 万 IU/L，甚至可达更高水平。孕早期终止妊娠后，hCG 要在 27 天后才消失。

hCG 主要的生理作用是维持黄体继续发育成妊娠黄体，以维持妊娠。

2）人胎盘生乳素是一种蛋白激素，分子量为 20000~25000。HPL 由合妹滋养层细胞分泌，HPL 的分泌量与胎盘的体积呈正比，于孕 5 周开始出现，血浆中缓慢增多，孕 5~30 周时快速上升，至孕 34 周时达高峰，维持至分娩（7.75~10.6mg/L）。产后迅速下降，7 小时后就不能测出。

HPL 的主要作用有生乳作用和促胎儿生长作用。

3）雌激素与孕激素：雌激素与孕激素均为甾体激素。母血中雌激素量随妊娠周数的进展而增多，产后突然下降。孕早期卵巢的妊娠黄体分泌雌激素和孕激素以维持妊娠，妊娠 3 个月后黄体退化，胎盘的合体滋养层细胞继续产生雌激素和孕激素。

4）其他激素：胎盘还可产生少量的绒毛膜促甲状腺激素、绒毛膜促肾上腺皮质激素、色素细胞刺激激素等。

5）胎盘蛋白：来源于孕期的胎盘蛋白，其特点为这些蛋白在孕妇血浆中大量存在，而不出现在非孕妇女血浆中，且随着妊娠时间的进展而增加；这些蛋白来源于胎盘而非来自母体或胎儿；蛋白主要流向母血循环，而不出现在胎血循环。

6）胎盘酶：胎盘合成的酶种类很多，其中组氨酶、催产素酶于碱性磷酸酶等在母体血浆中的浓度随妊娠月份增加而增加。胎盘产生的碱性磷酸酶与来源于母体肠道、骨与肝者不同，可耐受 650℃30min 的高温处理，因此称为耐热性碱性磷酸酶。

（3）胎盘的屏障作用：在正常妊娠时滋养层的内层基底膜可起到一定的屏障作用，但各种产科和麻醉用药均可通过胎盘至胎儿体内。

（二）胎膜

胎膜也是由羊膜、绒毛膜及蜕膜组成。内层是半透明的羊膜，与胎盘上的羊膜相连。羊膜是胎膜中的重要组成部分。羊膜与绒毛膜都是部分半透膜，可使小分子物质透过，如尿素、葡萄糖、氯化钠等；水及溶质的转换是在电位梯度上大容量的流动；羊膜外层有许多小足突，可通过吞饮作用进行蜕膜与羊水间的物质交换，因此胎膜承担羊水交换作用，无分泌与合成作用，但胎膜中含有丰富的花生四烯酸，其是合成前列腺素的前体，所以胎膜在分娩发动中可能有一定作用。

（三）脐带

在胚胎早期形成的体蒂是脐带的始基，随着胚胎的生长发育，体蒂延长为脐带，一端连于胎儿腹壁的脐轮，另一端连于胎盘的胎儿面，位于胎盘的中央或偏于一侧。足月脐带长约 50±20cm，表面覆盖羊膜，呈灰白色。脐带横断面直径为 1.5~2.0cm，中央有一脐静脉和两条脐动脉。由于脐带血管较长，故脐带呈螺旋状扭曲，使脐带在胎儿活动时或分娩时可有一定伸展性而不致因受压或牵拉而使脐血流受阻危及胎儿生命。

三、羊水的形成及其功能

充满于羊膜腔内的液体称为羊水。羊水的量和成分是随着妊娠的发展而在不断变化。

（一）羊水的形成与代谢

由于羊膜与绒毛膜均为部分性半透膜，所以在孕早期母体血清内之水分及小分子物质均可透入羊膜腔，同时也有大部分水分及小分子物质来自胎儿。在孕 12 周后胎尿形成，直接排入羊水中。随着孕周的增长胎儿呼吸道的上皮及分泌物、皮肤脱落细胞及胎脂等落入羊水中，使羊水逐渐变为混浊。

羊水与母体血清及胎儿三者之间不断进行着快速液体交换。足月时母体与胎儿之间水分主要通过胎盘交换，每小时可达 3600ml 左右，通过胎膜母血与羊水交换量为每小时 400mi，胎尿每 24h 可排出 600~800ml，而胎儿每天可吞咽 200~450ml 羊水进入消化道。每天大约还有 600~800ml 羊水通过胎儿主动呼吸吸入肺脏为肺毛细血管所吸收。

（二）羊水的量与成分

羊水量随孕周增长而增加，孕 12 周时为 50ml，孕 20 周时约 300~400ml，至孕 36 周时羊水量可达 1000~1500ml，以后逐渐减少，到足月时约为 500~1000ml。在正常情况下，羊水量保持恒定。

羊水中主要成分为水,可达 98%~99%,其余为溶质及有形物质如胎儿上皮脱落细胞、胎脂及毳毛。羊水偏碱性,比重为 1.008。溶质主要有以下几种。

钠、氯、碳酸氢根离子及少量的钾、钙、镁及磷酸氢根离子。羊水中葡萄糖含量较母血为低,约为 2.03~2.79mmol/L。并含有 27 种氨基酸和脂肪酸、激素、25 种酶以及来自胎儿的皮肤细胞。

（三）羊水的生理功能

1.妊娠期

（1）保护胎儿:一定容量的羊水能为胎儿提供较大的活动范围,使胎儿在宫腔内作适当的呼吸运动合肢体的活动,有利于胎儿发育,防止关节固定、胎体畸形和胎儿肢体粘连。

（2）保持宫内温度恒定:羊水可保持宫腔内温度的恒定,使胎儿体内的代谢活动在正常稳定的情况下进行。

（3）缓冲外界压力:羊水有平衡外界压力的作用,它可减少外界暴力对胎儿的直接影响。

（4）利于胎儿体液平衡:胎儿可依靠羊水保持其体液平衡,胎儿体内水分过多时可以胎尿方式排出,脱水时除节制排水外尚可吞咽羊水加以补偿。

2.分娩期

当临产子宫收缩时,羊水直接受到子宫收缩的压力而使压力在子宫腔内均匀分布,以避免胎儿局部受压。前羊水形成胎囊,可凭借羊水的内压扩张软产道以避免胎体直接压迫母体软组织时间过长导致宫颈或阴道损伤。临产破膜时羊水有冲洗及润滑阴道作用。

四、胎儿发育及生理特点

（一）胎儿的发育

胎儿期系从妊娠的第九周开始,直至妊娠足月分娩为止。在此阶段内,由初具人形发育到各种组织、器官均具有适应分娩后离开母体的生活能力。要了解胎儿各孕周在宫内发育的情况,从整体上分析,过去常以胎儿体重计算,但胎儿体重的变化与孕妇的营养状况有关,营养好者胎儿体重的增加较快、较重,因此不够准确。而胎儿骨骼发育生长的速度则比较恒定,若以胎儿身长计算胎儿的发育较胎儿体重的计算准确。粗略的计算胎儿身长的公式为:孕 20 周（5 个月）以前为妊娠月数的平方值,孕 5 个月以后的身长（cm）等于妊娠月数乘以 5。最好是用 B 超直接测量顶臀长度（从顶骨至股骨头加股骨至脚跟部的距离）,比较准确。

（二）胎儿发育的生理特点

胎儿为了适应在子宫内环境生长的需要,即营养的摄取和废物的排泄都是由脐带血管经胎盘及母体来完成的,因而胎儿循环就与出生后新生儿循环有所不同。胎儿循环的解剖特点有五个:①一条脐静脉:含有来自胎盘氧分较高、营养较丰富的血液送入胎儿体内;②二条脐动脉:含有来自胎儿氧分较低的混合血,由胎体注入胎盘并与胎盘间隙母血进行交换;③卵圆孔:位于左右心房之间;④动脉导管:在肺动脉与主动脉弓之间;⑤静脉导管:为脐静脉的末支与下腔静脉相通。

由于胎儿体内无纯动脉血,而是动静脉混合血,进入全身各部位的含氧量在程度上有差别,如注入肝、心、头部及上肢的血含氧量及成分高于其他部位,以保证心、脑、肝等生长、发育的需要。胎儿心率比成人快，120~160次/分，心排出量是成人的三倍。

五、正常分娩

胎儿及其附属物（胎盘、脐带和胎膜）排出母体的过程称分娩。孕期，满37周至不足42周期间分娩者，称为足月儿；孕期达28周，但不足37周分娩者，称为早产，孕期满42周及超过42周者为过期产。足月正常头位胎儿的分娩，不需任何外力的帮助，分娩过程在18h以内且无并发症者，称为正常分娩。

（一）决定分娩的因素

决定分娩的要素有胎儿、产力、产道及精神因素，产力为分娩的动力，但受产道、胎儿及精神因素的影响和制约。产妇的精神因素也可直接影响产力的正常与否；产力也可因产道或胎儿异常而异常。

1.产力

产力是指将胎儿及其附属物从子宫内逼出的力量。主要包括子宫肌、腹肌和膈肌以及提肛肌收缩而产生的压力。

（1）子宫收缩力：简称宫缩，是临产后的主要产力。通过宫缩可使子宫颈短缩，宫颈口扩张，胎先露下降及胎儿、胎盘娩出。分娩时的正常子宫收缩有以下特点。

1）节律性：节律性子宫收缩是临产的重要标志之一。正常子宫收缩是子宫体部不随意有节律的阵发性收缩。每次子宫收缩由弱变强（进行期），并维持一定时间（极期），随后再由强渐弱（退行期），直至消失进入间歇期。间歇期子宫肌肉松弛，但肌纤维较前缩短。

子宫收缩如此反复出现，直至分娩结束。临产开始时子宫收缩持续时间约30s，间歇期约为5~6min。随着产程进展，子宫收缩时间延长，间歇期缩短。子宫口开全时子宫收缩可持续60s，间歇期缩短至1~2min。子宫收缩的强度随着产程进展而逐渐加强，宫腔压力间歇期宫腔压力仅为0.8~1.6kPa（6~12mmHg）。

2）对称性和极性：子宫的每次收缩起自两侧子宫角部，迅速向子宫底中线方向集中，左右对称，并以每秒钟2cm的速度向子宫下段扩散，大约15s后便可均匀协调地遍及整个子宫，此为子宫收缩地对称性。子宫的收缩力以子宫底部最强、最持久，子宫底和子宫中部在整个收缩期间保持坚硬，在分娩初期为3.3~4.0kPa（25~30mmHg），第二产程可达13.3~20.0kPa（100~150mmHg）使子宫颈口得以扩张，并使胎儿在来自子宫底的强烈收缩下娩出。这就是子宫收缩的极性。

V 缩复作用、子宫平滑肌与身体其他部位的平滑肌不同，阵缩时收缩变短的子宫上段肌纤维在宫缩缓解后仍保持一定程度的收缩，未能恢复原有的长度，这种现象称为缩复作用，缩复作用的结果是使子宫上段随着宫缩而变厚、变短，子宫腔容积逐渐缩小，迫使胎先露不断下降。

（2）腹肌和膈肌收缩力：是第二产程胎儿娩出的重要辅助力量。当子宫口开全后胎先露于下降到阴道，反射性引起排便动作，产妇主动屏气，腹肌和膈肌的收缩使腹压增高，有利于胎儿娩出。

（3）提肛肌收缩力：提肛肌的收缩力有协调胎先露在骨盆腔内俯屈、内旋转的作用，同时还能协助胎头仰伸及娩出。

2.产道

产道是胎儿娩出的通道，分为骨产道和软产道两部分。

（1）骨产道通常是指骨盆，是产道的重要部分。骨产道的大小和形状与分娩关系十分密切。

（2）软产道软产道是由子宫下段、子宫颈、阴道及盆底软组织构成的管状通道。

子宫下段由子宫峡部延伸而成。临产后在子宫收缩的作用下逐渐变薄，成为软产道的一部分。

子宫颈在临产以后逐渐变短，直至消失，成为软产道部分。由于子宫收缩和缩复的作用使子宫颈扩张，当宫口开大 10cm 时，妊娠足月胎头才能娩出。

3.胎儿

胎儿的大小、胎产式、胎位及有无畸形是胎儿能否顺利通过产道的重要因素。

（1）胎儿大小在分娩过程中，胎儿的大小是决定分娩难易的重要因素之一。胎头是胎体的最大部分，也是胎儿通过产道最困难的部分。胎儿过大致胎头径线过长，即使骨盆大小正常，也可造成难产。

（2）胎势胎势是指胎儿各部在子宫内所取的姿势。在正常羊水量时，胎儿头略前屈，背略向前弯，下颌抵胸骨，上下肢屈曲于胸腹前，脐带位于四肢之间。如果产程中胎头有不同程度的仰伸，则可形成不同胎头产势，并以不同的胎头径线通过产道，有可能发生头位难产。

（3）胎儿轴向胎儿轴向为胎儿纵轴与产妇纵轴的关系。可分为纵轴向、斜轴向与横轴向三种，其中纵轴向是最常见的胎位，可分为头先露和臀先露。而横轴向和斜轴向一般很难经阴道分娩。

妊娠本身对产妇和丈夫有很大的精神影响。一般是非常喜悦，增加双方感情。夫妇双方均考虑如何做好迎接新生命的准备。妊娠后孕产妇有一系列的生理改变，耐力下降，对于分娩更是非常重要的时刻。有喜悦、期盼、惧怕以及担心新生儿是否正常等复杂心情交织，即便是医务人员，对她本人和婴儿是否安全，是否需要手术，对"阵痛"能否耐受，均有所考虑。所以在产程中稍有不顺利，产妇就很容易引起大脑皮质功能紊乱，继而产生宫缩无力，产程延长，若不及时纠正，有可能导致错误处理，危害产妇和胎、婴儿。

（二）产程及分娩经过

分娩的全过程是从有规律的子宫收缩开始至胎儿胎盘娩出为止。临床上一般分为三个不同阶段，即三个产程。

1.第一产程

即宫口扩张期，指自有规律宫缩开始至子宫口开全为止，亦称开口期。初产妇约需 11~12h，经产妇约需 6~8h。此期间宫缩由弱逐渐变强，持续时间由 30s 增至 60s 左右，间歇期自 5~10min 缩至 3~4min。宫口随着宫缩逐渐扩大。初产妇在潜伏期内宫口扩张缓慢，进入活跃期后宫缩明显加强，宫口扩张速度加快，约 1~1.5cm/h，直至宫口开近全。此后宫口扩张减缓，约需 0.5~1h 后宫口开全。活跃期后产妇疼痛难忍。

2.第二产程

亦称胎儿娩出期，指从宫口开全到胎儿娩出这一阶段。初产妇约需 1~2h，经产妇可于数分钟之内完成。进入第二产程时胎头多已抵达盆底。此时子宫收缩更加增强，持续时间多在 1min 以上，而间歇时间短至 1~2min，每次宫缩胎头均压迫直肠，使产妇出现不自主的屏气动作。胎头逐渐下降，肛门扩张。

3.第三产程

亦称胎盘娩出期，指从胎儿娩出至胎盘娩出的时间。此期一般约需 5~15min，不应超过 30min。胎儿娩出后，子宫进一步缩小，但胎盘不能随之缩小，因此造成胎盘与子宫壁之间发生错位而剥离。胎盘剥离和娩出时的出血量一般不应超过 200ml。

（曹荣）

第五节　剖宫产手术的特殊性与麻醉特点

妊娠是女性的特殊生理时期，妊娠虽不属疾病范围，但在妊娠过程和围产期可出现一些特殊的病理生理改变，孕妇同时还可能合并其他系统疾病；或因其他系统疾病而需手术治疗，这些情况常需麻醉医师参与。围产期对麻醉的基本要求是必须考虑孕产妇和胎儿两方面的安全，因此，麻醉医师必须对孕产妇的生理改变及可能合并的病理生理改变有所了解，并熟知各种麻醉方法和麻醉药物对孕产妇和胎儿的影响，为产妇提供良好的镇痛和麻醉。

一、剖宫产孕产妇的病理生理特点与麻醉

适宜的麻醉是保证剖宫产顺利进行的前提。剖宫产术的麻醉与一般的外科手术不同之处，在于必须考虑到孕产妇的生理特点。

1.脊椎正常生理弯曲的改变

随着子宫的逐渐增大，骨盆的负荷渐渐增加。为了维持妊娠时体位的平衡，孕产妇的腰椎向前凸的弯曲代偿性加大。妊娠子宫的增大使腹腔内压力增加，尤其在临产后子宫收缩时，必然导致脑脊液压升高。孕产妇在进行腰麻时其椎管内的麻药扩散迅速而广泛，麻醉平面的高度控制困难，有发生麻醉阻滞平面过高的危险。而硬膜外腔有大量的脂肪和曲张的静脉充填，故行硬膜外阻滞时麻醉平面易于控制，危险性相对较小。

2.妊娠期间孕妇的膈肌随子宫增大位置上移，其活动渐渐受限。通常可借助胸式呼吸的增强而代偿，同时肺泡通气量也受到明显影响。因此，在剖宫产麻醉时应十分注意孕产妇的呼吸管理，维持通气量，并应严格控制麻醉平面的高度。

孕期基础代谢率平均增加 10%。因此，孕产妇体内耗氧量相应增加，呼吸功能常呈亢进状态。孕产妇呼吸频率每分钟平均增加 18.5%，每分钟呼吸通气量平均增加 44%，潮气量平均增加 21.5%。因此，麻醉期间对潮气量和每分通气量的维持，必须考虑到孕产妇的额外需要。

孕妇的整个呼吸道黏膜毛细血管充血，黏膜肿胀。因此，吸引呼吸道内分泌物，放入通气道及喉镜均可引起呼吸道黏膜损伤。

3.孕产妇子宫增大，膈肌上升，迫使其心脏向左前方移位，大血管扭曲。由于不同程度的血液稀释，妊娠期循环血量增加、外周阻力降低基础代谢率增加、胎盘短路循环等，使孕产妇心脏负担明显加重。如果孕产妇心脏代偿功能不全，则可在妊娠晚期、临

产期间、实行剖宫产术时极易发生心力衰竭。因此，手术中应根据孕产妇心脏功能控制输液的速度和量，而且她们也不能耐受高平面的椎管内麻醉。

4.胃排空时间延长

正常人胃内容物排空时间为4~6h，产妇临产后由于子宫收缩和黄体酮的影响，加上精神紧张、疲劳等因素使胃内容物排空时间延长。加之产妇临产后多食鸡蛋等高蛋白高营养食物，使胃内压更高，手术中或手术后易发生呕吐，或大量胃内容物反流进入呼吸道内，导致呼吸道梗阻或并发吸入性肺炎。因此，未禁食孕产妇实施剖宫产术时不应选择全麻和椎管内麻醉。即使在禁食4h以上时也应小心，手术中一旦产妇发生呕吐，应立即将其头部放低，用手指或吸引器清除咽部胃内容物，必要时应在喉镜下进行。

5.仰卧位时下腔静脉受压

产妇在仰卧位时，膨大的子宫压迫下腔静脉，致使回心血量锐减，心排出量骤减，血压下降，脉率增快，出现仰卧位低血压综合征。

一般仰卧位低血压综合征多发生在未临产的选择性剖宫产的孕妇，尤其是在椎管内麻醉后，腹肌松弛情况下，而临产后，特别是宫口开大后，则较少发生。这可能因为临产后子宫收缩，使子宫体向前倾，从而缓解子宫对下腔静脉的压迫。因此，为了避免发生仰卧位低血压综合征，在实施剖宫产术时应采取向左侧倾斜10°~15°体位。

6.妊娠合并（夹杂）其他疾病

有妊娠并发症的孕产妇实施剖宫产时，除应考虑产妇的生理特点外，还应考虑产妇的病理变化。无论产妇的心、肺、肝、肾及脑任何脏器功能不良，其对缺氧、失血、血压波动的耐受力均会下降。因此，应选择对机体的代谢及各重要器官功能影响较小的硬膜外阻滞和局部麻醉等方法。

7.脊椎穿刺困难妊娠晚期孕产妇由于为了维持身体的平衡，腰椎发生代偿性的前屈，腰麻时药液易向胸曲方向流动，易导致麻醉平面提高。有时会给椎管内穿刺带来困难。同时硬膜外穿刺时易引起静脉丛损伤而致出血，且置管时易误入血管。

二、麻醉对子宫血流量的影响

产科麻醉可直接或间接影响子宫胎盘血流量，严重的子宫胎盘血流量减少可导致胎儿宫内缺氧、酸中毒，甚至危及胎儿生命。

（一）麻醉方法

1.全麻

全麻对子宫血流量的影响较为复杂。全麻达一定深度时，可对循环系统产生抑制作用，引起血压下降、子宫血流量减少；而当全麻较浅时，气管插管及手术的刺激可使母体儿茶酚胺释放增多而导致子宫血管收缩，子宫血流量降低。临床研究发现在剖宫产术行全麻诱导期间，胎盘血流量平均降低35%。因此，全麻对子宫血流量的影响较为明显，在实施全麻时应维持适宜的麻醉深度，防止血压剧烈波动。

2.椎管内阻滞

产妇行椎管内阻滞时，除硬膜外阻滞时局麻药（含肾上腺素）误入血管可使子宫血管收缩外，对子宫血流量产生影响的主要因素为低血压。当正常孕产妇动脉收缩压低于13.33kPa（100mmHg）时，可使子宫血流量降低，低血压如持续2min以上，可逐渐引起胎儿宫内缺氧和酸中毒。未临产的孕产妇在椎管内阻滞下行选择性剖宫产术时，如不发生低血压则子宫及胎盘绒毛间隙血流量无改变；而重度妊娠高血压综合征病人的子宫及胎盘绒毛间隙则有增加，这主要是妊高征患者是以子宫胎盘血管收缩为病理特征，麻醉后使血管扩张。近年来通过多普勒超声技术对麻醉后子宫胎盘血流量的研究证明，硬膜外阻滞本身对子宫血流量无不良影响。硬膜外腔应用阿片类药物如吗啡、芬太尼及苏芬太尼对子宫血流量无明显影响。因此，椎管内阻滞麻醉，特别是硬膜外阻滞麻醉是较好地维持正常子宫胎盘血流量的麻醉方法。由于子宫运动神经纤维出自胸5至胸10大部分感觉神经从胸，至胸12进入脊髓，故椎管内麻醉平面高达胸6以上时，将影响血压。

（二）局麻药

临床应用的局麻药在血药浓度较高时，可直接刺激子宫胎盘血管使之收缩或刺激子宫平滑肌收缩而压迫子宫血管，结果常导致子宫血流量降低。这种血管收缩的程度与局麻药的血药浓度呈正相关。可使子宫胎盘血流量降低25%~50%的血药浓度为：丁哌卡因2.5~5μg/ml、利多卡因40~200μg/ml、甲哌卡因12~40μg/ml。当硬膜外阻滞发生局麻药直接误入血管时，可达到这样较高的血药浓度。当局麻药在硬膜外腔缓慢吸收进入血时，血药浓度较低，对子宫胎盘血流量无明显影响。

（三）静脉诱导麻醉药

1.硫喷妥钠（pentothal）

硫喷妥钠深麻醉时由于直接抑制心脏和延髓血管运动中枢以及抑制交感神经使周围血管扩张而导致血压下降，可降低子宫血流量。由于产科麻醉常用诱导剂量较小（4~6mg/kg）缓慢静脉注射，对正常孕产妇的血压无明显影响。关于全麻时应用硫喷妥钠引起血压下降和子宫胎盘血流量的减少，可能是由于在行气管插管时的刺激，使产妇儿茶酚胺释放增多而导致子宫血管张力增加，与硫喷妥钠没有直接关系。

2.异丙酸（propofol）

使用异丙酚2mg/kg行全麻诱导时如果平均动脉压升高，而子宫血流量无明显变化，若平均动脉压下降，有可能暂使子宫血流减少。但该药可能与新生儿抑郁症有关，应用于产科麻醉是否适宜还有待于进一步研究。

3.安定（valium）

在妊娠羊的研究中，应用高达0.5mg/kg的安定对母儿的循环功能和子宫胎盘血流量无明显影响。然而，再加大剂量可引起动脉血压降低8%~12%，子宫血流量呈平行性降低，而对胎儿氧合无影响。静脉注射0.18mg/kg安定对母儿血压和酸碱状态均无不良影响。

4.氯胺酮（ketamine）

氯胺酮可使交感神经兴奋，血浆中儿茶酚胺浓度增高，动脉血压增高。血压增高可使子宫胎盘灌注压增加，但儿茶酚胺浓度增高又可使子宫血管收缩，因此对子宫血流量的影响较为复杂。一般临床应用0.25~1mg/kg的氯胺酮对子宫血流量无不良影响。在阴道分娩及剖宫产术中应用1mg/kg的氯胺酮时，新生儿临床状态及酸碱平衡均正常。

（四）吸入性麻醉药

吸入性麻醉药对子宫血流量的影响主要取决于麻醉的深度。氟烷（fluothane）、甲氧氟烷（methoxyflurane）、异氟醚（isoflurane）、安氟醚（enflurane）麻醉达到一定深度时，均可抑制心肌、扩张血管，使心排血量减少，血压下降，导致子宫血流量减少，其影响程度与麻醉药的吸入浓度呈正相关。此类麻醉药在浅麻醉时（1MAC），对心肌无明显抑制作用，不影响血压，故不降低子宫血流量，并且由于其对子宫血管的扩张作用还可使子宫血流量增加。但随着麻醉的加深，低血压的发生率逐渐增加。当达到1.5~2MAC时，可因低血压导致子宫血流量降低，发生胎儿缺氧及酸中毒。

三、麻醉对宫缩的影响

（一）吸入性麻醉药

挥发性的吸入性麻醉药都有直接和与剂量相关的宫缩抑制作用。氟烷、乙醚、安氟醚和异氟醚可使子宫静止压和峰压降低。随着吸入浓度的增加，这种抑制作用逐渐增强。等效吸入浓度的麻醉药抑制子宫收缩的程度由强到弱的顺序依次为：安氟醚、异氟醚、氟烷、乙醚、甲氧氟烷。1.5~2MAC的安氟醚、异氟醚、氟烷将使子宫松弛，增加产后出血量。但如果药物排出迅速或应用宫缩剂则可减少出血量。吸入低浓度的麻醉药如0.5%氟烷、0.75%异氟醚或1%安氟醚用于分娩镇痛或剖宫产手术时，对子宫收缩以及产后出血量均无明显影响，也不影响子宫对催产素的敏感性。

气体性吸入性麻醉药氧化亚氮可增加子宫收缩力及收缩频率。

（二）静脉麻醉药及镇痛镇静药

阿片类药物对子宫收缩的影响尚未定论，但多数研究认为吗啡、哌替啶及芬太尼及镇痛新等有促进子宫收缩的作用。其机理可能是由于镇痛作用使肾 b 腺素分泌减少，使肾上腺能做用减弱，从而增加宫缩。巴比妥类药有与剂量相关的宫缩抑制作用。安定对宫缩无明显影响，但可改善产妇的恐惧、紧张及疲劳状态，从而减少儿茶酚胺的分泌，有助于宫缩。氯胺酮及γ-羟丁酸钠有增强宫缩作用。安泰酮和普尔安对宫缩无影响。

（三）椎管内阻滞麻醉

椎管内阻滞麻醉对子宫收缩的影响迄今尚无比较明确的一致意见。多年来关于此方面的研究虽然较多，但由于诸多因素如阻滞开始的时机、阻滞的范围、局麻药的种类和浓度、局麻药中是否加用肾上腺素及阿片类药物等因素，都可影响子宫收缩，故很难得出较一致的结论。

（刘冲）

第六节　产科并发症的急救处理

一、羊水栓塞的急救处理

羊水栓塞是产科领域少见而较为严重的并发症，起病急骤病情凶险，甚至可威胁产妇的生命。随着医学的发展，人们对羊水栓塞病理牛.理认识逐步加深，也使抢救羊水栓塞的治愈率有所提高。

Meyer 于 1926 年首先报道一例年轻产妇在产后突然死亡，尸检在肺血管内发现有胎儿上皮毳毛、胎脂、胎便等碎屑。1941 年 Steiner 从临床与实验研究证明羊水突然进入母体循环是造成羊水栓塞的病因。发现羊水进入母体循环后，引起"类过敏性休克"。1947 年 Hemmings 发现羊水栓塞伴凝血障碍。国内自 1965 年开始才有羊水栓塞的报道。

孕妇分娩时，羊水及其内容物经胎膜破裂孔或宫颈静脉破裂处，涌进母体血循环后形成栓塞，导致缺氧、休克、心肺肾功能衰竭、凝血机制障碍或骤然死亡等一系列症状的症候群称为羊水栓塞，即羊水栓塞综合征（amniotic fluid embolism syndrom）。

羊水栓塞的发病率各方面报道不一，Steiner 报道为 1∶8000，Coutney 为 1∶20000~1∶30000，Cawiy1∶37000，而 Lewis1∶80000，天津市中心妇产科医院对 1964~1990 年的妊娠与分娩产妇进行统计，羊水栓塞发病率为 1∶22000。80 年代 Skerman 报道介于 1∶8000~1∶80000。世界卫生组织（WHO）在疾病分类统计，将羊水栓塞归属于围产期发病率与死亡率范畴，可见对羊水栓塞的高度重视。以往人们对羊水栓塞认识不足，有些被误诊为产后出血、子痫、产后休克、心力衰竭等，实际上分娩时产妇突然死亡的重要原因之一是羊水栓塞所致。羊水栓塞的死亡率较高，1979 年 Morgan 报道为 86%，而 Steiner 报道为 50%，我国有报道为 70%，来自某些研究发现羊水栓塞 25% 的死亡是在临床症状出现 1h 内发生。是孕产妇总死亡率的 7%~13%。近些年来由于医学进展，对羊水栓塞的发病机制与临床表现有所了解，加之诊治技术水平的提高，使羊水栓塞的死亡率有所降低。

（一）病因与诱因

1.病因

分娩时胎膜破裂后，羊水及其内容物如鳞状上皮、毳毛、胎脂、胎便，以及透明质酸酶、蛋白质、凝血活酶及组织胺等，通过静脉窦开放和受损处或沿胎膜与宫壁之间，胎盘边缘进入母体循环，在肺内血管形成栓子，造成阻塞现象，从而导致一系列的病理生理变化。Allam 认为羊水有形物质尤以胎便含量多少，与病理变化、临床症状轻重有一定关系。

2.诱因

（1）年龄与胎次：多见于年龄 30 岁以上的产妇，经产妇多于初产妇。

（2）宫缩情况：子宫异常收缩或强直收缩，急产，或者催产素使用不当。

（3）子宫血管异常开放：宫颈裂伤、子宫破裂、剖宫产、大月份流产钳刮术、以及胎盘早剥或前置胎盘。

（4）死胎：可使羊膜强度减弱，渗透性增强，易使部分羊水进入母体循环。死胎时间越长，越易诱发羊水栓塞。

（5）其他：过期妊娠、巨大儿、滞产等也可诱发羊水栓塞。

（二）临床表现

羊水栓塞发病多在分娩过程中或胎儿娩出的瞬间。根据病情缓急可分为两种类型。暴发型是以呼吸、循环系统症状为主，有的病人惊叫后数分钟内便死亡；而缓慢型的呼吸与循环症状不明显，或经抢救后迅速转入血液不凝及休克状态。羊水栓塞在临床方面的表现分别在三个不同阶段反映出来。

1.肺动脉高压阶段

主要表现为呼吸、循环功能障碍。破膜后发生寒战、烦躁不安、呕吐、出冷汗、干咳等前驱症状，随之呼吸困难、咳嗽、吐粉红色泡沫状或血丝状痰液，有的病人甚至抽搐，昏迷。此阶段病人体征可有四肢冰冷、发绀、心率增快、脉细而弱、血压下降、肺部可闻罗音。

2.凝血障碍阶段

可有产后子宫弛缓,收缩不良,血液不凝以及流血不止,甚至全身性出血倾向,如黏膜、皮肤、胃肠道出血、血尿。

3.器官损害阶段

因呼吸、循环发生障碍,全身器官均受累,而肾脏是最常受损的器官,因循环血量不足,加之组织缺氧,使肾血流量减少,肾微血管栓塞,肾脏缺血时间过长,引起肾组织损害,不仅少尿、血尿或无尿、也可发生急性肾功能衰竭。

（三）诊断

1.临床表现

胎儿娩出前,病人以心、肺功能衰竭和中枢神经系统的严重缺氧所出现的症状;或者胎儿娩出后表现为原因不明的血液不凝,产后出血甚至是与出血量不相符,原因不明的休克,都应及时考虑可能发生羊水栓塞。通常有四大主症:即呼吸窘迫、发绀、心血管虚脱和昏迷。

2.辅助检查

（1）X线摄片:呈片状浸润阴影,沿肺门周围分布,此外伴轻度肺不张及右心扩大。由于羊水栓塞早期胸部X光片缺少特征性改变。因此,对早期诊断意义不大。

（2）肺扫描:静脉注入 ^{131} 碘或 ^{51} 铬的颗粒进行肺扫描,可见肺内出现灌注缺损。

（3）血凝因子测定:为判断弥漫性血管内凝血,可测定血小板计数,凝血酶原时间,纤维蛋白原含量,优球蛋白溶解时间等。可纤维蛋白原和血小板明显减少,其他凝血物质增加。

（4）血液沉淀试验:取下腔静脉血或右心房血液 3~5ml,离心沉淀放置后分三层,取上层清亮液涂片染色,镜检可见鳞状上皮细胞、毳毛等物质。此外取手臂静脉血作沉淀试验,也可能找到羊水内容物。

（5）痰液检查:病人咳出的血丝状痰液进行染色,可查找到羊水内含物质。

（6）血流动力学监测:连续监测中心静脉压、肺动脉压、肺楔压、心排出量,依靠有关参数进行判断。

（7）心电图:提示右心房及右心室扩大、ST段下移、T波改变。

（8）尸检:病人死后进行肺脏病理组织学的检查,可见胎儿羊水的有形成分,肺水肿和右心室显著扩大。

（三）鉴别诊断

1.空气栓塞

常见于因子宫破裂,前置胎盘或者是宫腔内手术操作所致或加压输血输液时。起病缓慢,但也有突然发作。病人出现剧烈的胸痛、背痛、心前区闷压感。此时心前区超声多普勒可探测到杂音。

2.血栓性肺栓塞

常伴有下肢静脉曲张,下肢血栓性静脉炎。有急性胸痛、咳出血样痰、胸部可闻摩擦音,胸片可见肺部栓塞。

3.子痫

有明显的妊高征症状,高血压、蛋白尿和全身水肿。而血压虽高,但休克发生较晚,也无羊水栓塞的四大症候群出现。

4.药物过敏

有应用特异性药物史。

（四）预防措施

1.高度警惕

对高龄初产、经产、产力过强、早破水、羊水中含有胎便的产妇，应引起足够的重视，有可能诱发羊水栓塞。

2.掌握指征

对剖宫产、破膜、宫颈扩张以及使用催产素等操作，应严格掌握指征。

3.大月份人流

先破膜，等羊水流净后再行钳刮术，此外钳刮之前尽量少用催产素。

（五）急救处理

羊水栓塞的处理原则是在尽快排除子宫内容的同时抗过敏、抗休克、解除肺血管及支气管的痉挛，改善肺循环与心肺功能，纠正凝血功能障碍，防止肾功能衰竭，预防感染。在抢救过程中 SpO_2、血压、ECG、动脉压、有条件时监测 CVP、PCWP 均有益。

1.抗过敏

产妇分娩之前突然出现呛咳、寒战、呼吸困难、甚至发绀，多为羊水有形成分进入母体血循环所致的过敏反应。可立即静注氟美松 20mg，必要时静脉点滴再追加氟美松 20mg，也可选用氢化可的松 200~400mg 静脉点滴。Skemian 认为氢化可的松在 24h 内给 2g，不但有利于抗休克，也可减少肺血管痉挛。

2.抗休克

因循环虚脱，血流动力学发生改变，对心血管系统皆有影响，需采取多种措施急救。

（1）充分供氧：改善缺氧状态，应面罩供氧以每分钟 5 升流量吸入。持续呼气末正压通气（PEEP），是改善缺氧状态，保证抢救成功的一个关键，首先行气管内插管，进行持续呼气末正压机械通气，使呼吸道的压力保持在正压水平，减少肺内分流量，提高肺顺应性，增进肺血氧合作用，改善通气和换气功能。持续呼气末正压通气，要求潮气量在 600ml 左右，呼吸频率为每分钟 24~28 次，呼气终末压力应维持在 0.5~1.5kPa（5~15cmH_2O）。

（2）补充血容量：要尽早尽快在有关监测下进行扩容以补充血容量。除输注乳酸钠林格氏液与右旋糖酐外，还应进行成分输血。

（3）血管活性药：当血容量基本补足，而血压仍不稳定时，可考虑选用血管活性药调节血管紧张度，提高动脉压。多巴胺 20mg 加入 5%葡萄糖液 500ml 内静脉点滴，也可用阿拉明 20ml 静脉点滴，必要时二者合用效果更佳。此外用酚妥拉明 10~20mg 静脉点滴，还可改善肺与全身的微循环。

（4）纠正酸中毒：选用碱性萃物治疗，有利于改善代谢性酸中毒，以 5%碳酸氢钠 200~250ml 静脉点滴，以后可根据生化与动脉血气测定结果进行增补。

3.解除痉挛与肺动脉高压

肺血管与支气管的痉挛，可致肺动脉高压，继而给呼吸、循环方面带来一定不良后果，下列药物对缓解肺血管和支气管的痉挛，降低肺动脉高压是有益的。

（1）阿托品：应用 0.5~1.0mg 静注。也可用 654-210~20mg 静注。若病人出现烦躁不安可选冬眠I号或安定控制症状。

（2）氨茶碱：以 250~500mg 加入 10%葡萄糖 10~20ml 进行稀释静注。

（3）罂碱：用 30~60mg 加入 10%葡萄糖 20ml 内稀释进行静注。

（4）酚妥拉明：用 10~20mg 进行静脉点滴，有利于改善肺动脉高压。

（5）吲哚美辛：Skerman 报道吲哚美辛（indomethacin）在实验与动物研究方面证实，对治疗严重的肺动脉高压有效。

4.控制心衰与肺水肿

肺循环受阻，静脉回心血量减少，引起心排出量降低，心肌收缩力减弱，心功能低下，不仅易发生心衰，也易出现肺水肿，常用治疗药物如下。

（1）毛花苷 C：用毛花苷 C0.4mg 稀释在 10%葡萄糖溶液 20ml 中缓慢静注，必要时可 4~6h 重复一次，但 24h 不应超过 1.2mg，控制心力衰竭。

（2）三磷酸腺苷用于营养心肌。三磷酸腺苷 20~40mg 与辅酶 A100~200U 合用进行静脉点滴。

（3）治疗肺水肿一旦病人出现肺水肿时，应严格控制输血、输液，可用呋塞米 20~40mg 静脉点滴，如加用酚妥拉明 3mg 静脉点滴效果更好。此外酌情选用吗啡、氨茶碱。

5.纠正凝血功能障碍

羊水栓塞继续恶化，可出现弥漫性血管内凝血，应采取如下治疗措施。

（1）肝素：早期使用肝素从理论上是正确的。肝素具有较强的抗凝作用，可阻止弥漫性血管内凝血的发展。使用肝素应在早期，最好是病人处在高凝阶段，一般在症状发生后 1h 使用为宜。肝素 25mg 加入 5%葡萄糖液 100ml 静脉点滴，以后根据出血情况、化验结果决定下次用量，一般在 24h 内使用肝素 25~50mg 基本有效也较安全。使用肝素同时应测定凝血时间、凝血酶原时间、纤维蛋白原含量等，以免发生因肝素使用过量所引起的出血副作用。若发现肝素过量可用鱼精蛋白 20~25mg 纠正。在使用肝素的同时，可辅以浓缩凝血酶 DI 制剂增加肝素的抗凝作用。

（2）抗血小板凝集：①低分子右旋糖酐：它可以较好地覆盖红细胞、血小板、血管内膜，对已损坏的血管处可阻止血小板聚集。中分子右旋糖酐抗凝作用优于低分子右旋糖酐，一般输注 500~1000ml 为宜；②潘生丁：可给予 100~600mg 的每日用量，进行静脉点滴，可抑制血小板聚集；③阿司匹林：每次 0.25~0.5g，每日 1~2 次。阿司匹林具有抑制血小板聚集作用。

（3）凝血因子应用包括输入新鲜血液、血浆、纤维蛋白原及有关凝血因子。

（4）抗纤溶药物：当弥漫性血管内凝血进入纤溶亢进时，可选用抗纤溶药物，如给予 6-氨基己酸 4~6g 静脉点滴。此外可选用抗血纤溶芳酸、氨甲环酸进行抗纤溶治疗。

6.防治肾功能衰竭

羊水栓塞发生后，经过肺动脉高压，心力衰竭、弥漫性血管内凝血等阶段后，继而常发生肾功能不全或肾功能衰竭。尿少时除补充血容量外，应给予甘露醇 200ml 输注，必要时给予呋塞米 20mg 利尿。若血钾增高或出现尿毒症时，需进行透析治疗，解决肾功能衰竭问题。

7.预防感染

宜选用广谱对肾脏又无损害的抗生素控制感染。

8.产科处理

原则上第一产程不急于分娩，除急救处理外，可用药物抑制宫缩，控制产程进展。第二产程应尽快助产结束分娩，包括阴道分娩或剖宫产。分娩后出血不止，可用纱条填塞宫腔，按压子宫，必要时可行子宫切除术。

Killam 指出对羊水栓塞危重病人，首先进行标准的心肺复苏急救，若胸外按压无效时，在胎儿未娩出之前，考虑胎儿已近足月，胎儿心脏有张力，估计能维持 10min，立即行剖宫产是抢救胎儿的指征，而经心肺复苏娩出的新生儿可能无后遗症。

二、围产期出血的急救处理

围产期出血是产科较常见的并发症，多是病理妊娠的孕妇和分娩期的产妇，即在产前或产后发生的出血，若失血过多可使病人陷入失血性休克状态，是造成孕产妇死亡的原因之一。对围产期严重出血的急救处理，需在产科医师和麻醉医师密切配合下，除尽快去除出血病因外，还应积极采取多种有效的急救治疗措施，方能使病人转危为安。

（一）围产期出血的原因

围产期出血病因较多，主要来自产科病理妊娠的产前出血、分娩期的出血，以及产后的出血等。

1.前置胎盘（placenta previa）

一般多发生在经产妇。因胎盘附着位置异常，当随子宫下段不断伸展，胎盘与宫颈之间发生错位而出血。前置胎盘的主要症状是无痛性出血，可自然停止，又可突发大出血。尤以完全性前置胎盘病情较为严重，出血发生时间早，出血频繁，出血量较多。

2.胎盘早剥（adraptio placentae）

正常位置的胎盘在胎儿娩出之前，部分或全部自子宫壁剥离，也称胎盘早期剥离 C发病率为 0.2%~2.4%，母体死亡率为 1.8%~2.8%。胎盘早剥与母体并发高血压或血管病变，尤以重度妊高征和子宫异常有关。此外也与仰卧位低血压综合征、孕妇腹部外伤以及脐带过短有关。

3.子宫破裂

多发生在分娩期，常见的原因是先天性子宫异常，术后的疤痕子宫，梗阻性难产，宫缩剂使用不当，子宫严重感染史，意外创伤等。导致腹腔内出血相当多，易陷入失血性休克。如果处理不及时、血容量补充不足手术延迟，则死亡率可以从 26%高达 66%。

4.产后出血

产后出血病因较多，常是互相影响，互为因果，这也是造成围产期出血的主要原因之一。国内外报道在产后出血原因中，以子宫收缩乏力占首位，约占产后出血的 50%~70%。

（1）子宫收缩乏力：下列因素都时以影响分娩后的子宫收缩与缩复：发生率为经阴道分娩的 2%~5%，出血量非常凶险。

1）产妇因素：年龄过大、经产妇、过度疲劳、体弱或营养不良、以及患全身性疾病。

2）胎儿因素：巨大儿、过熟儿、多胎、死胎、胎儿畸形。

3）子宫因素：子宫发育不良、子宫畸形、疤痕子宫、子宫过度膨胀、子宫出现收缩环、妊娠合并子宫肌瘤。

4）产科方面因素：产程过长、头盆不称、胎位异常造成的难产、滞产。

5）医源性因素：催产素使用不当、分娩过程中应用过多的镇静剂、解痉、扩血管药物以及抑制宫缩的麻醉剂。

（2）胎盘问题：这方面造成子宫出血也不少，其中以胎盘滞留（Retained placenta）为主，包括胎盘粘连、植入性胎盘、嵌顿胎盘。此外如胎盘小叶、副叶胎盘、胎盘胎膜残留也可造成产后出血。发生率为阴道分娩的1%左右。

5.凝血功能障碍

多因产科有关问题如羊水栓塞、宫内死胎、胎死宫内后机化自溶的胎盘、妊娠合并血液病、以及妊娠高血压综合征、母儿血型不合的胎血进入母血循环、妊娠合并重度肝炎、产科休克等所致的弥漫性血管内凝血（disseminated intravascular coagulation，DIC）。

（二）失血性休克

失血性休克是因机体大量失血、迅速导致有效循环血量骤减，从而引起周围循环衰竭的一种综合征，也属低血容量性休克的范畴。

围产期无论何种原因所致的失血过多，则机体内的血容量必然急剧减少。现今，人们已知道休克不仅是一个血容量丢失问题，也表示在组织代谢时氧无法被运到组织的问题，即休克被描述为组织的酸中毒及组织氧债。

1.病理生理

失血性休克因失血过多，使体内血容量减少，从而静脉回心血量也减少，心搏出量与心排出量降低，必然引起动脉血压下降。而应激反应交感神经系统兴奋，释放大量儿茶酚胺，不仅增加了心肌收缩力，也产生了心动过速，外周血管也进一步收缩。在动脉压降低与外周血管收缩同时，皆可引起组织灌注减少，而无氧代谢增强，发生了酸中毒。此外缺氧、酸中毒与心肌耗氧量增加，易发生心力衰竭。最终因心泵功能失调与酸中毒等因素，可致多器官功能衰竭。

2.临床表现与诊断

围产期出血所致的出血性休克，其临床表现是多方面的，诊断该征不仅依据临床症状，也应参考有关监测指标数据。

（1）意识与表情：休克早期因应激反应与代偿作用，脑组织灌流无明显改变，神经细胞反应呈兴奋状态，其表现为兴奋、烦躁、焦虑不安。休克恶化失去代偿作用，则脑组织血灌流量明显减少，神经细胞由兴奋逐渐转为抑制，其表情淡漠、反应迟钝、嗜睡甚至昏迷。

（2）皮色与温度：皮肤的颜色、温度、湿度与周围血管紧张度变化有关。休克因整个血管网的管径变细，周围血管痉挛收缩，毛细血管灌流不足，其皮肤苍白、湿冷、甚至因缺血而发绀。

（3）甲皱微循环：按压指甲床远端随之放松后，甲床充盈恢复缓慢，或转为发绀，表明休克病人甲皱微循环充盈不足。

（4）外周静脉充盈度：大量失血引起血容量骤减，因此静脉回心血量不足，其表现为周围静脉尤以颈外静脉明显萎缩，呈凹陷状态。

（5）脉搏：注意脉搏的频率与强度，休克初期脉细而快，随着血压继续下降，脉呈细快而无力，休克晚期脉搏变为慢而弱，一般也不易触清。

（6）动脉压与脉压：血压是观察休克的一种重要标准之一。因血流动力学的改变，心排出量降低，动脉压也随之下降，尤以收缩压更为明显，一般可低于10kPa（75mmHg）。而脉压是收缩压减去舒张压，休克病人一般脉压减小，一般低于2.7kPa（20.3mmHg）。脉压差小表明心搏出量减少，循环功能降低。

（7）呼吸：休克因缺氧、代谢性酸中毒、可使病人呼吸困难，呼吸表现深而快，严重时呼吸深而慢，若缺氧严重、通气功能受到影响、甚至口唇、指甲也出现发绀。

（8）温度：休克病人体温升或降，与心排出量和乳酸盐含量有一定相关性。连续测定脚趾温度，可了解外周灌注状态，当环境温度23℃时，足部温度27℃，而休克后趾温相对低于正常温度。有条件可计算中心温度与体表温度之间的温差，从而可推测心排出量是否不足。

（9）尿量：因血容量不足，血压下降，肾血流量减少，导致肾小球滤过率低下，因而发生少尿，休克病人有时尿量可低于20~25ml/h。

（10）血氧饱和度：通过脉搏血氧饱和度监测仪测定血氧饱和度。正常在95%以上，而休克缺氧则脉搏血氧饱和度可低于90%以下，表示处在低氧血症状态。

（11）心电图：低血容量常伴心肌供血不足，心电监测进行示波或记录，可见ST段与T波的改变，甚至可见心律失常。

（12）中心静脉压：测定中心静脉压是用于衡量右心对排出回心血量能力的指标。根据中心静脉压值的变化，估计血流动力学的情况，失血性休克的中心静脉压与动脉压皆低于正常值，表示血容量不足。

（13）休克指数：是以数字粗略估计血容量丢失的情况。休克指数等于脉率除以收缩压，正常时休克指数基本等于0.5，而失血性休克其值升高，甚至可在1.0以上。

3.急救处理

围产期出血所至的失血性休克，要分秒必争全力以赴投人抢救。在尽快补充血容量的同时，应控制产科有关病因，以手术方式进行制止出血，与此同时要采取其它有效的综合处理措施。

（1）去除病因：对产前、产时、产后失血过多造成的失血性休克，应及时果断地消除因产科因素所至的出血原，这是一项不可缺少的环节。对前置胎盘，胎盘早剥应选择剖宫产术；而对子宫破裂、子宫收缩乏力等原因引起的产后出血，甚至因子宫出血过多所至的DIC，应根据病情决定作子宫半截术或子宫全截术。

（2）补充血容量：失血性休克可致相对或绝对的血容量不足，尽早尽快补充血容量这是在治疗方面一个很关键的问题。通过扩容以维持有效的循环血量，以改善病人的不稳定血流动力学，有利于抗休克。液体补充疗法的基本原则是尽早尽可能地恢复血管内容量，病人对贫血的耐受力比对低血容量要好，因此首先要恢复血容量而非血红蛋白。失血过多不仅丢失血液，同时功能细胞外液也缺乏，因此补充血容量不只单纯输血，还必须给一定比例的晶体液与胶体液。在快速补充血容量时，对病人出现心肌收缩力减弱或心功能低下，特别是短时间快速大量扩容时，应注意可能因心脏负荷过重而造成肺水肿或心力衰竭，因此，需进行有关的监测，尤以连续进行中心静脉压测定，对指导补充血容量是十分必要的。

1）晶体液：治疗休克所输入的液体主要用于支持循环，有资料表明在持续出血中，由于细胞外液的减少，用于恢复容量所给的液体量，实际上比估计出血量多出 25%~30%，为此第一线补充液体应以含钠离子晶体液为主，这是因为它不仅能扩充血容量，也可以补充功能性钠离子的量。晶体溶液分两种，一是常用的等渗晶体；二是高渗晶体。晶体溶液黏度低，可以很快输入体内进入循环，对血容量减少病人的补充显得格外重要，不会发生变态反应，一般要用 3 倍的血量来补回所损失的量。等渗晶体溶液常用的是乳酸钠林格氏液，即在 500ml 液体内含氯化钠 6.0g、氯化钾 0.3g、氯化钙 0.2g、乳酸钠 3.1g。乳酸钠林格氏液因含有电解质，基本类似细胞外液成分，即能补充细胞外液的丢失，也能增加体内循环容量，为此在失血性休克扩容治疗是首选液体。乳酸钠林格氏液的优点是能增加血容量、补充电解质、减轻酸中毒、改善组织有效灌注、降低血黏度。若补充过量可造成血液稀释、组织缺氧或肺水肿。围产期失血估计在 1000ml 左右，血细胞压积不低于 35%，可考虑暂时不输血，可输入乳酸钠林格氏液 2000ml，再补加胶体液 1000ml。围产期失血在 1200ml 以上，除输一定量的红细胞外、应输入失血量 2~3 倍的乳酸钠林格氏液。近年来实验发现与临床观察，在抢救失血性休克中，少量的高渗晶体溶液优于等渗晶体溶液。临床证实输入高渗晶体溶液可达到相同水平的心排血量、灌注压、尿量等，其用量较少，在治疗失血性休克是有效的。临床采用高渗晶体溶液是 7.5%NaCl 溶液，它有利于扩容、增加心排出量、具有一定升压作用，此外可以提高电解质，也能改善循环功能，对心肺干扰小，不增加颅内压。一般用 7.5% NaCl 溶液 200~250ml，即 3~4ml/kg 即可，在 10~15min 时间内输完，切不可过量，否则可出现高血钠、高渗透压。

2）胶体液：血容量扩充剂近年来发展迅速，如海脉素、血定安、贺斯等不断用于临床，并取得较好的效果相对于晶体溶液，胶体溶液在恢复血管的容积方面更为有效，能用更少的量更快地达到效果，仅需晶体液的 1/3~1/4 量即可。胶体溶液大致包括右旋糖酐、羟乙基淀粉、血浆蛋白溶液及聚明胶肽。①右旋糖酐：临床常用的制品是右旋糖酐 70（中分子）和右旋糖酐 40（低分子）两种。6%右旋糖酐 70 溶液所产生的胶体渗透压作用，若以在体内每克不弥散多聚体的储水能力为 20~25ml，表明它高于血浆白蛋白，因此右旋糖酐 70 适于血浆的补充，维持容量时效较长。右旋糖酐 40 发挥容量效应的初期几乎为输入容量的 2 倍，因它的分子量低，输入后 3~4h 较快排出体外。在抢救失血性休克以右旋糖酐 70 用于扩容，而右旋糖酐 40 则用于改善微循环、降低血黏度。但是右旋糖酐 70 和 40 都具有降低血小板黏附性，抑制 I 因子活性，增加血栓对纤溶的敏感性，若每天应用超过 1.5g/kg 可发生凝血异常，一般应控制在 1000ml 以内用量为宜，尽管如此，右旋糖酐仍是抢救休克初步治疗的首选溶液；②羟乙基淀粉：临床称为 706 代血浆，在 6%溶液 500ml 内分别含有羟乙基淀粉和氯化钠。羟乙基淀粉有一个长达 24h 的半衰期，维持血管内容量时间相对长，具有较好的扩充血容量作用，但它可造成持久的血液稀释，此外它不能进入细胞外间隙，没有改善微循环和利尿的作用。羟乙基淀粉可显著降低凝血因子Ⅷ，所以对凝血功能有一定影响，在输入羟乙基淀粉时，应控制在 1.5L/d 以内，以免发生不良作用。贺斯是中分子羟乙基淀粉，扩容时间延长；③人体白蛋白溶液：它是自健康人血浆中提纯而得到的制剂，主要作用为血容量扩张剂，能平衡机体胶体渗透压、纠正血浆蛋白不足，是人体较为理想的胶体溶液。人体白蛋白制剂目前有两种，分别是含有 5% 和 25% 的人体白蛋白的浓缩白蛋白，它们全是极好的容量替代液，有一个适宜的血管半衰期，一般用量勿超过 80~100ml，快速输入后可造成血管舒张和低血压。缺点是能传播血源性疾病，如肝炎、艾滋病；④海脉素：其有效成分是 3.5% 的聚明胶肽，且含有与血浆成分接近的钠、钾、钙、氯等电解质。海脉素的渗透压、相对黏度、pH 值皆与血浆相等，最适宜的容量效应，很少导致心血管超负荷的危险，可确保血管内液与组织间液的平衡，能改善组织灌注、促进利尿，不会造成凝血障碍，适用于低容量休克治疗。急救时，尤其暂无血源情况下，可快速输入海脉素在 5~15min 内给予 500ml，最大用量可达 2000ml。在输入海脉素期间偶见一过性皮肤反应，对曾用强心苷病人要考虑海脉素中的钾含量较高，与强心苷有协同作用；⑤佳乐施：原名血安定，其成分为 4% 无菌处理琥珀明胶溶于生理盐水，含明胶、钠、氯。佳乐施是胶体性容量替代液，治疗低血容量效果显著，可明显改变心排血量、心搏量、血压、尿量及氧的运输。佳乐施不仅可解除红细胞聚集，也可以输入枸橼酸化血液或血制品前后，再输入血安定而不需冲洗或更换输液器。严重失血可在 5~10min 输入佳乐施 500ml，如需给予大剂量佳乐施应进行监测，确保维持足够的血细胞比容不低于 30%，对明胶过敏者禁用佳乐施。

3）输血：对失血性休克恢复血容量是不可缺少的措施。输血目的是纠正血容量的丢失，提高红细胞携氧能力，补充血液的胶体成分与凝血因子，改善微循环与氧的运输。围产期急性失血出血量的估计，对指导临床输血，降低失血性休克的死亡率有一定意义。目前测量失血的方法很多，如面积法、称量法、容积法、比血法及目测法。此外若发生失血性休克可测量中心静脉压，收缩压或脉压，它们的值低表示血容量不足、失血过多。血细胞压积低于 30%，血红蛋白降至 50~70g/L 时，表示失血已超过 1000ml。若尿量少于 25ml/h 也说明失血量已超过 2000ml。

目前认为血细胞比容不低于 28% 是较安全的数值，过低则是输血的条件。若病人出血量达全身血量的 20%~25% 以上，即失血在 1000ml 以上应给予输血，补血量与补液量之比为 1∶3 为宜。输血切勿一次补足所估计的失血量，可先补失血量的 2/3，以后逐渐补充血量。目前一般输血临床多采用库血，加一定量的抗凝剂保存在 4~6T，随保存时间延长，库血的血细胞与血浆也发生变化，如红细胞的溶血、血小板的亏损、血浆中钾离子浓度增多、凝血因子活性降低等，因此输入过多库血病一定的副作用，有条件应适当补充些新鲜血液。严重失血需大量输血，即指一次输血量达到或超过病人总血容量的 1~1.5 倍；或 1h 输血量等于病人总血容量的 1/2；或在 20min 内输血速度超过 1.5ml/（kg·min）。大量输血后尤以库血，因血小板减少，输入后又将血小板稀释，可出现稀释性凝血障碍，枸橼酸中毒与酸碱紊乱，心血管系统负荷过重引起肺水肿，库血温度低可致低体温，血钾改变以高血钾多见，也有低血钙症等。为此大量输血应行中心静脉压测定，防止循环容量超负荷，加强心电监测及有关生化与凝血项目测定。近年来对输血后的并发症有更加深入研究，目前输血已由输全血进入到成分输血的年代，包括输入红细胞、血小板、血浆白蛋白、新鲜血浆，提倡自家血回输；增强血液保护观念等。

（3）氧治疗：失血性休克发生组织缺氧，通气不足或通气/灌流失衡，引起低氧血症。氧治疗目的在于改善病人缺氧状态，纠正低氧血症。纠正缺氧状态首要条件应具备良好的通气功能，才能保证肺泡进行充分的气体交换。对轻度、中度的失血性休克病人可选用鼻导管供氧，吸入氧流量应在每分钟 5 升，而对重度甚至严重失血休克病人可给予面罩供氧，吸入氧流量应在每分钟 5~6 升以上，以提高红细胞及血浆的氧浓度。在氧治疗过程中应连续行脉搏血氧饱和度监测，尽量使血氧饱和度维持在 90%~95% 以上。

（4）纠正酸中毒：休克发生后，因机体无氧代谢增加，产生大量乳酸，引起代谢性酸中毒，与此同时因肺通气与血流的比例失调，导致二氧化碳蓄积，也产生呼吸性酸中毒。纠正酸中毒主要是给予碱性药物 5% 碳酸氢钠溶液，用以中和体内的酸根，使 pH 值迅速提高。一般情况以 3~5ml/kg 用量计算，一次补 5% 碳酸氢钠溶液计算量的 1/2~1/3，首次勿超过 200ml。也可以通过测定的二氧化碳结合力或动脉血气中的碱剩余值，通过公式计算出所需用的 5% 碳酸氢钠溶液量，进行静脉输注直接补充、HCO_3^-，恢复缓冲储备能力。

（5）皮质激素药物：应用大剂量的皮质激素药物对抗休克可能是有益的。休克病人使用皮质激素药物后，可改善血流动力学，增加心排出量，提高动脉压，增加血流量，降低血管阻力，减少血液淤积；此外不仅起到增强机体代谢与稳定细胞膜的作用，也可抑制氧自由基的释放。皮质激素能增加细胞摄取，保护血管内皮细胞的完整性，还能抗凝血。对失血性休克病人可给予地塞米松 20~50mg 或氢化考的松 200~300mg 静脉点滴。

（6）血管活性药物：围产期急性失血陷入休克状态后，在补足血容量与纠正酸中毒前提下，病人仍不能维持良好的组织灌注量，需考虑选用血管活性药物。

1）血管收缩药：当外周血管功能衰竭时是用血管收缩药的指征。常选多巴胺可增加心肌收缩力，提高心排出量，升高血压，此外它可使内脏血管扩张，改善肾血流量，有一定的利尿作用。给多巴胺 10~15μg/（kg•min）静脉点滴。此外，间羟胺具有增强心肌收缩力的作用，可以增加脑、肾及冠状动脉的血流量，使周围血管收缩，提高动脉压。用间羟胺 10mg 加在 10% 葡萄糖 200ml 静脉点滴。必要时多巴胺可与间羟胺合用，其临床效果可能更好。

2）血管扩张药：主要适用于给血管收缩药后，虽能维持血压，但末梢循环未见改善；中心静脉压升高而血压降低，心脏前后负荷增加或伴肺水肿；氧分压正常但脉搏血氧饱和度偏低者。阿托品可解除平滑肌血管痉挛，改善微循环，起到血管扩张作用，必要时用阿托品 0.5~2.0mg 静脉点滴。也可选用扩张静脉为主的硝酸甘油或以扩张动脉为主的酚妥拉明进行治疗。此外以 654-2 作为胆碱能神经阻断剂，其用量为 5~20mg 也可进行血管扩张。

（7）强心药物：失血性休克可使病人的心肌受到损坏或抑制，尤当心肌收缩力下降或心功能低下时，不仅影响血流动力学变化，也会导致心律失常。强心药物以毛花苷 C 为主，以 0.4~0.8mg 静注后可恢复适度的心脏活动，增加心肌收缩力，提高心排出量，使舒张期延长、减慢心率，此外也使心脏瘀血减轻，静脉压下降，尿量增多，防止发生心衰。若病人出现心律失常，可根据心电监测出现的改变，有针对性选用有关抗心律失常药物治疗。一旦病人出现肺水肿时，要严格控制输血、输液用量与速度，选用呋塞米或依他尼酸钠 20~40mg 静脉点滴，若加用酚妥拉明 30mg 静脉点滴效果更好。此外，酌情用吗啡、氨茶碱配合治疗肺水肿。

（8）补充三磷酸腺苷：失血性休克所致的缺氧，可造成腺苷酸产物丢失与合成障碍，使细胞内三磷酸腺苷减少，直至耗竭。三磷酸腺苷与细胞功能密切相关，补充三磷酸腺苷水平对机体器官功能恢复十分有益。一般给予三磷酸腺苷 20~40mg 加辅酶 A100~200U 静脉点滴，以增加病人的能量代谢。

（9）钙通道阻滞剂：休克病人膜磷脂丢失，引起细胞膜功能不全，其结构也发生变化，使钙离子通透性增强，钙内流后导致细胞结构、功能与代谢发生巨变，对细胞有损坏作用。钙通道阻滞剂如维拉帕米、硝苯地平等，可使心肌耗氧量降低，改变心肌缺血，对已损坏的细胞有一定的保护作用。维拉帕米以 0.075~0.15mg/kg 静点。

纳洛酮抗休克资料证实纳洛酮的作用机制是阿片受体的介导和非介导作用，增强休克病人的应激反应，增加心肌收缩力，升高动脉压，降低外周血管阻力，减少血栓素和血小板聚集，也可防止弥漫性血管内凝血。用纳洛酮 0.4mg 静脉点滴可改善病人休克状态，总用量勿超过 10mg。临床证实在休克早期使用纳洛酮效果较好。

抗凝与促凝治疗严重失血性休克可继发弥漫性血管内凝血，导致凝血功能障碍。在弥漫性血管内凝血早期，血管内血液处于高凝状态，可采用抗凝药物肝素治疗，肝素 0.5~1.0mg/kg 溶于 10%葡萄糖 200~250ml 内静脉点滴。或选用阿司匹林和右旋糖酐也可。若弥漫性血管内凝血进入继发性纤溶阶段，可选用抗纤溶药物促凝进行止血。抗纤溶药物常用为 6-氨基己酸 4~6g 静脉点滴，或选用抑肽酶 8~12 万 U/d，分 3~4 次静脉注入治疗出血。

抗生素失血性休克病人机体免疫力下降，抵抗力降低，易发生感染，为了消炎进一步控制感染，可采用某些有效广谱的抗生素进行术后治疗。

（三）围产期出血之麻醉处理

围产期急性失血所引起的失血性休克是威胁病人生命的临床综合征。在迅速进行体液复苏的基础上，应争取有利时机尽快通过手术治疗出血病因，此外在围手术期应积极采用综合抗休克措施改善病人休克状态。

1.术前病情估计

失血性休克病人麻醉前病情估计至关重要，除初步了解病人可能失血量外，休克的严重程度也应与有关资料进行综合分析。

（1）临床表现：包括神态表情，周围循环情况如皮色、口唇色泽、肢端冷暖、毛细血管充盈度，动脉压、脉率、尿量以及中心静脉压测定值等指标。

（2）化验检查：如红细胞计数、血红蛋白定量、血细胞压积测定，血小板计数，出凝血时间，凝血酶原及纤维蛋白原与钾、钠、氯及二氧化碳结合力的测定，尿常规检查，肾功能有关指标测定。

（3）心电图检查：了解有无心律失常与心肌缺血。

2.麻醉前准备

为围产期急性失血所致的休克病人施行手术，是临床麻醉中一个较为复杂和难以处理的问题，既有很多治疗矛盾，也有很大风险。手术有助于从根本上解决失血性休克目的与治疗休克是一致的，但是手术与麻醉无疑又都可加重原有休克，甚至加速死亡。为此对休克病人决定手术应持积极而慎重的态度，术前一定要根据病情轻重缓急，抓紧时间做好麻醉前的有关准备工作。

（1）应充分掌握休克病人当时的病理生理改变状况与所用的药物药理知识，以指导临床实践。

（2）要用粗套管针保持病人静脉通畅，尽快进行体液复苏，以纠正低血容量状态，为手术、麻醉打下良好的基础。

（3）所有病人均应按饱胃处理，这对于麻醉安全至关重要，预防胃内容物误吸。

（4）充分供氧，做好有关监测装置，急救药品与液体，抢救器械、血源及化验的各项准备。

（5）有条件时应在体液复苏基础上，进行其他有关抗休克治疗的综合措施，尽量改善病人的休克状态。

2.麻醉方式选择

失血性休克病人进行手术，多数病情较为危重，而目前有关几种麻醉方式对病人各有利弊，麻醉选择要考虑有利于病人，尽量减少对病人机体的负担，避免对循环、呼吸、肝肾功能的抑制；麻醉又要为手术创造较好的条件，包括镇痛与肌松，使手术顺利进行；此外应根据麻醉者的技术水平与设备条件，因地制宜选用较为熟练的适宜病人的麻醉方式。

（1）局麻加静脉辅助镇痛镇静：用 0.5%~1% 普鲁卡因做局部浸润，单位时间总用量勿超过 1g，而静脉内辅以少量的镇痛药与镇静药如哌替啶与氟哌定或安定。局麻操作简便，安全的局麻剂量对病人的呼吸、循环无明显影响，但镇痛与肌松不令人满意，局麻药切勿过量，以免发生局麻药中毒反应。此外，静脉辅助的镇痛药与镇静药不可过多、过杂，以免发生叠加作用而出现呼吸抑制。局麻加静脉辅助给药适于病变简单、手术时间不太长的危重休克病人手术麻醉。

（2）椎管内麻醉包括腰麻与硬膜外阻滞：腰麻对血流动力学影响相对比硬膜外阻滞明显，一般情况下失血性休克病人尤其是怀疑有活动性出血者应视为禁忌。硬膜外阻滞应在休克纠正后，病情相对稳定情况下，慎重选择，宜采用连续硬膜外麻醉，以低于 2% 浓度的利多卡因作局麻剂加 1：200000 肾上腺素，经导管分次小剂量注药，阻滞平面控制在胸 7~8 左右，对病人的呼吸与循环影响相对较轻，应当保持病人意识清醒咽喉保护性反射不受抑制麻醉效果确切，肌松相对满意。但对硬膜外阻滞禁忌证者勿选用此麻醉方式。

（3）全身麻醉：目前对危重休克病人多采用静吸复合浅麻醉，气管插管后，吸入气体以氧化亚氮与氧气并用安氟醚及异氟醚为主，或而静脉辅以普鲁卡因或异丙酚，加上镇痛药芬太尼或哌替啶。全身麻醉气管插管后不仅保持呼吸道通畅，也能保证充分供氧，麻醉效果确切，镇痛效果好，肌松满意，适于病变复杂，手术时间较长的危重休克病人。全身麻醉应加强监测、严密观察、做好麻醉管理、继续积极进行抗休克的有关治疗。

4.麻醉管理

主要包括麻醉期间管理和抗休克综合治疗。麻醉期间要认真严密观察临床各项指标与病人的一切变化。然而首要的是尽快使麻醉达到适宜深度，为术者创造条件，尽早进入腹腔止住出血。在此次基础上。

（1）充分供氧：保证呼吸道通畅，避免缺氧与二氧化碳蓄积。休克早期病人可用鼻导管给氧，若休克进一步发展应改面罩和呼吸囊加压给氧，做好气管插管准备。若行气管插管应保持导管畅通避免误吸，根据需要进行控制呼吸。

（2）酌情用药：休克病人对镇静药、镇痛药以及局麻药、肌松药的耐受量差，用药量应为常用量的1/3，过量对病人循环、呼吸皆有影响。

（3）加强监测：休克病人麻醉期间，基本监测应包括血压、心率、血氧饱和度、心电图、尿量。若行全麻给予肌松剂，可行神经肌肉传递功能监测及呼末二氧化碳监测。大量输血输液应进行中心静脉压监测。

（4）术后注意：应向接班医护人员详细交代，还需加强随访工作及术后充分镇痛。

（5）抗休克综合治疗：麻醉期间对治疗休克病人须有整体观念，既注意到全身，又不可忽视局部，尤其要注意改善微循环的有效血液灌注。

（刘冲）

第七节 新生儿麻醉药理学

医生给予任何年龄的患者药物时，都希望可以取得预期的效果。不幸的是，其他非预期的结果也会出现，即所给药物对患者的治疗效果不明显或者无效，更有甚者会产生毒性反应。现代临床药理学的目标是除去这个过程中的推测，并建立给药剂量与药效反应之间的联系。为了实现这个目标，临床医生需要掌握药物吸收、分布和排泄的原理，以及这些过程是如何同药物效应和作用时间相联系的知识经验。此外，他们需要对用于新生儿的麻醉药物的历史、化学和物理特性、生理学效应、体内处置过程、作用机制及治疗应用有一个全面的了解。

对决定体内药物浓度因素的理解，对于合理用药和达到预期的血浆药物浓度，是至关重要的。药动学描述了药物在体内处置过程的研究。它包括药物分子在体内的吸收、分布、代谢和排泄。药效学主要研究药物在体内的作用。它定义了效应部位¥物浓度与生理学反应之间的关系。药动学和药效学之间的关系提供了对用于治疗患者的药物起效时的剂量-反应曲线、作用强度和持续时间等的理解。

一、药物分布

有多少药物可以到达受体部位取决于蛋白结合程度、组织容量、组织溶解系数以及血流量。解剖学和发育成熟的变化会导致新生儿对各种不同药物产生独特的反应，这些变化包括身体组成、水分布、新陈代谢、蛋白结合以及健康和疾病时的器官功能。在血液中，阿片类药物（如芬太尼、吗啡）、酰胺类局部麻醉药（例如丁哌卡因、利多卡因），以及肌松药（如泮库溴铵、罗库溴铵）与白蛋白及其他血浆蛋白（例如-酸糖蛋白）结合。未结合的或者"游离的"药物可以穿过生物膜与受体结合，并启动药理学效应。新生儿期白蛋白和酸糖蛋白的浓度均低于一生中的其他时期。另外，这些蛋白上的结合位点数目更少，而且结合位点的亲和力也更低。因此，更大比例有活性或者游离的药物可进入脑、心脏及其他脏器。此外，隔离靶受体和血液的生物膜（例如血-脑屏障）在出生时并不成熟，故可导致脂溶性小的激动剂，例如吗啡，达到脑部的量更大一些。Way等证明了在血药浓度相同时，年幼大鼠脑中的吗啡浓度比年长大鼠高2~4倍。另一方面，与蛋白结合的减少也会导致很多药物具有更大的表观分布容积。相对较大的观分布容积具有降低胃肠外给药时的血浆浓度的作用，这也部分解释了为何有些药物必须大剂量给药

（mg/kg级别）才能获得治疗效果。

身体组成随着年龄增长而改变。新生儿体重80%由水组成。在极低出生体重早产儿中（<1000g），机体总水量估计可达体重的100%。机体总水量的增多主要发生在细胞外液间隙，大部分是组织间液，这也解释了在新生儿中大多数胃肠外给药具有较大的表观分布容积。在新生儿中，组织间液构成了体重的40%，在成人这个数值降到10%~15%。

血流量决定了有多少药物可以到达靶受体。在成人，大部分心排血量的灌注于血管丰富的器官，如脑、肾以及肠。因为婴儿的大脑几乎接受心排血量的30%，而在成人大约只有15%，所以对于前者，给予任何亲脂性药物或者吸入麻醉药后，均能达到很高的脑内浓度。婴儿非常小的肌肉和脂肪团块较少摄取和蓄积药物，因而不会降低血药浓度。此外，与成人血液相比，强效吸入麻醉剂在新生儿血液中溶解较少。这使得所给药物比预期更快地达到较高的浓度（如氟烷、七氟烷）。最后，围生期对子宫外生活的适应导致新生儿循环系统发生快速变化。这个过程可以被先天性心脏病或者任何增加肺血管阻力使之超过体循环血管阻力的情况所抑制，比如缺氧、高碳酸血症以及酸碱平衡问题。当心血管功能异常时，药物的摄取、分布、代谢和排泄过程将受到很大影响。

二、生物转化和消除

给药后，药物的处置取决于分布和消除。终未消除半衰期（$t_{1/2}$）直接与分布容积（V_d）成正比而与机体总清除率（Cl）成反比其关系遵循以下公式。

$$t_{1/2}=0.693x（V_d/Cl）$$

因此，$t_{1/2}$的延长是由于药物分布净积的增加或者清除率的下降所致。

在再分布之后，药效终止的最重要过程是生物转化、代谢和排泄。很多麻醉药物（比如阿片类药物、肌松药、催眠药）均在排泄之前在肝脏进行生物转化。很多此类反应均在肝脏被微粒体混合功能氧化酶系统所催化，这个过程需要细胞色素P450系统，还原型烟酰胺腺嘌呤二核苷酸磷酸（NADPH，还原型辅酶II）以及氧。细胞色素P450系统在出生时非常不成熟，直到出生后1~2个月才能达到成人水平，故出生后数天到数周内，部分药物清除率或消除将延长，肝脏将药物前体转变为其活性形式（如可待因变为吗啡）的能力也存在缺陷，这种肝酶系统的不成熟解释了上述问题。另一方面，细胞色素P450系统可被多种药物（如苯巴比妥）以及底物所诱导，而不管胎龄长短，这种酶系统都是成熟的。因此，是从出生时而非妊娠期开始计算的年龄，决定了早产儿或者足月儿如何代谢各种药物。Greeley等证明了舒芬太尼在2~3周的婴儿比小于1周的新生儿可更快被代谢和排泄。急性疾病或腹部手术后会出现肝血流异常或减少，可导致药物消除进一步延长。某些可升高腹内压的特殊情况（如腹壁缺损的缝合，诸如脐膨出或腹裂畸形的修复）会通过仍然开放的静脉导管分流肝脏血液而进一步减少肝血流量。最后，相比年长儿及成人，所有新生儿的药物排泄均降低，因为肾小球和肾小管主动分泌和被动重吸收的功能在新生儿都是降低的。

（刘冲）

第八节　合并全身疾病的剖宫产麻醉

一、妊娠合并心脏病

妊娠可以增加心脏做功和心肌耗氧。正常妊娠过程可使血容量增加 40%~50%，心率加快 15%~20%，心排血量增加可达 50%。此外，在分娩尤其是宫缩时，血流动力学的变化加重，第二产程末心排血量增加 45%。这种变化基于交感介导的心率增加和每搏量增加。在分娩后早期，由于下腔静脉受子宫的压迫解除，心排血量还可再增加 10%~20%，在胎盘娩出子宫收缩后，全身血管阻力突然升高。对于心功能正常的孕妇，这种前后负荷的骤然增加，可通过增加心排血量来代偿。然而，对心排血量受损的患者便难以代偿这种血流动力学的波动，而可能发生肺水肿或充血性心衰。胎儿娩出即刻，对患心脏疾病的孕妇是最危险的时期。

（一）妊娠合并心脏病患者的麻醉计划

1.病理生理

每种心脏病对妊娠的适应通过不同机制，应激和/或不同麻醉方法对肺循环和体循环间平衡的改变的影响不同。从简单到复杂的心脏病，麻醉医生应了解其心功能以及不同麻醉方法的影响。重要的应了解：①心率和心律；②前负荷；③后负荷；④心肌收缩力，作为麻醉选择的重要依据。

2.心脏疾病严重程度

心功能分为I~IV级。I级：生理运动不受限，II级：正常活动时有症状，III级：轻微活动时有症状，IV级：休息时即可产生症状。临床实践中不应仅以心功能分级作为麻醉选择的指征或禁忌证的依据，如心功能I级患者（如房颤、室缺、肺动脉高压、主动脉狭窄、肺动脉狭窄）可以是椎管麻醉的绝对或相对禁忌证。而有的心功能III级患者（如二尖瓣狭窄伴肺水肿），椎管麻醉不仅是可供选择的麻醉方法，且可起到治疗作用。

3.心血管对妊娠的适应

对妊娠合并心脏病产前详细的临床观察，有助于了解影响心血管功能的因素。有些患者（如主动脉瓣、二尖瓣关闭不全）全身血管阻力降低时有利；而另一些患者（如二尖瓣狭窄）则血容量增加和心率加快时不利。掌握妊娠期对抗心律失常药和抗心衰药的反应有助于对分娩中和分娩后并发症的处理。

4.病历资料和检查

对每个患者的检查有助于了解前负荷、后负荷、心律和心肌收缩性对血流动力学状态的影响，其中它包括胸片、心电图和妊娠初期和后期的超声心动检查。对心电图的解释应考虑正常妊娠所引起的改变，包括：①P 波，P-R 间期，QT 间期不变；②QRS 和 T 波向左倾斜；③ID 导联，有的 AVF 导联 T 波倒置；④ST 可下降 0.5~1mm。超声多普勒对妊娠合并心脏病患者的病情估计和麻醉处理具有重要价值。

（二）麻醉选择

1.区域麻醉

有证据表明，区域麻醉可以有效地阻断阴道分娩或剖宫产时的应激反应，因而对合并心脏疾病的临产妇有利。但对每一患者应具体考虑区域麻醉对其心血管功能的影响。腰麻和硬膜外麻醉对阻力血管后负荷的影响较小，但对容量血管的影响较明显，引起回心血量明显减少。对心率的影响取决于全身血管阻力，回心血量的变化，以及局麻药中加入肾上腺素的综合影响。对多数患者来说，区域麻醉可作为分娩期、分娩后血流动力学波动的一种缓冲，尤其是分娩后的镇痛作用，通过交感阻滞可提供有效治疗。

椎管麻醉对妊娠合并心脏病患者最有利的例子是二尖瓣狭窄患者。有学者用肺动脉导管监测观察了心功能Ⅲ~Ⅳ级经阴道分娩患者，分娩后即刻 PCWP 平均增加 13kPa（10mmHg），而运用硬膜外麻醉患者，未见血流动力学明显改变。另有作者则发现硬膜外阻滞对心功能Ⅱ级患者有益（见表 9-7-1）。

表 9-7-1　妊娠合并心脏病非椎管内麻醉禁忌证的硬膜外麻醉和镇痛

阴道分娩
限制液体入量
早期开始镇痛
偏左侧位分娩
用丁哌卡因加芬太尼或苏芬太尼持续硬膜外滴注，监测脉搏、无创血压（NIBP）、ECG、SpO$_2$
剖宫产
限制液体入量
硬膜外应用 0.5%丁哌卡因加芬太尼
面罩吸氧
偏左侧位
必要时应用血管收缩药：麻黄素（除二尖瓣狭窄，可以应用去氧肾上腺素）
监测：脉搏，NIBP，ECG，SpO$_2$
胎儿娩出后静脉应用催产素 20U

（1）二尖瓣狭窄（mitral stenosis）：正常成人二尖瓣面积为 4~6cm^2，舒张期跨瓣膜压≤666.6Pa（5mmHg），如左房流出道受阻，则需较高的心房压将血液排入左室。当瓣膜面积缩小至 1cm^2，需要 3.33kPa（25mmHg）的压力梯度才能维持心排血量。左房压升高可使肺毛细血管压升高。长期严重的二尖瓣狭窄，可造成肺动脉高压；然而这在孕妇并不多见。二尖瓣狭窄患者左室功能正常。除有肺动脉高压外，右室功能一般正常。妊娠可使静脉血回流增加和心率加快，从而损害心功能。肺静脉血管充血形成的肺高压，应与肺阻力血管压力升高引起的肺高压相区别，因为二者的麻醉选择不同。合并房颤时，术前应控制其心室率<110 次，动脉压维持在 13.3kPa（100mmHg）以上。二尖瓣狭窄病人对突然血液大量回流，和外周血管阻力突然显著降低耐受能力很差应予注意。

麻醉处理原则：避免心动过速，尽早行分娩镇痛，减少疼痛和应激刺激；局麻药中不加肾上腺素；如出现低血压，应用间羟胺或去氧肾上腺素。避免增加前负荷，交感阻滞可减少静脉回流。避免明显降低后负荷；维持心肌收缩力良好状态。围术期避免心率增快，血压升高和血容量过多。

（2）二尖瓣关闭不全（mitralin sufficiency）：存在二尖瓣关闭不全时，左室排空阻力下降，左房返流增加，为维持心搏出量，须增加左室收缩力。随疾病发展，左房扩大，肺毛细血管压升高，可发生右心衰竭。如左室功能受损，将出现左室扩张。一般说二尖瓣关闭不全可以较好耐受妊娠。

（3）主动脉瓣关闭不全（aortici sufficiency）：这类患者在舒张期的返流量与向前搏出量相同。主要代偿方式是增加左室舒张末容量，从而使左室搏出量增加，维持射血分数。与二尖瓣关闭不全不同的是，早期便可发生左室扩张。随着病程进展，出现左室功能减退，射血分数减少，而发生左房扩大和肺充血。

虽然二尖瓣关闭不全和主动脉瓣关闭不全的病理生理及血流动力学的变化不同，但麻醉处理则有相似之处。

麻醉处理原则是，心率：避免心动过缓，应及时治疗心房纤颤，由于较快心率有助于二尖瓣关闭不全患者维持心排血量，主动脉瓣关闭不全患者舒张期血液返流减少。腔静脉压迫减轻可避免心动过缓时静脉回流明显减少，如不合并二尖瓣狭窄，局麻药可加肾上腺素。前负荷：应减少前负荷，以减轻左室过度扩张，交感阻滞可减少静脉血回流，尤其在子宫收缩期和胎儿娩出后。后负荷：应降低后负荷以减少返流；早期分娩镇痛可减少疼痛和应激引起的外周血管阻力明显增加；如不合并二尖瓣狭窄，局麻药中可加肾上腺素；出现低血压可用麻黄素。心肌收缩力：避免任何原因抑制心肌使其收缩力减弱；慎用吸入麻醉药，因为这类患者对吸入麻醉药十分敏感，必须用时可选择异氟醚。笑气加肌松药的方法可使外周血管阻力增加，应避免。一般多选用硬膜外麻醉。

（4）扩张性心肌病（expansive cardiomyopathy）心腔扩大，以左侧更明显，心肌收缩力下降，伴射血分数下降；随病程进展，舒张末容量增加，心排血量下降。

麻醉处理原则是，心率：避免心动过缓，由于心动过缓可增加左室舒张末容量，使射血分数下降；气管插管时，慎用琥珀酰胆碱和氟烷。前负荷应减少；子宫收缩或胎儿娩出后静脉回流增加可导致肺水肿；交感阻滞可减少静脉回流，改善心功能。后负荷应降低，如外周血管阻力升高，可发生左室衰竭。提倡早期分娩镇痛；如选择全麻，应避免浅麻醉。心肌收缩力：应维持或增加；大剂量的局麻药可损害心肌收缩功能；如传导功能受损，应避免应用大剂量局麻药；分娩选择硬膜外阻滞，剖宫产选择腰麻；避免用吸入麻醉药。

对心功能严重受损伴射血分数明显下降的患者，可选用全麻复合硬膜外麻醉；硬膜外应用小剂量、低浓度的局麻药可减少回心血量和外周血管阻力，避免进一步损害左室功能；而全身麻醉作为其补充，可收到良好效果。

2.妊娠合并心脏病椎管麻醉相对或绝对禁忌证

包括应用抗凝药、肺动脉瓣狭窄、主动脉瓣狭窄、左向右或右向左分流伴明显血流动力学损害、原发性和继发性肺动脉高压、肥厚性心肌病。

（1）应用抗凝药：由于存在引起硬膜外血肿的危险，因此绝对禁用腰麻和硬膜外阻滞。如可以中断肝素的应用 12h，凝血功能指标在正常范围，则亦可选用椎管内麻醉。应用口服抗凝药的患者约需停药 7~10 天，才能使凝血机能恢复正常，而在这一期间内，也应禁用椎管内麻醉。

（2）原发和继发性肺动脉高压：原发性肺动脉高压患者在妊娠后期（后 3 个月）和分娩后母亲的死亡率为 40%~60%。血流动力学的特征包括肺动脉压（PAP）超过 4/2kPa（30/15mmHg）或肺动脉平均压（MPAP）超过 3.3kPa（25mmHg），右心室肥厚，最终发展成心衰伴低而固定的心排血量。

1）处理原则包括：①应避免因二氧化碳分压升高、低氧、酸中毒、应激、疼痛造成继发性肺血管阻力升高；②应避免血流动力学的剧烈改变，尤其是全身血管阻力、静脉回流的显著下降。

2）分娩镇痛选择：①硬膜外注射 125%丁哌卡因 10ml 加芬太尼 50~100μg，必要时用 1%利多卡因行会阴神经阻滞或用 5%利多卡因 0.5ml 行鞍状神经阻滞（美）。部分患者可加用 1%利多卡因行皮下浸润；②硬膜外先单次注射 0.125%丁哌卡因 10ml 加芬太尼

1μg/ml，然后用 0.0625%丁哌卡因加芬太尼速度为 l0ml/h 持续输注。如需行剖宫产主张选择全身麻醉。

当怀疑为继发性肺动脉高压时，应考虑二种情况：如果因获得性瓣膜病（多见于二尖瓣病变）引起，肺动脉高压形成较晚，且为良性过程。这种患者通常是肺充血状态，伴静脉高压，应用椎管内阻滞可减少回心血量而对患者产生有益影响。然而对一些已出现肺小动脉性高阻力状态，应选择全身麻醉。

（3）肺动脉瓣或主动脉瓣狭窄：早期病变为右心室或左心室肥厚，顺应性下降，收缩容量较固定，因此为维持心排血量，必须维持足够的静脉回流。超声多普勒有助于对疾病的严重程度作出分级，瓣膜面积和跨瓣膜压决定于病变严重程度。

主动脉瓣或肺动脉瓣轻度狭窄的患者血流动力学损害较轻，椎管内阻滞可用于分娩镇痛和剖宫产。而中度至重度主动脉瓣或肺动脉瓣狭窄，分娩镇痛可选用上述用于原发性肺动脉高压患者的方法；剖宫产可选用全身麻醉。

（4）肥厚性心肌病：其基本病理特征是左心室流出道受阻，左心室肥厚，顺应性下降，不能耐受前负荷和后负荷的明显降低。分娩镇痛处理同肺动脉高压患者。剖宫产时如选择全身麻醉，可吸入低浓度氟烷和应用大剂量芬太尼以减少心肌收缩力，避免应用异氟醚，以免引起心率加快和外周血管阻力下降。

（5）左向右分流：室缺、房缺和动脉导管未闭可伴有左向右分流。小量分流不会引起血流动力学明显变化，可以选择椎管内麻醉。如缺损大，肺血流明显增多，可发展成肺动脉高压。一旦形成肺动脉高压（Eisenmenger's 综合征），则可发生右向左分流或双向分流，此时，分娩镇痛选择与原发性动脉高压相同，剖宫产则选择全身麻醉。

（6）右向左分流：法乐氏四联症是其代表。法乐氏四联症包括：肺动脉狭窄、右心室肥厚、主动脉骑跨、室间隔缺损。如前负荷、后负荷下降则进一步增加右向左分流。对未经手术纠正患者的麻醉处理同肺动脉高压患者；对已经手术纠正，分流关闭的患者可选择椎管内麻醉。

（7）心肌梗死：并不常见，但母亲的死亡率可达 30%~40%。心肌梗死发生在妊娠早期和中期较发生在后期预后为好。所有产科与麻醉操作应推迟至急性心梗 2 周后进行。阴道分娩的并发症较剖宫产少。椎管内阻滞有助于降低应激反应，避免额外心脏做功。全麻时气管插管引起的应激反应可导致严重后果。应持续心电监测，以及时发现心肌缺血，且立即给予硝酸酯类治疗。如心功能良好可用椎管内阻滞；如心功能严重受损，剖宫产时应选用全麻。

3.妊娠合并心脏病患者的全身麻醉

阿片类药作为全麻基本用药，可给这类患者提供较为稳定的血流动力学。最适当的诱导用药为依托咪酯，吸入麻醉药需慎用低浓度，即使如此也可对一些患者心脏功能产生严重影响。对心功受损患者，异氟醚较为适用，尤其是可以耐受一定程度外周阻力下降和心动过速的患者（如二尖瓣关闭不全），但禁用于心动过速和/或外周阻力下降不能耐受的患者，如 Eisenmerger's 综合征，二尖瓣、主动脉瓣狭窄，肥厚性心肌病。氧化亚氮可用于胎儿娩出后，但如存在肺动脉高压，能否应用氧化亚氮仍在争论。气管插管前应用琥珀酰胆碱须慎重，因该药可导致心动过缓。必须清楚全身麻醉不如椎管内阻滞可提供围手术期血流动力学的适应作用，需依靠血管活性药物降低前负荷（硝酸甘油）或降低后负荷（硝普钠）来调控。

全身麻醉应采用大剂量阿片类药。妊娠引起的生理变化，如药物分布容积增加，内啡肽，黄体酮含量高刺激呼吸中枢，从而适应于大剂量阿片类药的麻醉。应尽可能缩短手术时间，以减少芬太尼用量和术后过度镇静的危险。新生儿呼吸抑制虽存在，但并不常见。从麻醉诱导至胎儿娩出的时间应尽量缩短，从而依 F1CUS 定律减少药物通过胎盘。有学者对剖宫产患者全麻用 10μg/kg 芬太尼发现新生儿的血浆芬太尼浓度低于产生呼吸抑制的浓度 Apgar 评分 6~9 分，5min8~10 分，10min 均为 10 分。

二、妊娠合并肝脏疾病

妊娠合并肝脏疾病的严重程度可以从轻度功能异常至肝功能衰竭。即使肝功能正常的孕妇，也可明显受妊娠影响，且很难与轻度肝脏疾病鉴别。

（一）妊娠期间的肝脏生理改变

妊娠期间肝脏大小和血流并不发生显著改变。由于此时血容量和输出量增加，肝脏血流下降约 35%。从而导致一些药物清除率下降。

禁食后胆囊容量和收缩后残余量增加，这是由于血清黄体酮水平升高，作用于胆囊壁黄体酮受体使胆囊平滑肌的运动张力下降，妊娠期间胆酯和胆酶动力学研究表明，胆汁生石指数增加。因而，孕妇胆囊结石发生率增高。

妊娠期间血容量增加，使血红蛋白浓度降低。由于蛋白合成受影响，因此，总蛋白、白蛋白、白蛋白与球蛋白比值下降，α、β球蛋白升高，而γ球蛋白下降，然其原因不清。纤维蛋白原和其他凝血因子（VII、VIII、IX和X）增加，而纤溶活性轻度下降。其结果为凝血功能增加，纤溶功能下降。妊娠期和胎儿娩出后早期血浆胆碱酯酶轻度下降。雌激素使磺溴酞钠（BSP）单次注射后存留增加，将 BSP 分泌至胆汁能力下降，而在肝脏存储增加。这种对 BSP 清除率的改变可能与妊娠期间 BSP 与血浆白蛋白的结合增加有关。

整个妊娠期肝功能正常，除碱性磷酸酶由于胎盘源性升高 2~4 倍，血清谷草转氨酶（SGOT）、谷丙转氨酶（SGPT）和乳酸脱氢酶（LDH）可轻度升高，但基本在正常范围。任何转氨酶和胆红素持续性升高都表明存在肝疾病的可能。

（二）由于肝脏病引起的生理改变

严重肝脏病患者血流速度加快，心排血量增加，外周阻力下降，可能与存在动静脉短路和血管扩张因子有关。由于凝血因子合成减少，血小板减少和功能异常而引起凝血功能障碍。肝病还可使呼吸系统分泌物增加，导致低氧血症。此外，由于胸腔积液、腹水以及低氧性肺血管收缩受损而加重低氧血症。门脉高压可导致胃肠道出血和腹水。有效血浆容量减少和激素的改变可损伤肾功能。严重肝病病人可发生电解质紊乱、酸碱失衡、低血糖、肝性脑病。

（三）肝脏疾病和妊娠

1.妊娠期间发生的肝脏疾病

病毒性肝炎是妊娠合并肝脏疾病中最常见的（约40%）。其中又以甲肝多见。妊娠妇女肝炎发病率较男性、非妊娠女性为高，可能与 T 细胞功能改变有关。一般说，病毒性肝炎对妊娠过程影响较小，妊娠对病毒性肝炎的疾病过程影响也不大。妊娠并发病毒性肝炎不会导致胎儿畸形，但有研究表明，有轻度增加早产的危险，严重并发症的发生率（如急性肝衰）并不增高。

在妊娠后期的病毒性肝炎患者，与脂肪肝难以区别，因都可表现为转氨酶轻度升高（500U/L）。严重肝炎患者妊娠后期终止妊娠的作用尚不清楚。

（1）甲肝：是传染性高、对母亲和胎儿危险性较小的良性疾病。如果病毒血症发生于分娩期，则可传染给新生儿。虽然新生儿的临床症状轻微，且不会成为携带者，但一般应给予免疫球蛋白。通常新生儿可以由通过胎盘的母体抗体保护。一般不会变成慢性过程，预后较好。治疗包括支持疗法，一般2~3周恢复。

（2）乙肝：妊娠早期感染乙肝病毒，并不比非妊娠妇女严重，乙肝病毒通常不能通过胎盘屏障。当感染发生于妊娠后期，分娩期传染给新生儿的发生率可达90%。新生儿可以在出生后30~120天发生严重肝炎，其中多数（80%~90%）变成慢性乙肝表面抗原携带者，并发展成慢性肝炎、肝硬化、肝癌。新生儿应给予被动和主动免疫，主张出生后24h肌注乙肝免疫球蛋白，24h注射乙肝疫苗，第1个月、6个月重复应用。

（3）非甲非乙型肝炎：该病妊娠期死亡率较非妊娠患者高。非甲非乙病毒性肝炎应与其他疾病相鉴别，如妊娠胆汁郁积，脂肪肝等。尚不清楚非甲非乙型肝炎是否会传输给新生儿或影响其预后。有些新生儿出生时肝酶升高，但并不发展成慢性肝病。

（4）其他：虽然妊娠降低胆囊运动，增加胆石产生，但妊娠期胆石症和胆囊炎的发生率并不增加。另外，急性胆囊炎对保守治疗同样有效。因此，妊娠期胆囊切除并不多见。即使行胆囊切除术，母亲及胎儿的死亡率也并不增加。妊娠期胆石症是导致急性胰腺炎的常见原因。

2.原先存在肝脏疾病对妊娠的影响

（1）肝硬化：可因肝细胞坏死后肝硬化、原发性胆汁性肝硬化或慢性活动性肝炎后肝硬化。有报道肝硬化患者妊娠期黄疸加重，伴进行性肝衰、腹水和肝昏迷。然而，是否妊娠会加重肝功能损伤并不清楚。有证据表明，肝硬化伴胎儿死亡和早产发生率较高，但先天性畸形发生率并不增加。肝硬化最主要的并发症为消化道出血，可发生于妊娠中、末期或分娩中、分娩后早期，并发高血压的患者出血更加严重。

（2）伴肝硬化的肝脏疾病：乙型肝炎可以在分娩期由母亲向婴儿传播，发生率约为5%，婴儿约在出生后1~2个月出现血清学变化。由于成人慢性乙型肝炎可以无症状，因而主张所有妊娠妇女都应常规检查HBsAg。慢性酒精中毒使流产率增加，与其他引起肝硬化原因不同的是，先天性畸形发生率高。

（3）其他肝脏疾病：慢性迁延性肝炎并不影响妊娠过程，也不会发生肝功能恶化。而慢性活动性肝炎，妊娠可引起肝功能恶化。

3.妊娠引起的肝脏疾病

有些肝脏疾病明显与妊娠有关。

（1）妊娠性呕吐：妊娠恶心、呕吐十分常见，尤其是在前三个月。严重时，可出现肝功能损害，表现为胆红素轻度升高，转氨酶升高，BSP清除延长，组织学表现正常或轻微胆汁郁积、肝细胞坏死。应给予对症治疗，纠正酸碱、水电解质紊乱，一般预后良好。

（2）妊娠性肝内胆汁淤积：在妊娠后期可出现胆汁淤积的表现，其特征为：①正常妊娠后期可发生轻至中度胆汁淤积的表现；②瘙痒；③非特异性或复发性黄疸，是#严重的胆汁淤积性损害。胃正常妊娠及服用避孕药也可发生胆汁淤积，确切机制不清，可能与雌激素的肝脏代谢及遗传有关。

妊娠初三个月即可出现淤胆，也可发生在妊娠后期，主要表现为瘙痒，严重时可出现黄疸。体检异常（腹痛、肝区疼痛、肝脾肿大），而无恶心、呕吐、关节痛时应考虑该病；还表现为胆囊增大，血清胆汁酸浓度增加 10~100 倍，碱性磷酸酶增加 7~100 倍，胆红素水平维持正常或轻度增加（大约有 20%的患者）。肝活检显示胆管扩张，伴单纯的胆汁淤积，胆色素积聚和轻微的非特异性改变。

一般情况下，这是母亲的良性改变，尤其是在脂肪吸收障碍的患者。当存在严重脂肪吸收障碍且给予考来烯胺后，维生素 K 吸收减少所致的凝血病可能会加重，据报道，死胎、早熟、低体重儿和围产期并发症的发生率增加，而且胎儿窘迫的发生率增加（22%），这可能是胎盘血流减少所致，使得剖宫产率增加。还发现此类孕妇胎盘存在异常，例如：终末纤毛的改变，内腔的变窄、粘连，细胞滋养层增生，这些情况可能导致胎儿供氧受损，这些胎儿需要密切监测。如果不给予母亲外源性维生素 K，使胎儿的凝血酶原时间正常，那么分娩时新生儿颅内出血的危险性增加，或即使出生后能够存活，则常常存在神经系统缺陷。

治疗目的主要是减轻母亲瘙痒，向其他胆汁淤积综合征一样，采用考来烯胺和苯巴比妥治疗，然而，这些药物的疗效不稳定，并且考来烯胺可能加重脂肪吸收障碍。所有这些患者均应补充胃肠外维生素 K，分娩后 1~2 周内综合征痊愈，不留任何后遗症。

（3）与先兆子痫和子痫相关的肝脏疾病：先兆子痫是一种多系统疾病，它所涉及的临床范围较广。高血压、全身水肿和蛋白尿是先兆子痫、子痫的特征，这可能与前列腺素代谢失衡，对血管收缩性物质的敏感性增加，内皮细胞损伤有关。初始阶段血小板在内皮损伤处凝聚，因此血管内凝集在病理生理中起着主要作用。常出现微血管病变性溶血，并可能产生黄疸。

先兆子痫的患者约有 50%伴发轻度肝功能障碍，约有 10%的患者胆红素增加。水肿和肝脏血流减少（动脉血管痉挛和纤维素在肝窦的沉积所致）使得肝细胞缺血和功能障碍，免疫荧光显示：所有先兆子痫的患者肝窦中均有纤维素沉积，部分患者有门静脉周围出血和坏死灶。纤维素沉积还发生在肾脏等其他器官。只有在极少数先兆子痫和子痫患者发生严重肝功能障碍。最近，妊娠期间的急性脂肪肝被看作是先兆子痫和子痫的并发症，而不是看作独立的疾病，但这种看法尚未得到普遍承认。

如果肝脏并发症不严重，只要对先兆子痫和子痫进行规范治疗，而不需要特殊处理。严重先兆子痫的处理包括立即终止妊娠、给予硫酸镁防止惊厥发作，选择性使用抗高血压药物，以及控制液量入量。对施行剖宫产的患者可预防性给予抗生素，如果可能，在产前和产后的 48h 内应该在 ICU 内连续监测和处理。

先兆子痫、子痫可引起门静脉周围出血、组织学表现为门静脉周围纤维沉积和出血，肝功能异常。如果门静脉周围出血严重，可能导致肝内血肿或被膜下血肿，可通过 CT 确诊。没有明显破裂症状的被膜下血肿可以采取保守治疗，但如果被膜下血肿继续扩大，有时可导致自发性破裂，因此，大范围的被膜下血肿应手术治疗。

自发性肝破裂是门静脉周围出血和被膜下血肿的并发症，先兆子痫的患者若突然出现全身性低血压和腹肌紧张，应考虑自发性肝破裂，很少需要进行肝血管造影确诊。鉴别诊断包括子宫破裂，均应立即手术治疗，处理包括手术控制出血和复苏治疗。可行修补、引流术，如果肝叶和肝段破损严重，出血难以控制，则应施行肝叶切除。有的需要结扎肝动脉或行肝动脉栓塞。

1940 年，Sheehan 首先报道了妊娠期间发生的急性脂肪肝。当时，这种综合征的母亲（85%）和胎儿（50%）死亡率很高，但近期死亡率急剧下降。存活率的增加可能与孕期监测条件改善有关，对该病认识的提高，也使得疾病得到了早期的诊断和治疗。

妊娠期间的急性脂肪肝多发生在初次妊娠和双胎的年轻女性。症状出现于妊娠第三期末。先兆子痫的体征可出现于所有患者，典型的临床症状包括：厌食、恶心、呕吐、不适感、头痛和体重减轻，可出现弥漫性腹痛或局限性右上腹痛。黄疸可发生于疾病初期出现其他症状几天后，很少发生蛋白尿。肝功能有可能迅速恶化，导致肝性脑病、低血糖、胰腺炎、肾衰和血栓性血小板减少症。随着弥漫性出血或嗜睡的出现，如果不迅速处理常导致死亡。然而，这种综合征的症状多种多样，肝功能障碍的程度可从无临床表现至典型的急性肝功能衰竭。

经常进行实验室检查的患者，有助于及时诊断。血容量减少可导致血色素增加、尿素氮氮和尿酸升高。肝功能检查显示转氨酶升高（特别是 SGOT），碱性磷酸酶和胆红素也可升高。PT 和 PTT 延长，抗凝血酶 II 明显减少。严重时甚至可以出现 DIC。凝血病是促凝血物质消耗增多和肝脏损伤后凝血因子生成减少所造成。肝功能衰竭常见的其他并发症还有低血糖、血氨过多、肝昏迷和急性胰腺炎。

组织学研究发现，在中央区周围微血管内有脂肪浸润，而在门静脉周围的脂肪改变较少或不明显。组织学的改变程度，轻者仅有细胞改变，表现为球形或空泡状细胞，而没有明显的脂肪，重者可以是严重的微血管浸润，常常与严重的肝功能衰竭有关。

分娩后早期，脂肪细胞的数量减少，一过性胆汁淤积造成胆汁增加、含色素的巨噬细胞增多、门静脉炎性细胞浸润，均表明急性损伤后恢复的开始。分娩后数月肝脏活检显示大致正常，不形成纤维化。

分娩前后的密切监测，可以明显改善严重肝功能障碍和多器官功能受损患者的存活率。治疗包括输注葡萄糖、血液、凝血因子和血小板。对先兆子痫患者应积极治疗高血压，限制使用蛋白质，口服乳果糖或新霉素治疗肝性脑病。急性肾衰患者可施行血液透析。终止妊娠是这类患者的最基本的治疗措施，治疗妊娠期急性脂肪肝的关键，是一旦诊断确立，可通过引产或剖宫产尽早结束妊娠。分娩后临床症状和实验室异常迅速好转，没有转化为慢性肝脏疾病的征象。在特别严重的患者，肝功能衰竭可能加重，使得产后处理更加复杂，部分患者可以考虑施行肝移植手术。

（4）血管内血栓形成：妊娠和口服避孕药的使用都能导致高凝状态。妊娠末期肝动脉内血栓形成，可以导致大范围肝脏梗死。

妊娠和口服避孕药的使用与 Budd-Chiari 综合征（肝静脉血栓形成）有关，一般发生在分娩后数周内。虽然疾病的进展较慢，但发病常常很急，出现腹痛，并伴有肝大和腹水。这种疾病可以迅速导致门脉高压、静脉曲张性出血、严重腹水和肝衰。如果同时存在门静脉血栓形成，将出现大范围肝细胞坏死。通过肝脏闪烁扫描、超声波或 CT 可以确诊。姑息性和临时治疗手段包括门腔静脉分流术，从而缓解肝脏的充血状态，但如果肝细胞功能恶化，应该施行肝移植。

（5）原发性肝脏妊娠：本病非常少见。异位妊娠的种植部位是肝右叶的下方表面。患者表现有明显的腹痛和腹腔内出血，需要立即手术治疗。

4.妊娠患者肝脏疾病的诊断

妊娠女性患肝脏疾病后，诊断常常比较困难。黄疸和瘙痒是肝脏疾病的早期症状，然而，有时候肝脏疾病时并不出现这些症状。在肝脏疾病早期还表现有其他不典型症状（腹痛、疲倦）。物理检查难以奏效，但肝掌和蜘蛛痣一般会加重。如果怀疑存在肝脏疾病，应进行适当的实验室检查。妊娠的时间有助于肝脏疾病的确诊，当然，传染性肝炎可发生在妊娠的任何时期，孕期剧吐发生在妊娠第一期，胆汁郁积发生在第二期和第三期，先兆子痫和子痫发生在妊娠的第三期。超声和 CT 有助于诊断，而肝脏活检仍是确诊的"金标准"。

（四）麻醉处理

1.顺产的麻醉选择

仅有轻度肝功能障碍而没有凝血病的患者可按正常产妇处理。对于先兆子痫的患者，应先补充循环容量，硬膜外麻醉不会增加低血压的风险。顺产孕妇施行硬膜外麻醉时局麻药剂量较小，所以不必顾及局麻药在肝脏内生物转化降低的问题。对于肝硬化后食道静脉曲张患者，应该避免瓦萨瓦手法（Velsalva maneuvers）。可以在连续硬膜外麻醉下进行分娩，第二产程可使用产钳。

如果患者存在凝血病，在施行区域麻醉前应该通过输注新鲜血浆、血小板等进行纠正。然而，在凝血病严重的情况下，很难完全予以纠正。不宜施行区域麻醉，可以给予小剂量静脉麻醉剂或吸入性麻醉剂。

2.剖宫产手术的麻醉选择

对于轻微肝功能障碍而凝血机能正常者，可作为正常孕妇对待，大多数患者可在区域麻醉下施行剖宫产手术。

当存在严重的肝功能障碍，但不存在凝血病时，施行硬膜外麻醉时应考虑酰胺类局麻药代谢率低，与蛋白结合率低的特点。在择期剖宫产患者施行硬膜外麻醉时，虽然普鲁卡因较丁哌卡因对血压正常母亲的影响大，但因为其属酯结构，普鲁卡因是肝细胞功能障碍患者的较好选择。施行硬膜外麻醉时最基本的问题是给予较佳的负荷量。腰麻对血流动力学的影响比硬膜外麻醉大，特别是在循环功能不稳定的患者，尽管如此，腰麻仍是仅次于硬膜外麻醉的选择方法。

伴有严重产科并发症（先兆子痫和子痫）或严重肝脏疾病的患者，应该进行有创监测，包括直接动脉压和中心静脉压的监测。如果怀疑左室功能不全，还需要肺动脉导管监测。准备足够的血制品，包括新鲜冰冻血浆和血小板，积极纠正凝血病。对于食道静脉曲张和凝血病患者，一定要建立安全有效的静脉通路。若凝血病不能得到良好的纠正，必要时可以在全麻下进行剖宫产手术，采用硫喷妥钠、氯化琥珀酰胆碱诱导、插管。氟烷能减少肝脏血流，应避免使用，低浓度的异氟醚（1%）比较安全。虽然正常妊娠期间和产后初期，血浆胆碱酯酶的活性降低，伴有肝脏疾病时降低更加明显，但中等剂量的氯化琥珀酰胆碱可以迅速代谢。除阿曲库铵外，严重肝功能障碍患者的非去极化肌松药作用延长。如果使用肌松剂，则应采用神经刺激器进行监测。另外，还应避免过度通气，因为过度通气能使肝血流和胎盘灌注减少。

3.妊娠和原位肝移植

（1）妊娠期间肝移植：妊娠期间，肝功能衰竭需要进行肝移植的病例非常罕见。妊娠期间爆发性肝功能衰竭多见于：爆发性病毒性肝炎，药物诱发的肝脏毒性反应或妊娠期急性脂肪肝。

妊娠肝移植手术的麻醉非常复杂，应该在有经验的移植中心进行，最重要的是保障母亲安全，维持子宫的血液灌流。另外，还要考虑到药物对胎儿的影响，避免使用可致畸的药物。通过维持心排血量和动脉压、避免下腔静脉压升高（特是在钳夹下腔静脉的无肝期内），尽可能维持子宫的血液灌流。避免给予α-肾上腺素能类药物。

（2）肝移植后的妊娠：肝移植的患者可以长时期存活，大多数患者能恢复正常生活。成功施行肝移植后，尽管长时期服用免疫抑制剂，但患者仍希望生育后代。闭经是慢性肝病晚期并发症，可能是丘脑—垂体功能不全所致。这种并发症在成功施行肝移植后好转，10个月内恢复规律月经。

尽管存在先兆子痫、早产和胎儿宫内发育迟缓的高危倾向，肝移植患者仍然能够顺利生育后代。胎儿宫内发育迟缓可能和免疫抑制剂的作用有关，环孢素可透过胎盘屏障，但是，胎儿先天异常或出生后缺陷的危险性似乎并没有增加。这类患者的剖宫产率增大，指征包括先兆子痫和早破水。妊娠期间35%的患者可以检测到肝脏酶系统的增加，但肝功能基本正常。

（曹蓉）

第十章 眼科手术麻醉

第一节 眼科手术麻醉前准备

眼科手术病人麻醉前评估不仅包括一般住院病人，还包括相当数量的门诊和当日住院的病人。由于当日住院到手术相隔时间短暂，给麻醉带来了新的课题，使麻醉前访视、麻醉前病情评估和准备面临很多困难，麻醉医师只能在麻醉前较短时间（10~15min）内接触病人，仓促了解病情后即要实施麻醉，这给麻醉安全带来了极大隐患。为此许多医院开设了麻醉科门诊，其工作内容包括：①对已确定手术治疗的病人，汇总其有关病史、既往史、体检结果和实验室检查等资料，到麻醉科门诊进行综合分析评估，确定其是否存在麻醉禁忌证，选择所需麻醉方法、麻醉药和麻醉前用药，制订麻醉实施方案；②指导病人做好麻醉前准备工作，讲明手术后应注意的事项；③与病人及家属进行谈话，征得对麻醉方案的理解和同意，并签署麻醉同意书；④协商及确定具体手术麻醉日期和时间。此项工作应由一位专业基础理论知识面广和临床麻醉经验丰富的医师主持，并做好麻醉门诊病人记录，以供负责实施麻醉的医师参考。

一、麻醉前病情评估

麻醉前病人评估包括以下内容：①全面了解病人全身状况和病情；②评估病人对手术麻醉的耐受性；③评估术中可能发生的并发症及应采取的防治措施；④制定麻醉具体实施方案。实践证明，充分的麻醉前评估和准备，不仅可提高麻醉安全性，减小并发症和加速病人康复，还能明显扩大手术范围和指征。

（一）病人一般情况评估

1.病史

麻醉前要对病历资料进行系统复习，尽可能做到全面详细的了解。

（1）个人史：了解日常活动能力，有无烟酒嗜好，每日量多少，有无吸毒成瘾及药物依赖史。

（2）既往史：了解以往疾病史，特别注意与麻醉有关的疾病，如心、脑、肝、肾、代谢及内分泌疾病等。

（3）麻醉手术史：了解过去做过那些手术，用过何种麻醉方法和麻醉药物，麻醉中及麻醉后是否出现特殊情况，有无意外、并发症和后遗症，有无药物过敏史，家庭成员中是否也发生过类似的麻醉严重问题。

（4）治疗用药史：麻醉手术前用过何种药物、剂量、用药时间及反应情况。如降压药、β-受体阻滞药、糖皮质激素、洋地黄、利尿药、抗生素、胰岛素及口服降糖药、抗癌药、镇静安定类药、单胺氧化酶抑制药、三环类抗抑郁药、抗凝药等。治疗青光眼常用的胆碱酯酶抑制药有两种：2-氧膦酰硫胆碱（echothiophate）和异氟磷（isofluophate），均为非可逆性抗胆碱酯酶药，可延长琥珀胆碱的作用时间。眼局部应用β-受体阻滞药可吸收入血并引起全身反应。

（5）过敏史：对麻醉药的真性过敏反应极为罕见，酯类局麻药过敏反应较酰胺类局麻药多见，术前应慎重施行皮内过敏试验。

2.体格检查

麻醉前要针对与麻醉实施密切相关的全身情况和器官部位进行系统检查，特别要注意气道、心肺和神经系统检查。

（1）一般状况：包括神智、认知能力、瞳孔、面容、营养状况、体态及皮肤黏膜是否黄染。颈及下颌关节活动度，有无气管偏移、颈部包块、牙齿松动和义齿等。

（2）呼吸系统：观察呼吸频率、幅度、呼吸形式及呼吸道通畅度、胸廓有无异常活动和畸形，听诊肺部有无啰音、呼吸音减弱或消失。有无咳嗽、咳痰，运动或休息时有无气短，有无杵状指和发绀等。

（3）心血管系统：测量血压（测量双上肢，注意其差异）、脉搏，注意脉率和节律，心前区听诊有无杂音，有无颈静脉怒张及下肢水肿等。

（二）实验室检查及特殊检查

术前应对病人进行相关的实验室检查，包括血尿常规、血生化及肝肾功能等。对老年人应根据其所患疾病做一些特殊检查，如超声心动图、放射性核素检查、肺功能、血气分析等。

（三）心脑血管状况评估

眼科手术病人大多数为老年人，并存心血管疾病较多，麻醉和手术可加重原有的心脏疾患，使病情复杂化。麻醉医师必须在全面复习病史、访视病人及进行术前检查的基础上，正确评估病情，并采取相应措施，改善病人预后，从而提高心脏病人围手术期安全性。常见的心脏病有先天性心脏病、风湿性心脏病和缺血性心脏病。

1.先天性心脏病

应注意病人发育、活动情况，有无心力衰竭、发绀、晕厥及反复肺感染，对有上述症状的病人，手术的危险性增大。先天性心脏病中的房间隔缺损或室间隔缺损，如果心功能仍在I、II级，或以往无心力衰竭史者，对接受一般性手术无特殊困难或危险。如果同时伴有肺动脉高压，则死亡率显著增高，因此，除急症以外的一般手术应推迟或暂缓。法洛四联症由于存在红细胞增多和右心流出道狭窄，麻醉后易致心排出量骤减和严重低氧血症，择期手术危险性极大。

2.心脏瓣膜病

麻醉危险性取决于病变的性质及其对心功能损害的程度。麻醉前要尽可能鉴别是以狭窄为主，还是以关闭不全为主，还是两者兼有。一般来说，以狭窄为主的病情发展较关闭不全者迅速。重症主动脉瓣狭窄或二尖瓣狭窄极易并发严重心肌缺血、心律失常（房扑或房颤）和左心功能衰竭，也易并发心腔血栓形成和栓子脱落，因此，麻醉危险性相当高，一般应禁忌施行择期手术。轻度肺动脉瓣狭窄不是择期手术的禁忌证，重度者术中易发生急性右心衰竭，择期手术应列为禁忌。二尖瓣关闭不全病人对麻醉和手术的耐受力尚可，但易继发细菌性心内膜炎或缺血性心肌改变，有猝死的可能。对这些病人应重点了解有无心力衰竭、心律失常（如房颤）、胸痛发作、心绞痛发作的频率、严重程度及治疗措施，有无意识障碍及神经系统症状和体征。反复发作心力衰竭常提示瓣膜疾病已损害心肌功能，并可影响肺、肝、肾等重要脏器功能。神经系统症状常提示脑供血不全、脑缺血、脑栓塞。对因心脏疾病引起组织供血不良而致严重营养不良的病人，多伴有多脏器功能减退，其手术危险性增加，对麻醉药耐量减少。

3.缺血性心脏病

麻醉危险性在于围手术期发生心肌梗死，死亡率很高，应注意其心绞痛发作的频度、治疗药物及效果、有无心力衰竭、是否发生过心肌梗死、最近一次的发作时间与范围、是否有瓣膜损害、目前的心脏代偿功能如何。冠心病病人进行非心脏手术病死率为一般病人的2~3倍，最常见的原因是围手术期心肌梗死，其次是严重的心律失常和心力衰竭。大量统计资料指出，心肌梗死后6个月内施术者，术后再发梗死率和死亡率明显高于6个月以后施术者。因此对心肌梗死病人，择期手术应推迟到梗死6个月以后施行，且术前应尽可能达到心绞痛症状已消失、充血性心力衰竭症状（肺部啰音、颈静脉怒张、呼吸困难、心脏第三音或奔马律等）已基本控制、心电图已无房性期前收缩和每分钟超过5次的室性期前收缩等。心肌梗死后有下列情况者问题较严重：①多次心肌梗死；②心力衰竭症状和体征；③左心室舒张末压大于2.4kPa（18mmHg）；④心排出指数小于2.2L/（min•m²）；⑤左室射血分数小于40%；⑥左心室造影显示多部位心室运动障碍；⑦体能差。

4.心律失常

主要应查明引起心律失常原因及其对血流动力学影响。

（1）窦性心律不齐：多见于儿童，一般无临床意义。如见于老年人则可能与冠心病有关。

（2）窦性心动过缓：①药物影响：常见于应用β-受体阻滞药及强心苷类等情况；②迷走张力过高：如无症状，多不需处理；③病态窦房结综合征：宜做好应用异丙肾上腺素和心脏起搏器的准备。

（3）窦性心动过速：常见于精神紧张、激动、体位改变、体温升高、血容量不足、体力活动、药物影响及心脏病变等。应分析其原因并予以适当处理。对因发热、血容量不足、药物作用和心脏疾病引起者，主要应治疗病因，有明确指征时才采取降低心率的措施。

（4）室上性心动过速：常见于无心脏病患者，也可见于心脏病、甲状腺功能亢进和药物毒性反应。预激综合征可发生室上性心动过速，使用内感受器反射活动抑制药如氟哌利多可有效预防其发作。

（5）房颤：常见于风湿性心脏病、冠心病、高血压性心脏病和肺心病等疾患，慢性房颤病人常伴有心房栓子，可导致体循环栓塞，如伴有血流动力学明显异常，则需进行药物复律或电复律治疗。麻醉前应将心室率控制在80次/min左右，如心室率难以控制，则提示存在严重心脏病变或并存其他病因，麻醉危险性将显著增加。

（6）右束支传导阻滞：右束支传导阻滞多见于冠心病病人，单纯右束支传导阻滞麻醉可无顾虑。左束支传导阻滞常见于动脉硬化、高血压、冠心病患者，左束支传导阻滞可对血流动力学产生严重不良影响，一般在麻醉前应置人起搏导管。双束支传导阻滞（右束支传导阻滞合并左前分支或左后分支阻滞）有可能于围麻醉期发生猝死，对这类病人施行麻醉前应做好心脏起搏的准备。

（7）房室传导阻滞：一度及二度I房室传导阻滞，一般可较好的耐受麻醉，但需避免使用β-受体阻滞药与钙通道阻滞药，以免加重房室传导阻滞。二度II型度和三度（完全性）房室传导阻滞应置入起搏导管，以策安全。

（8）房性期前收缩或室性期前收缩：偶发在年轻人多属功能性，一般不需处理，或仅用镇静药即可被解除，不影响麻醉耐受力。慢性频发性房性期前收缩或室性期前收缩，尤其是室性期前收缩，常为病人并存器质性心脏病表现，如室性期前收缩频发（>5 次/分）、呈二联律、三联律、成对出现，或为多源性，或提前出现落在前一心搏的 T 波上（RonT），极易演变成室性心动过速和心室颤动，需迅速加以治疗，择期手术应推迟。

阵发性室性心动过速一般认为属病理性质，常为器质性心脏病的客观表现，如发作频繁且药物疗效欠佳者，需有电复律和电除颤的准备。

5.高血压

麻醉安危取决于是否并存继发性重要脏器损害与损害程度。如果高血压病人心、脑、肾等重要器官无受累的表现、功能也良好，则麻醉的危险性与一般病人无异。单纯慢性高血压，只要不并存冠状动脉病变、心力衰竭或肾功能减退，即使已有左心室肥厚和心电图异常，在充分的术前准备和恰当的麻醉处理前提下，耐受力仍较好，死亡率无明显增高。如果病程长、受累器官多或（和）程度严重，则麻醉风险较大。高血压病人行择期手术一般均应在高血压得到适当控制后实施。对病程长的高血压应缓慢降压，以使重要脏器功能逐渐适应。

6.心脏功能的评估

心脏功能的评估方法有以下几种：

（1）体力活动试验：根据病人在日常活动后的表现估计心功能。

（2）屏气试验：病人安静 5~10min 后，嘱深吸气后作屏气，计算其最长屏气时间，超过 30s 表示心功能正常，20s 以下者表示心脏代偿功能低下，对麻醉耐受力差（表10-1-1）。

表 10-1-1 屏气试验与体力活动试验的心功能分级及其对麻醉耐受力

心功能	屏气试验	临床表现	临床意义	麻醉耐受力
I	30s 以上	普通体力劳动、负重、快速步行、上下坡，不感到心慌气短	心功能正常	良好
II	20~30s	能胜任正常，倍动，但不能跑步或做较用力的工作，否则心慌气短	心功能较差	麻醉处理如果恰当,耐受力仍好
III	10~20s	必须静坐或卧床休息，轻度体力活动后即出现心慌气短	心功能不全	麻醉前充分准备，麻醉中避免加循环负担
IV	10s 以内	不能平卧，端坐呼吸，肺底啰音，任何轻微活动即出现心慌气短		术必须推迟实施

（3）起立试验：病人卧床 10min 后，测量血压、脉搏，然后嘱病人骤然从床上起立，立即测量血压、脉搏，2min 后再测一次。血压改变在 2.67kPa（20mmHg）以上，脉率增快超过 20 次/分者，表示心脏功能低下，对麻醉耐受力差，本法不适用于心功能IV级的病人。

目前普遍采用 Goldman 计分法（表 10-1-2），每级计分与心脏病发病率相关（表10-1-3）。

表 10-1-2　Goldman 多因素心脏危险因素

	参数	计分
病史	心肌梗死<6 月	10
	年龄>70 岁	5
体检	第三心音、颈静脉怒张等心衰征象	11
	主动脉瓣狭窄	3
心电图	非窦性节律，术前有房性期前收缩	7
	持续室性期前收缩>5 次/min	7
一般内科情况差	PaO2<8.0kPa（60mmHg），PaCO2>6.67kPa（50mmHg），K+<3mmol/L	3
	BUN>18mmol/L，Cr>260μmol/L，SGOT 升高，慢性肝病征及非心脏病因卧床	
腹内、胸外或主动脉外科		3
急诊手术		4
合计		53

表 10-1-3　Goldman 分级及各级病人非心脏手术后并发症及病死率

分级	计分	明显的非致命性并发症发生率	病死率
1 级	0~5	0.7%	0.2%
2 级	6~12	5%	2%
3 级	13~25	11%	2%
4 级	26 以上	22%	56%

在（表 10-1-3）中 1~2 级病人其手术危险与一般人无异，3 级病人手术危险性较大，需进行充分的术前准备，使心功能和全身情况获得改善以提高麻醉和手术的安全性。4级病人麻醉和手术风险极大，只宜施行紧急抢救的手术。

（四）呼吸系统情况评估

麻醉医师对病人呼吸系统状况的正确评估与术后病人肺部并发症发生率直接相关。麻醉前对急、慢性呼吸系统疾病或呼吸功能减退病人进行适当的准备和治疗，可显著减少围手术期呼吸系统并发症和死亡率。

1.呼吸系统疾病病人麻醉耐受力评估

并存急性呼吸系统感染（如感冒、咽炎、扁桃体炎、气管支气管炎、肺炎）者，术后极易并发肺不张和肺炎，择期手术必须推迟到完全治愈后 1~2 周再实施。如系急症手术，应避免应用吸入麻醉药，需用抗生素控制感染，在获得咽分泌物或痰的细菌培养之前，可先用广谱抗生素治疗。

手术病人并存慢性呼吸系统感染和肺通气功能不全者并非罕见，其中尤以哮喘和慢性支气管炎并发肺气肿为常见。麻醉前要重点掌握有关病史和体格检查及辅助检查结果，以判断感染程度和肺通气功能减退程度，并据此进行细致的术前准备工作。下面列举常见的病史和体检项目，对这类病人的术前估计和准备具有实用价值。

（1）呼吸困难：活动后呼吸困难（气短）是衡量肺功能不全的主要临床指标，据此可作出评估。

（2）慢性咳嗽、多痰：凡1年中有持续3个月时间的慢性咳嗽、多痰，并有连续2年以上病史者，即可诊断为慢性支气管炎，这是一种慢性阻塞性肺疾病，手术后极易并发弥漫性肺泡通气不足或肺泡不张，术前应做痰细菌培养，并开始用相应抗生素控制感染。

（3）感冒：为病毒性呼吸道感染，可显著削弱呼吸功能，呼吸道阻力增高可延续达5周，同时对细菌感染的抵抗力显著降低，可使呼吸道继发急性化脓性感染，或使原有呼吸系统疾病加重。

（4）哮喘：提示呼吸道已明显阻塞，肺通气功能严重减退，但一般均可用支气管扩张药和肾上腺皮质激素治疗而缓解。哮喘病人围手术期呼吸系统并发症可比呼吸系统正常病人高4倍。

（5）咯血：急性大量咯血有可能导致急性呼吸道梗阻和低血容量，甚至出现休克，有时需施行紧急手术。麻醉处理的关键在于控制呼吸道，必须施行双腔支气管插管。

（6）吸烟：只要每日吸烟10~20支，即使年轻人肺功能也开始有变化。凡每日吸烟20支以上、并有10年以上历史者，即可认为已经并存慢性支气管炎，平时容易继发细菌感染而经常咳嗽、吐痰，麻醉后则很易并发呼吸系统严重并发症，发生率远比不吸烟者为高。

（7）长期接触化学性挥发气体：是慢性支气管炎的主要诱因，同时可伴全身毒性反应。

（8）高龄老年人：易并发慢性肺疾病，尤以阻塞性肺疾病和肺实质性疾病为多见，并可由此继发肺动脉高压和肺心病，这是高龄老人麻醉危险的主要原因之一，麻醉前必须对这类并存病加以明确诊断，并做好细致的术前准备工作。

（9）胸部视诊：观察呼吸频率、呼吸形式和呼吸时比，有无唇紫、发绀，有无膈肌和辅助呼吸肌异常活动（三凹征），有无胸壁异常活动（反常呼吸、塌陷等），胸廓呈桶状者提示阻塞性肺疾病已达晚期，脊柱呈后侧凸变形者，提示存在限制性肺疾病。

（10）肺听诊有无啰音、支气管哮鸣音，或呼吸音减弱或消失。

（11）气管移位或受压：要寻找原因，估计是否会妨碍使用麻醉面罩，是否存在气管插管困难。

（12）过度肥胖：体重超过标准体重30%以上者，易并存慢性肺功能减退，术后发生呼吸系统并发症可增高2倍。

2.麻醉前肺功能估计

简单易行的肺功能估计方法如下。

（1）测胸腔周径法测量深吸气与深呼气时，胸腔周径的差别，超过4cm以上者，提示无严重肺部疾病和肺功能不全。

（2）测火柴火试验病人安静后，嘱深吸气，然后张口快速呼气，能将置于15cm远的火柴火吹熄者，提示肺储备功能好，否则示储备低下。

凡呼吸困难程度已超过I级，或具备前述 12 个病史和体检项目明显异常者，尤其对活动后明显气短、慢性咳嗽痰多、肺听诊有干湿啰音或哮鸣音、长期大量吸烟、老年慢性支气管炎及阻塞性、限制性肺功能障碍等病人，术前还需做详细的胸部 X 线检查和肺功能检查。

必须强调，这些数据需结合临床表现去综合判断才有实际意义。近年来对于慢性肺功能不全，除非已有广泛的肺纤维性实变，一般均可通过术前细致的治疗而获明显改善，故已很少被列为手术禁忌证。

（3）动脉血气分析是评价肺功能最有效的定量指标。通过血气分析可了解病人术前通气状况、酸碱平衡、氧合状况及血红蛋白浓度，还可了解病人肺疾患严重程度、病程（急、慢性）和肺功能的基础水平。

（五）内分泌系统疾病

1.糖尿病

对糖尿病病人，应了解其分型（I型或II型）、所用控制血糖药物和剂量、目前血糖的控制水平等。麻醉前应使血糖控制在稍高于正常的水平，以免麻醉时可能出现低血糖的威胁。如病人系使用口服降糖药治疗，在术前宜改用胰岛素。对营养状态不佳者，应改善营养，不予限制饮食。此外，对糖尿病病人的心血管、肾、眼和神经系统的并发症情况应进行评估，还应注意有无其他严重并发症，如酮症酸中毒、严重感染等。

2.甲状腺功能亢进

甲亢是眼科手术病人中的常见疾病，对甲亢病人应了解其控制甲亢所用的药物，是否使用了β-受体阻滞药，目前对甲亢的控制是否已达到可以接受手术治疗的水平，甲状腺素（T_4）和三碘甲状腺原氨酸（T_3）在血中的浓度是否达到要求，病人情绪是否趋于稳定，心动过速、多汗、体重等是否明显改善，基础代谢率是否接近正常等。如果术前准备欠妥或不够充分，未能有效控制已亢进的甲状腺功能，仓促进行手术，则甲状腺危象便有可能出现。巨大的甲状腺有可能影响呼吸道的通畅，应了解病人气管是否受压，受压时间长短和受压程度，判断有无气管环软化的可能。如病人已出现呼吸困难，应了解病人自己感觉于何种体位（特别是头、颈位置）呼吸最为通畅，从而决定全身麻醉诱导时的体位和（或）采取何种方式（包括一般清醒插管或纤维气管镜引导行气管内插管）进行气管内插管。

（六）对服用单胺氧化酶抑制药和三环类抗抑郁药患者的评估

单胺氧化酶抑制药（MAOIs）是儿茶酚胺和其他单胺物质（如酪氨）的主要灭活酶的抑制药，如帕吉林、异烟肼、异丙异烟肼、苯乙肼等。这类药可使儿茶酚胺类药物代谢减慢，服用者在伍用儿茶酚胺类药物或间接作用的拟交感药时加压反应可增强多倍，甚至出现高血压危象。MAOI 对肝内药酶系也有抑制作用，伍用相应药物时都可增强毒性反应。例如常规剂量的哌替啶可引起激动、高热、呼吸抑制、惊厥、血压升降不稳定等。这是因为哌替啶促进中枢神经元释放儿茶酸胺、5-羟色胺，不能灭活而聚集，且其代谢因肝内药酶抑制而降解受阻。服用 MAOI 者，必须于术前 2~3 周停药。急症手术宜在部位麻醉下进行。

三环类抗抑郁药，如阿米替林（amitripty-line）、多塞平（doxepin）、与普替林

（maprotiline）等，其主要作用是减少去甲肾上腺素和 5-羟色胺的重摄取，阻断乙酰胆碱毒蕈受体和组胺受体（H_1 和 H_2 受体），长期使用可引起 β 受体（可能还有 H_2 受体）减少（下调）。主要副作用是阿托品样作用及对心肌的影响，服用者在吸入全身麻醉时可引起惊厥或心律失常。引起惊厥的原因可能是抑制了依赖 GABA 的氯化物离子载体致惊厥阈值降低，吸入恩氟烷最易出现惊厥。心律失常主要表现为心动过速，尤易见于使用泮库溴铵等有抗胆碱作用的药物时。间接作用的拟交感药如麻黄碱也可引起血压剧升。这类药也有抑制肝内药酶系的作用。对服用三环类抗抑郁药者，术前最好停药 2 周以上。

二、麻醉前准备与计划

（一）麻醉前准备

1.精神状态准备

手术病人多数有恐惧、紧张和焦虑心理。情绪激动或失眠可导致中枢神经或交感神经系统过度兴奋，对麻醉和手术产生不利影响。为此术前应尽可能就麻醉和手术有关问题向病人作具体解释，针对存在的顾虑和疑问进行交谈以取得病人信任。对过度紧张而不能自控的病人，术前数日可服用适量安定类药物。

2.胃肠道准备

择期手术除在局部麻醉下做小手术外，不论采取何种麻醉方式，均需常规排空胃，目的在于避免术中或术后反流、呕吐和误吸。正常情况下胃排空时间为 4~6h，情绪激动、恐惧、焦虑或疼痛不适等可使胃排空时间延长。因此，成人一般应在麻醉前 12h 开始禁食，4h 开始禁饮，以保证胃彻底排空。

3.膀胱准备

病人被送进手术室前应嘱其排空膀胱，以防术中排尿和术后尿潴留，对危重病人及复杂手术应常规放置导尿管以便观察尿量。

4.口腔准备

对拟行气管插管全身麻醉的病人，要特别留意口腔及牙齿情况，有松动龋齿或牙周炎者需经口腔科诊治，进手术室前应将活动义齿摘下以防麻醉时脱落，甚或被误吸入气管或嵌顿于食管。

5.治疗药物的检查

病情复杂的病人，术前已接受一系列药物治疗，麻醉前除需全面检查药物治疗效果外，还应重点考虑某些药物与麻醉药物间的相互作用，以防在麻醉期间引起不良反应。例如，洋地黄、胰岛素、皮质激素和抗癫痫药一般都需要继续用至术前。对 1 个月以前曾服用较长时间的皮质激素而术前已经停服者，手术中有可能发生急性肾上腺皮质功能不全危象，术前须考虑恢复使用外源性皮质激素直至术后数天。正在施行抗凝治疗的病人，手术前应停止使用并设法拮抗残余抗凝作用。病人长期服用某些中枢神经抑制药如巴比妥、单胺氧化酶抑制药、三环抗抑郁药等均可影响对麻醉药的耐受性或于麻醉中诱发呼吸和循环意外，故均应于术前停止使用。安定类药、抗高血压药（血管紧张素转换酶抑制剂、β-受体阻滞药、钙通道阻滞药等）、抗心绞痛药等一般不主张停药，但由于它们可能导致麻醉中出现低血压、心动过缓、甚至心肌收缩无力，故术前应根据病情酌情调整用药品种和剂量。

6.手术前晚复查

手术前晚应对全部准备工作进行复查，如临时发现病人感冒、发热、妇女月经来潮等情况时，除非急症，手术应推迟施行。

7.心脏病人准备

心脏病人能否承受麻醉与手术，主要取决于心血管病变的严重程度和代偿功能，以及其他器官受累情况和需要手术治疗的疾病等，需根据病史、体格检查、实验室资料和各项必要的特殊检查等对病人作全面了解、评估与准备，以免围麻醉期发生心力衰竭。

8.高血压病人准备

对于高血压病人，手术前首先应通过全面检查明确是原发性高血压还是继发性高血压。对于原发性高血压病人，应了解高血压病期和进展情况、脏器受累及其他并存疾病如伴发糖尿病、肥胖等。另外还应了解高血压治疗情况，如所用抗高血压药的种类、持续时间和效果等。对于使用利尿药者，要注意水与电解质平衡情况，特别是有无低血钾等。对于并发心衰者，要了解洋地黄类药的用量和体内蓄积情况。择期手术病人术前收缩压应<21.3kPa（160mmHg）、舒张压<12kPa（90mmHg）。

9.呼吸系统疾病病人准备

呼吸疾病的主要症状为咳嗽、咳痰、咯血、喘鸣和呼吸困难等。咳嗽、咳痰表明气道黏膜受刺激，气道分泌物增加，气道纤毛传递分泌物功能障碍。询问病史应了解咳嗽起始时间、严重程度、痰量和颜色、痰的黏稠度和规律性及与体位的关系等。应了解呼吸困难起始时间、程度、季节性和诱发因素等。例如哮喘表现为反复发作性呼吸困难，且伴有哮鸣音。吸气性呼吸困难伴喘鸣提示上呼吸道狭窄，如喉头水肿、喉与气道炎症、肿瘤或异物。慢性支气管炎、支气管哮喘和肺水肿病人的细支气管阻力增加或痉挛，其呼吸困难呈呼气性等。此外，尚需了解有无胸痛和咯血史等，以及有助于缓解上述症状的方法。应注意询问病人吸烟史及累计吸烟量。

肺功能测定有助于诊断肺脏疾病类型，确定病变的范围和严重程度，判断治疗效果，监测疾病进展情况，并可区别限制性或阻塞性肺功能障碍。此类病人术前应禁吸烟2周以上，并于术前1周开始雾化吸入治疗。

10.肝功能不全病人准备

对肝功能不全病人，手术和麻醉前必须进行充分的准备。应嘱病人充分休息，加强营养（高糖、高蛋白饮食及补充维生素B、C、K等），以利肝功能恢复。对合并有纤维蛋白减少症的病人，可输纤维蛋白制剂。严重贫血者，可给予小量多次输血。遇有腹水病人，除积极改善肝功能外，尚需进行对症治疗，包括限制水和钠的摄入，使用利尿药，必要时可输入全血、浓缩红细胞或白蛋白以提高血浆胶体渗透压。对腹水过多者，为改善呼吸功能，可于术前穿刺放腹水，一次量不要超过3000ml。在此期间应严格防止水、电解质失衡，特别是低钾血症，治疗过程中，应根据血清钾浓度，适量补钾。

11.肾功能不全病人的准备

充分了解病人是否有肾脏疾病的症状，如多尿、口渴、疲乏无力、无尿、水肿等。病人的用药情况，特别是应用利尿药、钾制剂、碳酸酐酶抑制药、改变渗透浓度的药物等。对于透析的病人应了解透析的日程、透析水量及病人对液体负荷的反应。重视手术前的适当治疗和处理，尽力保护慢性肾功能不全病人残余肾单位的功能。

12 内分泌系统疾病病人准备

对合并不同内分泌系统疾病的病人，依其病理生理学特点，麻醉前准备的侧重点不同。对于甲状腺功能亢进病人，麻醉前准备的关键在于防止术中、术后危象的发生，手术前一般先用抗甲状腺药控制病情，然后用 Lugol 液（复方碘溶液）两周，使甲状腺充血、肿胀明显减轻。也可把碘化物与普萘洛尔（propranolol）、艾司洛尔（esmolol）配伍，用作甲状腺功能亢进症术前准备。对于糖尿病病人，术前应控制空腹血糖在 8.3mmol/L（150mg/dl）以下，最高不应超过 11.1mmol/L（200mg/dl），因为高血糖可加重术中脑缺血引起脑损害。原来口服降糖药的患者术前应改用胰岛素皮下注射或静脉滴注。1 型糖尿病病人，除非急诊手术，必须控制尿酮体阴性及血糖在正常范围。

13.妊娠病人的准备

妊娠合并眼科疾病时，是否施行手术和麻醉必须考虑孕妇和胎儿的安全性。妊娠头 3 个月期间，因缺氧、麻醉药或感染等因素易导致胎儿先天畸形或流产，故应尽可能避免手术，择期手术宜尽量推迟到产后施行。如系急症手术，麻醉时应充分供氧，避免缺氧性低血压。妊娠后 4~6 个月期间一般认为是手术治疗的最佳时机，如有必要可施行限期手术。

14.小儿麻醉前准备

（1）术前访视：除了对患儿病情进行评估外，更重要的是帮助患儿及其家长对手术、麻醉做好心理上的准备。1~5 岁的患儿容易因以往手术的经历而产生长期的心理损害，因此需特别注意通过术前访视与患儿和家长交谈来减轻焦虑。

（2）术前检查及准备：通过物理检查了解患儿一般情况，包括心肺功能状态，是否存在严重先天畸形，通过检查皮肤弹性、囟门、眼窝、脉搏、体温和四肢毛细血管的再充盈情况来评估患儿有无脱水，血细胞比容、尿量、尿比重以及体重的变化等有助于评估脱水程度。明显的脱水应在麻醉诱导前予以纠正。

术前禁食应在患儿对水和糖的需求以及胃排空二者之间寻求一种平衡。小于 36 个月者，禁食 6h，禁饮 2~3h。大于 36 个月者，禁食 8h，禁饮 2~3h。在手术安排上，应将年幼的患儿放在前面，如果因故推迟手术，则需在病房给患儿适量补液。

（二）计划麻醉

临床麻醉安全为本，质量第一。为达此目的，要求做到：①麻醉医师的知识技能能胜任麻醉工作；②具备完成麻醉工作的设备条件；③围麻醉期的管理与监护达标。

在围麻醉期管理中计划麻醉对确保病人安全十分重要。计划麻醉的核心内容是：①把一个什么样的病人送到手术室去接受麻醉；②麻醉医师所面临的是一个什么状态的病人；③怎样去实施麻醉。也即对选择性手术病人，应有计划、有准备、有步骤地去实施麻醉。在计划麻醉中必须达到以下两方面要求：

1.择期手术的最低实验室检查标准

（1）所有手术病人必须进行的实验室检查：①血、尿常规；②出、凝血检查；③血小板计数；④肝、肾功能；⑤艾滋病检查；⑥血型。

（2）并存心肺疾患病人：①电解质；②尿素氮；③胸 X 线片；④心电图；⑤心脏射血分数；⑥时间肺活量。

（3）并存肝肾疾患病人：①电解质；②尿素氮；③肝功能全项。

（4）并存糖尿病病人：①电解质；②尿素氮；③血糖；④血肌酐；⑤心电图。

2.择期手术术中监测标准

（1）所有病人术中必须监测：①无创血压；②体温；③脉搏血氧饱和度（SpO_2）；④心电图。

（2）全身麻醉病人：①麻醉深度监测；②肌松监测；③麻醉药浓度监测；④呼气末二氧化碳分压（$P_{ET}CO_2$）监测。

（3）控制性低血压病人：①有创血压监测；②中心静脉压监测；③心排出量监测。

（赵东升）

第二节　眼科手术麻醉监测

监测是指对机体某一系统或器官功能进行期间监测的主要目的是：①早期发现与诊断病情快速、反复甚至是连续的物理检查和化验诊断技恶化趋势；②判断病情严重程度；③判定治疗反术，以发现异常趋势或不稳定状态。麻醉和手术应，包括有效性、副作用或毒性。

一、循环功能检测

（一）一般监测

触摸颈动脉、颞动脉或足背动脉搏动，可了解心率/律和心肌收缩力，通过前后对比观察，及时了解心血管变化和血容量情况。心前区听诊可了解心音强弱、心率/心律。观察末梢循环状况，如甲床、双唇和创面渗血情况，可评估末梢循环状态。

（二）心电监测

心电图（ECG）是监测心肌细胞膜的电位变化，膜电位是由细胞膜内外钾浓度形成，膜电位由静息状态转变为能传播的动作电位是引起心肌细胞机械收缩的原因，是产生血流动力学的基础。正常血流动力学状态有赖于心脏的正常电活动，也即正常心律，异常的心电活动所造成的心律失常可使血流动力学状态紊乱，甚至造成心脏停搏。另外，心肌细胞电活动离不开冠状循环支持，一旦冠状动脉血流量减少，ECG 的 ST 段与 T 波便发生改变。此外，一些影响心肌细胞膜电位及心肌收缩性的电解质，也影响心律及 ECG 图形的相关部分。通过监测 ECG，可了解心率及心律失常类型、有无心肌缺血和心肌梗死及电解质紊乱等。

（三）动脉血压监测

动脉压是心血管系统中的一项重要指标，与心率一起很容易重复测定和比较，可代表全身组织灌注的趋势。对心血管功能正常的眼科手术病人，一般采用无创血压测定，但对危重患者应采用动脉置管直接血压测定，此方法适应于：①估计术中有大量出血的患者；②血流动力学不稳定患者；③低温麻醉和控制性降压；④术中需经常做血气分析的患者；⑤用无创法测量血压有困难的患者。

（四）微循环监测

1.中心-外周温度差是监测微循环状态比较敏感的指标。正常情况下，中心-足趾温度梯度不应超过 21。在应激状态下，循环系统反应首先是外周血管收缩，以保证重要脏器的血流灌注，即使是少量出血（100~200ml），数分钟内足趾温度也出现明显下降。

2.微循环镜检查观察甲皱、结膜等处，了解毛细血管舒缩状态、血流情况及有无出血等。

3.眼底镜检查观察眼底动静脉比例、有无血管痉挛和出血等。

（五）中心静脉压（CVP）监测

用于评估循环容量及右心功能，常选颈内静脉及锁骨下静脉穿刺置管。其正常值为 0.49~1.18kPa（5~12cmH$_2$O），小于 0.49kPa（5cmH$_2$O）表示血容量不足，应加快补液速度，大于 1.47kPa（15cmH$_2$O）提示右心功能不全，应减慢输液速度，同时使用正性心肌变力性药物以支持心功能。

（六）肺毛细血管楔压（PCWP）监测

休克或伴有心脏并发症的病人，可放置 Swan-Ganz 导管监测 PCWP 变化，以指导输液和药物治疗。正常值 0.8~1.6kPa（6~12mmHg），PCWP<0.8kPa（6mmHg）提示相对血容量不足，>2.6kPa（20mmHg）提示左心功能异常，>4.0kPa（30mmHg）提示已存在左心功能不全。

（七）心排出量（CO）监测

心排出量（CO）是指每分钟心脏泵入体循环或肺循环的血量，代表心血管系统的综合能力，特别是心脏的泵功能。测定 CO 有助于评估循环系统的整体功能状况，对补液、输血和心血管活性药物治疗具有指导作用。成人正常心排出量为 4.5~6.0L/min。以单位体表面积计算的心排出量称为心排出指数（CI），成人正常 CI 为 2.5~4.0L/（min·m^2）。

目前常用的无创监测方法有：

1.胸部生物阻抗法监测（TEB）

利用心动周期中胸部电阻抗的变化来测定左心室收缩时间和计算心搏量。TEB 监测具有以下特点：①无创，易于被患者接受，避免了有创操作的风险及并发症；②准确性较高，与漂浮导管法相比，相关性好；③可连续监测患者血流动力学参数，对危重症患者治疗具有重要作用；④操作简单，无须专业培训；⑤费用低廉，耗材为普通 ECG 监测电极片。

2.经食管或气管插管超声

多普勒监测将超声多普勒探头置入食管内或将带超声多普勒探头的气管导管插入气管内，通过测定红细胞移动速度，计算出降主动脉的血流量，直接测量降主动脉直径的大小。主要用于心脏病患者行非心脏手术的围术期监测。可显示降主动脉血流、主动脉直径、心搏量、左室收缩性、平均动脉压、外周血管阻力、心肌收缩力、前负荷、后负荷等反映左心功能的指标，以及血流波形。测定结果准确、可靠，能及时反映 CO 的迅速变化，配有适用于婴儿、儿童及成人使用的专用经食管导管及气管插管，而不需要根据年龄、身高等参数来间接推算。

二、呼吸功能监测

（一）一般监测

1.呼吸运动形式与频率

男性及儿童以膈肌运动为主，形成腹式呼吸，女性以肋间肌运动为主，形成胸式呼吸。同时观察患者呼吸频率，全麻插管下则观察麻醉机呼吸囊的活动频率、伸缩大小及节律。麻醉医师通过听诊器监听患者的呼吸音，以及呼吸道有无分泌物潴留、有无呼吸道梗阻和呼吸停止。

2.黏膜、皮肤颜色

在菲薄皮肤和毛细血管丰富的末梢部位如：口唇黏膜、鼻尖、甲床、耳垂和面颊，根据颜色、血液灌注和温度变化可判断组织氧合情况。

（二）脉搏血氧饱和度（SpO2）监测

脉搏血氧饱和度仪是根据血红蛋白（Hb）及氧合血红蛋白（HbO2）对光吸收特性而设计，能够早期发现低氧血症，吸空气时正常成人为95%~97%，新生儿为91%~94%。监测 SpO_2 有利于：①在临床上尚未出现心率、心收缩力及发绀和心电图改变，即能早期发现低氧血症；②全身麻醉期间的氧合状态；③观察麻醉期间通气情况，特殊体位对通气的影响，和拔除气管导管的指征；④在麻醉后恢复室（PACU）有利于观察麻醉清醒过程中各种不同原因的低氧血症；⑤术后转送患者途中应用，可增加患者安全。

（三）呼气末二氧化碳分压监测

麻醉期间监测呼气末二氧化碳分压（$P_{ET}CO_2$）的目的为：①监测各种麻醉状态下患者通气情况；②体内 CO_2 生成量的变化；③确定气管导管、喉罩的位置正确与否；④及时发现麻醉机或呼吸机的机械故障，调节各项呼吸参数和指导呼吸机的撤除。

1.$P_{ET}CO_2$ 降低

（1）突然降到零附近：常预示情况紧急，如气管导管误入食管、导管连接脱落、导管完全阻塞，其中任何一种原因都可使 CO_2 在气流中突然消失。另外要考虑检测仪抽样系统是否阻塞，此时听诊肺部呼吸音可以确定。

（2）突然降低至近于零浓度：说明气道禁闭不完全，可能存在面罩漏气或气管导管套囊充气不足，气道压测定有助于确诊。

（3）指数降低：在短时间内发生指数降低，预示心脏停搏。④持续低浓度：说明肺通气不足，支气管痉挛或分泌物增多造成小气管阻塞。

2.$P_{ET}CO_2$ 升高

（1）$P_{ET}CO_2$ 逐渐增加：见于气道阻塞、通气机少量漏气。

（2）$P_{ET}CO_2$ 突然升高：见于静脉注射碳酸氢钠、松解外科止血带。

（四）气道力学监测

气道力学监测是临床呼吸管理的重要措施之一，连续气道监测（CAM）是近年来提出的新概念。采用旁流（side-stream spirometer，SSS）技术，应用 CAM 对患者的通气压力、容量、流率、阻力和胸肺顺应性等指标进行动态观察，以顺应性环（Pressure-Volume，PV 环）和/或阻力环（Flow-Volume，FV 环）变化为主进行综合分析，对了解肺和气道力学状态有重要临床价值。主要用于：①一般性手术的呼吸监测；②自主呼吸时喉罩通气监测；③术中其他情况的呼吸监测，如肥胖、胸壁肥厚和腹部膨隆的患者。

三、血气、血电解质、血糖、胃肠黏膜内 pH 监测

（一）血气监测

1.pH 值

是评价酸碱平衡的定性指标，它代表[H+]的负对数，正常值 7.35~7.45，pH>7.45 时为碱血症，pH<7.35 为酸血症。

2.动脉血二氧化碳分压（$PaCO_2$）

是指物理溶解在血浆中的 CO_2 的张力，是评价肺通气与换气的指标。正常值 4.07~6kPa（35~45mmHg），<4.67kPa（35mmHg）为低 CO_2 血症，表明肺泡通气过度。>6kPa（45mmHg）为高 CO_2 血症，表明肺泡通气不足。

3.二氧化碳总量（TCO_2）

是指血浆中各种形式 CO_2 含量的总和，其中 95% 为 HCO_3^- 结合形式，5% 为物理溶解 CO_2。正常值 25.2mmol/L，计算公式 $TCO_2=HCO_3^-+（PCO_2×0.03）$ mmol/L。TCO_2 增加提示 CO_2 潴留或 HCO_3^- 增加；TCO_2 减少提示 CO_2 减少或 HCO_3^- 减少。

4.实际碳酸氢盐（AB）和标准碳酸氢盐（SB）

AB 是指血浆中 HCO_3^- 的实际含量。SB 是指温度为 37℃、PCO_2 为 5.33kPa（40mmHg）、Hb100% 氧饱和的条件下所测得的 HCO_3^- 含量。正常情况下 AB=SB，均为 22~27mmol/L，平均 24mmol/L。代谢性酸中毒时两者均低于正常值，代谢性碱中毒时两者均高于正常。AB 大于 SB 时为呼吸性酸中毒，AB 小于 SB 为呼吸性碱中毒。

5.碱剩余（BE）

是指在标准条件下，用酸或碱把 1 升血液的 pH 值滴定到 7.40 所需加入的酸或碱量。BE 不受呼吸因素影响，是判定代谢性酸碱失衡指标。参考范围为 ±3mmol/L。当 BE 为正值时称碱超，为负值时称碱缺。呼吸性酸中毒时 BE 代偿性增大，呼吸性碱中毒时 BE 负值代偿性增大。

6.阴离子隙（AG）

是除去与 Na^+ 结合的 Cl^- 及 HCO_3^- 剩下的空间。即 $AG（mmol）=Na^+-（Cl^-+HCO_3^-）$，参考均值 12±2mmol/L。AG 增大常表示代谢性酸中毒的存在，提示有机酸等未测定阴离子的增加。

7.氧分压（PO_2）

是指血液中物理溶解氧的张力。①动脉血氧分压（PaO_2）：呼吸空气（氧浓度为 21%）时 PaO_2 正常值为 8~13.3kPa（80~100mmHg），低于 8.0kPa（60mmHg）为低氧血症，常见于 FiO_2 过低、肺泡通气量的不足。②混合静脉血氧分压（PvO_2）：正常值为 5.33kPa（40mmHg），当 PvO_2<5.33kPa（40mmHg）时提示组织摄氧增加，低于 4.0kPa（30mmHg）时提示细胞缺氧。③动静脉氧分压差（$Pa-VO_2$）：正常人在吸空气时为 2.67~8.0kPa（20~60mmHg），可反映组织对氧的利用能力，差值增大提示组织摄氧能力增加，反之为组织摄氧&力受损。

8.动脉血氧饱和度（SaO_2）

是指血红蛋白被氧饱和的百分比，正常值为 95%~97%。

9.肺泡气-动脉血氧分压差（$P_{A-a}O_2$）

评价肺脏摄取氧的重要指标。正常情况下 PAO_2 为（102mmHg），PaO_2 为 12.0kPa（90mmHg），故 $P_{A-a}O_2$ 为 1.6kPa（12mmHg）。一般不超过 2.0kPa（15mmHg）。

（二）血电解质监测

1.钠

（1）钠的生理作用：钠是细胞外液（ECF）中的主要阳离子，在维持 ECF 渗透浓度、容量、神经肌肉特别是心肌应激性以及动作电位中起重要作用。

（2）低钠血症：指血清钠低于 135mmol/L，导致低钠血症的原因有两方面：①钠丢失过多：如呕吐、腹泻和利尿等；②水潴留过多：如肾衰竭、抗利尿激素释放不当综合征（SIADH）。轻度或无症状性低钠血症一般不必治疗，但严重低钠血症或伴有明显症状的低钠血症应及时加以处理。治疗目的是纠正血浆渗透浓度使之接近正常水平，以利于脑细胞内水的外移，减轻脑水肿。

（3）高钠血症：指血清钠高于 150mmol/L，常伴有血浆渗透浓度升高。造成高钠血症的原因是机体失水大于失钠，治疗是补充低盐液，使血浆渗透浓度尽早恢复正常。

2.钾

（1）钾的生理作用：①细胞代谢：钾为糖代谢过程中某些酶的激动剂。每合成 1g 糖原需钾 0.15mmol，合成 1g 蛋白质约需钾 0.45mmol；②维持神经肌肉兴奋性和传导性：细胞膜动作电位的产生依赖于静息膜电位，而细胞内外钾离子浓度比率是形成静息膜电位的基础；③钾是维持细胞内液渗透浓度的主要阳离子，并参与酸碱平衡调节。

（2）低钾血症指血清钾低于 3.5mmol/L。发生原因为：①术前禁食或神经性厌食所致的钾摄入不足；②呕吐、腹泻等致经胃肠道丢失；③大量利尿或盐皮质激素分泌过多导致经肾丢失；④胰岛素治疗、酸中毒等使钾从细胞外转移到细胞内。临床表现为：①肌无力；②心律失常；③代谢性碱中毒，而尿液呈酸性。治疗措施为采用 10%氯化钾静脉输注，但应注意补钾速度，并行 ECG 监测。

（3）高钾血症：血清钾大于 5.5mmol/L 为高钾血症。发生原因为：①钾摄入过多：②肾脏排泄功能下降，特别是肾功能衰竭患者。临床表现为：①肌无力；②心脏传导阻滞以及各种类型的室性心律失常，重者可能出现心室纤颤。治疗主要是限制钾摄入，促进钾排出，必要时行透析治疗。

（三）血糖监测

空腹血糖值为 3.9~5.8mmol/L，>60 岁为 4.4~6.4mmol/L。空腹血糖>7.1mmol/L 为高血糖，<3.3mmoI/L 为低血糖。对有糖尿病典型症状，任何时间段血糖>11.0mmol/L 或空腹血糖>7.8mmol/L 为糖尿病。

眼科手术患者并存糖尿病者多见，因此在围术期应进行血糖监测，以利于胰岛素治疗。对糖尿病患者目前主张术中每小时测定血糖 1 次。并依测得血糖值高出范围，以 2∶1（即 2 克糖给 1 单位胰岛素）给胰岛素治疗。

对于糖尿病患者行急症手术，应权衡糖尿病的并发症、酮症酸中毒和手术的紧迫性，若尿糖呈阳性，一般需行胰岛素治疗，经过 30~60min 再麻醉与手术。若合并严重酮症酸中毒，手术要推迟数小时，尽快注射胰岛素、补充液体及电解质，一般血糖于 8.4~11.2mmol/L 时，尿酮已消失，可进行麻醉及手术。

四、麻醉深度监测

（一）常规监测

1.眼征

麻醉深度适宜时瞳孔中等偏小，瞳孔扩大表示麻醉过浅或过深。阿片类药及合成镇痛药可使瞳孔缩小，抗胆碱能药则使瞳孔扩大，吸入麻醉药过量使瞳孔不规则。浅麻醉时眼球运动、流泪、瞳孔存在对光反射。深麻醉时眼球固定，吸入麻醉药浓度达 2MAC 时对光反射消失。应用肌松药后瞳孔中位，眼球不转动。

2.消化道体征

吸入麻醉较浅时可出现吞咽和呕吐，若行气管插管可见吞咽、咀嚼、唾液分泌增加，肠鸣音随麻醉加深呈现进行性抑制。

（二）脑电双频指数（BIS）监测

脑电双频指数（bispectral index，BIS）主要反映大脑皮质的兴奋或抑制状态，BIS值的大小与镇静、意识、记忆有高度相关，不仅与正常生理睡眠密切相关，还能很好的监测麻醉深度中的镇静成分。BIS 与抑制大脑皮质的静脉麻醉药如丙泊酚、依托咪酯、咪达唑仑的镇静或麻醉深度有非常好的相关性，而与氯胺酮、吗啡类镇痛药无相关性。因此，BIS 用于麻醉深度监测的临床价值与麻醉方法和麻醉用药密切相关。有研究表明，麻醉中使 95%患者不发生术中知晓的 BIS 平均值为 63，使 99%患者不发生术中知晓的 BIS 值小于 53。

BIS 监测能精确地指导麻醉给药，使麻醉更平稳，并减少麻醉药用量。其优点为：①指导镇静药使用；②确保术中无知晓、术后无记忆；③提供苏醒程度与拔管（或喉罩）的指征；④门诊手术，可缩短术后留院观察时间。

（三）麻醉熵指数监测

熵指数（Entropy）是一种来源于原始脑电和额肌电图的综合指标，它描述的信号具有不规则性、复杂性和不可预测性。在正弦波模型中，如果所有波的振幅和波长都是相同的，那它的熵值就是 0。另一方面，如果信号高度复杂、不规则、并且几乎不可预测，熵的值就会很高，或者说它的无序状态就会很高，几乎接近于 1.0。

熵的测定方法是采集和处理原始脑电图（EEG）和额肌电图（FEMG）的信号将其用于监测麻醉深度。临床意义为当麻醉加深时，EEG 的变化由不规则到规则，同时脑的较深部分被麻醉药逐渐饱和时 FEMG 也平息。熵的数值与患者的麻醉状态相关，清醒状态其电信号高度不规则。麻醉熵越低，电信号越规则，有意识的可能性越低。麻醉熵有两个参数，即快反应熵（fast-reacting entropy，RE）和状态熵（state entropy，SE）。状态熵指数（SE）是反映麻醉过程中大脑皮质的受抑制程度，因此 SE 是单纯监测 EEG。反应熵指数（RE）是反映手术过程、复苏阶段前额骨络肌兴奋程度及大脑皮质的受抑制程度，是监测 EEG 加上肌电图的活动。不同熵的测定频率和数值范围见（表 10-2-1）。

表 10-2-1 不同熵的测定频率和范围

参数	测定频率	熵范围
反应熵 RE	0<f<47Hz	0~100
状态熵 SE	0<f<32Hz	0~91

熵指数和 BIS 一样，都是监测麻醉镇静、催眠深度的很好指标。熵值为 100 表示患者清醒，反应灵敏；60 为临床意义麻醉深度；40 存在意识的概率很小；0 表示皮质脑电抑制。麻醉熵可用于指导麻醉药用量，使之达到个体化，并可预测麻醉恢复，预防术中知晓，但不同个体间会有差异。

（四）麻醉意识深度指数监测

麻醉意识深度指数（cerebral state index CSI）是一种新的麻醉深度/镇静程度监测指标，和 BIS 一样可反映大脑意识成分，但又不等同于 BIS。BIS 监护仪使用的是 EEG 活动的双倍光谱分析，而 CSI 监护仪使用的是自适应神经模糊推论系统，综合了 EEG 的四种参数。CSI 较 BIS 反应灵敏（前者反应延迟 10~20s，后者延迟 30s）。

（五）临床体征用于麻醉深度监测

Evans 综合了几项临床体征，提出 PRST（P=血压，R=心率，S=出汗，T=流泪）记分系统（表 10-2-2），用于肌松下麻醉深度的监测比较实用。5~8 为麻醉过浅，2~4 为浅麻醉但仍适当，0~1 分为麻醉适当或过深。

表 10-2-2　PRST 记分系统

指标	体征	分值
收缩压		
	<对照值+15	0
	<对照值+30	1
	>对照值+30	2
心率		
	<对照值+15	0
	<对照值+30	1
	>对照值+30	2
汗液		
	无	0
	皮肤潮湿	1
	可见汗珠	2
泪液		
	分开眼睑无过多泪液	0
	分开眼睑有过多泪液	1
	闭眼有泪液流出	2

五、肌松监测

1.肌松药监测的临床意义

（1）维持适宜肌松程度。

（2）判断肌松恢复状态。

（3）监测非去极化肌松药阻滞、恢复过程和诘抗药的剂量。

（4）避免琥珀胆碱的双相阻滞。

2.临床估计法肌松监测

（1）抬头试验:常以患者自行抬头离开枕头持续 5 秒作为神经肌肉阻滞后恢复指标。临床观察若抬头能持续 5 秒，TR 值均在 0.7~0.8 以上，最大通气负压超过 2.45kPa（-25cmH$_2$O），肺活量达对照值的 83%以上，潮气量大于 7ml/kg。

（2）下肢抬高试验:患者自行抬高下肢离开手术床面持续 5 秒，临床意义同上。

（3）通过患者抓物体或握医师手指的力量判断肌力恢复程度。

（4）抬下颌试验:嘱患者自主抬起下颌判断颌面肌张力恢复如何

（5）检测眼睑是否下垂，能否遵嘱自行睁眼，观察眼睑抬举力量

（6）呼吸动度：观察有无反常呼吸，三凹征。临床应做两项或两项以上试验，以抬头、抬腿试验辅以观察呼吸动度为佳。

3.神经刺激器

目前临床上常用的肌松监测仪，其电刺激的类型和方式包括：①单次颤搐刺激（single twitch stimulation）；②4个成串刺激（train off our stimulation，T0F）；③强直刺激（tetanic stimulation）；④强直刺激后计数（post tetanic count stimulation，PTC）；⑤双短强直刺激（double burst stimulation，DBS）。在临床上，麻醉诱导和气管插管时选用单次颤搐和TOF，手术期间中度阻滞及恢复期用T0F监测，如需深度阻滞则采用PTC，在恢复室患者应用TOF和DBS。

4.术后残余肌松的诊断

临床发现应用长效肌松药的残余肌松作用高于中短效肌松药，年龄60岁以上的发生率更高，但是应用中短效的非去极化肌松药并不能完全避免术后残余肌松的发生。客观评定残余肌松最好是应用有记录或能显示结果的监测仪。多年来拇内收肌肌张力测定TOF达0.7时，认为肌张力已恢复到保证患者术后有足够的通气量，但临床研究显示，拇内收肌TOF<0.9时咽肌的正常功能尚未恢复，机体对低氧的通气调节功能受到损害，咽部功能不协调，有发生误吸及气道阻塞的危险，导致术后一些患者发生并发症和肺炎，从而增加住院时间与医疗费用。因此目前认为残余肌松的肌张力恢复标准应为TOF>0.9。

六、体温监测

人体需要体温恒定，通过体温调节系统使产热及散热保持动态平衡，从而维持中心体温在37℃±0.4℃。麻醉下病人体温随环境温度而改变，可使体温升高或降低。了解正常体温调节及药物诱发的体温变化，加强麻醉期间体温监测，对预防和处理与体温有关的并发症非常重要。

1.测温部位

应选择能代表中心温度的部位，通常选用鼻咽、鼓膜、直肠等处。皮肤温度比中心温度低，而且温差变异大，难以预测，麻醉时不宜选用。鼻咽温度可反映脑部温度，临床上常用，但鼻咽温度可受气管及其周围气流的影响，吸入冷而干燥气体，鼻咽温度可降低，吸入加热雾化气体，鼻咽温度可升高。食管温度与血液温度接近，由于较冷空气能进入气管与支气管，在食管上、中段温差较大，测温探头应插至食管远端1/3处。鼓膜温度与脑温相关良好，是测定体温较好的部位，测定鼓膜温度需特制探头，插入外耳道时动作要轻柔避免鼓膜损伤。

2.低体温

当中心温度低于36℃时，即称为体温降低或低体温，低体温是麻醉中常见的体温失调。

（1）诱发因素：①室内寒冷，当室温低于21℃时病人散热增多；②室内有风：使用层流通气设备可使对流散热比例升高到61%，而蒸发散热为19%；③静脉输液剂温度较低；④手术过程中病人内脏暴露时间过长，体腔多次用冷溶液冲洗；⑤麻醉药和肌松药直接阻断人体用于维持正常体温的自我调节系统。小儿和老年患者对麻醉药引起的体温下降尤其敏感。

（2）对机体的影响：①降低氧的利用率；②代谢过程减慢、糖代谢降低，使血糖升高；③降低药物生物活性；④抑制肝脏解毒功能和肾脏过滤、重吸收功能；⑤降低膜应激性；⑥心率改变和心律失常；⑦交感神经兴奋。

（3）预防措施：对低体温的预防比对并发症的处理更为重要。维持正常体温的方法有使用热弧灯、热温毯、温暖的室温、加热的静脉输液剂及电暖空调等。使用循环紧闭回路是维持病人体温的有效途径。"人工鼻"在麻醉回路中通过减少热量丧失而有效维持体温。湿化器可以防止蒸发散热，也是有效维持热量的途径。

3.体温升高

当中心体温高于37.5℃即为体温升高。

（1）诱发因素：①室温超过28℃，且湿度过高；②无菌单覆盖过于严密，妨碍散热；③麻醉前用药给阿托品量大，抑制出汗；④输血、输液反应；⑤采用循环紧闭法麻醉，钠石灰可以产热，通过呼吸道使体温升高。

（2）对机体的影响：①体温每升高1℃，基础代谢率增加10%，需氧量也随之增加；②高热时常伴有代谢性酸中毒、高血钾及高血糖；③体温升高到40尤可导致惊厥。

（3）预防措施：①严格控制手术室内温度勿超过26℃；②一旦发现体温升高，立即用冰袋等物理降温措施降温；③麻醉期间常规监测中心温度变化。

七、眼压监测

眼内压（intra ocular pressure，IOP）简称眼压，是指眼球内容物作用于眼球壁的压力。正常情况下，房水生成与排出率及眼内容物（晶状体、玻璃体、房水和血液）三者的容积处于动态平衡，若动态平衡失调，尽管眼压升高，仍能保持在正常范围，视神经却已发生损害。围术期影响IOP的因素很多，尤其对眼疾病患者以及实施眼手术病人进行IOP监测实属必要，借以调节麻醉用药及对眼压升高病人采取降眼压措施，以维护眼的视功能。

1.眼压的划分

（1）正常眼压：系指以下情况的眼压，即①平均眼压，我国正常人眼压范围为1.33~2.80kPa（10~21mmHg），平均眼压为2.0kPa（15mmHg）；②正常眼压上界，即指正常眼压最高值，目前认为是3.2kPa（24mmHg）；③健康眼压，系指眼压超过3.2kPa（24mmHg），但无视力损害。

（2）可疑性眼压：是指眼压值在2.8~3.2kPa（21~24mmHg）之间，也称可疑性病理眼压值。

（3）病理性眼压：指IOP大于3.2kPa（24mmHg）或低于1.33kPa（10mmHg），对个体而言，病理性眼压的确认除靠测量眼压外，还须结合眼底、视野和前房角检查，综合分析后确定。

2.眼压的测量

（1）直接测量法：以套管或针头直接插入前房，另一端连接测压计直接测量IOP。这种方法测量的结果准确可靠，但不适用于临床。

（2）眼压间接测量法：是借助手指的感觉和器械测量IOP的方法。包括指测法和眼压计测量法。

3.麻醉对眼压的影响

凡影响房水循环、眼脉络膜血容量、中心静脉压、血压、眼外肌张力等因素均可影响 IOP。

（1）麻醉药和肌松药通过改变房水生成、影响房水流出道或改变眼内血容量，或通过影响神经系统（尤其是间脑）对眼外肌张力或眼内血管平滑肌张力调节，均能使 IOP 改变。氯胺酮使眼外肌张力增高，升高 IOP 和颅内压，并引起眼球震颤，据报道，在小儿斜视手术中，给氯胺酮后 5min，IOP 开始上升，15min 达高峰，30min IOP 恢复至麻醉前水平，斜视矫正术属外眼手术，IOP 一过性升高，并不影响手术操作：去极化肌松药琥珀胆碱作用开始时可致眼外肌收缩，使 IOP 急剧升高。安定类镇静药使闭角型青光眼患者房水流出道受阻升高 IOP。胆碱能阻滞药及交感胺类血管活性药均有散瞳作用，也可升高 IOP。含氟的吸入麻醉药通过抑制中枢神经系统改善房水循环，松弛眼外肌，降低 IOP。大多数静脉全麻药和镇静药、麻醉性镇痛药、神经安定药等均有不同程度的降低 IOP 作用，丙泊酚降 IOP 效果明显大于硫喷妥钠，尤其对已有 IOP 高的病人，降眼压效果更为显著。

（2）麻醉操作和管理也直接影响眼内压：全身麻醉时，病人经历由清醒至麻醉过程，与术毕由麻醉状态转为清醒，其中使 IOP 增高的因素有气管内插管和拔出导管，麻醉过浅、呛咳、躁动、血压升高、呼吸道不通畅、呼吸阻力增大、动脉血二氧化碳分压升高、头低位以及任何使颅内压增高的因素。近年来喉罩通气在眼科手术中应用，为麻醉给药和呼吸管理提供了新手段，与面罩相比，喉罩更接近声门，不受上呼吸道解剖特点的影响，对通气管理更加确实可靠，与气管内插管相比，喉罩不会对喉头和气管造成损伤，拔管、插管反应轻，所以喉罩的应用明显降低了因麻醉操作引起的 IOP 升高。

（3）疼痛对眼压的影响：眼科手术虽然比较局限，但眼球是非常敏感器官，因此术后疼痛可引起 IOP 升高，但因眼科手术后疼痛程度轻，不需给很多麻醉性镇痛药。内眼手术中和术后镇痛可使 IOP 保持在正常水平，IOP 过高常可使眼内血流减少，眼内容物脱出导致手术失败。术后 IOP 升高的原因很多，如术后疼痛、精神紧张、恶心呕吐甚至咳嗽都可使 IOP 迅速增高。眼科手术术后镇痛很必要，可给予温和的术后镇痛药，如静脉输注高乌甲素和口服镇痛药等。

4.围术期眼压监测的意义

随着现代医学的发展和社会老龄化问题日益突出，糖尿病、高血压带来的并发症日渐增多，伴有视网膜血液循环障碍、眼底供血不足患者的手术越来越多，同时以高眼压为特征的青光眼患病率高达 0.21%~1.64%。合并青光眼患者非眼科手术也并非少见，这为麻醉工作提出一个新课题，围术期 IOP 监测的必要性。眼保护非常重要，围术期 IOP 的升高虽为一过性、可逆性，但剧烈变化，对青光眼患者和眼穿透伤、近期接受过内眼手术或既往有眼科疾患的患者，有损害视功能和引起伤口裂开、眼内容脱出的危险，因此在围术期监测 IOP 借以控制眼压、避免眼压升高，减少视网膜血流量非常必要，为手术成功奠定了基础。

八、瞳孔的监测

瞳孔是位于虹膜中央部的圆形缺，是光线进入眼内的通道。瞳孔的大小无时不在变化，很难记录瞳孔的真实大小。

1.瞳孔的划分

正常瞳孔直径为 2.5~4.0mm，<2mm 称瞳孔缩小，>5mm 称瞳孔扩大。两侧瞳大小相差应在 0.2mm 以内，如>0.5mm 为瞳孔不等。两眼侧视时外展眼的瞳孔较内收眼的为大。

2.瞳孔的测量

测量瞳孔的大小通常实用 Haab 瞳孔尺，这是一种眼科专用尺，在尺上刻有大小不等的圆，检查时以尺上的圆与被检查的瞳孔大小相比较，即可测出被检瞳孔的大小。更精确的测量可使用专用的角膜尺测量瞳孔大小。

检查瞳孔的光反射，可用手或其他物品遮盖被检眼，以观察瞳孔的光反射。但最好使用小型钢笔电筒，这种电筒使用方便，便于携带。

3.瞳孔监测的项目

（1）瞳孔大小：许多局部和全身情况都能使瞳孔大小发生变化，麻醉期间观察瞳孔大小对评估麻醉深浅有指导意义。一般来讲，浅麻醉瞳孔缩小，随着麻醉加深瞳孔扩大。单纯氯胺酮麻醉瞳孔大小无改变。脑缺氧使瞳孔扩大。

（2）双侧瞳孔大小均匀程度：有时眼局部用药可造成双侧瞳孔大小不等。有些大脑疾病也可造成双眼瞳孔大小不等。在麻醉期间如突然发现双眼瞳孔大小不等，应考虑发生脑神经系统病变。一般全身麻醉对瞳孔大小的影响为双眼一致，而不是双眼瞳孔大小不等。

（3）瞳孔对光反射：可分为直接和间接对光反射。当一只眼被光照射时，该侧瞳孔立即表现向心性收缩（直接光反射），同时对侧瞳孔也同样随之收缩（间接光反射）。光反射的上行通路开始自视网膜的视细胞，下行通路是通过动眼神经的副交感神经纤维与瞳孔括约肌发生联系。当光反射上行通路障碍时可以处于弱视状态，麻醉期间眼压增高可使直接光反射减弱，而间接光反射正常。当光反射下行通路障碍时，瞳孔对光反射消失，应考虑硬膜外或硬膜下出血的可能。在全麻的深麻醉期，对光反射均消失。

（赵东升）

第三节　常见眼科手术的麻醉

一、白内障手术麻醉

（一）病人及手术特点

白内障手术以老年人为主，而且多并存高血压、糖尿病、冠心病等疾病，身体各脏器功能明显衰退，所以老年病人对麻醉及手术的耐受性较差。随着白内障手术技术发展，手术时间明显缩短，手术刺激也明显减轻。大部分白内障手术可在表面麻醉下进行，麻醉医师只需对病人进行麻醉监测管理（MAC）。在进行 MAC 时，应根据病人情况应用镇静及镇痛药物，并对术中发生的意外及并发症及时处理，以保证病人安全。

（二）术前评估

应对病人并存病程度及其对全身的影响作准确评估，如白内障系由糖尿病造成的，由于糖尿病可引起高血压及冠心病，术前应控制血糖、血压及治疗冠心病。

（三）术前准备

术前准备包括麻醉机、监护仪、可靠的气源、心肺复苏时应用的药物及器械（除颤器、气管插管设备、各种抢救药品等）。对于在表面麻醉下行超声乳化白内障摘除的病人，可不给术前药，但术前仍应禁食、禁水。对于进行晶体囊外摘除术的病人，由于手术时间相对较长，术中要给一定量镇静及镇痛药，所以术前要严格禁食、禁水，并给术前药。对于小儿白内障患者应按儿科全麻要求进行禁食、禁水，并给予术前药，小儿阿托品用量为 0.02mg/kg，长托宁为 0.02mg/kg。由于长托宁作用时间比阿托品长，且对心率影响小，现多使用长托宁作为术前抗胆碱药。

（四）麻醉实施

1.超声乳化白内障摘除术

病人进手术室后，常规监测血压、ECG 及 SpO_2。建立静脉通道，吸氧，氧流量为 3~4L/min，对于慢性阻塞性肺疾病病人要适当减少氧流量，以免因解除低氧性呼吸驱动而发生呼吸抑制。此类手术一般在表面麻醉下完成，或并用结膜下浸润麻醉。

2.晶体囊外摘除术

病人进手术室后首先连接监护仪，吸氧，建立静脉通道。由于此类手术时间较长，可给哌氟合剂 1~2ml 及咪达唑仑 1~2mg，术中根据病人情况持续静脉输注丙泊酚，剂量为 0.03mg/（kg•min）。某些病人也可适量应用氯胺酮。对麻醉用药量较大所致的呼吸抑制以及呼吸道梗阻，可放置鼻咽通气道或口咽通气道，并适当进行辅助呼吸。

3.术中常见并发症及处理

（1）高血压：麻醉期间常用乌拉地尔降血压，剂量为 5~15mg 静脉注射，老年病人要注意给药量及注射速度，避免血压下降过快。对于顽固性高血压可给硝酸甘油静脉输注。

（2）心律失常：根据心律失常的类型给予相应药物治疗。

（3）心脏停搏：一旦发现循环骤停，应立即进行心肺复苏，切勿延误抢救时机。

二、青光眼手术麻醉

（一）麻醉与眼压的关系

大多数麻醉药可使眼压下降，但琥珀胆碱和长宁对眼内压无明显影响，但静脉输注时可使眼氯胺酮可使眼压升高。喉镜操作和气管内插管压升高。口服地西泮 0.2mg/kg 对眼内压无影响，静脉注射 0.15mg/kg 咪达唑仑可明显降低眼压。术前使用麻醉性镇痛药对眼压无明显影响。

（二）术前准备

全面了解病人病史。对高血压患者，应在血压控制良好后再进行手术。术前不能停用降压药，以免血压反跳。一般可不给术前药，以免眼压升高，但对精神过度紧张的病人，可给予适量咪达唑仑。

（三）麻醉实施

由于大部分青光眼手术都能在表面麻醉或神经阻滞麻醉下完成，所以青光眼手术麻醉处理与白内障手术麻醉处理常规相似。为避免瞳孔散大，应禁用肾上腺素。

二极管激光睫状体光凝术是治疗青光眼的常用术式，这种手术的刺激相对较大，单独使用神经阻滞麻醉，麻醉效果常不完善，一般应给予足够的镇痛药及镇静药，且部分病人常并存高血压，若手术镇痛不完全会导致血压剧烈升高，极易发生心、脑血管意外。

病人入室后，连接各项监护仪，吸氧，建立静脉通道。静脉注射氟哌合剂 1~2ml，咪达唑仑 1~2mg，以达到适当镇静镇痛。术中镇痛不全时，可给予适量氯胺酮。若术中血压升高可静脉注射乌拉地尔 5~15mg/次，若降压效果不明显，可静脉输注硝酸甘油。手术结束前静脉注射托烷司琼 4mg 预防 PONV，静脉输注高乌甲素进行术后镇痛。病人完全清醒且各项生命指征平稳后可返回病房。

三、玻璃体视网膜病手术麻醉

（一）病人特点

1.视网膜脱离病人特点

视网膜脱离与近视眼、高血压、马方综合征、玻璃体疾病有关，特别是容易发生在薄巩膜大眼球视网膜变性者中。而视网膜变性与近视眼以及某些类型青光眼有关，特别是先天性青光眼。

在视网膜色素层和神经上皮层之间有潜在的视网膜裂隙，视网膜脱离与裂孔有关，液体通过裂孔进入视网膜下，并使其脱离。脱离的视网膜丧失视物功能，在发生纤维化以及萎缩后，复位更难。如视网膜在几天或几周内复位，还可恢复部分视功能。然而，如果黄斑部脱离，视力和色觉功能即不能很好恢复，仅部分视网膜脱离而尚未累及黄斑时，要争取尽早手术。

视网膜脱离由许多因素引起：①视网膜软薄如同布帘；②玻璃体变性和玻璃体液化有残留牵引点；③未液化的玻璃体特别是前面的玻璃体引起收缩；④裂孔呈"v"型，周围隆起，此时可称为"巨大裂孔"；⑤液体进入裂孔数小时或数天内使视网膜脱离，包括黄斑，脱离的视网膜丧失功能；⑥视网膜附着前面以及视盘形成漏斗；⑦经过几天几周或几个月，视网膜纤维化，眼球变软，虹膜上出现新生血管。如果这些新生血管生成过多液体，眼压可再升高，引起疼痛、失明。

视网膜脱离有许多种类型，但大多数为普通类型。在这些视网膜脱离中，有由玻璃体索条引起的牵引性视网膜脱离，有低眼压引起的浆液性视网膜脱离，还有赘生物引起的视网膜脱离。

2.玻璃体疾病病人特点

玻璃体手术在眼科手术中快速增长，已发展为用显微技术进行视网膜脱离手术。当玻璃体混浊时，医师看不到视网膜，可依病史和超声检查来确定视网膜脱离。

突然发生的玻璃体混浊通常由出血引起。青年人常由于外伤或眼内异物造成，老年人视网膜静脉分支栓塞与高血压有关。至少30%的玻璃体切割术与糖尿病引起的视网膜微血管病变有关。异常血管反复少量出血，微动脉瘤导致形成多层纤维蛋白和脂蛋白膜。它们与前视网膜紧密黏附于视网膜表面。膜收缩的同时拽下视网膜，造成牵引性视网膜脱离。

（二）手术特点

视网膜手术特点常规视网膜脱离手术是在裂孔区域附近对着裂孔部位外垫压，并用冷疗法制造无菌炎性反应封住裂孔。有时用硅胶带做环扎，使整个眼球缩小。如果脱离的视网膜下有很多积液，视网膜就不能复位。此时，视网膜下液可通过巩膜外造口术排出。巩膜外造口术有造成脉络膜出血或视网膜嵌置的危险。空气、其他气体或盐水注入到眼内使眼球恢复形状。治疗时采用填塞和封闭裂孔，必要时放液。视网膜复位后，用一个探针冷冻，制造无菌炎症反应。结束前确定视网膜循环是否良好。在视网膜脱离手术期间，麻醉医师维持病人正常血压很重要，以便防止由于垫压使眼内压升高影响视网膜循环。手术结束时，手术医师常希望检查另一只眼的视网膜情况并提供预防治疗措施。也就是对任何裂孔或视网膜薄弱区域以冷冻或激光治疗。激光在黏附视网膜和封闭裂孔疗效好，但不能封闭视网膜下有液体的裂孔。另外，在手术中术者可经常对眼肌进行牵拉，眼肌的牵拉易引发眼心反射和眼胃肠道反射。

玻璃体手术特点玻璃体手术操作精细，手术时间较长，要求病人保持良好制动。由于玻璃体手术在眼内进行操作，其对于视网膜脱离及各种视网膜病变的处理比眼外治疗方法有明显优势，因此许多视网膜脱离采用玻璃体切割术治疗比采用常规方法治疗的效果更加确切。玻璃体切割术可使视网膜下液在直视下从裂孔内排出，用盐水、各种气体、空气、硅油进行眼内填充，减少眼外垫压。

玻璃体切割术在显微镜下实施，在角巩膜缘后 4mm 做 pars plana 玻璃体切割口。输入平衡盐液保持正常眼内压力，插入液压吸引切割器和各种纤维视觉电缆、激光、电极、剪刀（切割刀）挖掘器。切除的碎片、血、气体和液体通过一个套管针清除和交换，此针有个侧孔，叫作 Charles 槽针，能用它吸除视网膜下液。玻璃体用盐水、硅油、空气和一些惰性气体置换。这些物质在眼内视网膜上提供了柔和的充填物。外来的物质和气泡以相应方向压脱离的视网膜，有助于病人术后眼内状态的维持。近年来，一种重水已经被引进用于疑难视网膜脱离手术。

1.眼内充填物：要封住视网膜裂孔，传统的修复方法依靠病人自己玻璃体，让视网膜下液体自行吸收。当玻璃体已被切除时，使用其他物质也能达到同样的目的，当然使用的气体和液体必须是无活性的生物制品，同时具有高表面张力，如果打算长期填充，填充物的透光性也是必要的。

2.气体/玻璃体交换：过滤的空气使用方便，但大约 3d 内就被吸收。使用一种混合性惰性气体，如 SF6、C2F6 或 C3F8，能保持 34 周，这些气体不容易溶解。由于笑气（氧化亚氮）会使这些气体膨胀，直到气泡中的分压与组织中的分压相等。因此，在玻璃体手术中填充物如为气体，N_2O 麻醉应该谨慎使用。

气体是很好的眼内充填物，特别是对上方视网膜裂孔有价值。术后病人需要摆恰当的体位以保持气泡在裂孔上方的压力。

3.关于使用气泡的相关问题：气泡容积的改变与气压有关，在正常大气压波动范围内其压力改变效应可能没有太大意义，但在海拔高度有明显改变时其效应就可以明显显现出来。飞机在飞行中达 3000 米高度时，机舱增压是很危险的，因为这时的气泡将成倍增大，即使眼球不破裂，也会使视网膜局部缺血，对于术后一个月打算乘飞机的病人非常不利。

N_2O 是一种易溶解的气体，由于快速混进气泡达到相等于吸入气中的分压，这个气泡 30min 之内可以增大 250%。在玻璃体视网膜手术期间，避免使用 N_2O 或在气体注入前几分钟关闭 N_2O。用静脉止痛药、挥发性麻醉药或其他静脉麻醉药替代 N_2O 的止痛和镇静作用。手术期间，眼内压通常由眼科医生用一种灌注液或 air-line 控制。在注入气体时，要封住灌注液。如果注入的气泡有一定比例的混合气，那么，在术后恢复期 N_2O 排出后，气泡很快缩小，眼内压会迅速降低，不利于视网膜的复位，甚至会使手术失败。

如果手术时间短，局部麻醉是有益的，如果选用全身麻醉，应避免使用 N₂O，可采用全凭静脉麻醉，同时使用硅油或重水眼内填充。如果病人乘飞机，应该使用硅油，以长时间对视网膜起支撑作用。

（三）玻璃体视网膜病手术麻醉处理

1.麻醉选择

麻醉选择要考虑多方面因素，但主要应根据病人全身状况、手术要求、麻醉医师技术水平和设备条件选择。

2.麻醉实施和管理

（1）局部麻醉

1）眼轮匝肌麻醉联合球后阻滞：玻璃体视网膜手术因其操作精细，术中对眼球的制动要求相对较高，因此球后阻滞为首选麻醉方法。但球后阻滞可引起一系列的并发症，如球后出血、眼球穿孔、视神经损伤、心律失常、中枢抑制等并发症，特别是玻璃体视网膜疾病的病人中有很大一部分为高度近视，伴有后巩膜葡萄肿，这就更增加了球后阻滞引起严重并发症的风险。

2）表面麻醉联合球结膜浸润麻醉：目前多主张在表面麻醉或结膜浸润麻醉下施行一些眼前段手术，如表面麻醉下行白内障超声乳化手术、结膜下浸润麻醉行青光眼滤过手术，均能取得良好效果。我院在表面麻醉联合球结膜浸润麻醉行黄斑部玻璃体视网膜手术，大部分患者均能耐受手术，未发生与麻醉相关并发症。表面麻醉联合球结膜下浸润麻醉行玻璃体视网膜手术治疗黄斑部疾病对术者要求较高，术者必须具备娴熟的玻璃体手术技巧，可以在较短的时间内完成膜剥离、内界膜剥离等精细操作。

神经安定镇痛术联合局部麻醉局部麻醉常需辅助一定量的镇静药和镇痛药，以消除患者的焦虑和恐惧，使患者处于轻度睡眠状态，提高患者在手术中的舒适度，同时患者能维持自主呼吸及呼吸道通畅，并保持各种保护性反射完整，对生理刺激和言语命令有相应的自主反应。局部麻醉加神经安定镇痛术，具有良好的抗焦虑、镇痛、镇静作用，使患者在术中舒适、安静、问之能答，心率、血压、呼吸平稳，极大地减少了围手术期的各种应激反应及并发症，术后安静，有利于创口愈合和早日康复。一般采用芬太尼复合氟哌利多或哌替啶复合氟哌利多进行静脉注射。也可以采用曲马朵复合氟哌利多。

（2）全身麻醉

对于不合作的小儿以及手术时间较长的视网膜复位手术，全身麻醉是最佳选择。全身麻醉的优点为：病人术中无知觉，无体动反应，为手术医师提供了良好的手术环境。但由于术后需尽快转变为要求体位，以提高视网膜复位成功率，因此病人应在术后尽快苏醒，并且尽量避免恶心呕吐，以免眼压升高影响手术效果。由于视网膜复位手术对肌肉松弛的要求不高，因此全身麻醉保留自主呼吸是一个较佳的选择。另外喉罩通气效果确切，并且与气管插管相比对气道刺激轻，对心血管系统和眼压的影响小。一般采用全身麻醉联合局部麻醉保留自主呼吸的麻醉方法，并通过喉罩进行气道管理。通气模式可以采用 SIMV/PSV 模式，以维持合理的通气量，使 $P_{ET}CO_2$ 维持在正常范围。全身麻醉联合局部麻醉相对于单纯全身麻醉有许多优点，一方面可以减少全身麻醉药用量，有利于术后苏醒，另一方面全麻联合局部麻醉可以提供良好的术后镇痛。

1）麻醉诱导：一般采用静脉麻醉诱导，静脉给予咪达唑仑、芬太尼/瑞芬太尼、丙泊酚，使病人达到一定麻醉深度后置入喉罩，注意观察病人的潮气量和呼吸频率，如果通气量不理想，可以进行适当辅助通气。在手术医师行局部麻醉前静脉给予小剂量氯胺酮可以起到预镇痛作用，以减轻体动反应。

2）麻醉维持：一般采用静吸复合的方法，静脉持续输注丙泊酚、咪达唑仑、瑞芬太尼，同时吸入七氟烷。如果眼内填充物为气体，则应避免使用 N_2O，以免 N_2O 弥散至玻璃体腔内使眼压暂时升高。术中根据手术要求和病人监测结果调整药物剂量。

3.术后恶心、呕吐的防治及术后镇痛

（1）术后恶心、呕吐防治

1）危险因素：尽管术后恶心呕吐的病因还不完全清楚，但以下几个方面因素会增加术后恶心呕吐的危险：①各种吸入麻醉药对术后恶心呕吐的影响不尽相同，新的麻醉药如异氟烷和恩氟烷的致吐作用较小；②静脉麻醉药中丙泊酚的致呕吐作用最小，阿片类药物也是较强的致吐原；③以前发生过术后恶心呕吐的病人再次发生的概率较大，成年女性发生的概率是男性的三倍，儿童发生率是成人的两倍左右；④手术因素：眼科手术中眼肌手术时术后恶心呕吐发生率最高，这可能与术中牵拉眼肌的操作有关。

2）防治措施：①避免使用致吐作用强的麻醉药；②适当给予止吐药物，如盐酸托烷司琼和甲氧氯普胺等。

（2）术后镇痛

眼科手术后的镇痛可以通过静脉给予镇痛药或采用静脉自控镇痛。另外全身麻醉联合局部麻醉的方法对术后镇痛有良好的作用。

四、眼肌手术麻醉

眼肌手术的目的不仅是为了改善外观，纠正眼位，更重要的是使双眼视轴平行，尽早恢复双眼视功能，恢复立体视觉。斜视手术最佳年龄为 3~7 岁，先天性斜视手术年龄应在 1 岁以内。

凡具备下列条件者，可以考虑早期手术：①斜视角恒定；②非调节性斜视；③先天性斜视；④双眼视力良好；⑤异常视网膜对应；⑥斜视角大。

（一）眼肌手术麻醉特点

眼外肌手术的麻醉方法因手术类型及患者年龄而异，也受受者个人经验的影响。大龄儿童多能合作，手术可在局部麻醉下完成。婴幼儿不能合作，为确保安全及手术顺利，手术必须在全身麻醉下实行。麻醉的目的是使患者无痛并取得合作，但如麻醉处理不当引起眼外肌的一过性麻痹，则后突术效果加强而缩短术效果将削弱，以致造成术中和术后矫正效果的差异，导致再次手术。眼肌手术麻醉特点如下。

1.多合并其他先天性疾病，如眼肌型重症肌无力。

2.术中牵拉眼肌可引起眼心反射。

3.恶性高热发生率高，尤其使用肌松剂和吸入麻醉药时，如出现心动过速、呼吸频率加快、呼气末二氧化碳分压升高迅速和体温升高应高度怀疑恶性高热，立即采取治疗措施。

4.眼肌手术易发生恶心呕吐，眼胃反射是主要原因，即手术牵拉眼肌及眼眶内软组织使其受刺激后经睫状神经节、三叉神经传导至中枢，然后经迷走神经传至胃肠引起呕吐，对此可采用抗呕吐药托烷司琼预防。氯胺酮和芬太尼等药物也可引起恶心呕吐。

5.麻醉者远离患儿头部，呼吸道管理困难，术中要严密监测呼吸情况，出现问题及时处理。

6.在行唤醒麻醉时，如患儿未完全清醒，易发生眼位分离，误导手术。因此，眼肌手术的唤醒麻醉要使患儿完全清醒。

7.患儿术后应送 OPACU 监护，直至完全清醒。

（二）眼肌手术麻醉处理

1.局部麻醉

表面麻醉是目前常用的斜视手术麻醉方法，单独使用表面麻醉通常即可达到满意麻醉效果。另外，根据病人需要及手术医师的经验，表面麻醉还常与结膜下浸润及球后阻滞联合应用。采用全身麻醉时，如能联合表面麻醉，不仅可减轻手术操作时对结膜的刺激，还可使手术在浅全身麻醉下进行，减少全麻药用量。

（1）表面麻醉：将局麻药液滴于结膜表面，使结膜下的感觉神经末梢阻滞。单纯使用表面麻醉进行斜视手术，操作简单，而且不使肌肉麻痹，术中可用三棱镜遮盖法准确观察眼位，并及时进行调整。但因肌肉不麻痹，在牵拉肌肉时，病人仍有疼痛感，少数病人不能耐受。

常用表面麻醉药为 0.5%的丁卡因及 2%的利多卡因，丁卡因具有良好的表面穿透力，麻醉作用强而迅速，滴眼后 1~3min 起效，持续 20~30min。本品对角膜上皮有轻度损害，可影响创伤角膜上皮的再生，反复滴眼损害加剧。利多卡因对组织刺激性小，组织穿透力强，局麻效能比丁卡因弱，持续时间比丁卡因短。但注意不要频繁滴用，以免损伤角膜上皮。

（2）结膜下浸润麻醉和球后阻滞麻醉：两种方法均使肌肉麻痹，无法观察眼位，不常使用，还容易增加并发症的发生。

2.全身麻醉

（1）优点：①肌肉松弛，可充分显露眼外肌的真实情况和最大斜视角；②病儿安静，利于手术操作。

（2）缺点：①由于麻醉药可引起眼外肌一过性麻痹，不能观察眼位，对判断手术当时效果有一定不利影响。因此需要手术医师术前及术中准确测量斜视度，准确计算所需手术量，并具备一定的斜视矫正手术经验；②术后恶心呕吐发生率高；③小儿斜视手术中眼心反射强烈，主要诱因是牵拉眼外肌，尤其是内、下直肌。眼心反射的主要表现是心动过缓，也可出现二联律、异位节律、结性节律、房室传导阻滞和心脏停搏。

（3）术前访视：麻醉前一天访视患儿，从其双亲处了解有关既往病史及发病情况。检查术前化验结果，了解近期是否有上呼吸道感染，检查扁桃体是否肥大。

（4）禁食时间：小儿麻醉前既要保证胃排空，又要尽可能缩短禁食、禁水时间，所以在规定时限内必须取得患儿双亲协助，严格执行禁食与禁水（表 10-3-1）。

表 10-3-1 小儿术前禁食时间（h）

	固体食物、牛奶	糖水、果汁
6 个月以下	4	2
6~36 个月	6	3
>36 个月	8	3

（5）麻醉前用药：目的是使患儿术前镇静，抑制呼吸道腺体分泌，阻断迷走神经反射及减少全身麻醉用药量。1岁以下小儿，术前用药可仅用阿托品0.02mg/kg肌肉注射。1岁以上小儿可加用地西泮0.2mg/kg或长托宁0.01mg/kg。

（6）麻醉用具准备：不论是否行气管插管，床旁均应备面罩、喉镜、气管导管、吸痰设备及抢救药品。

（7）麻醉实施：对年龄小、哭闹不合作小儿，可肌肉注射氯胺酮6~8mg/kg作为基础麻醉，待患儿入睡后，开放静脉，静脉注射咪达唑仑1~2mg或丙泊酚10~20mg。采用面罩吸氧，流量为2~4L/min。

对年龄较大的患儿（大于12岁），为消除手术牵拉眼肌所造成的疼痛不适，可单纯静脉给予芬太尼0.02mg/kg或哌替啶0.15mg/kg。为预防恶心呕吐，可静脉注射托烷斯琼0.1mg/kg。镇静药应酌情少量应用，以利于唤醒。术中应密切监测循环和呼吸功能。

（8）气道管理：对于时间长的复杂手术，可采用喉罩通气，其适应证是：①斜视角度大，手术需矫正多条眼肌；②多次手术，已形成瘢痕粘连；③扁桃体肥大；④肥胖、颈短、睡眠打鼾。如喉罩通气失败或发生喉痉挛，可用肌松药行气管插管。

3.神经安定镇痛术

对于8~12岁儿童斜视手术，为达到手术效果满意，术中要求患儿能坐起，以观察眼球动度和眼位，这对麻醉医师提出了更高要求，可施行神经安定镇静术。即患儿入室后，静脉注射芬太尼0.01~0.02mg/kg，继之静脉注射咪达唑仑0.1mg/kg，对术中诉疼患儿，可静脉注射氯胺酮2mg/kg。当术者术中要求患儿坐起时，大部分都能完全清醒，配合良好。如果苏醒效果较差，可静脉注射氟马西尼拮抗，如效果仍差，可加用纳洛酮催醒。

4.麻醉唤醒

麻醉唤醒是指对处于全身麻醉状态的病人，根据手术需要，使其从麻醉状态完全清醒（睁眼、坐起、准确回答问题、无嗜睡感）。随着现代麻醉学的不断发展，新型短效麻醉药的问世，使麻醉唤醒成为现实。用于唤醒的麻醉药有如下几种。

（1）瑞芬太尼：是超短时强效/X阿片受体激动药，起效快、作用时间短、恢复迅速、无蓄积作用。瑞芬太尼可被血浆和组织中的非特异性酯酶迅速水解，其血浆浓度降低50%的时间为3~10min。负荷剂量为1μg/kg，继之以0.25~1μg/（kg•min）的速率持续静脉输注。

（2）七氟烷：七氟烷在小儿麻醉中应用较广，由于它对呼吸道无刺激性，很少导致喉痉挛，气味易被儿童所接受。七氟烷具有麻醉诱导迅速而平稳、极少发生心律失常、对心血管影响很小、肝肾毒性小和苏醒迅速等特点。诱导至睫毛反射消失的时间平均63.0±15.5s，诱导至气管插管的时间3.4±停药至睁眼时间平均10.5±3.2min。苏醒期的呕吐发生率随年龄增加而升高，在小儿术后4h内平均呕吐率为22%。

（3）丙泊酚：是短效静脉麻醉药，具有起效快、苏醒迅速且功能恢复完善、术后恶心呕吐发生率低等特点，适合于小儿手术麻醉。

根据眼肌手术需要行麻醉唤醒的特点，可复合应用上述药物，如：瑞芬太尼和丙泊酚，瑞芬太尼和七氟烷，丙泊酚和七氟烷。术中应掌握好给药量，注意监测呼吸与麻醉深度。

5.麻醉监测

眼肌手术时间短，病人多为小儿，麻醉期间情况变化快，因此应严密进行监测。目前眼肌手术麻醉监测项目包括血压、ECG、SpO_2、$P_{ET}CO_2$ 及麻醉深度（BIS）等。

6.眼心反射的防治

眼肌手术中眼心反射主要是由于手术牵拉眼外肌，尤其是内、下直肌引起，主要的表现为心动过缓，也会出现其他心律失常，如结性心律、房室传导阻滞，甚至心脏停搏，一般以心率减慢多见。

眼心反射的预防非常重要，手术操作应尽量轻巧，尤其在牵拉内直肌或下斜肌时，避免不必要的牵拉动作，麻醉者在术中严密观察患者情况，做到早发现早治疗。一旦发生眼心反射，应立即停止牵拉眼肌，必要时静脉注射阿托品治疗。

7.术后管理

（1）由于小儿眼肌手术后易发生恶心呕吐，所以术后应给适量止吐药如托烷司琼0.1mg/kg，本药主要通过选择性阻断外周神经元突触前 5-羟色胺受体而抑制呕吐反射，另外，也可能直接阻断中枢 5-羟色胺受体抑制迷走神经的作用。

（2）麻醉结束后应进入 OPACU 进一步监护治疗，应特别注意患儿 SpO_2 与情况及体温变化。

（3）术后镇痛：与成年人相比，小儿围术期疼痛个体差异性更大，受年龄、性别、情绪、智能等易变因素的影响更多。为安全起见，可采用非阿片类镇痛药，如氢溴酸高乌甲素等。高乌甲素是非成瘾性镇痛药，具有较强的镇痛作用，还具有局部麻醉、降温、解热和抗炎消肿作用。该药起效慢，维持时间长，用法是将 4mg 高乌甲素溶于 5%葡萄糖液 250ml 中静脉输注。

五、眼眶手术麻醉

眼眶病学是介于眼科、神经科、耳鼻喉科、颅底外科和颌面口腔科间的学科。由于眼眶位置较深、周围有许多重要器官，因而使眼眶疾病的诊断和治疗均较困难。此处主要论述：①眼眶手术特点；②眼眶疾病手术的麻醉要求；③控制性低血压在眼眶手术的应用。

（一）眼眶手术特大及常见眼眶手术

眶内容由神经、血管、肌肉、泪腺等组成，周围被眼睑、眶骨、鼻窦、颅底、面深部结构所围绕。眶内或眼眶周围常见疾病有炎症、肿瘤、解剖结构异常（先天性或获得性）、血管性病变、变性和沉积性疾病。

1.眼眶手术特点

眼眶手术的目的是切除肿瘤、病变、修复和（或）确立诊断，但因眼眶的解剖位置特殊，所以具体手术技术与其他部位有所不同，尤其是眶腔深部肿瘤的切除，因其病变常伴随累及重要血管、神经，位置深，术野小，暴露困难，直视性差，这些重要结构术中极易受累或损伤，故手术难度较高。

眼眶肿瘤各不相同，手术方式也各异，无论何种方法，首先面临的是手术入路，手术入路的选择与眼眶肿瘤的位置密切相关。具体选择时可考虑以下三点：①手术野暴露好；②对眼眶正常组织损伤小；③对患者术后外观影响小。

（1）前路开眶术：前路开眶术是经眼眶前部的皮肤或结膜切口或皮肤联合结膜切口切除肿瘤。根据具体切口部位不同，常见入路有以下几种。

1）眶外上缘皮肤入路

眼眶外上缘为肿瘤好发部位，所以眶外上缘皮肤入路是最常见的眼眶手术入路。其适应证是：眼眶外上象限前 2/3 段肿瘤（如皮样囊肿、神经纤维瘤、神经鞘瘤及海绵状血管瘤等）以及部分泪囊窝肿瘤（如炎性假瘤、泪腺上皮性囊肿等）。

2）眶内上缘皮肤入路

经眼眶内上方眶缘皮肤入路也是常见的眼眶手术入路之一。其适应证是：眶内上象限前 1/2 段肿瘤以及额、筛窦黏液囊肿。因眼眶内上方附近正常组织结构较多（如提上睑肌内角、滑车窝及滑车神经、部分上斜肌腱及眶上神经血管等），故眶内上象限深部肿瘤忌用此入路。

3）眶下缘皮肤入路

眶下缘皮肤入路是经眶下缘皮肤切口摘除眼眶肿瘤。此入路可直接暴露眶底，术野宽阔，但术后瘢痕较明显，所以目前多由下睑睫毛下皮肤入路代替。其适应证为：眶下部前 2/3 段或眶底肿瘤（如上颌窦瘤侵犯眼眶）。

4）外眦切开联合下穹隆结膜入路

外眦切开联合下穹隆结膜入路也是眼眶外科常采用的手术入路。因为颞下部眶缘距眶深部较近，且眶下间距较宽，也无重要组织结构，所以适合眼球后部肿瘤的摘除。另外，术中若遇困难，可直接改为外侧开眶术。

（2）外侧开眶术：外侧开眶术是摘除眼眶中、后部肿瘤的一种标准手术入路。Kronlein-Berke-Reese 术式为常规外侧入路，术者经眶外侧皮肤切口，切开眶外侧骨壁及骨膜，然后进入眼眶中后段摘除肿瘤。这种手术具有以下优点：①术野较宽大，外侧开眶术去除了眶外壁，无前路开眶术的眼球遮挡，所以可在直视下探查全眶，摘除肿瘤；②入路处重要组织结构少，术后并发症少；③眶外侧壁易于切开，术后皮肤瘢痕可用发际遮挡。体位宜采取仰卧位，头抬高 45°，向健侧转动 30°~45°，如高血压及动脉硬化者，可采用控制性低血压，以减少出血。为加强麻醉效果，可采用气管插管全身麻醉联合局部浸润麻醉。该术式出血较多，必要时及时输血。

（3）内侧开眶术：内侧开眶术是经眶内侧壁及筛窦进入眶内进行手术。其适应证是：视神经内侧（特别是眶尖部视神经内侧）的肿瘤及眶-筛窦沟通肿瘤，病变范围较广或患侧筛窦炎症时禁忌。可行滑车神经、筛前神经、眶上裂及肿瘤周围浸润麻醉，也可采用气管内插管全身麻醉。

（4）眶内容剜除术：眶内容剜除术是切除眶腔内软组织的一种破坏性手术，其目的是为了防止肿瘤扩散，挽救生命或解除痛苦，改善外观。可采用全身麻醉，如无高血压及动脉硬化者，亦可采用控制性低血压以减少出血，或全身麻醉联合局部浸润麻醉。

（5）眼眶手术并发症

1）视力丧失：术中视力意外丧失是眼眶手术最严重的并发症（视神经肿瘤切除及眶内容摘除术除外）。原因如下：①术中过度牵拉视神经，导致视神经直接损伤；②术中伤及视网膜中央动脉，引起视神经、视网膜供血障碍；③术中长时间压迫，累及视神经，造成眼内及视神经缺血。若采用局部麻醉，术中应经常检查视功能。若在全身麻醉下手术，可用闪光视神经诱发电位监测视功能。一旦发现视力下降，要尽快采取措施，如立刻解除对眼球或视神经的压迫，球后注射扩血管药物，全身给予脱水剂、糖皮质激素、能量合剂或高压氧等治疗。

2）出血：眶内血管丰富，术中难免出血，若发现术野出血影响手术，可采取以下措施：①吸收性明胶海绵或盐水纱布压迫；②双极电凝；③控制性低血压或抬高头位；④静脉注射止血药物；⑤如眶内血管瘤出血较多，且上述措施很难奏效时，可结扎供血动脉；⑥若出血较多，要及时输血，补充血容量。

3）神经损伤：若损伤睫状神经节感觉根，可引起眼部感觉障碍。若损伤眶上神经，可引起额部皮肤感觉障碍。若损伤滑车神经，可引起眼肌麻痹。一般轻度神经损伤，可于3~6个月内恢复，重度损伤则很难恢复。

为彻底根除疾病，避免发生严重并发症，进行眼眶手术时应遵循以下基本原则：①直视下操作：术中良好的暴露、手术野无出血是眼眶手术的首要原则。因为眼眶手术是在一个空间狭小、结构复杂的区域进行，如果暴露不佳或术野有出血，就会盲目切除病变组织，难免会造成肿瘤切除不彻底或损伤眶内正常组织结构，导致严重的并发症；②无损伤性操作：仔细确定肿瘤组织与周围正常组织的分界，尽量在不损伤正常组织的前提下手术。

2.常见眼眶疾病手术

（1）肿瘤：占眼眶疾病的18%，这类肿瘤因与周围正常组织分界不清，所以很难彻底分离切除，可根据病变的性质区别对待，如疑为局部低度恶性或恶性病变，要将肿瘤及周围的正常组织部分切除，以保证其安全性。如考虑为炎性假瘤或肉芽肿，一般可保守治疗，或行病变大部分切除后配以皮质类固醇治疗。

（2）血管性病变：眼眶内血管性病变分动脉高或低血流肿瘤、动静脉交通瘤、淋巴管瘤、静脉性血管瘤及毛细血管瘤。其中动脉性血管瘤、动静脉交通瘤术中极易大量出血，常常影响手术进行，所以术前要采取一定的措施，如常规结扎或栓塞肿瘤的供应血管，以减轻术中出血。静脉性血管瘤是最常见的血管性病变，术中也极易破裂出血，

（3）恶性肿瘤的处理原则：对于眶内恶性肿瘤手术，要掌握以下几个原则：①非接触性一次性整体切除邻近组织，即手术时直接将周围组织连同肿瘤一并切除，而不采用先切除肿瘤后再清除周围组织的方法，以减少术后肿瘤复发的机会；②若考虑病变对化疗或放疗敏感，术前可先进行这些治疗，使肿瘤体积缩小，减轻手术难度；③若手术时肿瘤与周围组织粘连紧密，难以彻底切除，术后应辅助化疗或放疗。

（4）结构性病变：眼眶的结构性病变大约占眼眶病变的15%，分为先天性和获得性病变。先天病变包括错构瘤、迷芽瘤、畸胎瘤及异位和骨异常。不列颠哥伦比亚眼眶病中心1976~1999年期间统计黏液囊肿累及鼻窦情况48例，其中累及额窦20例、额筛窦12例、筛窦9例、上颌窦3例、蝶窦2例、筛-上颌窦1例、额-筛-上颌窦1例。

（5）甲状腺性眼眶病：大部分甲状腺性眼眶病伴有甲状腺功能亢进，简称甲亢，而且多发生于出现甲亢后一年半以内。眼眶病变与甲亢的性质和治疗有一定的关系，在一些典型的眼眶病患者，可以发现处于亚临床状态下的甲状腺功能异常。麻醉医师须认真做好术前检查与必要的准备，避免围术期发生甲亢危象。

甲状腺性眼眶病发生时，甲状腺功能可处于甲低或正常状态，但多数与 Graves 甲亢

有关。大约 20%的甲状腺性眼眶病发病早于甲亢，40%与甲亢同时出现，40%发生于甲亢之后。甲亢治疗时常使用免疫抑制剂，主要是糖皮质激素，可减轻眼眶病的严重程度，对处于甲亢急性期和有浸润性眼眶症状的患者可给予适量激素。

对于正在接受 131I 治疗的急性甲状腺性眼眶病患者和存在负面影响因素的患者，特别是吸烟、高 TSH 和高甲状腺刺激素抗体的患者建议使用皮质激素。对临床表现以眼眶病为主而无甲状腺功能异常的患者，建议进行相关实验室检查，包括敏感的 TSH、游离 T_4 或总 T_4（如 TSH 低或有变化），T_3（如果 TSH 低）和正常 T_4 试验。此外，还包括一些辅助检查，包括甲状腺抗体滴度试验和 TSH 受体抗体试验。糖皮质激素在甲状腺性眼眶病治疗中的作用已得到认可，目前常用激素冲击疗法，在监护下通过静脉注射甲泼尼龙 1g，1周内注射 3 次，随后监控患者的病情，观察症状和体征有无改善，一般观察期为 1~6 个月。长期口服激素治疗的患者，即使剂量较小也会产生副作用，如体重增加、痤疮、多毛、面色潮红、虚弱、抑郁、躁动和失眠等，也可能造成骨质疏松、继发感染和糖耐量降低。甲状腺性眼眶病可并发眼压升高，麻醉时应注意避免眼压骤升。甲状腺性眼眶病眼压升高，需要紧急行减压手术的情况包括：①由于明显的突眼和眼睑退缩导致暴露性角膜炎；②眶尖挤压失控，已明显危及视力。

（6）眼眶外伤：眼眶外伤可单独发生，但通常伴有眼球、鼻旁窦、鼻泪系统、鼻和脑组织的损伤。接诊时首先要对患者全身情况进行评估，其后处理眼部问题。先明确哪些外伤需立即处理，当合并意识障碍、休克、或意识丧失时，损伤可变得复杂。首先要建立通气道、控制出血和恢复血容量，患者全身情况稳定后，则开始检查眼部情况。儿童或紧张躁动的患者可使用镇静药或麻醉药辅助检查。复合性骨折，包括那些超过眼眶累及眶缘、顶部、鼻-眼-筛窦区、上颌骨和颧骨的骨折。这些骨折因其潜在的并发症，故非常危险，如颅内出血、感染、脑脊液鼻漏、搏动性突眼、眼球突出、颅腔积气及视神经和泪腺的损伤，时常大脑伴有震荡性损伤。手术治疗需要多学科共同完成，手术时间较长，出血量多，麻醉危险性也较高。

（二）眼眶病手术麻醉

麻醉最主要的目的是使手术获得最满意的暴露，利用过度换气降低眼内压，有利于眼眶手术操作，深部肿瘤手术时，可利用特殊术中监测最大限度方便手术暴露。理想眼科麻醉应能满足以下要求：①无痛；②手术过程无记忆；③对循环、呼吸干扰轻；④眼压平稳或略降低；⑤术后恢复快、无痛、便于体位治疗；⑥易呼吸管理。

1.术前用药

（1）镇静药

1）地西泮：具有抗焦虑、镇静、遗忘和中枢性肌松作用，但可引起瞳孔散大，不宜用于闭角型青光眼患者。如果剂量不超过 10mg，一般不致引起明显的眼内压升高。口服 5~10mg 作为麻醉前用药，以消除焦虑，并有助于预防局麻药毒性反应，减少琥珀胆碱所致的术后肌痛等不良反应。

2）咪达唑仑：肌肉注射 5~10mg 可产生镇静效应，常用 0.05~0.075mg/kg 于麻醉前 20~60min 肌肉注射。小儿可用直肠注入，剂量为 3mg/kg。

（2）抗胆碱药：常用阿托品和东莨菪碱，可减少呼吸道腺体分泌，抑制眼-迷走反射（后者抑制眼-迷走反射不如前者），使虹膜收缩，瞳孔散大，有利于眼内手术。静脉注射阿托品可引起眼内压升高，但肌肉注射常用量可无明显眼内压升高，青光眼者禁用。剂量过大术后可出现尿潴留。

1）阿托品：成人常用量为 0.5mg，术前 0.5~1h 肌肉注射。小儿用量为：体重 3kg 以下者为 0.1mg，7~9kg 为 0.2mg，12~16kg 为 0.3mg，20~27kg 为 0.4mg，32kg 以上为 0.5mg。老年人易引起谵妄，小儿易使体温失控。

2）长托宁：成人术前 30min 肌肉注射 0.5~1mg，小儿剂量为 0.01~0.02mg/kg。

3）东莨菪碱：通常与吗啡或哌替啶合用，其遗忘、镇静及抑制腺体分泌作用比阿托品强，亦不易引起心动过速。常用量为 0.3~0.6mg，麻醉前 30min 肌肉注射。

2.术中监测

手术过程中要求严密监测呼吸、循环及中枢神经系统功能状况，以确保各重要器官处于最佳状态。①使用 V_5 导联监测心率和心律，以鉴别有无心肌缺血；②无创动脉血压监测，行控制性降压者须行直接动脉内测压；③呼气末二氧化碳分压和脉搏血氧饱和度监测；④肌松监测；⑤依据病情间断监测动脉血气、血糖、电解质；⑥脑电监测。

3.麻醉管理

（1）麻醉诱导：多采用静脉麻醉诱导，成人常用药物为咪达唑仑 2~3mg，芬太尼 0.1~2mg，丙泊酚 1~2mg/kg 或依托咪酯 0.2~3mg/kg，罗库溴铵 0.06~0.1mg/kg 或维库溴铵 0.06~0.1mg/kg 依次静脉注射，2~4min 后行气管内插管。选用异型或弹簧或乳胶气管内导管，便于术者操作，避免导管打折。麻醉诱导过程要求平稳，避免喉镜暴露和气管插管引起的不良反应，以免使眼内压升高。

（2）麻醉维持：麻醉维持用药应选择可降低眼内压或对眼压、瞳孔无影响的麻醉药。芬太尼 25~50 网静脉注射作为冲击量，其后以 1~2μg/（kg•h）静脉输注维持，或舒芬太尼 10~20μg 作为冲击量，以后以 0.1~0.2μg/（kg•h）静脉输注维持。二者均可与 0.5%~1% 异氟烷或丙泊酚 40~60μg/（kg•min）复合应用维持麻醉。也可采用吸入麻醉药与 50%~70% 氧化亚氮复合应用维持麻醉。

（3）术终拔管：一般状况较好的病人可在手术结束时唤醒并拔除气管导管，但须避免咳嗽、用力、高 CO_2 血症及高血压，以免眼压突然上升、伤口出血而影响手术效果。丙泊酚及利多卡因可用于抑制拔管时的血流动力学反应。0.05μg/kg 纳洛酮可用来拮抗麻醉药残留抑制效应，如果用量过大可导致突然爆发性清醒，使患者血压显著增高。

（赵东升）

第十一章　小儿麻醉

第一节　小儿解剖生理特点与麻醉

小儿处于一个不断发育成长的移行过程，其解剖生理在不断地向成人方向发展、转变，新生儿、婴幼儿解剖生理特点最为突出，其他年龄段则介于新生儿与成人之间，年龄越大越接近成人。

一、呼吸系统

胎儿一旦娩出，其呼吸器官必须在 1~2 分钟内接替胎盘功能，以保证组织的正常氧供，为此需排出肺内液体。经阴道分娩时产道压力达到 $70cmH_2O$，胎儿肺内液体 2/3 已被挤出，其余液体将在 24 小时之内经肺内淋巴系统吸收。剖宫产时缺少这一挤压过程，肺内液体吸收时间延长，因而常有短时间的呼吸功能不足。出生时由于缺氧、CO_2 蓄积以及寒冷、钳夹脐带等刺激，第一次吸气肺泡张开，需要较大的压力（$40~80cmH_2O$）。呼吸数次后产生的功能残气量（FRC，正常 35~60ml）可以减少随后呼吸道开放所需压力。肺表面活性物质在维持功能残气量方面有重要作用，肺表面活性物质不足，如早产儿，则容易发生急性呼吸窘迫综合征（ARDS）。虽然在妊娠 16 周，终末支气管已发育完成，但大部分肺泡是生后形成的，最初几年肺泡数迅速增加，约在 4~6 岁达到成人水平，而肺功能的发育完成则需 15~18 岁。婴儿肺弹性回缩压低，由于胸壁骨架部分未发育成熟，顺应性高，随年龄增长可逐步下降，15~18 岁肺功能完全成熟时降至最低，弹性回缩力增加，使二者达到最佳平衡。由于小呼吸道通畅的维持部分地取决于肺的弹性回缩，故婴幼儿小气道疾患较多。

小儿肺泡通气量与 FRC 之比为 5：1，而成人为 3：2，亦即肺内氧储备少，但耗氧量高，新生儿耗氧量[6~8ml/（kg•min）]较成人[3ml/（kg•min）]高 2~3 倍，特别在 1~2 岁时最高，故对缺氧的耐受能力远不如成人，一旦供氧减少，将迅速出现低氧血症。由于 FRC 少，吸入麻醉诱导及苏醒均较快。婴幼儿呼吸调节功能与成人相似，对 CO_2 反应正常，但新生儿 $PaCO_2$ 常保持在较低水平（35mmHg），此点可能与对代谢性酸血症的代偿有关。新生儿生后 1~2 周，对缺氧的反应是双相的，继短暂的呼吸增强之后，迅速转为抑制，且抑制 CO_2 使呼吸增强的反应，常出现呼吸节律紊乱，进而呼吸停止（respiratoryar-rest）。新生儿血红蛋白（Hb）约 180~200g/L，出生时胎儿 Hb（fetal hemoglobin，HbF）占 75%~84%，3~6 个月逐步减少至正常水平，因 HbF 与 O_2 亲和力强，2，3-DPG 含量少，故氧离解曲线左移，半饱和氧分压（P_{50}）约 19mmHg，向组织释 O_2 量较少。

P_{50} 于出生后迅速增加，4~6 个月时达成人水平（27.0mmHg），6~8 个月 2，3-DPG 则保持在较高水平，以代偿因红细胞生成素少所致的 Hb 偏低（小儿生理性贫血），保证 8 个月~18 岁期间血液向组织的释氧量不变。P_{50} 为 27mmHg 的成人 Hb100g/L 相当于

P_{50}为 30mmHg 的婴儿 Hb82g/L 和 P_{50} 为 24.4mmHg 新生儿 Hb136g/L 的释氧量，而拟手术的新生儿为满足氧运输需要，Hb 最少需 100~120g/L。

术中动脉血氧分压（PaO_2）必须维持在正常范围。应用脉搏血氧计监测 SpO_2，可以随时发现动脉血氧的变化。但由于 Hb 的氧亲和力、PM 随年龄而变化，如新生儿亲和力高，生后 3~6 个月迅速下降，所以，SpO_2 与 PO_2 关系也因年龄而异。小儿麻醉中保证不发生低氧血症和组织缺氧是完全必要的，但据最近报道，新生儿尤其是早产儿一般不宜吸入高浓度氧，氧供可以满足代谢需要即可，超需吸入即使是低浓度的氧，在新生儿期也会引起氧中毒。过量的氧通过氧化应激（oxydant stress）可以破坏膜、蛋白、DNA，对一些发育中的器官造成严重的病理改变，如早产儿视网膜病（premature new born retinopathy）、支气管肺发育不良、儿童癌症等。因此，术中、术后以及新生儿复苏时首先是改善通气，使肺泡得到充分扩张，如 SpO_2 仍达不到需要水平，可在吸入空气中添加适当比例的氧，维持 SpO_2 在 85%~88%到 94%~95%之间即可。只有严重缺氧、发绀不能改善时才吸入纯氧。

二、心血管系统

新生儿出生后由于卵圆孔和动脉导管闭合，循环走行由平行转为序列，心室做功明显增加，尤以左室最为明显，约增加到 2.5 倍，6 周后开始逐渐达到正常水平。所以，生后短时间内左心处于超负荷状态，即使正常新生儿也面临着心衰的威胁，先天性心脏病患儿在此期间麻醉手术死亡率高。新生儿和早产儿心肌收缩力均较成人低，主要由于心肌肌原纤维排列顺序杂乱，数目少 50%，可收缩体积明显小，导致心室顺应性低下，使心脏舒张期容积和心每搏量均少，心排血量（CO）的增加主要靠心跳次数的增加。小儿麻醉中心率波动范围大，虽然对心率增快耐受较好，但仍有一定限度，过快将使心肌氧耗增加，甚而导致心衰。反之，心动过缓将会直接导致 CO 降低，在婴幼儿，心率<100~120次/分即属心动过缓，表明心肌受抑制。小儿心脏每搏量少，动脉口径相对较大，管壁柔软，故年龄越小，动脉压越低。按年龄计算血压公式：年龄×2+80=收缩压，此值的 1/3~2/3 为舒张压。

由延髓血管运动中枢和心脏抑制兴奋神经单位形成的调节血压和心率的反射弧，虽在新生儿出生后已初具功能，但其代偿常不充分，如咽喉反射引起的呼吸停止、心率减慢，持续时间稍久，即可因中枢缺氧而不能启动呼吸，甚而导致心跳停止（cardiac arrest），突然死亡所有各种吸入麻醉药及静脉麻醉药对心血管均有抑制作用，且所需浓度较中枢抑制浓度为小，容易出现血压下降。出生时的血容量个体差异较大，例如，延迟夹脐带可使之增加 25%，与此相反，在宫内，胎儿缺氧，常导致血管收缩，故窒息的新生儿多有血容量不足。由于出生时交感神经尚未发育成熟，使其血容量对动脉压的影响非常突出，故在临床上新生儿血压是反映其血容量的良好指标。出生后的低氧血症可使肺动脉阻力增加，有使动脉导管和卵圆孔重新开放，恢复胎儿型循环的危险。

三、肾脏发育及功能

足月儿出生后肾小球滤过率（GFR）迅速增加，而早产儿 GFR 低且增速缓慢，可能与血管阻力高，滤过面积小和超滤压低等有关。由于 GFR、肾血流（RBF）低，对水的排除能力受限，出生时由于肾小管发育不成熟而皮质髓袢长，排钠较多，而肾小管钠再吸收能力差，尿钠排泄率高，胎龄越小越明显。出生后钠排泄率迅速下降，成熟儿生后约 3 天降至 1%以下，如胎龄不足 37 周的早产儿，同期继续维持在 3%~9%高值。远位肾小管再吸收率低，可能与对醛固酮反应差以及心钠素（ANP）高等有关。为此，应适量补钠，但若输钠过多，又可招致高钠血症和浮肿。新生儿尿排钾少，此点与近位小管 Na^+-K^+-ATP 酶活性低，远位肾小管对醛固酮反应差有关。因此，患病新生儿与未成熟儿出生后，由于酸中毒、低血压、肾灌注少等原因，易致钾潴留。新生儿尿浓缩功能差，尿渗透浓度最高仅 700mOsm/（kg·H₂O），未成熟儿更低，而成人可高达 1200mOsm/（kg·H₂O）。其机制与肾髓质解剖学上发育不成熟，渗透压差小，集合管对醛固酮（ADH）反应差，前列腺素对尿浓缩的抑制有关。新生儿肾调节酸碱平衡能力较差，由于近位小管对 HCCV 再吸收差，细胞外液多，导致 HCO_3^- 浓度相对较低，有机酸排泄少，而伴随发育及蛋白异化所产生的有机酸较多，以及骨代谢产生 H^+ 等原因，容易发生酸中毒。

四、神经系统

出生时脑被数片颅骨包围，前囟通常在出生后 20 个月闭合，闭合前阶段前囟张力对判断脱水及颅内压有重要参考价值。新生儿脑与成人比较相对较大，新生儿脑重约占体重的 1/10，而成人占 1/50。生后增长迅速，6 个月时脑重量增长 1 倍，1 岁时增长 2 倍。小儿脑氧代谢率（$CMRO_2$）高，儿童平均需氧 5.2ml/（min·100g），明显高于成人[3.5ml/（min·100g）]，任何原因所致的氧供不足，均易造成脑缺氧。成人脑血流量为 50~60ml/（min·100g），早产儿及新生儿约为 40ml/（min·100g），而年长儿可达 100ml（min·100g）。小儿脑血流的自动调节范围也低于成人，麻醉中脑血流量易受血压剧烈波动的影响，早产儿和足月新生儿在急性窘迫时，其脑部自动调节机制会进一步受到损害，脑血流量可随动脉压变化而变化，导致脑室内或周围出血。小儿出生时神经细胞只有正常的 1/4，1 岁时皮质及脑干接近发育完全。而髓鞘的形成及树突的完善过程要持续到 3 岁，所以，婴儿常具有各种原始反射。与中枢神经不同，自主神经发育相对较好，出生时支配心血管的副交感神经功能发育已经完成，而交感神经则需到生后 4~6 个月。维持血压和心率的压力反射及延髓血管运动中枢（加压和减压）在出生时已具有功能，但未成熟，麻醉状态下易受抑制。由于传导通路的发育尚未完善及缺乏神经肌肉协调动作的训练，神经系统功能不够稳定，调节功能也较差，如呼吸、肌肉运动及体温调节等。新生儿出生时，血-脑屏障未发育成熟，再加上脑血流量丰富，许多药物在婴儿脑内浓度较成人高，如硫喷妥钠即容易通过血-脑屏障产生中枢抑制。脊髓末端出生时相当于椎管内第 3 腰椎水平，1 岁以后才位于第 1 腰椎水平。

五、体温调节（thermoregulation）

体温的产生是机体产生热和向环境散热之间平衡的结果，在低于体温的环境中，机体通过消耗氧和能量来保持正常体温。新生儿容易受周围环境影响，成人调节下限为环境温度 0℃，而新生儿为 2℃。其原因是体格小，产热不足，体表面积相对大，体表面积与体重之比是成人的 3~5 倍，单位体积的散热量约为成人的 4 倍，再加上传导快，散热容易，早产儿更明显。较大儿童能借寒战反应产生热量，而新生儿的产热全靠褐色脂肪（brown fat）的氧化，足月新生儿褐色脂肪占体重的 5%，而早产儿只占 1%，所以，正常新生儿应置于与皮肤温差 2~4℃的环境，在该温度下，代谢速度最慢，温度调节仅靠蒸发即中性环境温度（neutral therml environment）。安静状态下腹部皮肤温度 36℃，环境温度 32~34℃，婴儿氧耗最少。体温越低，所需环境温度越高。通常在寒冷环境下，由于环境和皮肤温度差大，必然导致氧耗增加，若环境温度持续过低，极易造成低体温（hypothermia）。体温下降到35℃以下时，除对中枢及心血管的直接抑制外，还可因外周血管收缩，影响组织氧供，导致细胞缺氧，发生代谢性酸中毒，硬肿症，呼吸抑制，甚而由于增加肺动脉阻力导致恢复胎儿循环，加重低氧血症的危害。全身麻醉可使体温中枢调节阈值增加，尤其是低温阈值下降及末梢血管扩张，散热增加，体温下降。低体温对静脉及吸入麻醉药的药动学及药效学均有影响，可使吸入麻醉药MAC降低，组织可溶性增加，非去极化肌松药用量减少，作用时间延长，所以，小婴儿手术中保温极为重要。6个月以上小儿代谢旺盛，若手术室环境温度偏高，再加上覆盖敷料，体温容易升高而引发高热。

六、药理学的影响

小儿出生后早期因身体组成、蛋白结合、体温、心排血量的分配、心脏功能的发育程度、血-脑屏障的成熟情况、肝和肾的大小与功能，以及有无先天畸形等诸多因素，均影响其药代学和药动学。新生儿总含水量高，且随年龄增加而减少，而肌肉、脂肪则随年龄增加而增加，因而新生儿水溶性药物分布容积大，通常需要给予更大的首剂方能达到预期的血药浓度（如琥珀胆碱），而需要依赖脂肪再分布消除的药物药效将延长（如硫喷妥钠），在肌肉中再分布的药物药效也将延长（如芬太尼）。由于肝脏功能未发育完善，一些通过肝脏代谢为无活性产物的麻醉用药代谢较慢，作用时间较长。药物代谢大部分经两个途径：第I相或降解反应（氧化、还原及水解），第II相或合成反应（结合）。I相反应大部分在肝微粒体酶进行，新生儿体内与药物代谢有关的酶系统发育不全，氧化药物的能力最差，而水解药物的能力与成人相仿。新生儿药物蛋白结合率低（白蛋白较少，α_1酸性糖蛋白生成不足）而影响药物的血药浓度，以及由于血气分配系、肺泡通气以及心脏排血分布的差异，影响吸入麻醉药的摄取和分布。由于各脏器系统的迅速发育，使麻醉及有关药物的摄取、分布、蛋白结合、代谢、排除在不断变化，从而导致小儿不同年龄段对麻醉药物等效剂量、起效时间、吸收、排出时间均有所不同，婴幼儿阶段以前最为明显。总体而言，早产儿（prenatal）、新生儿大多数药物清除半衰期延长，2~10岁儿童缩短，进入成年再度延长。此外，婴儿如患有脓毒症、充血性心衰、腹内压增加、营养不良和机械通气，均会影响其药代学及药效学，使个体差异更为明显。

（刘冲）

第二节　小儿麻醉常用药物

一、小儿麻醉前用药

（一）概述

由于患儿对父母依赖性强、独立性及自我控制能力差、易对陌生人或陌生环境产生恐惧等特点，会增加麻醉医师的操作难度。国外20世纪90年代的调查显示，约有65%的患儿可能发生术前焦虑，高达25%的患儿需要肢体束缚才能完成麻醉诱导。对患儿不当的麻醉前处理会增加患儿的分离恐惧，使术后不合作状态概率增高，导致术后治疗更加困难，同时还可能导致患儿的术后行为障碍等不良后果，因此合理的小儿麻醉前用药显得更为重要，使用恰当的麻醉前用药不但能使麻醉诱导顺利，并可减少患儿术后行为障碍等不良后果的发生。

在美国，90%的患儿术前用药是咪达唑仑，其次是氯胺酮与芬太尼。新药如右旋美托咪啶等肾上腺素受体激动剂已逐步应用于临床，对不合作患儿显现出良好的镇静作用。镇静和抗焦虑应当是麻醉前用药的主要目的，利用阿片类药物来达到这一目的是不恰当的。

目前有多种可供选择的麻醉前用药，来减轻患儿焦虑程度，使患儿安静合作，完成麻醉诱导及临床诊疗，但是还没有一种药物既能满足临床需要又无不良反应，因此在临床用药过程中要根据外科手术的要求、患儿疾病的严重程度、发育状况、生理特征等因素制定具体的用药方案，权衡各术前用药的利弊和相互间的影响。此外，术前应配合其他非药物的方法，如麻醉医师术前访视，通过患儿父母或护理患儿的医务人员的帮助与患儿建立亲密关系，对消除患儿紧张焦虑情绪可起到积极的作用。

（二）麻醉前用药的目的

1.镇静与消除不安，使麻醉诱导顺利。

2.减轻情绪障碍。

3.抑制口腔、呼吸道分泌物。

4.抑制异常反射。

5.减轻疼痛。

6.预防吸入性肺炎等。

（三）小儿麻醉前用药的常用途径

1.鼻腔给药

经鼻腔给药不通过肝脏的首过效应，直接经鼻黏膜吸收，血药浓度高于口腔给药。该法具有起效快、用药量小、镇静效果好的特点。药物偏酸性时可产生烧灼感，大多数患儿表现不安、紧张、呼吸急促，有时药物可能误吸入呼吸道导致呛咳、屏气等，药物的刺激可引起鼻腔分泌物增多，给药时如小儿挣扎易引起药物丢失。此方法并不能完全被小儿所接受，与口服用药相比，婴儿更适合于鼻腔给药。鼻部处于疾病期时应避免鼻腔给药。

2.直肠给药

直肠静脉丛血运丰富，药物吸收快，不通过肝脏首过效应，生物利用率高，效果确切。但药物吸收不规则，用药量偏大，使用常规剂量时镇静效果仅能达到60%~70%。若加大单一给药剂量，易产生苏醒延迟。另外，直肠置管给药，对于年幼的儿童，容易从直肠脱出，对于大龄儿童直肠给药很难实施，并且易损伤肠管，不宜作为常规用药途径。

3.舌下含服给药

与直肠给药相似，不通过肝脏的首过效应，直接经舌下组织吸收，起效快。能否使用该方法取决于药物的味道及患儿的合作度。

4.经口腔黏膜透皮给药

在美国有5%的麻醉前用药是经口腔黏膜给入，如透黏膜芬太尼。经口腔黏膜吸收的糖棒式芬太尼具有良好的口感，芬太尼易透过口腔黏膜快速吸收，镇静效果显著，但

要关注呼吸和 SpO_2 改变。

另外有人将咪达唑仑和阿托品做成草莓味的棒棒糖给患儿含服,取得了较好的镇静、抗焦虑的效果。这种用药方式虽然新颖,但是无法按小儿体重给药。另外,咪达唑仑与阿托品的药味均较苦涩,较长时间含服小儿难以接受。

5.口服用药

口服给药途径是儿童麻醉前用药较为理想的途径。计算好时间,使药物刚好能在患儿离开父母或诱导时起效。当患儿拒绝服药时,可让患儿父母或患儿信任的人与患儿一起饮用相同的饮料,患儿饮料内加入药物,这样可打消患儿疑虑。口服用药更适于小儿,是小儿最易接受的麻醉前用药方式。

6.肌注给药

肌注给药效果确切,起效快,但由于注射引起的疼痛,如果患儿既往有过注射的经历,往往难于接受,哭闹、挣扎难免。但对极不合作或发育迟缓的患儿却是一种有效的方法。

(四)小儿麻醉前常用药物

1.苯二氮 类

苯二氮 类(benzodiazepines,BZ)主要作用于脑干网状结构和大脑边缘系统,选择性与苯二氮 类受体结合,经过一系列反应,产生抗焦虑、镇静催眠、抗惊厥及肌肉松弛的作用。同时具有降低血压的作用,其降压程度与药物剂量、给药途径、机体状态相关。在儿童术前抗焦虑与镇静的苯二氮罩类药物中,以咪达唑仑(midazolam)、地西泮(diazepam)为代表。

(1)咪达唑仑:咪达唑仑具有镇静和抗焦虑作用,由于其脂溶性高,口服吸收迅速,加入添加剂后易为患儿接受,已在临床广泛应用。在美国及其他一些国家,麻醉医生将咪达唑仑与芬太尼或氯胺酮混合口服,以提高镇静和抗焦虑作用。应用咪达唑仑后可达到患儿与父母容易分离和接受麻醉面罩的效果,但难以预测给药后短期或长期的术后行为障碍以及药物使用的安全性。咪达唑仑通过提高患儿焦虑阈值达到减少焦虑的目的,因而对焦虑阈值较高的患儿疗效较理想,但对于具有过度攻击行为的患儿应当禁用。咪达唑仑产生可逆性的顺行性遗忘,能回忆起用药前发生的事件,因此麻醉医生在给患儿使用咪达唑仑时应十分谨慎,应在一个友好的氛围中进行,若患儿在麻醉准备间哭闹,并不建议此时强行给药,以避免患儿的不良回忆。

咪达唑仑通过肝微粒体酶 CYP3A 的氧化机制发生羟化,代谢为 1-羟基咪达唑仑,后者与咪达唑仑对中枢神经系统具有相似的作用。咪达唑仑具有苦味,加入糖剂虽然有较大改善,但并不能完全消除。咪达唑仑口服的生物利用度约 9%~71%(平均 36%),变异性与大多数的儿童口服药相似。甜果汁或糖浆可以增加香味,这也可能导致生物利用度的降低,因为这些辅助剂可能改变药物的 pH 值进而影响咪达唑仑的吸收。虽然生物利用度与药品

辅助剂的临床关系尚不明确,但是葡萄柚、深紫色桑甚、野葡萄、石榴、深紫色木莓等果汁可使 CYP3A 催化的咪达唑仑 1-羟化受到抑制,进而影响其生物利用度。1998年 Roche 实验室制造了一种咪达唑仑糖浆,它口感舒适,比静脉剂型咪达唑仑的 PH 值低,能增加咪达唑仑的生物利用度。

咪唑安定口服后 5~10min 产生镇静效果，能成功将患儿与父母分离的最短时间是 10min，药效高峰在 20~30min，45min 内镇静作用消失。镇静作用表现为患儿流露出幸福感以及失去平衡，抗酸药可以使口服咪达唑仑的作用时间缩短约 4min。如果麻醉诱导需要延迟，可谨慎地增加 0.25mg/kg，但是在 0.5mg/kg 的剂量上增加药量并不能增强镇静与抗焦虑作用，反而增加恢复期的不良反应。

过量的咪达唑仑可以静脉注射 10 氟马西尼拮抗，极量 1mg。

（2）地西泮：地西泮的胃肠道吸收良好，有糖浆、片剂、直肠栓剂等制剂，口服后 1~2h 血浆浓度达峰值，不足之处是半衰期长，可能影响术后恢复。术前 60~90min 口服，剂量是 0.2~0.3mg/kg。

值得注意的是，苯二氮草类药物起效后患儿自主意识消失，因此给药时间必须计算准确。应当将患儿置于病床上或是在父母怀中，必须有医护人员在场监护，不得让患儿单独留在病床而无人看护。

2.作用于肾上腺素受体的药物

（1）可乐定：可乐定是一种肾上腺素受体激动剂，通过激活中枢神经系统内的突触后 α_2 肾上腺素受体产生镇静和降低交感神经张力，导致外周血管扩张和血压下降、心率减慢。作为儿童术前口服镇静药，镇静作用与口服咪达唑仑相当，镇痛作用机制尚不明确。术前 30~40min 口服 2~4μg/kg 的可乐定可产生足够的镇静和抗焦虑作用，作用时间可大于 90min，常常需要辅助给氧。当其血浆浓度为 0.3~0.8μg/ml 时既可产生满意的镇静又不引起血流动力学改变。可乐定可能降低心脏对阿托品的敏感性，这在小儿应当引起重视。与苯二氮草类药物的区别是：①可乐定的镇静作用类似普通的倦怠与嗜睡状态，病人通常是清醒的；②可乐定不但具有顺行性遗忘反而能促进记忆。应根据具体时间和需要来决定使用咪达唑仑还是可乐定。它可减少七氟烷、非甾体抗炎药的用量，同时降低使用七氟烷后出现精神症状的发生率。可乐定能使孤独症、智障患儿产生良好的镇静作用。

（2）右旋美托咪啶：右旋美托咪啶是一种新型亲脂性的羟甲基衍生物，它比可乐定有更强的 α_2 受体亲和力。口服后吸收较好，镇静作用与可乐定相似，生物利用度还需进一步研究。患儿在术前 30~50min 口服 1μg/kg（推荐 3~4μg/kg）的右旋美托咪啶后，具有良好的镇静作用，神经性行为障碍的患儿也能顺利地接受静脉置管，无不良并发症发生，患儿父母满意度高。单次静脉注射 0.5~1.0μg/kg 的右旋美托咪啶（5~10min 给完），持续静脉输注 0.5~1.0μg/kg，可产生有效的镇静作用，并维持自主呼吸，降低突发躁动的发生率。右旋美托咪啶作为严重不合作儿童的术前用药，已取得令人满意的效果。

3.抗胆碱药

抗胆碱药通过阻滞副交感神经节后纤维所支配的效应器细胞膜上的毒蕈碱型受体（M 型胆碱受体），具有减少腺体分泌，保持呼吸道通畅，减少术后呼吸道并发症，减少迷走神经反射等作用。

（1）阿托品：阿托品是小儿麻醉前用药最常用的抗胆碱药，可抑制腺体分泌，减少呼吸道分泌物，尤其是对并发上呼吸道感染或使用氯胺酮的患儿，具有更加重要的意义。并可松弛支气管平滑肌、降低呼吸道阻力。预防诱导时的心动过缓，降低新生儿和小于 3 个月的婴儿诱导时低血压的发生率。常规剂量对中枢神经系统影响轻微。口服后 1h 达高峰，0.05mg/kg。肌内注射剂量为 0.02mg/kg，作用维持约 1h，可与氯胺酮（2~3mg/kg）或咪达唑仑（0.1~41.5mg/kg）抽在一个注射器里肌注。静脉注射 0.01mg/kg，可在诱导时给予，作用维持约 30min。使用后心率一般增加明显，抑制汗腺分泌可能导致体温升高（阿托品热，atropine fever），禁用于窄角型青光眼。

（2）盐酸戊乙奎醚（penehydidine hydrochloride，长托宁）：这是我国研制的国家一类新药，为 3-（2-环戊基-2 羟基-2-苯基乙氧基）奎宁环烷的盐酸盐。能通过血-脑屏障，兼有中枢和外周双重抗胆碱作用，有较强的抑制腺体分泌作用，可降低术后恶心呕吐的发生。选择性阻滞 M_1、M_3 胆碱受体，对心脏和突出前膜 M_2 胆碱受体无明显作用，因而不增快心率。半衰期长约 10h。常用剂量 0.01~0.02mg/kg 术前 30min 肌注或 0.01mg/kg 术前 15min 静脉注射。

不良反应少见，多与用药剂量过大有关。

1）中枢抗胆碱能综合征（centralanticholinergicsyndrome）：小儿大脑发育不完善，药物易透过血脑屏障，导致该药在脑内血药浓度增高，出现意识丧失、躁动、谵妄、幻觉等症状。

2）热潴留该药有较强的抑制汗腺分泌作用，不能有效散热所致。

3）腹胀和尿潴留。

4）预防应考虑该药半衰期长、抑制腺体分泌作用明显的特点，小儿用药严格控制剂量，从最小剂量开始，以减少不良反应。

4.口服透黏膜芬太尼

糖果形状的口服透黏膜芬太尼具有舒适的口感，易透过口腔黏膜迅速吸收，吮吸糖棒后 15~30min 血药浓度达到峰值，10~20μg/kg 就可以产生足够的镇静作用。但是咀嚼或是吞服会降低药效及其生物利用度。镇静、抗焦虑作用不如咪达唑仑强，并可发生皮肤瘙痒、增加恶心、呕吐发生率及呼吸抑制的风险等。

5.其他药物

（1）氯胺酮：口服氯胺酮 4~6mg/kg 加阿托品 0.02~0.04mg/kg，15min 后产生镇静作用，使患儿与父母安静分离及诱导顺利，持续 20~25min。氯胺酮 4~6mg/kg 与咪达唑仑 0.25~0.5mg/kg 合用，可增加镇静深度，较两者单独使用，患儿更易与父母分离及接受面罩操作。患儿可以耐受口服较大剂量的氯胺酮（15mg/kg），这与氯胺酮口服后产生较高的肝脏首过效应有关，但仅有 16%的口服剂量具有生物利用度，反可增加呕吐等不良反应的发生。50mg 透黏膜氯胺酮与 0.5mg/kg 的咪达唑仑比较，前者并无更多的优越性，但术前口服氯胺酮可以减少患儿突发躁动的发生率，同时不延迟术后恢复时间。在儿童应尽量避免肌内注射，但是对于极度不合作的患儿可以采用肌内注射。肌内注射 4~5mg/kg 的氯胺酮可以使 93%~100%的患儿在 5min 内产生有效的镇静，作用时间为 45min 左右。对这类患儿还可将氯胺酮（2~3mg/kg）与咪哩安定（0.1mg/kg）联合肌内注射，但这种方法会延迟恢复时间及推迟解除监护的时间。

（2）七氟烷：七氟烷是一种新型吸入麻醉药，无明显异味，患儿容易接受，但难以避免患儿呛咳。经面罩吸入大流量（2~3MAC）的七氟烷用于患儿术前镇静，这种操作可能引起患儿过度恐慌，出现某些不可预知的不良后果。

二、吸入麻醉药

早在19世纪，随着七氟烷代替了氟烷，麻醉安全性得到了进一步的提高，对吸入麻醉药药代动力学的更多认识，使吸入麻醉药的临床应用发生了较大的改变。近年来在小儿吸入麻醉的研究中发现，一些新的吸入麻醉药如地氟烷、七氟烷与氟烷一样会引起苏醒期躁动，双频谱指数（bispectral index，BIS）不随 MAC 的增加而降低，Duchenne 肌营养不良（Duchenne's muscular dystrophy，DMD）患儿接受吸入麻醉时出现高血钾和心肌抑制等问题。但是，吸入麻醉仍是小儿麻醉的主要方法，随着新型麻醉药应用于临床，麻醉的诱导和苏醒更快，吸入麻醉的应用领域或可扩大，但如何安全有效地使用吸入麻醉药、吸入麻醉药的麻醉深度监测、DMD 患儿能否使用吸入麻醉药、吸入麻醉药引起的苏醒期躁动和其他一些问题仍需进一步研究。

（一）苏醒期躁动

1.原因

从19世纪60年代开始，每种新的吸入麻醉药都被报道有苏醒期躁动的发生，地氟烷和七氟烷也不例外。小儿苏醒期躁动的原因有：①患儿术后缺乏足够的镇痛，吸入麻醉后的快速苏醒导致了苏醒期躁动；②患儿没有语言表达能力，医生不能很好地区分疼痛与苏醒期躁动；③吸入麻醉药溶解度越低，躁动发生率越高；④缺乏评估苏醒期躁动的敏感而特异的指标。小儿麻醉苏醒期躁动（pediatric anesthesia emergence delirium，PAED）评分表对患儿苏醒期躁动的评估和判定有一定的指导意义。

2.发生率

不同吸入麻醉剂的苏醒期躁动发生率不同：七氟烷>地氟烷>异氟烷>氟烷。为排除疼痛与苏醒期躁动相混淆，对行磁共振检查的小儿，在检查前分别给予七氟烷和氟烷麻醉，用 PAED 评分表评估苏醒期躁动，发现七氟烷苏醒期躁动的发生率高于氟烷。学龄前儿童行疝修补手术，术毕行神经阻滞镇痛，使用自制的评分表估计苏醒期躁动，发现用异氟烷维持麻醉苏醒期躁动的发生率较七氟烷低66%。由于评估方法系采用非标准的评分表，该结论未能得到广泛认同。Mayer 等采用 PAED 评分表法对七氟烷与地氟烷麻醉下进行扁桃体和增殖腺切除术的患儿进行苏醒期躁动的评估，发现七氟烷苏醒期躁动的发生率是地氟烷的2倍。尽管这组观察的样本较少，疼痛可能影响观察结果，但是作者第一次使用可复制的评分表评估了苏醒期躁动的发生率。

3.预防

（1）α_2 受体激动剂：在七氟烷或异氟烷麻醉下施行外科小手术的患儿，应用可乐定 2mg/kg，使苏醒期躁动发生率降低了50%，但引起患儿术后恢复时间延长，唤醒时间延长50%，增加25%的患儿停留在麻醉复苏室，大于3倍以上的患儿嗜睡。另外一组研究观察不支持上述观点，Lankinen 等用非标准评分表评估接受镇痛的学龄前儿童七氟烷麻醉后的苏醒期躁动，可乐定 1.5mg/kg 静脉注射与安慰剂比较，可乐定并没有降低苏醒期躁动的发生率；然而 5-羟色胺受体阻滞剂托烷司琼 0.1mg/kg 静脉注射，使苏醒期躁动的发生率下降了大约50%，这意味着 5-羟色胺受体阻滞剂对降低苏醒期躁动的发生有积极的作用。但这需要用标准评分表进行复查，且要观察其他 5-羟色胺受体阻滞剂在这方面的疗效。

右旋美托咪啶对苏醒期躁动发生率的影响尚不确定。Guler 等观察发现，3~7岁儿童七氟烷麻醉下行扁桃体切除术，手术结束前静注右旋美托咪啶 0.5Hg/kg，并未减少苏醒期躁动的发生率。Shukry 等的一组观察却显示，给患儿静注右旋美托咪啶 0.2μg/（kg•min），结果右旋美托咪啶与安慰剂比较可减少苏醒期躁动发生率 66%。然而，门诊外科使用右旋美托咪啶是不理想的，因为它的半衰期长达 2h。此外，费用可能比其他方法偏高。

（2）其他药物：Dalens 等研究显示，学龄前儿童吸入麻醉下行 MRI 检查，分别给予 125mg/kg 氯胺酮或 0.1mg/kg 纳布啡，使用非标准五点评分法评估，发现两种药物分别减少苏醒期躁动发生率 60% 和 90%，且没有苏醒延长。此外，有报道丙泊酚也能降低苏醒期躁动发生率。

（二）双频谱指数

双频谱指数（BIS）临床上用于监测成人麻醉深度，目前该方法也已用于患儿。但是由于小儿氟烷麻醉时 BIS 值不能正确的估计麻醉深度，所以 BIS 监测不适用于小儿氟烷麻醉深度的估计。随着七氟烷取代氟烷，研究转向七氟烷浓度与 BIS 的关系。

Kim 等观察了小儿七氟烷麻醉中 BIS 的变化。健康小儿没有行神经阻滞下，发现 3% 七氟烷浓度时 BIS 最低；当七氟烷浓度增加到 4% 时，BIS 值反而增加，而理论上 BIS 值应随麻醉药物浓度的增加而减少，提示 BIS 的运算法则不适合估计七氟烷小儿麻醉深度。

Edwards 等将七氟烷控制在 3% 以内，以防止 BIS 值出现反常变化，结果发现：在相同的 MAC 下，氟烷的 BIS 值比七氟烷的高 50%，这种差异可用脑电图解释，氟烷麻醉产生快速模式，而七氟烷和其他麻醉剂产生慢速模式。氟烷觉醒阈值超过 60，氟烷麻醉中 BIS 值增加是反常的，如何用 BIS 值估计氟烷吸入麻醉的麻醉深度有待研究。

Tirel 比较了小儿氟烷与地氟烷 BIS 值的关系，与 Edwards 的研究有相同之处，即在相同的 MAC 下，氟烷的 BIS 值比地氟烷的高。1MAC 时的 BIS 值与年龄呈反比，即越年幼的小儿 BIS 值越大。与七氟烷和地氟烷相比，氟烷麻醉 1MAC 时 BIS 值持续增大的机制仍不十分清楚，更反常的是七氟烷浓度到 2MAC 时，BIS 值仍然在增加。

在小儿吸入麻醉中，由于过早地停用或减少麻醉药浓度可能诱发术中知晓。在 MAC 试验中，1MAC 单纯吸入麻醉下，却没有术中知晓的报道。

（三）Duchenne 肌营养不良

Duchenne 肌营养不良（Duchenne's muscular dystrophy，DMD）的病理生理、与吸入麻醉药的关系在过去 20 年中已逐渐被认识。尽管如此，DMD 小儿围术期仍可发生心搏骤停。下面两例病案报道，心搏骤停的原因，均有可能与吸入麻醉药有关，是否应该避免吸入麻醉剂应用于 DMD 患儿，值得进一步研究。

报道一：5 岁男孩，无 DMD 病史，给予七氟烷和异氟烷麻醉后，在麻醉复苏室发生高钾性心搏骤停，尸检确诊为 DMD。作者认为只有禁止对男性小儿实施吸入麻醉，才能预防这类心搏骤停。建议对所有患儿详细询问有无神经肌肉发育异常的病史和相关的体格检查，尽管这些检查的敏感性和特异性有待临床验证。

对于 DMD 患儿，什么年龄段使用琥珀胆碱是危险的？根据研究，DMD 患儿在小儿期使用琥珀胆碱可发生肌肉破坏的情况，而到了青年期使用琥珀胆碱，则不再发生肌肉破坏的现象。显然，对于 DMD 患儿使用琥珀胆碱是危险的。Sick 儿童医院对患有 DMD

病史的青年行脊柱侧凸手术治疗时，仍使用琥珀胆碱气管插管，多年观察没有发生意外，这些研究支持小儿肌肉发育失调，骨骼肌降解，青年期这种现象停止的观点。

报道二：患 DMD 的青年男性行脊柱侧凸手术治疗，地氟烷麻醉 4h 后，射血分数为 25%，拟诊断是地氟烷引起的心肌抑制和心肌病。DMD 患儿在各年龄段，都容易合并心肌病。该青年确诊患 DMD，极有可能并存心肌病，实施麻醉时应设计一套安全、合理的麻醉方案，不影响心肌的收缩力。该报道地氟烧使用 4h 后发生心搏骤停，当时的血容量、钙、镁报道中未曾提及，短暂的心搏骤停原因难定，是否与地氟烷麻醉有关不能肯定。

应当认识到 DMD 患儿，尤其是男性患儿，以及合并有心肌病或心肌抑制者，在吸入麻醉下即使不使用琥珀胆碱都可能发生高钾血症。以上人群考虑使用其他麻醉剂是合理的，如丙泊酚（虽然丙泊酚在小儿心导管检查中产生剂量依赖的心肌抑制）、氯胺酮、右旋美托咪啶等。低浓度吸入麻醉剂辅助苯二氮 类、鸦片类和 N_2O 应是合理安全的。但是，没有 DMD 临床症状的男性小儿是否能使用吸入麻醉药值得探究。在没有任何证据证明小儿患有 DMD 或恶性高热的情况下，没有必要使用丹曲林预防 DMD 的并发症。

三、肌肉松弛药

（一）概述

1942 年，在麻醉中引入肌松药被 Fddes 描述为一种具有更多优点、令人激动的改变。肌松药的引入可以在麻醉药的安全浓度下提供满意的手术状态并使与麻醉过深的相关并发症降低，这种方法称之为"平衡麻醉"平衡麻醉从事实上摒弃了这样一种概念：即由于过长的手术时间或患者的极端年龄使得患者不适于进行麻醉。另外，基于肌松药的平衡麻醉无疑有利于心脏手术、器官移植手术以及近年流行的微创手术的发展。

近年来出现的一些改变，减少甚至消除了肌松药在儿科麻醉中的应用，这些改变包括：引入更新型的低毒、更短效的麻醉药和辅助药（如丙泊酚、七氟烷和瑞芬太尼），以及喉罩（laryngeal mask airway，LMA）的引入。许多儿科手术中，喉罩已经替代气管内导管成为一种控制气道的方法。另外，在小儿中使用琥珀胆碱（Succinylcholine，SCh）的安全性一直引人关注。本文的目的在于回顾这些发展，明确肌松药目前的地位以及在儿科麻醉中影响肌松药选择的因素。

（二）平衡麻醉

1.无肌松药的麻醉诱导

（1）LMA 的置入：一项早期研究注意到小儿 LMA 的设计仅只是将成人 LMA 按比例缩小，而不是根据小儿解剖特点设计的。而且现有可用的小儿 LMA 的型号规格范围是不充分的。从那以后，小儿 LMA 设计和型号规格的不断改进，再加上具有推动作用的临床经验，这些因素促进了小儿中 LMA 的使用。

使用丙泊酚有助于 LMA 的置入，因为丙泊酚具有抑制咽喉部反射的作用。小儿置入 LMA 时丙泊酚的 ED_{90} 是 5.4mg/kg，而术前使用咪达唑仑该剂量降为 3.6mg/kg。小儿置入 LMA（MAC_{95Lm}）时七氟烷的最低肺泡浓度 MAC_{95} 是 2%，合用 33% 和 67%N_2O 时七氟烷的最低肺泡浓度分别降至 1.7% 和 1.1%。由于无须使用肌松药即可很容易置入 LMA，因此在控制气道方面 LMA 越来越受到欢迎，这也导致了肌松药用量的下降。

（2）气管插管：无肌松药时，使用静脉或吸入麻醉药物只有在深麻醉状态时才能完成气管插管。

1）静脉麻醉药物的使用：由于担心小儿应用 SCh 的危险性，因此催生了一些使用丙泊酚和短效阿片药物后所产生气管插管条件的研究。这些研究中，使用丙泊酚 3~4mg/kg 和阿芬太尼 15~20μg/kg 或瑞芬太尼 1~2μg/kg 可以使 35%~90% 的小儿产生满意的插管条件。相比较其中两项研究，给予硫喷妥钠 5mg/kg 和 SCh1.5~2mg/kg 可以使超过 95% 的小儿产生满意的插管条件。一项研究发现，瑞芬太尼的剂量从 2μg/kg 增至 3μg/kg 可以改善插管条件，但会产生显著的心动过缓和低血压。近期研究发现，对 12 名婴儿使用丙泊酚 4mg/kg 和瑞芬太尼 3μg/kg 提供可接受的插管条件，并且血流动力学稳定。然而所有这些研究是在健康小儿中进行的，因此在面对患儿时，使用上述这些方法时产生的不良反应可能会更明显。另外，使用不恰当的肌松药可能会使患儿误吸胃内容物的风险增加。

2）吸入麻醉药的使用：对于那些由于静脉开放困难或恐针的小儿，对其使用静脉麻醉诱导是困难的，因此吸入诱导和插管是一种常用的方法。尽管氟烷已经沿用了许多年，但现在已被七氟烷大量取代，因为后者的刺激性气味更小、引起心血管抑制和心律失常的发生率更低。在 1~9 岁年龄组的小儿中，七氟烷的插管 MAC（MAC_{50TI}）要高于 MAC_{50} 的 2%，达到 2.0%。另一项研究中，给 2~8 岁年龄组的小儿吸入 5% 七氟烷，80% 和 100% 的小儿可以顺利进行气管插管时七氟烷的呼气末浓度分别是 4.0% 和 4.5%。

有研究发现，在 3~12 岁的小儿中，8% 七氟烷合用 66%N_2O（3min 后插管），丙泊酚 3mg/kg 和阿芬太尼 10μg/kg 以及丙泊酚 3mg/kg 和 SCh1mg/kg（均为 1min 后插管）这三种诱导方法所产生的可插管率分别是 87.5%、52.5% 和 97.5%。在吸入组中，插管时七氟烷的呼气末浓度是 4.2%，这与早期研究的结果一致，该结果表明几乎所有小儿达到成功插管条件的七氟烷呼气末浓度要高于 4%。这些结果表明吸入麻醉药优于静脉催眠药和短效阿片药的联合应用，但单独使用吸入药时所需的呼气末浓度较高。尽管没有一项研究报道七氟烷高呼气末浓度时在小儿中出现严重的心律失常或低血压，但一项早期的有关 90 个健康小儿的研究发现，1MAC 七氟烷时新生儿和婴儿低血压（收缩压降低 30% 或更多）的发生率是 27~66%，儿童低血压的发生率为 0~8%。上述研究表明，七氟烷呼气末浓度高于 4% 用于插管时（婴儿和儿童分别是 1.3MAC 和 1.6MAC），会产生潜在的降低血压作用，尤其是在较小年龄的患儿中。

2.使用肌松药的平衡麻醉

（1）麻醉诱导和维持：以硫喷妥钠联合 N_2O 进行诱导，并给予 2 倍 ED_{95} 剂量美维库铵或罗库溴铵，分别在 90s 和 70s 后可以观察到 98% 和 100% 的患儿出现满意的插管条件。同样的一项 2~6 岁年龄组 60 名小儿的研究中发现，吸入七氟烷达到 1MAC 的麻醉深度，并注射 0.3mg/kg 罗库溴铵（约 1 倍 ED_{95}）2min 后所有的患儿均可出现良/优的插管条件。氟烷浅麻醉时给予 1 倍 ED_{95} 阿曲库铵或异氟烷浅麻醉时给予 1 倍 ED_{95} 维库溴铵也可观察到大多数小儿出现良/优的插管条件。在这些研究中没有观察到心血管不良反应的发生。这些研究结果与来自成人的资料相吻合，表明插管时最好采取均衡的方法进行麻醉，给予浅/中等深度的睡眠和镇痛并联合使用非去极化肌松药，这一方法能取得最好的插管条件，同时不良反应的发生减到最少。

自从 Gray 和 Halton 发表了里程碑式的论文，在手术中使用大剂量非去极化肌松药这一观点被理想化，因为这样可以产生完全的麻痹，有利于进行机械通气。然而，随着低毒、短效麻醉药和辅助药的引入，这一传统观点正在受到挑战。即使插管剂量肌松药的作用完全消退，七氟烷-瑞芬太尼或丙泊酚-瑞芬太尼联合使用产生的适当深度的麻醉可以保持患者不发生体动反应和低血压；这一深度也足以抑制自主呼吸，有利于进行机械通气。这些技术的优势在于通常术中无须补充额外的非去极化肌松药，术后也不必进行拮抗。然而，肌松药的按时给予有利于外科医生的操作，并能使麻醉药在婴儿和儿童中的剂量最小化。

（2）肌松药的选择

1）去极化肌松药：直到 20 世纪 90 年代初期，由于 SCh 起效快速和作用时间短，曾是小儿辅助气管插管的主要肌松药。尽管可能并发许多的问题，如心律失常、高血钾、咬肌痉挛、神经肌肉阻滞时间延长以及恶性高热等，但当时确实广泛使用 SCh。然而在报道一例未确诊的营养不良性肌病患儿发生高钾性心搏骤停后，美国 FDA 在药物包装盒上加以警告：小儿使用 SCh 仅限于紧急插管或需要紧急气道保护的病例，或者无法开通静脉通路时可以肌注给药。从那时起，儿科麻醉使用 SCh 的趋势开始下降。1996 年的调查发现英国 84%麻醉医生常规在小儿中使用 SCh 进行插管，1999 年则只有 45%仍在使用，而且这一下降趋势仍在继续。

2）非去极化肌松药选择：小儿麻醉中非去极化肌松药的使用有赖于对患儿的安全性、使用的方便性以及临床具体情况等方面的考虑。就对患儿的安全性而言，1967 年引入的潘库溴铵是一个成功的例子。潘库溴铵是一种强效的非去极化甾类肌松药，没有箭毒的组胺释放和降低血压的作用。然而，对于大多数儿科手术而言，潘库溴铵的作用时间显得过长。因此随着 20 世纪 80 年代中等时效肌松药阿曲库铵和维库溴铵的引入，潘库溴铵的应用呈下降趋势。随着上述药物的成功，还有 3 种其他非去极化肌松药在儿科麻醉中占有一席之地：甾类肌松药罗库溴铵，苄异喹啉类肌松药顺式阿曲库铵和美维库铵。

（三）总结

随着其他新型麻醉药物的出现，肌松药在儿科麻醉中的使用正在减少；然而，均衡的措施在小儿气管插管时可以提供最佳的插管条件。所谓均衡措施指浅/中等深度的麻醉并配伍用一种非去极化肌松药，这种方法还能减少不良反应的发生。那些需要深度肌松的外科手术仍然需要使用肌松药，肌松药还能减少麻醉药在婴幼儿中的用量。当然，最主要的是要根据实际临床情况选择肌松药及其剂量。

四、右旋美托咪啶在小儿麻醉中的应用

右旋美托咪啶是一种新型高选择性肾上腺素能受体激动药，由于其受体的选择性远高于可乐定，半衰期约为 2h（可乐定为 6~10h），效价比可乐定高 3 倍，比传统可乐定有更强的镇静、镇痛和抗焦虑效应。1999 年，美国 FDA 批准右旋美托咪啶作为镇静剂，由于其可能造成血压先升高继而降低和心动过缓，所以只推荐短期（<24h）应用。右旋美托咪啶于 2000 年 3 月在美国上市，2004 年 1 月在日本上市。

（一）右旋美托咪啶的药理作用

右旋美托咪啶分布包括一个快速分布相（分布半衰期 6min，清除半衰期 2h）和一个稳定分布相。右旋美托咪啶进入血液后 94%与白蛋白和 α_1 球蛋白结合，分布容积（1.33L/kg）。右旋美托咪啶在肝脏代谢，少量通过大便和尿液排出体外。小儿的容积

分布时间与年龄呈负相关。因此小于 2 岁的患儿比年长的患儿有着更大的分布容积（3.8L/kg vs 2.2L/kg）和更长的消除半衰期（139 min vs 96min）。

右旋美托咪啶进入人体后与 α_2 肾上腺素受体结合可以产生镇静镇痛和抗焦虑的作用。同时可通过抑制交感活性，增强副交感神经的作用，从而引起血压下降和心率减慢，并有抗心律失常作用，也有呼吸抑制的作用，但比阿片类轻。另外还具有利尿，抗呕吐，抑制胃酸分泌神经保护等作用。临床上在重症监护治疗和临床麻醉中有着广泛的应用。

（二）在临床麻醉中的应用

右旋美托咪啶对清醒病人有着良好的镇静，可以产生类似于类似 n 相睡眠的镇静状态的镇静。术前给药可以减少患儿焦虑，减少术后躁动、恶心、呕吐的发生率，并可减少术中所需要镇静镇痛药物剂量。对于维持术中血流动力学稳定，有效减轻气管插管、手术和麻醉应激反应等有一定的益处。很多学者采用随机对照双盲的研究，充分说明了右旋美托咪啶的有效性。

Yuen 研究发现与口服咪达唑仑 0.5mg/kg 比较，口服右旋美托咪啶 0.5μg/kg 和 1μg/kg 患儿均能安静地离开父母，口服右旋美托咪啶 1μg/kg 甚至在诱导时也比咪达唑仑组有更好的镇静状态。Sakurai 给予患儿在术前 1h 口服右旋美托咪啶 3~4mg/kg 与口服地西泮 0.7mg/kg 比较，发现右旋美托咪啶组可以达到 Rammsay 评分 5 分的良好镇静状态，而对于呼吸循环没有明显的影响。

Ibacache 等对于 90 例 1~10 岁在骶管阻滞复合七氟烷麻醉下行腹部和会阴部手术的患儿麻醉诱导后分别静脉注射安慰剂、右旋美托咪啶 0.15μg/kg 和 0.3μg/kg，发现其术后躁动的发生率分别为 37%、17%和 10%，并且不增加其苏醒、拔管时间和不良反应的发生率。AL-Zaben 等对 48 例在全麻下行尿道下裂修补术的患儿全麻诱导后给予右旋美托咪啶 1μg/kg，然后以 0.7μg/（kg•h）持续用药，两组术中采用芬太尼镇痛，静注吗啡，口服扑热息痛术后镇痛。与空白对照组比较，右旋美托咪啶组所用芬太尼和吗啡的量和在术后 24h 以后的对乙酰氨基酚（扑热息痛）量明显减少。在手术结束时疼痛评分和行为学评分也低于对照组。右旋美托咪啶组术中心率和平均动脉压也明显低于对照组。Guler 等在 3~7 岁行扁桃体切除术的患儿手术结束前 5min 给予右旋美托咪啶 0.5μg/kg 可以减少术后躁动的发生，并且能达到更好的术后镇痛效果。因此在小儿麻醉中采用右旋美托咪啶进行麻醉诱导能有效地降低七氟烷麻醉术后躁动的发生率并且取得更好的术后镇痛效果。Erdil 对于 90 例 2~7 岁在七氟烷麻醉下行腺样体切除术的患儿诱导后分别给予芬太尼 55μg/kg、右旋美托咪啶 0.5μg/kg 和生理盐水。手术结束后右旋美托咪啶组的拔管时间比对照组和芬太尼组短，而芬太尼组的睁眼时间比其他两组长。右旋美托咪啶组的术后躁动的发生率 17%和芬太尼组（13%）都明显低于对照组（47%），因此右旋美托咪啶 1.5μg/kg 和芬太尼 2.5μg/kg 具有相似的血流力学，对术后躁动的预防有类似的效果。

右旋美托咪啶对于门诊手术也有良好的镇静作用。Shukry 等选择了 50 例行门诊手术的患儿，在诱导后静脉输注右旋美托咪啶 0.2μg/（kg•h）取得良好的镇静效果，并且不延长苏醒时间。Mahmoud 对于患有睡眠呼吸暂停综合征（OSAS）的患儿要行 MRI 睡眠检查（磁共振成像睡眠的研究）进行的回顾性分析。其中 52 例采用右旋美托咪啶镇静，30 例采用丙泊酚镇静，右旋美托咪啶组和丙泊酚组需要应用人工气道的患儿分别为

12%和35%而需要辅助通气的患儿两组分别为2%和10%。因此右旋美托咪啶可以为有呼吸暂停综合征的患儿进行诊断性检查提供更加良好的检查条件。

（三）右旋美托咪啶在小儿重症监护中的应用

很多研究表明，右旋美托咪啶用于ICU中机械通气的镇静效果优于苯二氮䓬类药物，并可以减少谵妄的发生率，降低患儿的死亡率。其优点是有显著镇静作用而只极轻度减少每分钟的换气量。

右旋美托咪啶对重症病人的生理及心理方面需求有着独特的协同作用，最初进入临床也是推荐应用于重症监护治疗使用呼吸机病人的镇静。但是由于其对心血管系统的影响，所以只推荐短期应用（<24h）。Carroll 对于 ICU 中 60 例平均 1.5 岁（0.1~17.2 岁）患儿采用右旋美托咪啶镇静的回顾性研究，其中53%的患儿应用右旋美托咪啶补充镇静，41%的患儿为停用其他镇静剂改用右旋美托咪啶以利于拔管。在所有患儿中右旋美托咪啶的有效剂量为 0.7μg/（kg•h）[0.2~2.5μg/（kg•h）]，镇静时间 23h（3~451h）80%的患儿没有并发症。主要的并发症为低血压（9%）、高血压（8%）和心动过缓（3%）。出现不良反应后无须处理或停止用药后恢复。

（四）右旋美托咪啶对于心血管系统的作用

在临床麻醉中右旋美托咪啶对于循环的抑制作用存在争议。AL-Zaben 在试验中就发现，应用右旋美托咪啶的患儿血压和心率都低于对照组。Hayashi 等对于 10 例 10 岁以下在丙泊酚复合瑞芬太尼全凭静脉麻醉下行心脏手术的患儿以右旋美托咪啶 1mg/kg，10min 后静脉维持 0.7μg/（kg•h），整个手术过程中收缩压、舒张压、心率、中心静脉压都没有明显的变化。在此试验中并没有出现血压的巨大波动，但是对于一些危重患儿的应用还需审慎。在 ICU 长期使用的患儿则有引起血压波动，心动过缓的报道。在 Carroll 的观察中就看到长期应用右旋美托咪啶镇静的患儿发生低血压、高血压、心动过缓分别为 9%、8%和3%。而 Tobias 报道了两例脑外伤的患儿在 ICU 内采用右旋美托咪啶和瑞芬太尼镇静，结果出现了严重的心动过缓。因此在监护室应用需注意患儿的血压波动和心率变化。

（五）右旋美托咪啶的神经保护作用

近年来的研究发现右旋美托咪啶对于神经系统有保护作用。在动物实验中，越来越多的证据表明很多全麻药物包括吸入药、苯二氮䓬类药物、氯胺酮等都有诱导神经细胞凋亡。在体和体外动物实验研究均发现右旋美托咪啶可以避免这些药物的不利作用而对神经系统产生保护作用。幼鼠试验发现右旋美托咪啶可以减轻异氟烷引起的认知功能障碍。在脊髓损伤模型的幼鼠采用右旋美托咪啶静脉注射可以预防吗啡鞘内注射引起的腹侧脊髓变性。由此推断右旋美托咪啶可能对于使用了麻醉剂和镇静剂的患儿具有神经保护作用。

五、瑞芬太尼

瑞芬太尼是一种新型合成的镇痛剂，选择性作用于μ受体，具有阿片类药物的典型作用和不良反应包括镇痛、镇静、呼吸抑制、肌张力增高和心动过缓。镇痛作用与芬太尼相当9它由非特异性血液及组织酯酶代谢，迅速水解为无生物活性的代谢物瑞芬太尼酸，具有起效快、代谢快与药量及时间无关的特点。1996 年美国 FDA 批准瑞芬太尼用于临床，2003 年瑞芬太尼正式进入国内市场，应用于临床以来，由于其良好的可控性，成为越来越多的麻醉医生首选的阿片类药物。

（一）药代动力学

瑞芬太尼被非特异性酯酶水解代谢，其代谢受年龄、性别和体重的影响不大，不受肝、肾功能状况影响。即使长时间持续输注，停药后血浆药物浓度下降一半的时间仍为3~6min。分布容积随年龄增长而降低，婴儿（<2 个月）的分布容积最大。清除率新生儿较低，2 个月~2 岁婴幼儿清除率较高，其后随年龄增长逐渐降低。各个年龄段的半衰期（t1/213）无明显区别（3.4~5.7min）。

（二）瑞芬太尼在全麻诱导和气管插管中的应用

瑞芬太尼是一种强效阿片类镇痛剂，但是具有明显的呼吸抑制作用。成人单次静脉注射 0.5μg/kg 的瑞芬太尼呼吸抑制作用 2.5min 达到高峰，15min 呼吸可以完全恢复。因此瑞芬太尼可用于全麻诱导和气管插管。

Park 研究发现在 7 岁以下小儿不用肌松剂插管试验中，以 8%七氟烷和 50%N_2O 麻醉诱导，复合应用 1μg/kg 或 2μg/kg 瑞芬太尼可以把插管成功率从 56.3%提高到 96.9%和 100%。Hume Smith 采用序贯法研究婴幼儿不使用肌松药采用瑞芬太尼麻醉插管的年龄特性。根据年龄分为三组：（0~3 月）、（4~12 月）和（1~3 岁），以丙泊酚 5mg/kg 复合瑞芬太尼诱导后 60s 插管。瑞芬太尼的初始剂量 3μg/kg，调整剂量 1μg /kg（总的范围 1~6μg/kg）。结果发现三组患儿的 ED_{50} 分别为 3.1（2.5~3.8）μg/kg、3.7（2.0~5.4）μg/kg 和 60（2.1~3.9）μg/kg，ED_{95} 分别为 5.0（3.0~7.0）μg/kg、9.4（1.5~17.4）μg/kg 和 5.6（2.9~8.0）μg/kg。三组患儿 ED_{50} 和 ED_{95} 组间比较没有统计学差异。增加剂量可以使插管成功率增加。有 2 例患儿在瑞芬太尼达到 6pg/kg 时出现耐药，可能与术前服用抗胆碱能药物有关。丙泊酚复合瑞芬太尼用与不用肌松剂的小儿插管或喉罩置入时，瑞芬太尼可以减少丙泊酚的用量。Park 的研究认为，以丙泊酚诱导置入喉罩时的 ED_{50} 为 5.45±0.21μg/ml，置入喉管时的 ED_{50} 为 5.58±0.23μg/ml。当复合瑞芬太尼 7.5μg/ml 时，丙泊酸的 ED_{50} 减少了 1/2。分别为 2.57±0.22μg/ml 和 2.59±0.2μg/ml。

总之瑞芬太尼复合丙泊酚或吸入麻醉药，在不使用肌松剂的情况下也可以提供满意的插管条件。但是，瑞芬太尼是一种超短效的药物，在诱导成功后应该立即以合适的剂量维持麻醉。

（三）瑞芬太尼在短小手术中的应用

由于瑞芬太尼具有短效，镇痛效果确切等优点，所以在一些短小手术和有创操作中有良好的利用价值。但是由于瑞芬太尼有呼吸抑制的不良反应，其应用的安全性又成为很多麻醉医生担心的要点。

Abu-Shahwan 对 42 例小于 7 岁的小儿以丙泊酚复合瑞芬太尼麻醉保持自主呼吸进行肠镜检查的安全性和有效性研究中发现以七氟烷、N_2O 和 O_2 吸入诱导后以丙泊酚 50~80μg/（kg•min）复合瑞芬太尼 0.1μg/（kg•min）维持。所有患儿都安全有效地完成了手术。所有患儿在给药后血压、心率、呼吸频率都下降。但是没有出现呼吸抑制及 SpO_2 下降问题。

Glaisyer 对一组儿童（2.5~9.8 岁）进行如骨髓穿刺、鞘内化疗等有创操作的麻醉进行了比较发现丙泊酚复合瑞芬太尼全凭静脉麻醉在苏醒质量和苏醒时间都优于丙泊酚复合七氟烷及 N_2O 吸入麻醉。术中出现呼吸抑制采用辅助通气以维持足够的氧合。Hayes

在儿童进行腰椎穿刺时所需要的瑞芬太尼剂量研究中发现，当复合丙泊酚 2mg/kg 或 4mg/kg 时，瑞芬太尼 ED_{98} 分别为 $1.5\pm1.0\mu g/kg$ 和 $0.52\pm1.06\mu g/kg$，与丙泊酚 4mg/kg 复合瑞芬太尼 0.5μg/kg 组比较，丙泊酚 2mg/kg 复合瑞芬太尼 1.5μg/kg 组呼吸暂停时间较长（110min vs 73min），苏醒时间较早（10min vs 23min）。因此，增加瑞芬太尼的剂量可以使苏醒更快，但是呼吸抑制作用增强，安全性降低。

对于阿片类药物引起术后呕吐的问题，Pinsker 对 115 例拔牙和补牙患儿行两种麻醉方式进行比较，认为吸入 7%~9% 地氟烷或者吸入 3.2%~3.6% 地氟烷复合瑞芬太尼 12μg/（kg·min），两组患儿苏醒质量和呕吐率没有区别。

六、瑞芬太尼的术中应用和麻醉质量

瑞芬太尼作用时间短，效价强，可控性好，持续输注或单次给药后，不管时间长短和剂量大小，在停药 10~15min 自主呼吸都可以恢复。很少需要纳洛酮拮抗，没有术后因药物残留而引起的呼吸抑制。研究发现丙泊酚复合瑞芬太尼全凭静脉麻醉用于小儿时，以丙泊酚 2~2.5mg/kg 和瑞芬太尼 1μg/kg 诱导，并以丙泊酚 3mg/（kg·min）和瑞芬太尼 1.5/（kg·min）维持麻醉，与吸入地氟烷比较，瑞芬太尼组患儿术后躁动少，自主呼吸恢复较快，停药后 11min 可以拔管，17min 达到离开恢复室标准。

在患儿术后睡眠影响的研究发现，丙泊酚复合瑞芬太尼全凭静脉麻醉或七氟烷吸入麻醉的 4~6 月龄患儿在腭裂术后均会出现睡眠障碍，大约 10d 可以恢复。而七氟烷麻醉组的患儿 1 周内睡眠障碍程度较轻。

Ragab 比较了 70 例行需要控制性降压行鼻内镜术的患儿（降压目标：平均动脉压 50mmHg）随机分为两组，一组采用平衡麻醉，艾司洛尔控制性降压；另一种采用丙泊酚复合瑞芬太尼全凭静脉麻醉降压。结果发现采用瑞芬太尼降压组失血量小于艾司洛尔降压组，手术野也更清晰，利于手术操作。

Eltaschig 比较了 81 例 2~12 岁患儿斜视矫治术应用芬太尼麻醉和瑞芬太尼麻醉术后恶心和疼痛的发生率，发现两组术后恶心、呕吐发生率没有统计学差异，但是瑞芬太尼组平均呕吐次数较少，而芬太尼组术后疼痛较少。

七、瑞芬太尼引起的痛觉过敏

近年来有动物实验表明该类药物呈现剂量依赖的阿片耐受及痛觉超敏现象，这一现象在使用短效阿片类药物如瑞芬太尼后更加明显，可能与瑞芬太尼作用时间短有关。Dirks 证实瑞芬太尼的术后超敏与脊髓背角含 γ 受体神经元的敏感化有关，认为中枢敏感化是主要原因。Zhao 在大鼠实验中发现临床上发现的瑞芬太尼所引起的快速持续的 NMDA 受体激活，导致痛觉过敏和快速耐药。瑞芬太尼所引起的 NMDA 强化是由于 μ 和 γ 受体激活所致。并且 S 起主要作用因此高选择性 S 受体抑制剂可能降低瑞芬太尼引起的痛觉过敏或快速耐药。瑞芬太尼引起的快速的阿片类药物耐受或称作痛觉过敏与 NMDA 系统激活有关。因此，推测小剂量 NMDA 受体拮抗剂氯胺酮可以抑制这种快速耐药性，并降低这类患儿术后镇痛所需要的吗啡用量。在很多成人的研究中这种推测也得到了证实。Engelhardt 在小儿脊柱侧弯矫治术中采用瑞芬太尼为主的麻醉经常引起痛觉过敏。34 例 12~18 岁行脊柱侧弯矫治术的患儿随机分为两组，试验中在诱导后静注 0.5mg/kg 氯胺酮，随即以 4μg/（kg·min）持续静注至手术结束，采用等容量的生理盐水作为对照。在术后 24h、48h、72h 的吗啡用量和镇静镇痛评分，两者没有明显区别。因此，得出小剂量氯胺酮并不能对抗由于瑞芬太尼引起的痛觉过敏的结论。McDonnell 研究了 40 例全身麻醉下行脊柱侧弯矫治术的患儿，随机分为两组，一组以瑞芬太尼为主要镇痛药物，在开始输注瑞芬太尼前试验组给予吗啡 150μg/kg，对照组同等容量的生理盐水。结果发现：在术后 24h 内两者所需要镇痛药物的量、疼痛、镇静、恶心和呕吐评分均没有明显的差别。因此吗啡并不能减轻瑞芬太尼引起的痛觉过敏。虽然很多学者的研究认为氯胺酮可以预防痛觉过敏的发生，但是通过上述两项结论相仿的试验研究来看，在不辅助其他镇痛剂时单纯的预防痛觉过敏仍然达不到术后镇痛的效果。

　　总之，瑞芬太尼作为一种起效快，作用时间短，效价强的麻醉性镇痛药以其良好的可控性已经在小儿麻醉中得到了广泛的应用，但要预防呼吸抑制、恶心、呕吐等不良反应。并且针对其代谢快和痛觉过敏的现象，做好患儿术后镇痛的工作。

八、氯胺酮

　　氯胺酮于 20 世纪 60 年代合成，70 年代应用于临床以来，曾一度是全麻的必选药物，尽管有苯环己哌啶的精神不良反应，但对呼吸循环影响较小，故仍有使用的价值。是目前仍在使用的唯一的苯环己哌啶类药。在小儿麻醉，特别是手术室外麻醉中广泛应用。单独注射氯胺酮时不呈类自然睡眠状，而呈木僵状。麻醉时眼睛可睁开，各种反射如角膜反射、咳嗽反射与吞咽反射可依然存在，对麻醉与手术失去记忆，神志完全消失，但肌张力增强、眼球呈凝视状或震颤，外观似浅麻醉，但镇痛效果好，尤其体表镇痛明显。

（一）氯胺酮的抗炎作用

　　在感染性休克、脓毒血症、严重创伤、烧伤及缺血再灌注损伤等危重病人中，细胞内 Ca^{2+} 超载，细胞内腺苷酸环化酶（AC）活性下降，使细胞内环磷酸腺苷（cAMP）含量下降，蛋白激酶活力降低，引起前炎性细胞因子如肿瘤坏死因子（TNF-a）和白细胞介素（IL-6，IL-8）等分泌增加。这些前炎性细胞因子可以引起一系列炎症反应，并与氧自由基共同造成组织损伤，破坏生物膜卵磷脂成分，造成组织和器官损伤直至器官衰竭。很多研究表明氯胺酮对血液中促炎性细胞因子如 TNF-a、IL-6 有直接的抑制作用。其机制可能是氯胺酮阻止内质网中 Ca^{2+} 的释放及受体介导的 Ca^{2+} 的内流，降低细胞内 Ca^{2+} 浓度，提高细胞内 cAMP 的含量，进而抑制细胞产生过多的前炎性细胞因子。Sakai 等研究发现，静脉注射氯胺酮 2mg/kg、5mg/kg、10mg/kg 均能抑制内毒素诱导的小鼠脑细胞 NF-κB 表达升高。Roytblat 等研究发现体外循环手术麻醉诱导过程中给予 0.25mg/kg 的氯胺酮可明显抑制患儿体内 IL-6 水平的升高，改善患儿的预后。

（二）氯胺酮的脑保护作用

　　传统观点认为氯胺酮能增加脑血流，可导致颅内压与脑脊液压力升高，脑代谢与脑氧代谢率（$CMRO_2$）亦随之增多。颅内压升高的患儿是应用氯胺酮的相对禁忌证。Kaul 早在 1976 年就观察到在 10 例使用氯胺酮的脑积水患儿，有 7 例颅内压降低，只有 3 例升高。Pferminger 等研究发现不论事前有无颅内压升高，若控制通气维持 PCO_2 正常，即使用氯胺酮（0.5~5mg/kg）也不会使颅内压增高。氯胺酮对脑血流有轻度增加作用，这种增加作用依赖当时的血管阻力。最近的研究也证实在颅内压升高行机械通气的患者，即使不额外进行降低血压和脑灌注压的措施，氯胺酮也可以有效地降低颅内压。Bar-Joseph 对颅内压升高并维持在>18mmHg 的患儿单剂量静脉推注氯胺酮 1~1.5mg/kg 后颅内压降低了 30%（从 25.8±8.4mmHg 到 18.0±8.5mmHg，P<0.01），脑灌注压从

54.4 ± 11.7mmHg 升高到 58.3 ± 13.4mmHg。

（三）氯胺酮对支气管平滑肌的影响

氯胺酮具有支气管平滑肌松的作用，可用于治疗对常规处理无效的哮喘持续状态。目前氯胺酮是治疗儿童急性支气管哮喘的二线推荐药物。氯胺酮麻醉时肺顺应性增加，呼吸道阻力降低，使支气管痉挛缓解，肺的换气功能得到改善。Youssef-Ahmed 回顾了 17 例 5 个月到 17 岁（6 ± 5.7 岁）在 PICU 接受机械通气治疗的难治性支气管哮喘患儿，发现在使用氯胺酮前、使用后 1h、8h、24h 氧合指数（PaO_2/FIO_2）从（116 ± 55）升至（174 ± 82），（269 ± 151）和（248 ± 124）（$P<0.01$）。动态顺应性从（5.782 ± 2.8）cm^3/cmH_2O 升至（7.05 ± 3.39）cm^3/cmH_2O、（7.29 ± 3.37）cm^3/cmH_2O 和（8.58 ± 3.69）cm^3/cmH_2O（$P<0.01$）$PaCO_2$ 和吸入气峰压在使用氯胺酮前后也有同样趋势的改善。

（四）氯胺酮抑制痛觉过敏的作用

近年来超短效阿片类药物瑞芬太尼的广泛应用为临床麻醉提供了更好的可控性，但是其引起的痛觉过敏越来越受到麻醉医生的重视。瑞芬太尼引起术后痛觉过敏的机制仍不完全清楚，Dirks 证实瑞芬太尼的术后超敏与脊髓背角含μ受体神经元的敏感化有关，认为中枢敏感化是主要原因。Guntz 的动物实验也证明瑞芬太尼停药后，含μ受体的神经元通过上调 cAMP 通路，大量激活 NMDA 受体。最终使疼痛中枢敏感化。NMDA 系统与痛觉过敏有关提示 NMDA 受体的拮抗药可能会预防瑞芬太尼导致的痛觉过敏。氯胺酮是 NMDA 受体非特异性拮抗药，国内外已有研究将氯胺酮用于预防瑞芬太尼引起的痛觉过敏，氯胺酮可抑制突触前膜谷氨酸盐的释放和加强突触后膜中 Mg^{2+} 对 NMDA 受体通道的堵塞，通过阻断疼痛发生的中心环节抑制疼痛中枢敏感化的产生。很多学者研究证实氯胺酮对于预防瑞芬太尼引起的痛觉过敏是有效的。杭黎华等发现氯胺酮预防腹腔镜手术瑞芬太尼引起的痛觉过敏的 ED_{95} 为 0.62mg/kg。Joly 在儿童腺样体扁桃体切除术前预先给予亚临床剂量的氯胺酮（0.5mg/kg），发现术后可以提供安全有效的镇痛效果。而与上述作者的结论相反，Engelhardt 在氯胺酮是否能预防瑞芬太尼引起的痛觉过敏的研究中，将 34 例 12~18 岁行脊柱侧弯矫治术的患儿随机分为两组，试验中在诱导后静注 0.5mg/kg 氯胺酮，随即以 $4\mu g/$（kg·min）持续静注至手术结束，采用等容量的生理盐水作为对照。比较术后 24h、48h 及 72h 的吗啡用量，镇静镇痛评分，两者并没有区别。因此，小剂量氯胺酮预防瑞芬太尼引起的痛觉过敏也许与手术创伤、给药时机、手术大小、是否镇痛完善等可能也有关。

（五）氯胺酮促进细胞凋亡的作用

氯胺酮的一个很重要不良反应就是可以使正常人出现精神症状，这些精神症状从认知简化，记忆缺失到出现精神分裂症，以前认为这种不良反应不会发生在儿童身上，现在看来也是不确定的，并且这种作用可能与氯胺酮促进神经细胞凋亡作用有关。

最近的研究发现，小于 4 岁的幼儿在使用 NMDA 受体阻滞药后可能引发成年后认知功能障碍。氯胺酮是 NMDA 受体非特异性拮抗药，而 NMDA 受体通过不同亚型的选择性表达，调节神经元细胞 Ca^{2+} 的内流，对神经元的迁移、突触的可塑性进行复杂调控，并参与长时程增强（LTP）的建立，与中枢神经系统的发育及学习、记忆有密切关系。在大脑的快速发育期，NMDA 受体处于过度敏感期，使表达 NMDA 受体的神经元对 NMDA 受体激动剂过度敏感。过度激活 NMDA 受体可使大脑产生包括神经元坏死和细胞凋亡在内的神经损，害。NMDA 受体阻滞药可使幼年大鼠发育中的大脑产生广泛的凋亡性神经退行性变。而这一作用是因为长期暴露于氯胺酮后 NMDA 受体上调，随即通过内生性谷氨酸盐过度刺激谷氨酸能系统引起并强化发育中神经系统的细胞凋亡。Ikonomidou 等在 7 日龄的大鼠腹腔内注射强效 NMDA 受体拮抗剂 MK-801,发现广泛的以细胞凋亡为特征的脑神经元退行性改变。用氯胺酮在相同的时间间隔连续 7 次，每次 20mg/kg，出现 MK-801 同样的神经退化现象。随后大量啮齿类动物研究表明氯胺酮有促进神经细胞凋亡的作用。在 7 天的小鼠氯胺酮能够呈剂量依赖性激活细胞凋亡蛋白酶前酶。在 14 天小鼠减弱，在 21 天小鼠没有这种作用。SHkker 等报道，给妊娠 122 天的母恒河猴静脉注射氯胺酮，维持稳定的麻醉状态达 24h 后，再经 6h 的洗脱期，最后检查胎猴的额叶皮质的脑组织，在新皮质表面层以及原脑皮质观察到明显的神经元凋亡。而啮齿类动物神经元退行性变主要发生在海马、丘脑、基底神经节，下丘脑和杏仁核。灵长类更接近于人类，这些研究对于了解药物对人类的影响有更重要的意义。但是这些研究中的凋亡是否影响整体脑功能，受损的脑组织是否能够恢复，还有待于进一步研究。

（余丽珍）

第三节　小儿麻醉前评估与准备

一、麻醉前检查评估（preanesthetic assesment）

1.术前访视麻醉前详细了解病情，对麻醉手术中可能出现的风险进行评估预测，并做好防治准备，是保护患儿平顺渡过围手术期的重要保证。小儿麻醉中所谓"意外"的多发，常常与术前评估的疏漏有关。

（1）病史：除了了解手术、疾病等有关病史外，还应从家长或患儿处询问并存病史、过敏史及住院后治疗经过，曾否用过与麻醉有关的药物。对曾经施行过麻醉手术者，应了解当时麻醉情况及手术中、后有无异常经过及曾经采取的治疗措施。

（2）体格检查："小儿"不能抽象理解，应有"定量"概念。入院后体重、身高测定应列为常规。应注意年龄与发育状况及是否与正常值相符。肥胖儿童应计算其体重指数（BMI），目前超重儿较多，注意判断其程度是否已达病理性肥胖（BMI>30~35）。检查手术病变以外，重点放在呼吸、心血管状况及合作程度上，包括上呼吸道有无畸形、病变，听诊心、肺，测量血压、脉搏有无异常及代偿情况。较复杂的并存疾病应请相关科会诊共同评估。

（3）实验室影像及其他辅助检查结果：应熟悉小儿不同年龄各种实验室检查的正常值和影像学检查结果的意义，以判断有无异常。手术前应常规检查 Hb 及 HCT，小儿各年龄组间 Hb、HCT 正常值差异较大，必须参照正常值，确定患儿术中 Hb、HCT 的目标值，作为输血的依据。

（4）手术：应了解手术部位、体位、手术方式、主要操作步骤及其对麻醉管理的要求。

2.并存病（preanestheticco morbites）

一般较成人为少，以下几种并存病较为常见。

（1）上呼吸道感染（infection of upper respiratory tract）：上呼吸道感染使小儿呼吸道敏感，麻醉时容易发生喉痉挛、支气管痉挛及低氧血症，术后有可能病情加重，尤其在长时间大手术和气管内麻醉之后。手术时机尚无统一的标准，通常对急性上呼吸道感染，有发热、咳嗽、脓性鼻涕的患儿，应考虑推迟手术。体温不超过38℃的微热，无其他症状且手术较小者可以进行麻醉。术后呼吸系统并发症发生或加重的可能性增加，应得到家属的理解。尽可能选择用静脉麻醉或呼吸道刺激性小的吸入麻醉药，并准备好应对并发症的防治措施，如肌松药、气管插管、吸氧等。

（2）哮喘：有哮喘并应用支气管扩张药治疗病史者，术前应用支气管扩张药给予充分控制，插管前充分表面麻醉，术中选用有支气管扩张作用的麻醉剂如氯胺酮或（和）七氟烷吸入辅以机械通气，多数可以平稳渡过手术期。术后必须加强监测，发作时给予支气管扩张药雾化吸入，必要时给予呼吸支持。

（3）先天性心脏病：对并存先天性心脏病的患儿，首先要确定手术疾病与先天性心脏病哪一个是威胁生命或影响生活质量的主要问题。原则上对主要问题要优先解决。确定现手术疾病需要先进行治疗之后，要明确先天性心脏病的诊断，评估心脏功能及代偿情况。术前准备及术中管理原则同先天性心脏病手术，注意保护心功能，并做好应对心脏突发事件的准备，术后应加强监测及治疗。

（4）贫血：贫血的诊断必须对应各年龄的正常值。出生后3~6个月Hb可降至90~100g/L，此为生理性贫血。混合静脉血氧饱和度（SvO_2）也是贫血的敏感指标，<30mmHg表明红细胞生成素增高，红细胞生成不足。诊断为贫血的患儿，择期手术，术前应尽量予以纠正，以增加对术中出血的耐力。对肾衰所致慢性贫血的年长患儿，由于2，3-DPG的增加，释氧增加，对贫血耐受较好，但术中Hb也不宜低于60g/L。切记在Hb低于50g/L时，即使缺氧也不会出现发绀。

（5）胃饱满：小儿食管短，括约肌发育不成熟，屏障作用差，咽喉反射不健全，在麻醉状态下容易发生反流和误吸（regurgitation and aspiration）。择期手术饱食者，应在进食6小时后手术。急诊手术由于各种原因胃饱满者，首先考虑在非全身麻醉下手术，必须立即在全麻下手术者，处理的基本原则是尽量排空消化道内容和保护好呼吸道。急腹症胃内容潴留，饱食或少量进食（奶）后，应下粗胃管，尽可能吸净胃内容后再进行麻醉。对胃内容潴留量大，腹内压高，用胃管难以吸除者，可用粗胃管或气管插管经鼻插入食管，抽吸后保留导管，以随时引流或（和）吸引胃内容，再进行麻醉。诱导行快速插管时，取头高位，面罩通气压力适当减小，并由助手压迫环状软骨，避免过多气体进入胃内使胃内压增加和防止胃内容反流。依笔者经验，在充分表面麻醉下行清醒气管内插管后进行麻醉，较为稳妥，尤其在重症婴幼儿。应用脊椎及硬膜外麻醉或区域阻滞麻醉时，如辅用较大剂量的镇静药，仍有发生反流误吸的可能，不可放松观察和管理。

3.麻醉及手术风险（anesthetic risk&operative risk）

小儿年龄越小，发育成熟度越低，小儿特点越突出，风险也越大。麻醉是双刃剑，但以正面保护作用为主，体现在解除恐惧不安、疼痛，抑制创伤应激反应，抑制伤害性感受（noceptation）和麻醉药本身的保护作用等方面。负面作用与成人相比，则相对较大，安全界窄，与发育未成熟有关。呼吸系统问题最为多发，麻醉深浅把握困难，代偿机制不健全，病情变化快，突发不良事件多，麻醉管理是否到位与术中经过及预后有重要关系，"有小手术无小麻醉"这一论点，在小儿麻醉体现得最为突出。手术创伤是围手术期不能回避的风险源头，小儿各种应激反应均已存在，只是代偿能力和自身修复能力远不如成人。长时间大手术围手术期风险明显增加，如失血、失液相对较多，而代偿能力却绝对较小，监测比较困难，容量补充在量、速度、成分方面难以准确掌握。手术造成的器官功能紊乱，如开腹手术时间长、创伤大会导致体液丢失量大，间质水肿，低体温及其一系列后果等，均增加围手术期风险。至于继发于创伤、缺血、感染等的全身炎症反应综合征（SIRS）及器官功能损害，在小儿围手术期同样发生，对患儿不利影响的严重程度可能超过成人。

二、麻醉前准备

1.麻醉前禁食（preoperative fasting）

小儿麻醉前既要保持胃排空，又要尽可能缩短禁食、禁水时间，所以，必须取得患儿双亲的理解与合作，在规定时限内按时禁食与禁水。因小儿代谢旺盛，体液丧失较快，禁食、禁水时间稍长，容易造成脱水和代谢性酸中毒，如新生儿禁食12小时就相当于成人禁食24小时。婴幼儿禁水时间允许缩短到2~3小时。禁食、禁水前尽量按时喂牛奶或糖水，以免脱水。万一手术延迟，应补充饮水或静脉输液。事实上，由于麻醉开始时间，尤其是第二台手术，常难以准确预定，在实际执行方面常遇到困难，有待与手术科室共同商讨改进。

2.麻醉前用药（premedication）

基本目的与成人类似。由于小儿心理发育不成熟，0~6个月尚不知恐惧，麻醉前不需镇静。6个月~6岁因怕与父母分开，以及对手术室环境的生疏、恐惧，而导致哭闹挣扎，麻醉前必须给予镇静或催眠。学龄以后虽能理解和沟通，但大部仍心存恐惧和不安，应耐心解释麻醉过程、手术室环境和可能存在的不适或疼痛（如注射），亲切交流，以获得患儿的信任，必要时仍需给予镇静、催眠=使家长安心常是消除儿童恐惧和焦虑的另一重要途径，应予重视。家长陪伴进行麻醉诱导，可减少患儿的焦虑和不安，有利于小儿的心理保护，但也给麻醉工作带来不便，国内尚未见推广应用的经验报道。对术前剧痛的小儿，应给予适当剂量的镇痛药，包括吗啡类药物如哌替啶肌内注射。关于镇静药物的选择，苯二氮䓬类药物非常适合于麻醉前给药。地西泮毒性小、口服吸收完全而迅速，至今广为应用。但由于起效较慢及肌内注射给药的吸收不稳定，正在逐渐被咪达唑仑（DMC）所替代。DMC可经口服、肌内注射或静脉注射用于诱导，是比较理想的手术前用药，但不能用于新生儿。巴比妥类药除经直肠给药（硫喷妥钠、戊巴比妥、美索比妥）外已很少使用。吩噻嗪类药物如氯丙嗪+异丙嗪肌内注射具有镇静、强化麻醉、减轻气道不良反射的作用，并能对抗氯胺酮及羟丁酸钠等药物的不良反应。但作用时间偏长，往往苏醒延迟，且咽喉反射的恢复较意识恢复为晚，术后容易发生反流、误吸。用神经安定药氟哌利多代替氯丙嗪，其镇静作用、抗呕吐作用作为麻醉前给药非常有利，且只需很小剂量，这一性能在眼科手术尤其需要。可乐定也可用于小儿术前给药。

抗胆碱能药物中以阿托品最为常用。其目的主要是为了减轻迷走神经反射及保持呼吸道干燥。需避免术中心跳增快的患儿，可用东莨菪碱或长托宁。关于给药途径，习惯上多采取肌内注射的方法，其优点是剂量准确，效果稳定（地西泮除外），但患儿常因扎针而引起恐惧、哭闹。现在提倡采用口服、直肠灌注、鼻腔点滴等非注射途径，而肌内注射是最后的选择。如氯胺酮口服、美索比妥 20~25mg/kg 或硫喷妥钠 20~25mg/kg 直肠灌注，咪达唑仑 0.5~1.0mg/kg 口服，多数患儿可进入睡眠状态而直接开始诱导。非注射给药的缺点是无标准配方，药液需自行配制，给药还需小儿配合，给药过程中还会有药物的损失，导致很难确定准确的剂量和起效时间。最近有学者研制三种药物混合液配方，每毫升含氯胺酮 25mg、咪达唑仑 2.5mg、阿托品 0.15mg，再加调味剂制成口服混合液，小儿比较容易接受，用量 0.2ml/kg，临床试用效果比较满意，可供进一步研制参考。

3.麻醉选择

由于小儿不能合作，以全麻应用最为普遍，骶管阻滞、神经干阻滞的应用也日趋增加，但多辅以全身或镇静麻醉。由于麻醉药种类众多，即使同一方法，也有多种作用相近又有不同特点的药物可供选择。尤其是复合麻醉的推广应用，麻醉药物的选择空间更大，目前尚无统一的最佳配伍模式，通常根据病情、个人经验和其他条件决定。

（余丽珍）

第四节　小儿麻醉技术与并发症处理

一、小儿全凭静脉麻醉

静脉麻醉的历史最早可追溯到 1656 年。静脉麻醉相对于吸入麻醉一直处于配角地位，多数用于全麻诱导、辅助吸入全麻、基础麻醉或短小手术，直到近 20 年静脉麻醉才在临床广泛使用。仅以静脉麻醉药物完成的麻醉即全凭静脉麻醉（total intravenous anesthesia，TIVA），仍然是目前短小手术操作中最常使用的麻醉方法之一。10 年前 Watcha 题为"患儿静脉麻醉"的文章，介绍了适用于儿科的静脉麻醉药。随着更多复杂的给药技术的引入（例如 Diprafusor 和 Paedfusor），瑞芬太尼和中长链丙泊酚等新药的应用，以及对所用药物药理作用的深入了解，TIVA 应用有了更大的进展。静脉麻醉药可以单次或重复注射给药，但一个可调节速度的连续给药技术有其如下的优势：更好的血流动力学稳定性，稳定的麻醉深度，更好的可控性和快速的苏醒，潜在的更小用药总量，更少的环境污染和毒性。

（一）输注设备

最简单的连续静脉输注系统由一个简单的注射泵和连接管组成，麻醉医师给予预定的速率编程，目前临床实践最常应用于肌松药，丙泊酚或瑞芬太尼的静脉输注。这种简单的手动输注系统由麻醉医师控制（手动控制输注系统），麻醉医师有意识地运用控制动力学，例如丙泊酚输注期间成人的剂量指数递减规则是按 10~8~6mg/（kg·h）的原则。如果有详细的药物代谢动力学参数，计算机程序可以无须人工干预，独立进行精确快速的计算，自动给药。靶控输注技术（target controlled infusion，TCI）包括开环控制系统和闭环控制系统。开环控制系统是药物输入情况不受输出支配调节，即不存在可测量的反馈信号。但该药物浓度设定点是由麻醉医师决定的。该系统基于模型的调控为人们熟知，以商用 Diprafusor 为代表。闭环控制系统在任何时候向系统输入（即药物注射）都是以反馈信号为指导的（例如脑干听觉诱发电位、脑电双频指数 BIS、血压、脉搏等），又称为反馈 TCI 麻醉。在这里，有一个可测量的反馈信号来完成循环。如 BIS 作为衡量麻醉镇静深度的指标已获得公认。可以用 BIS 作为反馈控制变量进行某些药物如丙泊酚靶控输注麻醉。如将 BIS 反馈控制值设定为 50，当高于此值时继续给药；低于此值时停止给药，始终维持麻醉于比较稳定的深度，可以有效节约药量，缩短病人的清醒时间。

（二）开环控制系统

在 1996 年年底，Astrazeneca 公司的 Diprafusor 作为成人丙泊酚靶控输注（TCI）设备被引进到 100 多个国家，该靶控输注设备使麻醉医师可以输注丙泊酚到目标靶血浆浓度或目标效应室浓度，并且在出现不适当的麻醉深度迹象时可以改变设定点。该设备提供一个 BET 格式（B=负荷剂量，E=终末消除，T=药物从中央室向周边室的转移）和一个复杂的运算法则。

许多研究已经证实了 Diprafusor 的效果。因为成人的药代动力学与儿童不同，Diprafusor 不推荐用于 16 岁以下的患儿。简言之，儿童有一个较大的中心容积分布，几乎是成人的两倍，并且对全凭静脉麻醉中使用的药物有更快的清除率。Absalom 等根据已发表的儿童动力学参数，改良 Diprafusor 开发了 Paedfusor 系统。在一项使用 Paedfusor 的研究中，得到中位数误差（Medial performance error or bias，MDPE，描述误差的方向，即超过或低于预测）为 4.1%，该数值远低于类似情况中成人使用 Diprafusor 靶控输注系统的 MDPE。Varveris 和 Morton 对施行简单择期手术的 36 个月到 16 岁的儿童进行了研究比较，证实了使用 Paedfusor 的易用性、临床疗效及无不良反应。有研究表明：患儿插入喉罩自主呼吸时，血浆丙泊酚浓度为 8μg/ml，相当于计算效应部位浓度为 4.29±1.05μg/ml。气管插管等强烈刺激时要求有更高的丙泊酚剂量。平均丙泊酚总剂量与年龄成反比。证实了不同年龄组中分布容积和清除率的不同。

（三）闭环控制系统

这一类型的输注系统还没有用于商业，只是用于成人的临床研究。Leslie 等研究行结肠镜检查只给予丙泊酚的成人，认为 BIS 可能是使用丙泊酚镇静闭环控制回路的一个较理想控制变量。Morley 等把 BIS 作为控制目标，比较了使用闭环控制回路或手动控制的全凭静脉麻醉（丙泊酚/阿芬太尼）和全身麻醉（异氟烷/N$_2$O），研究认为除了方便以外，闭环系统与麻醉管理常规调整技术相比，没有显示出任何临床优势。尽管闭环系统不是最完善的，但这项技术会进一步发展。要想在临床上更具优势，该系统需要有更好的传感器技术及人工检测。

大多数的反馈系统使用一种特定的药物作为输入，一种特定的信号作为输出。而在临床上，同时给予多种药物，同时监测多个生理变量，这是闭环系统和目前的临床实践之间存在的缺陷。随着对不同临床目标点的静脉麻醉药半数有效浓度（EC5D）的研究，麻醉药相互作用的研究，不同临床目标点的静脉麻醉药相互作用的 EC5D 研究，以及药物相互作用在不同事件中药效学响应曲面的研究促进了临床麻醉药效学的发展，使 TCI 的单纯药代动力学模式向药代-药效模式（PK-PD Models）转换，即两种药同时使用，自动根据其相互作用计算各自新的 EC5D~ECM 范围。

而最近报道的通过呼气末气体浓度可以实时监测丙泊酚静脉血药浓度，这将使静脉麻醉管理像吸入麻醉一样方便可控。更可为反馈系统提供一个实时反馈信号。

（四）输注设备的可靠性

输注法则基于群体药代动力学，不能覆盖全部个体。一般麻醉常规要求达到95%的药物有效率，目的在于保持一个较窄的治疗窗以保证适当的麻醉深度并可以及时苏醒。目前没有可靠的技术监测TIVA中的药物血浆浓度和TIVA中增加的风险预警，尤其是同时应用肌松药时。临床应用吸入麻醉技术时，有呼气末的药物浓度监测是安全的。因设备或操作者失误等可致患儿肌松时清醒，导致评估TIVA的麻醉深度不确定性的文献报道增多。但是，由Sandin及Nordstrom等人进行的两项研究，不赞同这种意见。这两项研究都是前瞻性研究，分别包含11785个患儿和1000个患儿，都给予了肌松技术。给予常规麻醉和呼气末CO_2监测，术中麻醉知晓的发生率是0.18%，而TIVA中麻醉知晓的发生率是0.2%。使用B1S或其他脑电图衍生监测设备如中潜伏期听觉诱发电位，能够减少这种知晓发生率的说法是不可靠的，因为这些仪器的灵敏度不是100%。Sandin等指出，依据他的研究结果，为避免一例遭受知晓痛苦的案例，861个患儿需要使用一个100%敏感度的设备进行监测，显然这是不可行的。患儿的知晓更难界定，并且与成人的数据无相关性。最近针对儿童的大样本调查是在1973年，报道术中的知晓发生率是5%，但随后进行的两个较小样本的研究不支持这么高的术中知晓率。近期有关儿童术中知晓的调查研究未见报道。关于儿童知晓的解释几乎不为人所知，监测设备（例如BIS）用于儿童尚未进行精确地校准。

（五）TIVA药物的静输即时半衰期

在麻醉的诱导、维持和苏醒三个阶段中，最不可预知的是麻醉苏醒阶段。静输即时半衰期（context sensitive halftime）的概念是1992年由Hughes第一次详细阐述的：终末消除半衰期阐明的是一种药物的单室模型；但在临床麻醉中，几乎不能描述其在溶液中的多室模型。Hughes使用一个仿真器，连续维持一个1~500min的BET型的输液模型，要求减少50%的中央室药物浓度作为静输即时半衰期。这种仿真器模拟麻醉中的输液，以维持一个恒定的中央室药物浓度。这种仿真器，不像传统的终末消除半衰期，解释了药物由血浆向周边室转移时网状转移分布过程的影响以及减少滴速的反向影响，中央室药物浓度的减少反映临床相关性即是药物依赖性。对静输即时半衰期的理解，为药物选用提供了导向，并能指导适时停药。

（六）TIVA药物安全性

已报道有很多儿童高钾性心脏骤停死亡患儿的死因与营养障碍性疾病患儿吸入挥发性麻醉剂有关；恶性高热是易感人群联合使用琥珀胆碱和挥发性麻醉剂引起的；代谢可产生有毒物质（floridion，地氟烷产生的一氧化碳以及七氟烷与钠石灰反应形成的A-七氟烷）；吸入麻醉药导致较严重的环境污染，特别是在使用面罩和无气囊的气管插管麻醉期间。丙泊酚连续给药而无环境污染，使用期间可能发生过敏和感染，但严重事件极为罕见的。近年报道的丙泊酸输注综合征（propofol infusion syndrome，PIS）虽然罕见，但应引起重视（详见后述）瑞芬太尼被血浆和组织中的非特异性酯酶迅速水解，安全无污染。

二、TIVA的常用药物

（一）丙泊酸（propofol）

是一短效的静脉麻醉药，已广泛的应用于临床麻醉。由于丙泊酚麻醉诱导起效快、苏醒迅速且功能恢复完善、术后恶心呕吐发生率低等特点，适合于小儿手术麻醉的选择。丙泊酚的药代动力学特征包括起效快、清除快且快速再分布到外周组织，因此其静输即时半衰期短。与成人比较，小儿丙泊酚的分布容积较大（小儿 0.52L/kg，成人 0.27L/kg），中央室较大和清除率较高，因而按体重计算小儿丙泊酚的诱导剂量较大，维持期的输注速率也较成人高，才能达到合适的麻醉深度。小儿年龄愈小，按体重计算所需丙泊酚的剂量相对愈大，一般 10~15 岁的儿童，1.5mg/kg 的丙泊酚即可达到诱导深度，而 3~9 岁的儿童需要 2.5mg/kg，而 3 岁以下者诱导剂量达到 3mg/kg，并且其诱导剂量存在个体差异。在小儿麻醉开始 30min 内，为维持所希望的血浆丙泊酚浓度，其所需输注速率较成人高 50%~100%。在 McFarlan 等的研究中丙泊酚输注期间成人的剂量指数递减规则是按 10~8~6mg/（kg•h）的原则，而在小儿为达到相同的靶浓度需按 15~13~11~10~9mg/（kg•h）的原则。丙泊酚的药物作用消失主要是由于药物从中央室重新分布所致，而不是药物自体内消除。与成人相比，维持相应的血药浓度，儿童需要更大的诱导剂量和更快的输注速度，这意味着在输液结束时，儿童体内比成人有更多的药物残留，因而在小儿丙泊酚麻醉后苏醒时间较成人延长。McFarlan 等对丙泊酚静输即时半衰期的研究证实了这一推测：丙泊酚静脉输注 1h 成人静输即时半衰期是 6.7min，而小儿静输即时半衰期是 10.4min；丙泊酚静脉输注 2h 成人静输即时半衰期是 9.5min，而小儿静输即时半衰期是 19.6min。

小儿应用丙泊酚，其心血管反应较成人为轻，但诱导时输注速度太快易致心率减慢和低血压，且呼吸抑制作用比较明显。而 TCI 能维持效应室或血浆丙泊酚浓度在有效范围内，避免了有效浓度的波动而带来的术中知晓、循环抑制、呼吸抑制等并发症。但由于在小儿丙泊酚的诱导剂量存在明显的个体差异，因此临床上使用丙泊酚 TCI 需要根据脑电双频谱指数、心率、血压等指标自动反馈调节给药速率，从而提高小儿麻醉的安全性。在小儿麻醉中丙泊酚 TCI 已应用于：①丙泊酚 TCI 联合硬膜外麻醉；②全麻诱导；③全麻维持；④ICU 小儿的镇静。

虽然丙泊酚是一种较为理想的静脉麻醉药，但在临床应用过程中存在一些缺点，如注射时疼痛，严重的过敏反应和微生物快速生长。丙泊酚注射时疼痛的发生率高达 33%~50%，应选择肘前大静脉注射，麻醉诱导时同时给予利多卡因，或氯胺酮或瑞芬太尼可以减轻或消除注射丙泊酚引起的疼痛。新上市的中长链丙泊酚脂肪乳注射液明显减轻了传统丙泊酚的注射疼痛，也降低了高脂血症发生，适应证扩展到 1 个月以上的婴幼儿。

此外，有一些病例报道在危重患儿长时间（>48h）、大剂量（>4mg/（kg•h）输注丙泊酚后可引起严重的代谢性酸中毒、高脂血症、横纹肌溶解、肾功能衰竭、难治性心力衰竭等严重并发症，甚至死亡，即丙泊酚输注综合征（propofol infusion syndrome，PIS）。PIS 多见于小儿，也可发生于成人，但是必须强调的是 PIS 非常罕见，并且在临床麻醉实践中是难以发现的。有关 PIS 的发生机制尚不清楚，目前认为可能与代谢异常和呼吸链的损害有关。有两篇报道也许对临床麻醉有益。第一例是 18 岁的患者，以 6mg/（kg•h）—输注丙泊酚 5h 后出现与丙泊酚输注综合征相似的临床症状，但没有诊断丙泊酚输注综合征，经过支持治疗后该患者恢复。第二例是 2 岁的儿童，以 5mg/（kg•h）输注丙泊酚72h后，出现丙泊酚输注综合征的特征表现，经过血液透析而痊愈。他们对丙泊酚输注综合征的发病机制描述如下：丙泊酚通过间接地抑制长链脂肪酸向线粒体内运输，影响脂肪酸氧化作用；中短链脂肪酸通过弥散持续穿透线粒体，但呼吸链的第二个复合物会引起一个继发抑制，抑制它们的代谢；合成底物的缺乏和脂肪酸类的叠加造成了其临床特征。

尽管丙泊酚仍是小儿麻醉的一个安全有效的麻醉药和儿科ICU中安全镇静药，但必须强调其使用的安全性。目前认为在临床上使用丙泊酚持续输注时应避免长时间（>48h）和大剂量（>4mg/（kg•h），以减少PIS的发生。

（二）瑞芬太尼（remifentanil）

是继阿芬太尼之后新合成的超短时强效的μ阿片受体激动药，它具有起效快、作用时间短、恢复迅速、无蓄积作用等优点。虽然有文献报道将瑞芬太尼应用于2岁以下的儿童，但在2岁以下儿童的应用仍未被许可。由于瑞芬太尼的作用时间短，因而可能更适合于术后疼痛较轻的门诊外科手术麻醉。

瑞芬太尼的化学结构特殊，含有独特的酯键，由血浆和组织中的非特异性酯酶迅速水解。离体实验证实瑞芬太尼的水解不依赖于血浆假性胆碱酯酶，其清除亦不受胆碱酯酶抑制剂如新斯的明的影响。成人研究显示静注瑞芬太尼后起效快、分布容积小、能够快速再分布和清除，清除率（CL）是肝血流量的数倍，以肝外代谢为主。$T_{1/2\alpha}$0.5~1.5min，$T_{1/2\beta}$5min~8min，血浆和效应室达到平衡时的一半时间为1.3min。瑞芬太尼血浆药物浓度降低50%的时间（3~10min）不依赖于输注的剂量和输注的持续时间，即瑞芬太尼的清除不依赖于用药的剂量。有研究提示新生儿和小儿瑞芬太尼的药代动力学特征与成人相仿。

瑞芬太尼经静脉途径给药，推荐的负荷剂量0.5~1μg/kg，接着以0.2~0.5μg/（kg•min）的速率输注。更快速率[1~2μg/（kg•min）]的输注用于冠状动脉旁路移植手术。在静脉输注的速度大于0.5μg/（kg•min）时可能发生低血压和心动过缓。当同时应用吸入麻醉药时，推荐输注瑞芬太尼的开始速率为0.25μg/（kg•min）。在各类外科手术的成人麻醉诱导期间，瑞芬太尼可以减轻患者对插管的紧张反应，使未用肌松剂的情况下气管内插管更容易。瑞芬太尼也使丙泊酚为基础的TIVA诱导过程中的喉罩通气道（laryngeal mask airway）的插入更容易。由于瑞芬太尼清除快，可以在即将或者接近手术结束时，给予长效的阿片类药物，或者TIVA结合局部区域麻醉。

在小儿麻醉中，瑞芬太尼已用于：①麻醉诱导及维持；②TIVA；③TCI；④小儿心脏手术麻醉；⑤小儿ICU镇静和术后镇痛。

研究证实瑞芬太尼应用于小儿麻醉具有以下特点：①起效迅速，易于调节；②术后镇痛作用弱；③停药后恢复快；④预先或应用抗胆碱能药能预防或治疗瑞芬太尼引起的心动过缓或低血压；⑤与年长儿比较，<2个月的小儿清除更快；⑥所测定的静输即时半衰期与模型的结果高度一致。

在美国斯坦福，把丙泊酚和瑞芬太尼混合使用，通常把0.1mg瑞芬太尼加到100mg丙泊酚，形成1∶1000混合液，用0.10~0.20μg/（kg•min）的瑞芬太尼和100~200μg/（kg•min）的丙泊酚维持麻醉，一些较强烈的刺激如喉镜和气管镜检查时瑞芬太尼浓度要加倍（1∶500），操作持续45~60min时药量也要减少。

由于丙泊酚和短效合成阿片类药物瑞芬太尼的药物代谢动力学和药效学特性，TIVA应用更广泛和可能；伴随着药物代谢动力学模型、BIS和听觉诱发电位等麻醉深度监测与计算机技术的结合，研制复杂的药物输注系统成为可能，经静脉途径给药的麻醉和吸入麻醉一样可控制。在将来，麻醉深度还可以通过监测呼气末的麻醉药（如丙泊酚）浓度来指导给药。

三、小儿区域阻滞

许多关于小儿区域阻滞技术和日常临床实践的研究，已证实其用于儿童围术期疼痛控制的安全性和有效性。区域阻滞，特别是连续区域阻滞、新型局麻药和超声引导下的区域阻滞应用有了较大进展。

（一）连续区域阻滞

单次注射区域阻滞已广泛用于儿童，其镇痛效应仅能持续数小时。连续区域阻滞可提供长时间的镇痛，甚至比中枢镇痛更安全，只是儿童只有连续锁骨下阻滞和连续坐骨神经阻滞的报道，很少有其他连续区域阻滞的研究报道。由于长时间手术和术后镇痛的需要，以及痛苦的康复和理疗等镇痛的需要，连续区域阻滞在成人已广泛应用于日常临床实践，以达到有效的镇痛、积极理疗及最佳的功能恢复。连续区域阻滞的导管可保留数天，到目前为止，成人有出院仍保留导管输注的报道，相信将来这种方法也将应用于儿童。最近的一项研究报道了使用！一次性弹性泵施行连续区域阻滞治疗儿童复发性复杂区域疼痛综合征获得成功。迄今发表的研究结果，都强调了通过外周导管镇痛的良好疗效和安全性，只报道了极少数药物渗漏等不良事件，长期输注未见其他并发症或不良反应发生的报道。连续区域阻滞至少和硬膜外镇痛一样有效，但产生不良反应较少。持续坐骨神经阻滞联合浅全身麻醉，可以为下肢手术创造更好的手术条件及给予更好的术后止痛。另外，在连续区域阻滞的第一个24h应该考虑给予镇静，以减少持续注射引起的不适。连续区域阻滞被认为是儿童下肢术后镇痛的安全有效技术，在类似的急性疼痛，患儿采用自控性区域神经阻滞也取得良好效果。这两种技术都是有效和令人满意的，与连续区域阻滞比，使用0.2%罗哌卡因的患儿自控性区域阻滞，用更小剂量的罗哌卡因就可为小儿骨科手术提供充足的术后镇痛，总血浆药物浓度更低。总之，在小儿术后肢体疼痛治疗中，连续区域阻滞或患儿自控性区域阻滞应该是麻醉医师的首选。

（二）新型局麻药和辅助用药

罗哌卡因和左旋丁哌卡因是新型局部麻醉药，这种长效的局麻药比丁哌卡因对心血管影响更少。左旋丁哌卡因在儿童骶管麻醉中是有效的，推荐剂量为2.5mg/kg。它起效迅速，适用于手术麻醉，大于97.5M的患儿能达到术后镇痛目的。在儿童下腹部手术中，它与消旋丁哌卡因有同等的效力。罗哌卡因和左旋丁哌卡因在外周神经、骶尾部、腰/胸部硬膜外麻醉中有良好的疗效。骶管麻醉后，相对于丁哌卡因，罗哌卡因和左旋丁哌卡因能生产更轻的运动神经阻滞。此外，在1~17岁儿童，等浓度5mg/ml罗哌卡因鞘内注射麻醉，按5~20ml/kg给药都有成功的报道。等浓度罗哌卡因鞘内注射麻醉在儿童的阻滞效果与成人类似，但在儿童给予更大剂量罗哌卡因的安全性值得进一步研究。

最近的一项研究提供了连续硬膜外输注的药代动力学数据。硬膜外输注0.2~4mg/(kg•min)罗哌卡因在新生儿和一岁以内的婴儿能达到满意的镇痛效果。由于血浆游离罗哌卡因浓度不受输注时间的影响，因此术后硬膜外输注可安全地使用罗哌卡因48~72h。新生儿游离罗哌卡因的含量高于婴幼儿，但低于成人中枢神经系统毒性阈值浓度（0.35mg/L或更大）。这不应排除在新生儿使用罗哌卡因输注，但建议在小儿出生的前几个星期应谨慎。事实上，儿童的身高和年龄对左旋丁哌卡因的清除率影响最大。在确定安全的硬膜外输注治疗方案时，这些方面都应充分考虑。清除减少和较慢的吸收半衰期对降低新生儿和较小的婴幼儿的有影响。此外，腹股沟手术的患儿，髂腹股沟和髂腹下神经阻滞，推荐使用 2mg/kg 的 0.5%左旋丁哌卡因。

由于药效学和药代动力学的优势，罗哌卡因和左旋丁哌卡因已经替代丁哌卡因应用于临床局部麻醉。已使用不少辅助用药，但最近有报道指出，在中枢阻滞中可乐定表现出了明显的优势。有研究表明，0.125%丁哌卡因的骶管麻醉中加 2μg/kg 可乐定能延长术后镇痛时间，且没有任何的呼吸或循环方面的不良反应。但在髂腹股沟/髂腹下神经阻滞中加入可乐定却没有发现任何益处。

（三）超声引导和区域阻滞

超声准确定位局麻药的给药部位的方法已经在区域阻滞中得到普及，超越了传统的坐标定位技术和神经刺激技术。超声实现了相关解剖结构的非侵入性成像，进而在直视下进针。超声引导的区域阻滞技术优于依靠主观感觉的盲穿技术。下肢手术通常需要使用多种神经阻滞，因为每个区域阻滞都有失败的可能，并且局部麻醉剂的可用剂量是有限制的，因此，以前常选用中枢神经阻滞。超声的使用提高了区域阻滞的成功率，降低局部麻醉药量 30%~50%，从而可以在局麻药最大剂量范围内进行多处外周神经阻滞。

最近使用超声对很多区域阻滞进行了研究。通过超声的应用，脐旁阻滞和髂腹股沟阻滞已得到改进。在实时超声引导下，将 0.25%左旋丁哌卡因 0.1ml/kg 双侧注入腹直肌鞘和腹直肌后方，能够为脐疝修补术提供足够的镇痛。儿童的后腹直肌鞘深度不易预测，这使得超声引导更适用于这一区域阻滞技术。超声引导应用于儿童髂腹股沟/髂腹下神经阻滞，重新评估了髂腹股沟神经阻滞时局麻药的剂量，0.25%左旋丁哌卡因的剂量减少到 0.75ml/kg 即能满足麻醉需要。尽管局部麻醉药量较低，术中及术后镇痛对局麻药的需要量显著低于常规方法。最近，有研究报道指出，超声引导神经定位对那些目前的神经定位技术不能起效的患儿更有益的，例如肌肉组织对刺激反应缺失的患儿。

下肢手术的儿童，联合使用超声引导和神经刺激技术行臀肌下坐骨神经置管术，以完成术中麻醉和术后镇痛。在超声引导下进行坐骨神经置管，可视下将局麻药通过导管注入，所有患儿都达到了成功的坐骨神经阻滞。

连续的硬膜外阻滞仍是小儿局部阻滞的基础。然而，胸段和高位腰段穿刺时硬膜穿刺针直接引起或过量麻醉药引起的脊髓意外损伤的风险，令人担忧。为了减少这种风险，研究人员一直关注低位腰段或骶尾段阻滞（即避开脊髓）和由尾部向头部方向置管。使用传统的硬膜外麻醉，包括负压定位技术，很难确定导管的最佳置入位置。新方法包括硬膜外电刺激和硬膜外导管定位，主要是超声引导确定有关的神经解剖，实时监测穿刺以及导管的置入过程。Tsui 技术使用短导管连接到神经刺激器。麻醉平面的确定与导管末端水平有关，熟练专家有 89%的成功率。然而，这种测试只能在不使用肌松药和硬膜外局麻药时使用。另一方面，尽管最近的一项对加拿大儿科学院麻醉医师的调查表明，对各个年龄组的儿童，要证实是否在硬膜外腔，负压技术都优于生理盐水技术。一项对超声引导和负压技术比较的研究表明：超声引导可减少骨接触，更快地定位，直接观察到神经轴索结构，距皮肤的深度以及局麻药在硬膜外腔的扩散。此外，该研究已经证明，超声能定位导管末端本身或通过注入一些生理盐水后观察导管在硬脊膜的位移来推断它的位置。

正确的导管末端位置对成功的麻醉阻滞和避免并发症发生是必不可少的。超声评估被应用于脊髓成像和寻找骶尾椎扩大的间隙（即髂管位置）。超声成像下的盐水试验确定硬膜外腔位置的成功率是 96.5%，在 2 岁以下儿童中成功率为 100%。这些结果表明，在骶尾部阻滞中，超声成像下的盐水试验是定位正确导管位置的可靠指标。它安全，便于快速操作，并且可以提供更多有用的信息。

四、婴幼儿蛛网膜下腔阻滞

众所周知，手术会导致患儿潜在的循环、代谢、免疫以及凝血功能的应激反应。即便是常规的并不复杂的手术，也会引起术后短期的静态能量消耗和儿茶酚胺分泌增加。而且，这种能量的消耗与手术的严重程度直接相关。手术应激程度越强，术中及术后血浆儿茶酚胺、血糖和糖异生物质的改变就会越严重而且持久。不同的麻醉技术对手术造成应激反应的方式具有其独特性。蛛网膜下腔阻滞是一种有效地减轻手术应激反应的方法。Wolf 及其同事研究表明，行大手术治疗的婴儿，区域阻滞和蛛网膜下腔阻滞比应用大剂量阿片类药物镇痛能更有效地抑制心血管反应和应激反应，其中蛛网膜下腔阻滞最有效，它能有效地减轻应激反应，改善预后。

儿童蛛网膜下腔阻滞是一项快速便捷的技术，儿童可以在手术室迅速恢复。而皮肤至蛛网膜下腔的穿刺路径很简单，因此这项技术对每一位麻醉医师来说都很容易掌握。

（一）蛛网膜下腔阻滞的适应证

蛛网膜下腔阻滞适用于大部分手术时间较短的婴幼儿下腹部和下肢手术。与在成人中的应用效果一样，它起效迅速、镇痛效果确切、肌松良好。国外文献报道蛛网膜下腔阻滞尤其适用于容易引起术后呼吸系统并发症的高危婴幼儿，包括早产儿、低体重儿、支气管发育不良、患有慢性呼吸道疾病等的患儿。这些患儿全麻术后发生呼吸系统并发症的概率明显增加，而应用蛛网膜下腔阻滞对呼吸功能几乎无影响，又能大大减轻全身麻醉的不良反应，术后镇痛良好，对生理功能影响少，操作简单，患儿术后恢复迅速。蛛网膜下腔阻滞也适用于孕后 60 周以下早产儿，尤其是那些发生过新生儿呼吸窘迫和贫血症（血细胞比容低于 30%）的早产儿，这些患儿全麻（包括七氟烷吸入麻醉）后更易发生延迟性呼吸暂停。然而，据美国儿童研究院疝外科治疗中心统计，小儿蛛网膜下腔阻滞的应用率仅为 15%。一些麻醉学专家认为蛛网膜下腔阻滞仅适用于短小手术，但蛛网膜下腔阻滞后行髂腹股沟神经和髂腹下神经阻滞则可延长阻滞时间。由于蛛网膜下腔阻滞是一项效果确切且安全的麻醉技术，所以在一些发展中国家很常用。预行大手术的患儿可经鞘内注射麻醉药做手术后镇痛。由于可能发生延迟性呼吸抑制，故术后必须严密监测。选用这种技术前需考虑到蛛网膜下腔阻滞扩散的平面和持续时间，患儿越小，麻醉持续时间越短，早产儿蛛网膜下腔阻滞持续时间不足 45min（局麻药为利多卡因时）或 60~70min（局麻药为丁哌卡因或左旋丁哌卡因时）。

蛛网膜下腔阻滞特别适用于那些麻醉医师不希望用全麻和气管插管的患儿。上呼吸道感染在低龄患儿比较常见，一年大约有 3~9 次。在急性呼吸道感染期间及感染后早期，气管插管会增加呼吸道并发症的风险。在这些患儿，蛛网膜下腔阻滞不太可能造成并发症，可以使择期手术顺利进行而不被取消。喉痛、声嘶和吞咽困难是气管插管常见的并发症，但是如果手术在区域麻醉下进行，没有气道操作的话，就可避免这些并发症发生。

饱胃也是蛛网膜下腔阻滞的适应证。蛛网膜下腔阻滞不影响保护性气道反射，发生误吸的风险很低。在儿童，恶心、干呕和呕吐在全麻手术后很常见，如果用了阿片类药物，风险更高。同气管插管和吸入麻醉相比，区域阻滞麻醉技术很少产生恶心和呕吐。因此，蛛网膜下腔阻滞对那些有较高术后恶心、呕吐风险的患儿是一个不错的选择。

蛛网膜下腔阻滞还可用于那些有明显肺部疾患和神经肌肉疾病的患儿，以避免全身麻醉而使原有的呼吸功能不全恶化。局部麻醉不会诱发恶性高热，因此蛛网膜下腔阻滞还可用于那些易患恶性高热的患儿。

对于那些害怕失去知觉的大龄患儿来说，区域阻滞技术是替换全身麻醉的一个不错的选择。

大多数不发达国家的儿童，生活在一种经济资源、药物和医疗设备都比较有限的环境中，相比于全身麻醉，蛛网膜下腔阻滞是一种相对安全经济的选择。

（二）蛛网膜下腔阻滞的禁忌证

每一位儿科麻醉医师都必须掌握儿童蛛网膜下腔阻滞的专业知识和技能。然而，在实施此项操作之前，不仅要考虑它的优点，还要考虑到这项技术的局限性和禁忌证。对那些罹患穿刺部位感染、进行性退行性轴突病变疾病、颅内压增高、严重凝血紊乱和低容量血症的患儿，应该避免使用蛛网膜下腔阻滞。有妨碍无菌备皮的皮肤病、败血症、菌血症以及对局麻药物过敏也是蛛网膜下腔阻滞的禁忌证。蛛网膜下腔阻滞的相对禁忌证包括脊柱变形和凝血异常。单次给药蛛网膜下腔阻滞的持续时间不允许手术操作持续超过 75~90min。

（三）蛛网膜下腔阻滞常用的局麻药物

氨基脂类局麻药丁卡因和氨酰类局麻药利多卡因与丁哌卡因是小儿蛛网膜下腔阻滞最常用的局麻药。脂类和酰胺类药物在代谢、溶液稳定性以及潜在致过敏反应等方面各不相同。首先，脂类药物是在血浆中被假胆碱酯酶水解，而酰胺类药物是在肝脏内由酶类降解。其次，氨基脂类药物在溶液中不稳定，由此可导致长期存放后产生蛛网膜下腔阻滞不全。相反，酰胺类局麻药非常稳定。最后，氨基苯甲酸（一种脂类局麻药物代谢后形成的代谢产物）能引起过敏感应。而在酰胺类局麻药，过敏反应非常罕见。

临床工作中，通常根据体重计算局麻药的剂量。其他的参数，比如身高，可能会导致药物过量。然而，在那些过度肥胖的儿童，根据体重得出的药物剂量仍可能导致药物过量。因此，对于这些儿童，应该应用稍微小一些的剂量。

丁卡因常用于小儿的蛛网膜下腔阻滞。在婴儿，高比重丁卡因 0.4mg/kg 麻醉持续时间是 80~90min，合用肾上腺素，持续时间可延长至 2h 以上。在 1~2 岁的儿童，高比重的丁卡因 0.3mg/kg 合用去氧肾上腺素可产生感觉阻滞（胸椎 T_3~T_5），持续时间 70min；在青少年持续时间更长，在 3h 以上。

由于作用时间短，利多卡因并不是年幼儿童蛛网膜下腔阻滞的理想局麻药。当应用合适剂量的利多卡因 1mg/kg，感觉阻滞在 30min 后逐渐减弱，在某些儿童甚至更快。即使应用过量的利多卡因 3mg/kg 且合用肾上腺素，感觉阻滞的平均持续时间也不会超过 50min。而且，因为应用利多卡因蛛网膜下腔阻滞以后患儿恢复达到回家的标准同应用丁哌卡因是相同的。所以，同丁哌卡因相比，利多卡因在小儿麻醉中不具备任何优势。

丁哌卡因常用于婴儿麻醉，剂量是 0.3~0.5mg/kg，可以提供 60min 的感觉阻滞（胸椎 T_1~T_6）。更高剂量的丁哌卡因，达到 1.0mg/kg，即使合用肾上腺素，也不能使感觉阻滞的时间延长，但有可能提高麻醉的成功率。

Kokki 教授推荐体重 10kg 以下的小儿应用丁哌卡因的剂量是 0.5mg/kg，体重 11~19kg 的小儿剂量是 0.4mg/kg，体重 20kg 及以上的小儿剂量是 0.3mg/kg。这些剂量可以产生胸椎 T_3~T_5 水平的感觉阻滞，持续时间是 75~85min。然而，临床实践显示剂量稍低也可能产生足够的麻醉效果，不过还需要更进一步的研究。

（四）局麻药物的比重

用于蛛网膜下腔阻滞的局麻药溶液常用注射用水，生理盐水和葡萄糖配方制成低比重，等比重或高比重液体。在理论上，通过选择合适比重的局麻药溶液和患儿体位，可以引导局麻药物达到需要麻醉的脊髓节段。然而，我们尚不能明确在儿童药物的比重能否影响组织的特征。在一项儿童麻醉的研究中，应用高比重丁哌卡因蛛网膜下腔阻滞的成功率高于等比重丁哌卡因。然而，应用两种不同比重溶液进行蛛网膜下腔阻滞，阻滞成功的特征是相似的。这也可能用穿刺技术来解释阻滞成功率的区别，而不是两种不同比重溶液的确切区别。这些结果说明进一步的研究以确定是药物的比重影响了蛛网膜下腔阻滞的成功率，还是穿刺技术导致了成功率的差别是有必要的。最近研究显示在蛛网膜下腔阻滞穿刺时，抽吸脑脊液可以使小儿的感觉阻滞更加完善。因此，精确确定穿刺针正确位置比局麻药物浓度更重要。

（五）阻滞过程

儿童的脊柱比较灵活，椎体间隙容易辨认，蛛网膜下腔穿刺比较容易。蛛网膜下腔阻滞穿刺点在脊柱腰段，同腰部硬膜外麻醉。患儿取坐位时较易穿刺，但侧卧位操作对患儿尤其是高危婴儿更安全。操作过程中头部应始终处于伸展位。一般不在鞘内放置导管。目前蛛网膜下腔阻滞常用局麻药为丁卡因和丁哌卡因，所需用量很少；左旋丁哌卡因和罗哌卡因用于蛛网膜下腔阻滞也有较好的应用前景，但国内尚无循证医学证据支持，应慎用。局麻药常为高比重溶液，等比重溶液也有效，而且可降低因不慎移动患儿下肢致麻醉平面上移的危险。丁卡因中加用肾上腺素可使麻醉时间延长 30%~50%，但丁哌卡因中加肾上腺素却无此作用。

合适的腰麻穿刺针应该是易于操作，穿刺疼痛轻，穿刺成功后脑脊液能够快速流出，穿刺后并发症的发生率低。穿刺针应该带管芯，这样可以避免穿刺时将皮肤或皮下组织带人蛛网膜下腔，能够保证穿刺针通畅。研究表明，同 25~27G 穿刺针相比，22G 穿刺针腰穿后头痛的发生率高 2~3 倍。50mm 的 25G 脊髓穿刺针较适用于幼儿，而 90mm 的 27G 穿刺针适用于学龄儿童和青少年。穿刺针尖的设计，不论是刀刃式还是笔尖式，并不影响阻滞的成功率或穿刺后并发症的发生率，也不影响蛛网膜下腔阻滞的质量，扩散或麻醉持续时间。

7 岁以下的儿童使用 0.3~0.4mg/kg 的丁哌卡因，7 岁以上的儿童使用 0.25~0.3mg/kg 的丁哌卡因，可以产生 T_3~T_5 胸椎体水平的阻滞，持续时间为 75~85min。高比重和等比重的丁哌卡因都可以应用。当需要延长麻醉时间时，腰-硬联合麻醉是一个合适的选择，也可以采用连续蛛网膜下腔阻滞。

小儿蛛网膜下腔阻滞平面的测定通常比较困难。如果不用镇静药物，小儿虽然清醒但通常过度焦虑哭闹；如果镇静过度，则无法正确评估麻醉平面。常用的检测麻醉平面的方法包括切皮反应、冷刺激法和针刺法。Dalens 等推荐应用经皮电刺激法进行麻醉平面的测定，与以上方法相比，电刺激法更精确、可重复，经济易行。

在蛛网膜下腔阻滞合并镇静治疗时，在幼儿常出现氧饱和度下降，再大一些的儿童常出现低血压和心动过缓，因此在蛛网膜下腔阻滞时，应当进行适当的监测，当出现不良反应时，必须立即进行积极地治疗。

（六）不良反应和并发症

蛛网膜下腔阻滞的主要不足是持续时间短。伤害性感受在麻醉后不久就开始恢复，因此有些专家建议清醒患儿应采用骶管麻醉而非蛛网膜下腔阻滞，另一种方法是蛛网膜下腔阻滞后立即行黯腹股沟神经和髂腹下神经阻滞。这不仅消除手术疼痛，而且术后镇痛充分，也明显降低了全身中毒的危险性。因无法进入蛛网膜下腔导致蛛网膜下腔阻滞失败也很常见，发生率为 25%以上。术中移动患儿双腿会增加蛛网膜下腔阻滞危险性，可导致高比重局麻药向头端扩散，继而呼吸抑制，须气管内插管辅助通气直至自主呼吸恢复。其他并发症同硬膜外麻醉。儿童腰穿会出现与成人相同的不良反应。而且，腰穿后头痛与年龄无关。尽管腰穿后头痛在儿童很常见（发生率 4%），但是通常症状比较轻而且持续时间较短。

五、骶管麻醉

骶管麻醉通过骶裂孔实施，是小儿尤其是婴幼儿最常用的硬膜外麻醉方式。骶裂孔是骶尾联合上方一“V”字形裂隙，因第 4、5 骶椎椎弓闭合不良所致。其底端为两个极易扪及的骨性突起，即骶角。背侧壁为低尾韧带，它是黄韧带在骶部的延续。经骶裂孔很容易进入骶部硬膜外间隙。小儿骶管裂孔相对较大，体表标志明显，且骶骨背面平、骶角突出易扪及，穿刺成功率较高，而且小儿骶管容积小，蛛网膜囊位置较低，局麻药物浸润完全，能够满足下腹部、会阴部以及下肢大部分手术的要求，并且连续骶管麻醉的应用，也可满足长时间手术的要求。小儿骶管内蛛网膜囊位置较低，如穿刺过深，亦有误入蛛网膜下腔造成全脊髓麻醉的可能。骶管麻醉应使用短斜面穿刺针以免刺破硬脊膜。随着年龄增长小儿低骨轴线偏离腰椎中轴，骶裂孔更难定位，甚至可能闭锁。

婴幼儿骶管腔充满脂肪和疏松的网状结缔组织，这使得局麻药很容易扩散。6~7 岁儿童硬膜外间隙脂肪变得更紧密，局麻药不易扩散。脂肪内含许多无瓣膜的血管，意外的血管内注药可立即导致局麻药全身扩散，引起中毒症状。骶管腔与腰骶部神经丛周围间隙相通（特别是腰骶干），所以有必要注入足够剂量的局麻药以补充流失量才能获得满意的感觉阻滞平面。

（一）适应证和禁忌证

骶管麻醉能满足多数低位手术要求（主要是脐以下），包括疝囊结扎术、泌尿道、肛门、直肠手术、骨盆以及下肢手术等。骶管麻醉主要用于 $ASA_{1\sim2}$ 级的婴儿和幼儿，并通常复合浅全身麻醉，也可用于孕后 50~60 周以下以及早产儿（怀孕 37 周以前出生的婴儿）麻醉。因其硬膜外间隙脂肪呈液态，导管置入很容易，能提供持续时间较长的无痛感。包括美国在内的许多国家都常采用骶管麻醉，但穿刺部位接近肛区，括约肌功能失调的患儿有细菌感染的可能，一些国家因此对使用骶管麻醉有顾虑。经骶管可放置导管直达腰部和胸部硬膜外间隙，而无须选用经腰椎或胸椎棘突间隙硬膜外阻滞。

骶管麻醉的同时可将镇痛药加入局麻药中进行术后镇痛，所以容易被患儿及其家长接受。可单次给药或连续给药，选用低浓度的长效局麻药如 0.1% 或 0.125% 丁哌卡因或 2% 罗哌卡因，两者都具有长效的优势。可联合的镇痛药有氯胺酮、曲马朵、可乐定、阿片类药等，但应注意术后的监护。

骶管麻醉的禁忌证主要有骶骨畸形、脊膜突出和脑脊髓膜炎。

（二）阻滞过程

骶管麻醉时患儿取侧卧位，患侧在下。也可取俯卧位，骨盆下垫一厚枕，尤其是早产儿，也可双腿屈曲成蛙状，使其更舒适也便于固定身体。从骶尾联合沿脊柱向上扪及两侧低角，三者构成一个三角形，靠近顶端进针。皮肤到骶管的距离几乎不受患儿体重和年龄的影响，且均低于 20mm。有多种穿刺方式，最可靠的方法是垂直于皮肤进针，刺破骶尾韧带，然后改为与皮肤呈 20°~30° 角，前行 2~3mm 即进入骶管腔。若需镇痛使用套管针时应与皮肤成 45° 角进针，以避免针芯拔出后套管扭结。近年来有人应用超声引导进行骶管穿刺，提高了穿刺和麻醉的成功率。

放置导管必须使用适当的器具，置入导管前测定骶裂孔到预置点的距离。约 1/3 患儿导管位置不准确，所以注药前需借助放射学检查确定导管尖端的位置。骶管导管的隧道可降低感染发生率，但使置管技术更复杂。

骶管麻醉局麻药用量可参考许多数学模式和方程式计算，其中最可靠的是 Busoni 和 Andreucetti 的计算公式，Armitage 的计算公式更实用。分别注射 0.5mg/kg、1mg/kg、25ml/kg 局麻药可达低、腰部上段和胸部中段感觉阻滞平面。大剂量局麻药（1.25ml/kg）偶尔可导致过高平面（超过 T_4 椎体）。如果所需局麻药超过 1ml/kg，则不宜采用骶管麻醉，最好选择更高位硬膜外麻醉。

Hong 等比较了不同容量/浓度的罗哌卡因对骶管麻醉阻滞平面的影响，结果显示高容量低浓度（与低容量高浓度相比）的罗哌卡因扩散平面更广，持续时间更长。

（三）药物中毒的预防

在进行小儿区域阻滞麻醉时，穿刺针误入血管导致局麻药中毒是非常危险的。在儿童骶管麻醉中这种并发症发生率可高达 0.4%。判断这种并发症的首要技术就是应用试验剂量，其标准是从成人文献延伸而来，心率增加 20~30 次/min 作为鉴别特征。随后研究表明婴儿和儿童应用成人标准会导致试验剂量敏感性偏低。这些研究提出了新的儿科标准，包括心率增加 10 次/min 或收缩压增加 15mmHg，心电图 T 波波幅增高超过 25%；这些研究也表明血流动力学的变化并不总是在早期发生，某些患儿在注射后 60~90s 才出现心率或血压的改变。在氟烷或异氟烷麻醉期间，在应用阿托品或大剂量肾上腺素（0.5~0.75μg/kg）后上述血流动力学标准的敏感性增加；而在七氟烷麻醉期间，其血流动力学标准的敏感性并没有明显改变。尽管大剂量的肾上腺素可以增加试验剂量的敏感性，但是仍要考虑这种大剂量的肾上腺素可能导致室性心律失常的发生。在七氟烷麻醉期间，术前应用阿托品可延长试验剂量导致的心动过速和高血压的持续时间。

随后的观察提示 T 波幅度的改变或 ST 段的改变是鉴别药物误入血管更敏感的指标。另外，心率减慢或形成结性或窦性心动过缓虽非常见，但却是误入血管的特异征象。其中 T 波幅度的改变发生最早，接着是心率的改变，然后是收缩压的改变。这些心电图的改变可能主要是与局麻药（丁哌卡因）有关，而与肾上腺素不一定有关。

因为标准试验剂量合并 0.5μg/kg 肾上腺素使用有较多问题，有人提出异丙肾上腺素更敏感。在早期的研究中，异丙肾上腺素的敏感性随着剂量的增大而增加（0.05~0.075~0.1μg/kg），而不伴有心律失常的增加。尽管研究结果令人鼓舞，提示异丙肾上腺素比肾上腺素在异氟烷或氟院麻醉中更加敏感，但没有关于异丙肾上腺素潜在的神经毒性的资料，因而限制了它在临床中的应用。

总之，在儿童区域阻滞的操作过程中，应当采取几个步骤来减少药物误入血管的可能性。目前的文献支持应用肾上腺素试验剂量（0.5mg/kg）进行上述的检验。尽管上述任何一种方法的敏感性都达不到 100%，但是在所有综述的研究中，其特异性都是 100%。注射生理盐水或局麻药物都没有出现假阳性结果（心率，血压），提示在应用试验剂量后任何心电图的明显改变（心率增加超过 10 次/min）或血流动力学改变（收缩压增加超过 15mmHg）都可被当作药物误入血管的指示。不仅是心率和收缩压的改变，T 波的改变也增加了试验剂量的敏感性，有助于对药物误入血管的认知。T 波改变发生最早，然后是心率改变，再是血压的变化。心电图改变的确切机制尚不明确。T 波的改变在单独应用肾上腺素，或单独应用局麻药物，或两药合用时出现。应用异丙肾上腺素并不发生 T 波改变，提示其机制并不仅仅是 β 肾上腺素能受体的效应。

局麻药误入血管的上述改变可能在给予试验剂量后 60~90s 后出现，提示给予试验剂量后，在给予剩余的局麻药物溶液之前，适当的观察时间是 90s。在氟烷麻醉或异氟烷麻醉期间可以通过术前应用阿托品增加试验剂量敏感性。

另外一个需要考虑的因素是大多数研究都是应用全试验剂量静脉注射。在临床中这种情况可能并不会发生，仅仅是给药剂量的一部分进入全身循环系统。已有的研究表明，不论是肾上腺素还是异丙肾上腺素，机体对试验剂量的反应是剂量相关性的，因此如果只有半量的试验剂量入血，其敏感性的降低是可以预见的。这一现象可以用某些临床中发生的假阴性结果来解释。由于没有一种方法是 100%的敏感，因此，如果可能，麻醉医师应该考虑将局麻药的剂量分成几个部分给药。即使试验剂量的反应是阴性的，也不建议将全部的局麻药溶液快速全量给药。将全量药物分次注入，每次 0.1~0.2ml/kg，每次注射后观察 90s。其他减少误入血管毒性的因素包括限制局麻药的总剂量，应用最低有效浓度和容量，以及应用新型的低心脏毒性的新局麻药物。在全凭静脉麻醉期间还需要更进一步的研究，一些新的麻醉药物比如丙泊酚或雷米芬太尼能够显著影响心率，导致试验的精确性不高等。另外，新型局麻药物比如罗哌卡因或左旋丁哌卡因对肾上腺素能药物对心率、血压和心电图的不同影响仍需要进一步的评估。

（四）并发症

骶管麻醉并发症发生率极低，约为 1/1000，药液误入皮下软组织可导致阻滞失败；血管或骨质内注药可致全身中毒；鞘内注射可致全蛛网膜下腔阻滞；刺入盆腔内脏或血管也见报道；尿潴留、呕吐发生率较低。尽管对血流动力学影响甚微，但 8 岁以上小儿常发生低血压，并且局部血流分布有明显改变，如肺动脉阻力增加、主动脉血流减少、下肢血管阻力降低；小儿术前过度禁食术后偶尔发生延迟性虚脱。其他并发症包括细菌感染（硬膜外脓肿少见）、神经阻滞平面不理想（如过高、过低、单侧阻滞）等。阻滞完全失败率达 3%~5%，尤其 7 岁以上儿童失败率更高，但即使在更年幼的儿童，失败率仍相当高。法国和比利时的研究机构报道了 5 例小儿骶管或低位硬膜外麻醉后严重的并发症：1 例四肢麻痹，1 例截瘫，3 例死亡。年龄都<3 个月，虽未得出局麻药与此有结论性的关系，但应引起足够的重视。合适的器具、适当的技巧和严格遵守基本安全操作规范，可避免这些并发症的发生。

（余丽珍）

第十二章 老年麻醉

第一节 老年患者的生理特点

"老年化"日益受到全社会尤其是医学上的重视，但"老年"的年龄界限尚未取得一致。根据世界卫生组织资料和联合国区域划分，亚太地区把60岁以上定为老年人，北美和多数欧洲国家把65岁以上称为老年人。结合我国情况，常采用下列划分法：60岁以上为老年人，其中小于80岁为老年期；80岁或80岁以上，小于90岁为高龄期；90岁或90岁以上为长寿期。由于人生理功能衰退的程度与其年龄并非总是相符，故生理年龄更为重要，而生理年龄的判断目前尚无统一标准，只能依据临床情况综合判断。但老年人生理状态的趋向是逐渐的功能减退且因人而异。同时，随着整体医疗水平的提高，特别是医药的进步和公共卫生的落实，老年人外科手术日益增多，且大范围和高风险的手术比例增加，因此，熟悉老年人的生理改变有利于围麻醉期的管理和围术期安全。

一、衰老的特点

人类的衰老是一个普遍的生物学过程，表现为履行职能的能力下降，并随着时间的推移发病率和死亡率增加。衰老（aging），乃是指机体各器官功能普遍的、逐渐地降低过程。形态结构的退行性改变是其基础，生理功能的降低和心理功能的衰退是其共同表现。衰老有两种不同的情况：①生理性衰老。它是在正常情况下出现的、生命过程的必然结局；②病理性衰老。有人称之为早衰，是指生命在生长、发育的过程中，由于各种原因引起疾病，从外部侵袭引起形态和功能发生变化，提前出现身体脏器的退行性改变，生命在其途中发生夭折。

事实上人体的衰老是一个逐渐发生的过程，不但不同的人衰老开始的年龄各不相同，而且同一个人各个器官结构和功能退化的年龄也不一致。因而，在衰老的讨论中，应包括对实足年龄，生理年龄，临床年龄的理解。①实足年龄：这是最简便的量度，广泛应用于临床和老龄化研究。在过去的二十世纪，人类平均寿命大大增加，然而老龄人存在着显著的异质性，传统的年龄划分有严重的缺陷。这是临床医生可以想象并普遍遇到的，从外科和麻醉的角度，一个健康的85岁老人的生理储备和代偿功能，可能等同于或优于65岁患有许多疾病和健康状况不佳的老人。因此，很明显，对于老年人与年龄有关的麻醉和手术风险，实足年龄并不是一个可靠的估计依据，基于病人的高龄而剥夺外科干预是极为片面的；②生理年龄：生理性衰老通常是指固有的生物衰老过程中的变化，也被称为标准老化。现在接受这种观念的人不多，对于临床医生来说，生理老化的标志是非常明显的，如下降的身高、白头发、起皱的皮肤、视力的改变以及一定程度上减弱的协调活动。在正常或无压力的情况下，老年人可能与青年人具有相同的活动能力。

但是，伴随生理储备功能的减少，老年人不能承受超过其代偿反应的损害（创伤、新疾病的发生或灾难性的心理活动），他们更容易失代偿和患病。此外，老年患者承受麻醉和手术以及手术复原过程的能力下降；③临床年龄：临床衰老是一个相对较新的定义，对于临床医生或许是一个更有用的观念。临床年龄强调内在的生物衰老，同时重视外在因素和疾病的进程所减少的老年人履行职能的能力。

（一）衰老的特点

老年期的典型特征就是"老"，即老化（senescence）、衰老或老年（aging）的意思。衰老或老年与老化的概念基本一致，但老化重在"开始的衰老"之意。生物学上衰老具有非常明显的特征，即丘比特（CUPID）标准衰老的金标准"：普遍性、渐进性、累积性、内在性和危害性。此外，衰老还具有隐蔽性和可逆性。

医学上，老年人的老化首先从生理方面开始，这种生理特征的变化不仅体现在老年人的外观形态上，还反映在人体内部细胞、组织和器官以及身体各功能系统的变化上。

1.普遍性（universal）生物学研究表明

（1）多细胞生物普遍存在衰老现象。

（2）衰老是普遍发生、必然的生物学现象。

2.渐进性（progressive）它是衰老的重要特征之一

（1）衰老是一个持续的、渐进加重的过程。

（2）衰老的整个过程呈不可逆性。但某些形态结构的衰老改变，在一定条件下存在可逆性。

3.累积性（cumulative）该特征是指

（1）衰老改变是一个漫长而复杂的过程。

（2）衰老改变逐渐积累，只有积累到一定程度，生物机体的形态结构才会出现明显的退行性变化，生理功能才会有所下降。

4.内在性（intrinsic）一系列研究发现

（1）衰老是由遗传基因决定的、生物固有的特征。

（2）物体生活的外部环境一定程度上影响着衰老的进程。

5.危害性（deleterious）机体的生理功能、生活的质量与衰老的程度是一致的。一般而言，衰老程度越重，机体生理功能越差，个体的寿命越短。

（二）衰老的医学特征

1.形态变化特征

形态上的变化包括：①细胞的变化；②组织和器官的变化；③整体外观的变化。

（1）细胞的变化：这一变化是人体衰老的基础，主要表现为细胞数的逐步减少。人体细胞大约有60兆，一般地说，每秒钟就会死亡50万个，同时再生50万个。约每两年，人体的细胞更换一次。随着年龄的增长，再生细胞数减少，死亡数增多。日本学者长期研究认为，细胞数目的下降是导致衰老的主要原因。据研究，男性在40岁以后、女性在20岁以后细胞数就开始缓慢减少，70岁以后急剧下降。除此以外，还会出现细胞分裂、细胞生长及组织恢复能力降低、细胞萎缩等现象。

（2）组织和器官的变化：由于内脏器官和组织的细胞数减少，脏器发生萎缩，重量减轻。据估计，70岁老人的肺、肾、脑和肌肉的细胞数大致相当于20岁年轻人的60%左右，70岁老人的脾脏和淋巴结的重量为中年人的一半。

（3）外部特征：人的生理机能衰退往往逐渐变化，最早出现的细微变化，多从形体、外貌上反映出来，常见为皮肤、毛发的改变。随着年龄增长，容颜、牙齿及形体发生改变。机体表面的这些形态变化，主要是由组织、器官退行性改变所引起，如细胞减少、萎缩、变性、组织弹性减低等。

1）皮肤松弛发皱，特别是额部及眼角。面部皱纹为衰老改变的重要征象之一，这是由于细胞失水，皮下脂肪逐渐减少，皮肤弹性降低，皮肤胶原纤维交联增加以及皮肤受到肌肉的牵拉，造成皮肤松弛以致干瘪发皱。最早出现皱纹的地方是额部，并且随着年龄的增加，皱纹变多变深。随后在眼角、耳前颞部及口角两边相继出现皱纹。

2）毛发逐渐变白而稀少。衰老时，由于毛发中色素减少而空气增多，毛囊组织萎缩，毛发得不到营养而脱落所致，这与遗传也有关系。研究发现，60岁以后，几乎100%的人头发变白，约有80%的老人出现脱发，75岁以上则有90%的老人脱发。此外，衰老时，一般眉毛稀疏，部分或全部呈白色，个别的眉毛全秃，且胡须逐渐变白。这里要说明的是，比头发更明确地表示老化的却是鼻毛的变白。鼻毛只生在鼻孔的入口处，数量少，它与头发不同，不随年龄增加而变稀薄，因此要检查变白的程度及变白的多少比较容易。

3）老年斑的出现。它是老年人多发的一种点状色素沉着，60岁后明显增多。由于体内抗过氧化作用的过氧化物歧化酶活性降低，自由基的增加，以致产生更多的脂褐素积累于皮下，形成黑斑。

4）齿骨萎缩和脱落。人到中年以后，由于牙根和牙龈组织萎缩，牙齿就会松动致脱落。

5）身高降低、骨质变松变脆。老人的骨质变松脆，故易发生骨折。与此同时，软骨钙化变硬，失去弹性，导致关节的灵活性降低，脊柱弯曲，以致70岁前后的老人身高一般比青壮年时期减少6~10cm，不少老人还会出现驼背弓腰现象。身高降低的主要原因是：①老年人由于椎间盘萎缩变薄，脊柱变短且弯曲，可出现驼背和身高降低；②老年人常同时合并臀部及膝部弯曲，势必加重身高的降低和姿态的改变。

6）体重减轻。老年人体重的变化因人而异，多数老人的体重逐年减轻。其程度随摄入的营养、体质与生活方式而异。其原因在于老年人的细胞数逐渐减少和细胞内的液体含量减少（比年轻人大约减少30%~40%）。但也有老年人体重逐渐增加，这是因为脂肪代谢功能减退导致脂肪沉积增加，尤其是在更年期内分泌功能发生退化以后更为显著。

7）性腺及肌肉萎缩：人在40岁以后，内分泌腺，特别是性腺逐渐退化，出现"更年期"的各种症状，例如女人的经期紊乱、发胖；男人发生忧郁、性亢进、失眠等。人到50岁以后，肌纤维逐渐萎缩，肌肉变硬，肌力衰退，易于疲劳和发生腰酸腿痛，腹壁变厚，腰围变大，动作逐渐变得笨拙迟缓。

需要指出的是，上述这些变化的个体差异很大，它与一个人的健康状况、生活方式、营养条件、精神状态和意外事件等因素都有密切关系。

2.功能特征

老年人在生理功能方面相应地表现出了明显的衰退趋势：①贮备能力和应激能力降低。这是全身组织器官与生理功能退化的结果。在绝大多数老年人中，衰老的生理功能代偿完全，只有当生理处于应激状态时，如锻炼、患病以及围术期，生理储备功能受限才会表现出来。对于这些老年人来说，一旦环境发生变化或出现意外事故而处于紧张状态时，机体就难以应付，从而影响了其正常的生理功能；②适应能力减弱。老年人机体多种生理功能的减退，往往导致内环境稳定性失调，而出现各种功能障碍。例如，短期内改变老年人的生活环境，可能会导致老人水土不服、肠胃不适、睡眠不佳等现象；③抵抗力下降。随着生理功能（特别是免疫功能）的衰退与紊乱，老年人的抵抗力明显下降，容易患上某些传染性疾病、代谢紊乱性疾病、恶性肿瘤等，例如流行性感冒、肠胃疾病等；④自理能力降低。所谓自理能力，是指自己能够料理自己、不需要别人帮助。随着机体的衰老，体力逐渐减退，老年人往往动作迟缓、反应迟钝，行动多有不便，容易出现意外事故，如老年人容易跌倒受伤，或被刀、剪割伤等。

（1）视力、听力减退。视力随着年龄的增加而减退。其原因包括：①晶状体的视调节能力改变。晶状体如同照相机中的聚光镜（凸透镜），它是一个透明的有弹性的组织结构。通过睫状肌的收缩，可以改变晶状体的屈光能力，从而使不同大小和不同远近的物体的形象，清晰地成像于视网膜上。这就是所谓晶状体的视调节能力。但在衰老过程中，晶状体的弹性逐渐降低，其屈光能力逐渐减小，因而视调节能力也就逐渐降低；②晶状体在衰老过程中的混浊度逐渐增加，当这种混浊使晶状体的透明性明显降低或丧失时，便会形成白内障。一般来说，从 30 岁开始，听力就逐渐减退。在大于 65 岁的老人中，听力减退的占 27.4%。听力同样随着年龄的增加而减退，减退的原因包括：①鼓膜的增厚和弹性减退；②听小骨链关节的机械效能减退；③内耳的听觉神经细胞即耳蜗的毛细胞数逐渐减少。

（2）记忆力、思维能力逐渐降低。大多数人在 70 岁以后记忆力会大大下降，特别是有近记忆健忘的现象（即近事遗忘）。这主要是由于老年人的大脑神经细胞大量死亡的关系。

（3）重要脏器储备功能逐渐降低，特别是心肺功能下降，代谢功能失调。人体所有的器官，在一般情况下都不需要竭尽全力工作，而留有一定储备，只有在必要时才将储备力付出使用。而衰老时，这种储备力减少，例如老年人在平坦的道路上缓慢行走时，没有什么痛苦，如快步行走或跑步时，就要发生气喘和心慌，而且在停止运动以后，呼吸和脉搏数也不像青年人那样很快复原。这些都说明肌肉、肺、心脏的储备力减低。

（4）对外界环境的适应能力减退。常同时伴随免疫力下降，因此易受病菌侵害，部分老年人产生自身免疫病。在外界环境发生变化时，身体具有逐渐适应和习惯的能力，叫作适应力。衰老时，人的适应力降低，当发生气压、气温、湿度等气候上的改变时，就容易生病。如在阴天、刮大风时，或到地势较高的地方，易出现全身酸痛无力、胸闷、气短、呼吸困难甚至失眠、情绪抑郁等现象。国内外研究表明，老年人在严寒和酷热的季节患病者较多，如在寒冷的 12 月、1 月、2 月多患肺炎及心肌梗死；在夏天易患中暑及腹泻。对感染的防御能力减退。老年人易发生传染性疾病、退行性疾病、代谢紊乱性疾病和恶性肿瘤。

（5）自理能力下降。衰老时，反应迟钝，行动缓慢，行动不便，同时体力逐渐减退，极容易失误，因而发生外伤等的机会也较多。

（6）出现老年性疾病，如高血压、心血管病、肺气肿、支气管炎、糖尿病、前列腺肥大、肿瘤和老年精神病等。

以上衰老特征并不是一定同时出现在同一个人身上，一个人可能出现一种或几种，且先后不同，因人而异。

（三）影响衰老的因素

（1）环境因素。DNA（特别是线粒体DNA）并不像原先设想的那么稳定，包括基因在内的遗传控制体系可受内外环境，特别是氧自由基等损伤因素的影响，会加速衰老过程，是影响衰老的重要因素。我国新中国成立前平均寿命只有35岁，而现在全国平均寿命显著增加，其中北京市民平均寿命约76岁。我国的长寿地方如新疆的和田、江苏的南通、广西的巴马，说明了环境是影响衰老的重要因素。

（2）遗传因素。衰老的进程中遗传控制起着关键作用。衰老并非单一基因决定，而是一连串"衰老基因"、"长寿基因"激活和阻滞以及通过各自产物相互作用的结果。同一个长寿村，为什么不是每个人都长寿呢？这说明遗传起着关键作用；同时，在普通地域，常常有长寿家族，说明长寿基因可以通过遗传来表达。

（3）人类衰老速度的测定。对人类衰老速度的测定主要是通过测定一些器官的功能，取得必要的数据。国外学者测定人类衰老速度的项目，一般多为10~20个项目，比较有代表意义的美国巴尔的摩老年医学中心，测定人类衰老速度的项目共24个。其中主要的是下列项目：一秒钟用力呼气量、收缩压、血红蛋白量、人血白蛋白量、血清球蛋白量、口服葡萄糖2h后血浆葡萄糖量、听觉、视敏度、基础代谢、X线测定手骨皮质的情况、肌酐排出量、最大工作效率、反应时间。我国一些老年医学研究者也对速度进行了测定，其主要项目有：反映肺功能的肺活量、反映视功能的视调节能力、反映听功能的电测听、反映肾功能的内生肌酐清除率、反映神经功能的神经传导速度、反映嗅功能的嗅觉、反映肌肉收缩功能的握力、反映血管功能的血压、反映神经运动功能的运动频率、反映心功能的心电图等。

二、老年的生理变化特点

老年化是一种多环节的生物学过程，是机体在退化时期功能下降和紊乱的综合表现。老年化进程中常伴随以下的生理改变：①代谢与能量消耗改变。据测定，人从出生后，组织耗氧与基础代谢就不断下降。与中年人比较，老年人大约降低10%~20%；同时老年人体力活动量也相对有所减少，使总能量代谢明显改变；②细胞功能下降。随着年龄增长，体内代谢类型逐渐由合成代谢占优势转为劣势，分解代谢相对增强，以致合成与分解代谢失去平衡，引起细胞功能下降；③器官功能改变。内脏器官功能随年龄增高而有不同程度的下降；④内分泌功能改变。尽管对老年人的激素代谢状况尚有不同意见，但从血浆中激素水平和体内受体的敏感性的分析测定中仍可见到激素的改变。

在老化过程中，各个系统脏器的结构、形态不断发生了一些改变；而结构、形态的变化，必然要带来器官生理功能的降低。与青年人相比，老年人最重要的差别就是各系统器官功能的普遍降低。但应注意：①生理功能的降低也同样存在个体差异，即出现变化的过程和时间因人而异，衰退情况各不相同，这就是我们常常说生理年龄和实际年龄之间的差别；②同一个个体的各个器官功能的衰退情况也不尽相同。但总的说来，机体的生理功能随年龄增长而发生的变化是有规律的，各个组织、器官系统将会出现一系列慢性退行性的衰老变化，并呈现出各自的特点。

（一）心血管系统的改变

1.老年人心血管系统生理改变

（1）心脏：主要表现在心脏储备能力下降，自律性、兴奋性和传导性降低。

心排血量（cardiacoutput，CO）和每搏量老年人因心脏顺应性降低、心肌收缩功能降低，其心每搏量、心排血量逐渐降低。①老年人心脏顺应性降低，心肌收缩力减弱，心室舒张功能减退同时充盈减少，心排血量、心每搏量、射血分数、氧输送等减少。研究发现自 30 岁起 CO 每年约减小 1%，在 80 岁心排出量约减少 40%；70 岁时心脏指数约下降 30%。在安静状态下，心率不随龄而改变，但在运动和承受最大负荷时心脏对应激有三个主要因素，即心肌收缩、心率和 Starling 机制均减弱，因而心肌的工作效率减低，心率及每搏量均降低，故心排出量降低，等长收缩时间与等长舒张时间均延长。据测试 60 岁以上老年人于运动后，约有 45% 的老年人射血分数 <0.6，而年轻人只有 2% 比例射血分数 <0.6；②老年人左心室壁增厚和后负荷增加可导致心肌收缩期延长，从而使舒张早期充盈时间缩短。在这种情况下，心房的收缩对心室充盈后期非常重要，这也是老年人除窦性节律外经常不能耐受心脏节律改变的原因；③左房、肺血管充盈增加，引起肺充血；④心瓣膜功能改变。老年人心脏瓣膜常增厚和僵硬，出现瓣膜关闭不全。

心脏储备能力降低：心脏储备能力降低是老年人心脏老化的重要特征。其原因为：心肌肥大、冠状动脉供氧能力降低、心肌细胞线粒体功能退化导致 ATP 生成减少，心肌应激时能量缺乏。

冠状动脉循环的改变：老年人冠状动脉循环的特征主要包括：①冠状动脉血流量减少。随着老年人年龄的增加，心脏舒张功能障碍，导致心肌于舒张期血液供应减少。静息状态下，冠状动脉提供的氧能满足老年人机体的需要，但在应激状态下，可出现明显冠状动脉灌注不足；②冠状动脉血流速度减慢。老年人心肌顺应性降低，心脏射血时间延长，舒张期延长，充盈速度减慢，冠状动脉灌注减慢，尤其是当心率加快时，心脏舒张期缩短，会加重冠状动脉灌注不足；③心肌内血管床减少。其主要原因为：心肌纤维化、硬化及冠状动脉分支硬化使血管床减少。

（2）心率及心律

1）老年人心脏自律性降低，表现为固有心率和最大心率均随年龄增大而降低。

2）心率缓慢的同时代偿能力差，即于受刺激时并不相应增快。主要原因为动脉硬化，尤其是主动脉弓压力感受器调节血压和心率功能减退、窦房结功能减退、副交感神经系统张力增加、房室束和室内束传导纤维减少、β 受体反应下降。临床观察发现 80 岁老年人心率较年轻人减慢 20%。

3）窦房结恢复时间延长，运动后恢复到静息心率的时间延长。研究表明，不管是否有心血管疾病 69 岁以上的病人增加至 6.9% 存在房室阻滞。

（3）血压：通常老年人收缩压和舒张压随年龄增加而升高，同时外周血管阻力升高。65 岁以后约有 40%~50% 老年人伴有动脉硬化和高血压，收缩压逐年升高，脉压加大，当小动脉硬化时，舒张压也升高；外周阻力每年约以 1% 的速度递增，导致左室后负荷增高，左室肥厚，每搏量减少，循环时间延长，脏器和冠脉供血降低。主动脉容积增加和弹性降低，进入血管的血量增多时，主动脉的血压即增高。脉搏速度可反映血管的弹性，主动脉的脉搏速度由 5 岁时的 4.1m/s 增至 65 岁时的 1.5m/s。

（4）血容量变小：年人静脉弹性减退，顺应性下降，血容量相对不足，同时静脉压调节功能减退，可导致老年人热水浴或进餐后易出现血压降低。

（5）血液流变学

1）血液黏滞度增加。

2）红细胞变形能力下降。

3）血小板质量和功能改变。

4）血浆纤维蛋白原水平和凝血因子增高、抗凝血酶降低、纤溶活性降低。

在评估老年人心血管功能时，重要的是了解其储备功能。虽然心血管功能有时已明显受损，但在安静状态下，血流动力学仍可保持相对稳定。在应激状态下，老年人心血管系统应激反应迟钝，对低血容量和低血压的代偿反应差，在药物作用、失血等情况下容易出现血压骤升、剧降、低血压或休克。其主要原因为：①老年人因主动脉弓及颈动脉粥样硬化，压力感受器敏感性降低；②肾素-血管紧张素-醛固酮系统活性降低；③肾脏对心房钠尿肽的反应性降低，心房钠尿肽水平升高。因而，应激状态下老年人心脏的搏血能力不能相应增加以满足机体的需要，显示其储备功能不足。

（二）老年人心血管系统生理改变的解剖学和组织学基础

心脏主要改变包括：①心脏体积变化不大，部分体积缩小；②心脏重量随年龄而增加。研究表明心脏每年增加 1~1.5g；③心包膜下、心外膜脂肪存积，心包膜增厚僵硬；心内膜进行性增厚钙化；心肌结缔组织和胶原蛋白增加、类脂质沉积和淀粉样变，心瓣膜纤维化及钙化，心壁肌层增厚、硬化和脂肪浸润，心腔缩小，导致左心室舒张期顺应性降低。老年人心肌淀粉样变以弥漫性病变为主，主要累及心房肌、心室肌、传导系统和冠状血管。研究表明，老年人心肌淀粉样变发生率高达 40%~70%；④心肌纤维萎缩，同时脂褐质积聚。脂褐素积聚是由于线粒体破坏所致，其主要危害是引起心肌细胞内蛋白合成障碍。研究表明，衰老的心脏中存在着心肌的细胞组成的变化，肌细胞数量减少，而体积增加；⑤对室间隔厚度与体表面积比值的检测提示壁厚度的增加是年龄相关性的。60 岁以上的病人中，室间隔厚度与左室壁的比值能达到 3:1。衰老心脏经历了主动脉根部的扩张和右移，以及左室收缩与舒张功能的缓慢降低，主动脉和二尖瓣的增厚 10%。70 岁以后，二尖瓣环开始钙化，90 岁以上的女性 40%有二尖瓣钙化，半月瓣和少数的房室瓣的钙化男女比例为 4:1。老化的心脏还出现冠脉扩张和冠脉侧支数量和大小的增加；⑥心脏传导系统内心肌纤维减少，脂肪浸润和纤维组织增加。实验研究发现，70 岁老年人窦房结起搏细胞和房室束细胞分别为 10%~25%、40%，而 30 岁的青壮年相应达70%、55%。室内传导系统、心脏纤维支架间的钙化和退行性变化常引起原发性传导束退化症；⑦心肌蛋白减少和心肌收缩有关的酶活性降低。

血管包括：①动脉。老年人动脉主要表现为硬化，尤其是冠状动脉、脑动脉硬化，主要表现为动脉壁内弹性蛋白数量减少，胶原蛋白增加，特别是弹性蛋白和胶原蛋白断裂导致血管壁基质变化，钙和脂质在血管中层积聚，血管壁中膜和内膜纤维增厚，血管变硬，内径缩小同时舒张度减少。其具体特征为：主动脉周径随年龄增加而增大、主动脉弹性及伸展性随年龄增加而减低、主动脉中层细胞减少同时平滑肌变性、动脉管壁增厚伴延长屈曲下垂；②静脉。老年人静脉内膜增厚、弹性减退管腔扩大，血管床扩大，全身静脉压降低。研究表明，老年人大动脉阻力增加、静脉压降低，为维持有效循环血量，心脏常代偿性增大；③老年人功能性毛细血管数量减少，弹性降低，脆性增加，通透性不降低，部分毛细血管闭塞，组织供血供氧减少；④血管内皮细胞受损，血管内皮的屏障功能丧失，内皮素释放增加，血管舒张因子和 PGE 减少。

心血管系统神经和体液调节能力下降：①交感神经兴奋性降低、迷走神经兴奋性增加；化学感受器和压力感受器的反应性减弱；②对儿茶酚胺的肾上腺素能反应减弱，即随年龄增加老年人对β肾上腺素能兴奋心脏的作用下降、肾上腺素介导的体循环血管扩张作用减弱和肾上腺素能受体兴奋致动脉收缩效应减弱。

（二）呼吸系统的改变

1.老年人呼吸系统生理改变

（1）肺通气功能：老年人的通气功能指标中，潮气量与肺总容量无显著改变，肺活量、用力肺活量等指标随增龄明显下降，而残气量和功能残气量随增龄明显增加。其主要机制为：①呼吸肌的肌力下降，收缩和舒张速度减慢；②气道特别是小气道口径变窄，气道阻力增加；③肺泡管、肺泡囊及肺泡扩大；④胸廓和肺组织的顺应性下降。

肺活量（VC）和最大通气量：随着衰老的不断进展，因肺弹性、胸廓顺应性、吸气肌效能减退和气流阻力增加，致肺活量和最大通气量逐年呈直线下降，自 30 岁起肺活量每年减少 20~25ml，至 70~80 岁时减少约 40%~50%；据报道，男子肺活量平均每年减少26.4ml，女性肺活量平均每年减少 21.6ml。肺的总容量平均每平方米体表面积减少 4.5ml，最大呼吸容量于 30~90 岁间可降低近 50%。最大通气量至 60 岁时为 30 岁人的 50%，80岁时仅为 30 岁人的 35%。

残气量和功能残气量：老年人因肺泡、肺泡管的容积扩大同时肺弹性回缩力减弱，呼气时小气道容易闭合等致闭合气量（CV）增加，残气量和功能残气量也增加。60 岁时残气量比 30 岁时约增 20%，90 岁时几乎增加 100%，而功能残气量增加 50%。

时间肺活量：时间肺活量又称用力呼气量，该方法是老年人易于接受、简便和可靠的指标。研究表明，时间肺活量 45 岁后每年平均下降 30~35ml，其中，FEV，每年减少25~30ml。

（2）肺换气功能：老年人肺换气功能的主要改变为：①呼吸膜厚度增加；②呼吸膜交换面积减少；③肺泡通气/血流比值失调。上述改变的主要机制为：①肺泡管至肺泡壁的距离增加；②老年人肺泡壁组织断裂、融合，肺泡数减少；③老年人肺泡通气量减少且分布不均、心排出量和肺血流量均降低且后者分布不均、胸腔内压升高及肺毛细血管内血流速度减慢。

呼吸膜面积和厚度的改变：研究表明，70 岁老年人的呼吸膜最大交换面积为 $60m^2$，较 30 岁年轻人的 $75m^2$ 明显减少；30 岁年轻人肺泡管至肺泡壁的气体扩散距离平均为0.5mm，而 70 岁老年人该距离增大至 7.0mm。

动脉血氧分压和氧饱和度：老年人由于生理上的退行性变，解剖和肺泡无效腔量增大引起通气/血流（V/Q）比例失调，以及肺内分流增加，气体交换面积减少，肺泡膜增厚，通透性降低以及肺毛细血管血量减少等，最终导致肺的气体交换功能降低、动脉氧分压（PO_2）、动脉血氧饱和度（SaO_2）降低，动脉血氧含量降低。动脉血氧分压随年龄增加而降低，75 岁时下降至 73±5mmHg。而动脉血二氧化碳分压变化不大，其主要机制为：肺内二氧化碳弥散快、单位时间内弥散量多。

肺部防御功能的减退肺的自我防御由两个部分组成：局部和体液防御。局部防御包括咳嗽和黏液'的肺内清除。老年人的局部防御存在功能性的减弱。体液防御包括细胞和免疫应答。T细胞再生有年龄相关的改变，从而导致T细胞功能进行性的下降。累积的T细胞再生缺陷可以导致T细胞自我稳定失效。研究表明，80岁的老年人T细胞的自我稳定不复存在。

缺氧性肺血管收缩（HPV）反射随着年龄的增加，肺血管阻力和肺动脉压也逐渐增加，这可能是肺毛细血管床横截面积减少引起的。老年人对缺氧性肺血管收缩（HPV）反应迟钝，因此可引起单肺通气困难。

呼吸中枢的调控能力下降老年人脑干、颈动脉化学感受器敏感性降低，导致机体对高碳酸血症和低氧血症的通气反应减弱。研究表明，70岁老年男性对高碳酸血症的通气反应下降40%，对低氧的通气反应降低50%。

肺功能储备显著下降肺储备能力与心泵功能和血液系统密切相关，因而最大摄氧量（vo₂）为肺通气-弥散功能、心脏泵功能、血液携带氧功能及肌肉摄取能力的综合反应，是反映肺功能储备的较好指标。研究表明，老年人明显下降，且应激状态下下降更明显，常导致老年人缺氧。

上呼吸道反射减弱呼吸道的保护是上呼吸道反射最主要的功能。上呼吸道的反射包括打喷嚏、呼吸暂停、吞咽、喉关闭、咳嗽、呼气反射和负压反射。上呼吸道反射的降低增加了肺误吸的可能及削弱维持气道的能力。上呼吸道的保护反射在老年人中保留下来。然而，这种反射相比年轻人需要更大的刺激因素才能激发。另外，咽-上食管括约肌收缩反射也降低，这种反射是继发于传入通路由于老龄化而产生的有害作用。其他导致维持呼吸道保护能力进行性丧失的因素包括咳嗽反射减弱及呼吸纤毛数量和活性的降低。神经功能障碍在老年人中最常见，例如脑血管疾病和帕金森，它们与吞咽困难以及咳嗽反射运动感觉部件的损伤密切相关。其中，老年人咽喉反射减弱常导致误吸：①老年人呼吸道对刺激反应迟钝，气管内纤毛活动力减弱，呼吸肌张力降低，胸廓活动受限，以致咳嗽无力；②上呼吸道对气体的过滤、加温、加湿作用减弱；③咽喉反射减弱或钝化。

2.老年人呼吸系统生理改变的解剖学基础

（1）咽喉：老年人咽喉部位老化特征为：①咽部黏膜萎缩，肌肉及弹性组织萎缩、肌力减退；②喉部黏膜变薄、上皮细胞角化、甲状软骨钙化，感觉钝化；③声带弹性因老化而下降。

（2）胸部结构的改变：①胸廓硬度增加：肋骨、胸骨、肋软骨变性。由于胸骨向前突出、胸椎后突、椎骨变形、韧带和胸部肌肉萎缩、硬化，胸廓前后径增大，从而出现"桶状胸"；②椎间盘逐渐被压缩，使胸椎进一步后凸，胸腔容量和肺总容量降低，功能残气量，肺内气体排出时间延长，气道阻力增加；③由于老年人的骨骼、韧带、胸廓的钙化及身高降低可导致典型的桶状胸，表现为膈肌低平，进而使呼吸机械动力下降；④随着年龄增大，胸部肌肉纤维减少，呼吸肌力量减弱，使胸廓变形与活动幅度受到限制，胸廓顺应性降低、肺组织弹性回缩力减退、潮气量减少，因而表现为"老年性肺气肿"。

（3）气管和支气管：①软骨支持的大气道体积上有轻微的增加，由年轻到年老，气管和支气管直径大约增加10%；②多数老年人气管和支气管的黏膜进行性萎缩，部分老年人黏膜增生；黏液腺和浆液腺也逐渐萎缩；③气管和支气管上皮纤毛变得稀少、出现倒伏和摆动频率降低；④小气管由于杯状细胞增多、管壁弹性减弱、周围组织的弹性纤维减少而发生不同程度的塌陷及分泌物堵塞。研究表明，吸烟、空气污染和感染加剧这种退行性改变；⑤支气管树参与咳嗽反射的快适应牵张受体、慢适应牵张受体和支气管C-纤维受体密度随年龄增加逐渐减少，敏感性下降。

（4）肺：老年人肺组织的改变包括肺实质胶原纤维和肺弹性回缩力的逐渐丧失。随着年龄的增长，肺实质的弹性组织逐渐被纤维结缔组织所替代，肺的弹性回缩能力逐渐减退，肺泡逐渐膨大，肺泡间隔逐渐缩小，末梢细支气管因失去肺泡间隔的支持而塌陷，导致肺泡闭合容量增加。研究显示，衰老过程中，肺泡血管间隙变宽，通气血流比增加，闭合量增加超过功能残气量；同时，衰老引起从肺泡到肺泡管和呼吸性细支气管的肺内气体容积增加一倍，导致了 70 岁时肺泡表面积减少 15%。此外，肺表面活性物质的生成也发生改变，进而使肺的顺应性降低。弹性回缩力下降和胸壁僵硬度增加，使胸腔内压力增高 2~4cmH_2O）。

（5）膈肌：老年人膈肌运动功能减弱，其主要原因为：①膈肌纤维数量减少，肌萎缩，肌力减弱；②腹腔内脂肪增加使膈肌收缩时下降幅度受限。从 20 岁到 80 岁，呼吸肌肌肉收缩力逐渐减少 15%~35%。一般而言，健康老年人的膈肌收缩力比年轻的成年人减少 25%。

（6）肺泡表面活性物质：老年人肺代谢分泌功能发生了明显的改变，主要表现为肺泡表面活性物质生成和分泌随年龄增加而减少，同时其组成比例发生了改变。

（三）神经系统的改变

1.老年人神经系统生理改变

老年人神经系统功能生理改变主要表现在：①反应速度减慢；②多种感觉功能下降；③周围神经系统功能降低；④自主神经功能下降；⑤记忆力减退、智力下降和情感变化大。

中枢神经抑制机制转为主导，兴奋性减慢。研究表明，随着衰老发生，神经传导速度呈线性下降。神经应答能力呈渐进性缺失。临床表现为渐进性皮质功能抑制，大脑传入功能障碍，视觉和听觉灵敏度下降，瞳孔缩小，近事记忆、算术能力、语言表达和快速理解能力均明显衰退，并可能出现精神行为异常。90 岁以上的老年人多因脑血管硬化和微小血栓形成，可出现局灶性脑软化，表现语言障碍、个性改变或老年性痴呆。

感觉功能减退，感觉渐迟钝，无论温度觉、触觉与痛觉均减退。老年入睡眠时间短，易醒，爱打瞌睡，温度觉、触觉和振动觉的敏感性下降，而味觉阈升高。老年人感觉迟钝，皮肤痛觉降低，阿片受体大量减少是痛觉降低的原因之一。眼球晶体的水分减少，囊膜增厚，弹性减弱，加上肌肉调节能力差，发生老视。眼球突度减少，瞳孔缩小，故视力减退，视野缩小，暗适应能力减低。听觉也有进行性减退，主要为高频音丧失。内脏感觉常减退，疼痛阈值升高，脑内许多区域的阿片受体随年龄的增加而减少，此与老年人对吗啡或其他麻醉性镇痛药敏感性增高有关。

运动功能减退，包括：①周围神经衰老时，神经的传导速度变慢，如 20~30 岁的年轻人神经传导速度为 7.5m/s，而 80~90 岁的老人则为 5.2m/s。50 岁后神经传导速度逐渐减慢，80~90 岁时减慢 15%~30%；②老年人运动功能的减退主要表现为在精细动作变慢、步态不稳、肌力对称性减退。

反射功能减退，主要表现在：①腹壁反射迟钝、膝反射和踝反射减退，而跖反射一般不受年龄影响；②老年人压力反射活动明显减弱，当迅速改变体位或血容量略有不足时，即可出现收缩压明显下降。

自主神经系统功能的减退，自主神经系统（ANS）是由神经纤维、神经节及神经丛组成。其通过交感和副交感神经的作用控制非自主性生理活动。衰老影响 ANS 的特点是限制能力的逐渐下降，自主功能减弱，从而影响老年患者对麻醉药物的反应。

1）人类机体的衰老与交感神经系统（SNS）的激活有关。增加的交感神经系统活性对器官系统有靶向作用，以骨骼肌和肠道为主要目标。内脏交感神经兴奋的增强不是因为交感神经系统活动的增加，而是因为神经元去甲肾上腺素再摄取作用的降低。对于交感神经系统，肾上腺分泌肾上腺素对压力的作用随着衰老而减弱。

2）有证据表明，副交感神经系统的基本活动与年龄的增长成反比。衰老导致在静息状态下迷走神经对呼吸和心率的调节减弱。因此，衰老引起压力反射的敏感性降低，呼吸过程中的节律变异减少

3）老年人体温调节机制减退。老年人对环境温度改变的调节功能减弱，易致高热和低温。

2.老年人神经系统生理改变的解剖学基础

（1）脑平均重量和神经元减少：①老年人因硬脑膜增厚，硬脑膜下的蛛网膜逐渐胶原纤维化和钙化，脑皮质进行性萎缩，功能性脑组织减少，致大脑的重量也随着年龄的增加而逐渐减少。研究表明，人类一直到 50 岁，年龄相关的大脑变化很小，随后整个大脑体积开始缩小，到了 70~80 岁时减少 25%。从儿童期到青春期颅内腔增加 27%，随后从 16 岁到 80 岁间，颅内腔保持相对的恒定。从解剖上来看，大脑皮层灰质和丘脑的体积随年龄的增长而减少。相比之下，大脑、小脑、胼胝体和脑桥的白质体积从 20 至 90 岁几乎无改变。脑萎缩主要为大脑皮质变薄、脑沟变宽、脑回缩小。脑组织减少在 60 岁以后明显加快。研究表明，成人脑重量约 1400g，60 岁减轻 6%~8%，80 岁减轻 8%~10%；而尸检证明 80 岁老年人脑重量较 30 岁减少 30%；采用放射照相法研究表明，30~80 岁50 年间脑组织所占容积从 92% 降至 87%，脑沟回于 60 岁以后比年轻人增大 35%；②神经元减少 15%~50%。脑组织减少主要是神经元数量减少所致，据估计平均每天有 5 万个神经细胞丧失，在 90 岁以后小脑的皮质，丘脑，蓝斑，以及基底神经节等处的神经细胞丧失可达 30%~50%，基底神经节细胞甚至可以完全丧失。

（2）神经元缩小，神经元密度减少老年人神经元主要改变为：①神经细胞数随着年龄的增加而逐渐减少；②而神经细胞内的脂褐素则随着年龄的增加而增加。研究表明老年人神经元密度减少 30%。

（3）脑血流量和氧耗量显著下降，老年人脑血管常见的改变是动脉粥样硬化与血-脑屏障退化。研究表明，老年人因脑动脉硬化，脑血流下降 10%~20%，脑灌流减少，脑氧代谢下降。

（4）神经递质和受体减少，脑内特殊神经元细胞减少与其相关的神经递质如多巴胺、去甲肾上腺素、5-羟色胺等也相应减少，脑内神经递质合成如乙酰胆碱等亦减少。交感-肾上腺系统中的重要组成部分肾上腺髓质，其体积随年龄的增加而减少，到 80 岁时减少 15%，老年人在应激状态下，去甲肾上腺素和肾上腺素水平较年轻人增高 2~4 倍，可能

是终末器官上α和β肾上腺素能受体减少所致。

（5）脊髓衰老与脊髓中神经元和胶质细胞的减少有关。以颈椎以及胸椎的中间灰质区神经纤维的退化、固缩和减少最为明显，而脊髓的尾椎端变化最小。通过 MRI 检查测量，颈髓的横径与年龄的增长成反比，而其前后径则与横径的比例保持不变。这还表明随着衰老，颈髓面积减少的同时保持其形状不变。骨性椎管则随着衰老而逐渐狭窄，但脊髓面积和形状与椎管直径是不相关的。

（6）周围神经，老年人的周围神经有节段性脱髓鞘现象，末梢神经纤维和突触均减少。

（四）消化系统的改变

1.老年人消化系统生理改变

（1）老年人唾液分泌减少：老年人唾液分泌仅为年轻人的1/3，因而对淀粉的消化能力减弱。各种消化腺体也随增龄而萎缩，胰淀粉酶、胰蛋白酶的分泌量减少。

（2）味觉的改变：衰老时，味蕾减少，因而老年人的味觉发生的主要变化为饮食口味重。

（3）食道功能：食道功能的改变主要是收缩的波幅减低，异常收缩波轻度增加，高龄者由于食管下端的括约肌松弛减慢，可发生吞咽困难，也引起食物的排空时间延长，食管扩张，容易导致误吸。

（4）胃肠功能改变：①老年人胃的基础胃酸和最大胃酸分泌量减少，基础胃酸在中青年为 2.83mmol/L，而大于 60 岁者为 1.48mmol/L。由于胃酸减少，细菌容易繁殖，胃内的消化酶不容易激活；胃酸分泌减少也影响钙和铁的吸收；老年人胃黏膜受损的敏感性增加。②老年人消化吸收功能轻度改变：小肠黏膜的萎缩导致其中的淀粉酶、蛋白酶、蔗糖酶及乳糖酶分泌量减少及活性降低。老年人肠道结缔组织退化，肠管弹性下降；结肠平滑肌的收缩力降低，结肠运动缓慢同时由于老年人纤维摄取减少，这可能导致老年人便秘。

（5）肝功能降低①老年人血中必需氨基酸如赖氨酸、蛋氨酸、亮氨酸、苯丙氨酸水平随年龄增加而降低，合成功能降低，人血白蛋白逐渐减少而球蛋白特别是 r 球蛋白逐渐增加，具有特殊功能的蛋白减少，而集合胶原增加；②随着年龄增长，老年人对碳水化合物的代谢率降低；③老年人总血脂特别是总胆固醇增加，其中胆固醇酯较游离胆固醇增加更为明显；④多种酶活性和含量下降。对肝细胞内酶系统的研究表明，老年人肝细胞内微粒体和非微粒体酶的活性并没有质的改变，但男性老年人的血浆胆碱酯酶活性常明显降低，肝脏对多种苯二氮 类药物的清除速率也降低；⑤老年人血浆纤维蛋白原增加而纤维蛋白原溶解酶减少，血小板聚集率逐渐增加；肝脏合成凝血因子的功能逐渐衰退。

（6）胰腺功能降低：研究表明，70 岁的老年人胰腺重量减轻、胰腺分泌胰酶能力下降，常导致消化不良。

2.老年人消化系统生理改变的解剖学基础

（1）牙齿及牙齿组织：会出现明显的磨损和老化改变，但牙釉质的硬度不发生改变。40~50 岁的人，牙齿磨损程度甚至可达髓腔，使牙髓显露。受到磨损的牙齿比较敏感，冷、热食物的刺激均可导致疼痛。由于牙龈萎缩，牙齿的间隙明显增大，牙周膜也逐渐变薄，这些都使牙齿的活动性增大。

（2）胃肠道：衰老时，平滑肌纤维及腺体萎缩，胃黏膜变薄，各种消化酶分泌减少：①老年人胃肠道功能和张力均下降，胃酸分泌能力降低，胃液 pH 值增高，胃肠蠕动减弱，排空时间延长；②胃肠道血供减少，对口服药物的吸收时间延长，尤其是脂溶性药物；③小肠黏膜萎缩。

（3）肝脏和胆囊：包括：①肝脏重量减轻，80 岁可减轻 40%；②肝脏质量下降：肝细胞萎缩，纤维组织增生，肝管功能和解毒能力均降低，肝微粒体酶活性及代谢功能均减退；③肝脏血流减少，每 10 年减少约 10%，肝血流量减少 40%~50%；④肝脏细胞受损后的再生能力下降；⑤老年人胆囊壁、胆管壁变厚，胆囊变小，弹性降低，胆汁浓缩并含有大量胆固醇和胆红素，容易沉积形成胆石。

（五）泌尿系统的改变

1.老年人泌尿系统生理改变

（1）肾功能随着增龄而下降，包括：①肾血流量减少。肾血流量减少主要为皮质外层。研究发现，自 40 岁开始，肾血流平均每 10 年降低 10%，90 岁的老年人肾血流量仅为 40 岁时的 50%。②肾小球滤过率下降，90 岁时减少 46%。因肾小球数量减少，部分肾小球可代偿性肥大，出球小动脉间形成短路循环，使肾皮质血流量降低，肾小球滤过率降低（GFR）；随着年龄的增长，肌酐清除率也在逐渐降低。肌酐清除率=（140—年龄）×体重/72×血浆肌酐；然而血肌酐浓度却保持相对平稳，这是因为随着年龄的增长人体肌肉组织也在减少。因此，对老年人而言，血肌酐浓度并不是预测肾功能的良好指标；③肾小管功能减退。重吸收、浓缩、稀释功能以及维持细胞外液容量和对电解质与酸碱平衡能力均明显降低：水电解质平衡紊乱、多尿、低血钾。肾小管浓缩功能每 10 年下降 5%，其主要原因为肾小管上皮萎缩和变性、远端肾小管及集合管对抗利尿激素及醛固酮的反应性下降、肾髓质血流相对增多使髓质渗透压梯度形成障碍、肾间质纤维化使逆流倍增机制受损。尿的最高比重由年轻人的 1.1032 降至 1.1024。④肾内分泌功能下降。肾素活性降低，使血浆血管紧张素和醛固酮浓度均降低 30%~50%；在低醛固酮下，钠的再吸收和钾的排泄均减少，因此容易出现高钾血症和低钠血症；老年人对抗利尿激素的反应及口渴的敏感性降低，易导致水分排出过多和摄取不足而脱水。肾脏对缺钠的反应性迟钝及保钠能力降低，易导致失盐和细胞外液容量进一步减少。血浆醛固酮的浓度也降低，远曲小管排泄钾和重吸收钠的作用降低，易发生血钾过高。

（2）输尿管将尿送入膀胱的速度减慢，且容易反流。主要是因为老年人输尿管肌层逐渐变薄，且支配肌肉活动的神经细胞减少，因而输尿管舒缩力下降。

（3）膀胱功能下降，老年人排尿反射减弱且易出现尿频，其主要机制为：①老年人膀胱肌肉逐渐萎缩，纤维组织增生，膀胱缩小，膀胱容积减少。研究表明，70 岁的老年人膀胱容量为 350ml，而 20 岁的年轻人平均容积为 550ml；②老年人膀胱括约肌萎缩，支配膀胱的自主神经系统功能障碍，常出现尿意延迟且缺乏随意控制力。

（4）尿道功能，①老年女性尿道因肌肉萎缩、纤维样硬化、括约肌松弛，常导致尿速减慢、残尿增加及尿失禁；②老年男性因尿道纤维化而变硬，括约肌萎缩，常导致排尿不畅、残尿增多和尿失禁；老年男性常因前列腺肥大使尿路梗阻。研究发现，60~70 岁的前列腺增生发生率为 40%。

2.老年人泌尿系统生理改变的解剖学基础

（1）肾脏

1）重量减轻，70 岁时减轻 30%。80 岁时肾脏体积可能减少达 30%，肾皮质减少最明显，从而引起功能性肾小球大量减少，主要为肾皮质进行性萎缩；间质逐渐增多，主要为纤维化。

2）肾单位数目减少，80 岁的老年人肾单位仅为青年人的 1/2。其中肾小球数量明显减少，尤其是功能性肾小球减少。肾小球出现纤维化、玻璃样变和基底膜增厚导致特征性改变-肾小球硬化及肾小球数量减少。研究表明，80 岁时肾小球数量减少 30%~40%；肾血流量自 25 岁起每增长 1 岁减少 1%~2%，65 岁时减少约 40%~50%；肾小管数量逐渐减少：80 岁时功能性肾小管数量仅为年轻人的 40%，其中近曲小管主要改变为基底膜增厚，上皮细胞萎缩、凋亡、脂肪样变性，导致其长度缩短、管腔变窄、容积变小。而远曲小管主要表现为管腔扩张。

（2）肾血管硬化：老年人肾血管硬化的发生率高，容易发生肾血流部分受阻。当血流动力学发生改变、水电解质紊乱、手术、感染或肾脏毒性药物影响时都可使肾脏功能急剧减退。其中，肾动脉及其分支出现动脉粥样硬化，肾叶间动脉内膜增厚，肾小动脉表现为胶原纤维和弹力纤维增加及内膜增厚而呈"洋葱皮"改变，肾细小动脉透明样变性，肾小球毛细血管裈管腔变窄甚至闭塞，肾血管内微栓形成。

（3）膀胱：老年人膀胱肌肉萎缩、纤维组织增生；随着年龄增加，尿道由于纤维化而变硬。

（六）血液系统的改变

1.血液系统生理改变

（1）血液成分的改变

1）红细胞生成和血红蛋白含量。在稳定状态下，老年人的红细胞数值与年轻人并无显著差别，而老年男性的平均血红蛋白浓度呈缓慢下降。随着机体的衰老，血液中血浆蛋白尤其是白蛋白的浓度减少。研究表明，40 岁以前成人血液白蛋白的浓度为 40g/L，80 岁以上者逐渐下降到 36g/L。老年人血浆蛋白减少，使血液中未结合的游离药物增加，对药效动力学可产生影响。据临床观察，60~90 岁的男性每 10 岁年龄段的血红蛋白平均降低 5g/L。

2）在应激状态下，老年人的造血储备能力显著低下，对造血应激的反应能力减弱，例如失血后，老年人贫血的恢复速度远不及年轻人。

3）粒细胞的变化同红细胞相似，一般状态下，老年人淋巴细胞轻度减少，但在感染的时候，老年人的骨髓粒细胞的储备明显降低。研究表明，老年人的粒细胞反应与年轻人明显不同，即白细胞升高程度低且粒细胞反应的主要表现为杆状核细胞比例增高，呈显著的核左移表现。

4）淋巴细胞减少。老年人淋巴细胞常常减少，且老年人的淋巴细胞存在克隆性或克隆化膨胀倾向。

（2）止血系统

1）与年轻人相比，老年人血中血小板数量无明显差别，但其生理状态有显著改变，即老年人血小板的黏附和聚集活性增高，对聚集诱导剂的反应增强，易于在损伤的血管内皮表面形成附壁血栓。研究表明，老年人的血管系统维护自身通路通畅的重要保护机制即血管内皮细胞表面的前列环素（PGI2）和硫酸乙酰肝素（HS）功能削弱了。

2）多数老年人处于高凝-过度纤溶的新平衡状态。老年人多种血浆凝血因子的浓度升高，处于高凝状态，同时血浆的 D-二聚体，纤溶酶-抗纤溶酶复合物的浓度增高。临床研究表明，老年人血浆纤维蛋白原增加而纤维蛋白原溶解酶减少，表明老年人存在过度纤溶。

（3）血液流变学的改变：老年人血液流变学的主要改变表现在：①血浆黏度明显增高。一般情况下，血浆蛋白的分子量越大，血浆黏度越高，纤维蛋白原是一种大分子量的蛋白质，而老年人血浆纤维蛋白原增加势必导致血浆黏度增加。此外，纤维连接蛋白也是大分子蛋白质，老年人纤维连接蛋白的升高参与了血黏度的增高；②老年人红细胞变形能力下降。

2.老年人血液系统生理改变的基础

（1）造血应激能力降低

1）正常状态下，由于维持造血只需要少量干细胞，老年人无造血干细胞耗竭的临床表现，但在老年人的造血干细胞呈年龄耗损现象，其造血储备能力显著低下，对造血应激的反应能力减弱。

2）随着年龄的增长，老年人肾脏体积也逐渐缩小，肾脏产生和释放促红细胞生成素的能力也降低，导致骨髓红细胞生成减少。因此，老年人都存在一定程度的贫血。

（2）造血容量萎缩：老年人骨髓造血空间和造血容量呈向心性进行性萎缩。组织学检查显示老年人红骨髓逐渐减少，骨髓中有核细胞数降低，特别是周边骨髓的造血细胞减少，增生低下，脂肪组织增加逐步取代造血组织，常见的所谓"稀释性骨髓"。研究发现，65 岁时髂嵴前部的骨髓造血细胞量较 30 岁时下降至 50%，其后的 10 年下降到约30%。

（七）内分泌系统的改变

1.老年人内分泌系统生理改变

（1）下丘脑生理学改变

1）老年人下丘脑和纹状体去甲肾上腺素及多巴胺的转换率降低，对多巴胺的再摄取受限制，使下丘脑多巴胺储存减少，单胺功能改变可能是老年人内分泌障碍的关键环节。

2）老年人下丘脑的促性腺释放激素活性降低，生长激素释放激素含量减少，促肾上腺皮质激素释放激素释放增多。

（2）垂体-肾上腺皮质系统反应减退：垂体生理学改变：①老年人垂体分泌的激素中，血中促肾上腺皮质激素、促甲状腺激素浓度、昼夜节律变化仍维持正常，但肾上腺皮质对促肾上腺皮质激素的反应性下降，老年男性腺垂体促甲状腺激素储备及应激能力下降，而老年女性无年龄差异；②老年女性腺垂体分泌促黄体生成素、尿促卵泡素明显上升，垂体中尿促卵泡素/促黄体生成素比例显著升高；③老年人垂体分泌生长激素减少，尤其是其与睡眠有关的昼夜分泌现象消失，且生长激素对机体生理学影响减弱；④抗利尿激素分泌改变。老年人血中抗利尿激素浓度低于年轻人，且老年人肾小管对抗利尿激素的敏感性降低，尿浓缩功能减弱，这影响到血流动力学或血浆渗透压的改变，使机体容易出现直立性低血压和体液水平的失调。

肾上腺生理学改变：①老年人肾上腺髓质分泌的肾上腺素、去甲肾上腺素均升高，致老年存在高血压倾向；②老年人肾素和醛固酮产生和分泌量均下降，老年人对低盐饮食和利尿药反应降低；③老年人肾上腺皮质分泌皮质醇的速率和排泄率下降，且功能下降即老年人应对突发事件的应激能力下降，但其分泌昼夜节律维持正常；④肾上腺皮质的雄性激素分泌随年龄呈直线下降，血浆中硫酸脱氢异雄酮亦随年龄直线下降，部分80岁的老年人甚至完全消失。

（3）甲状腺激素水平下降和甲状旁腺功能增强：合成甲状腺激素减少，其中三碘甲腺原氨酸（T_3）、FT_3 水平随增龄而降低，而外周组织降解四碘甲腺原氨酸（T_4）的能力下降，使老年人乃血清水平常保持不变，提示老年人对甲状腺素的需求、产生和代谢都呈低下状态；甲状腺素结合球蛋白不随年龄变化而变化；老年人甲状腺摄入 ^{131}I 能力亦保持在中青年水平。

老年人甲状旁腺素分泌随年龄增长而上升，主要是老年人相对钙缺乏，而维持正常血清钙浓度需要较高水平的甲状旁腺素；肾脏对甲状旁腺素的反应性降低，甲状旁腺素介导的肾脏合成 1，25-二羟胆固化醇的功能受损，血中 1，25-二羟胆固化醇减少，影响肠道对钙、磷的正常吸收；老年人甲状旁腺功能增强会降低肾小管对磷的重吸收，导致低磷血症。

（4）性腺功能下降：老年男性的睾丸功能下降：①睾丸分泌雄性激素水平下降；②雄性激素与血浆蛋白质结合增加，游离的雄性激素减少；③老年男性睾丸原发性功能减退者常有血浆睾酮水平下降，促性腺激素水平增高，周围组织中雄激素转化为雌激素增多，使性功能减低，人体肌肉组织减少。

老年女性卵巢功能老化：①卵巢的卵泡对促性腺激素反应能力下降，卵泡发育不良，排卵周期减少，黄体功能不全，出现无排卵月经。当雌激素水平进一步下降至不能刺激子宫内膜增生时，月经即终止；②下丘脑-垂体-卵巢内分泌轴功能失衡，自主神经功能紊乱，新陈代谢障碍，雌激素的靶器官退行性变化及萎缩，出现更年期临床表现；③绝经期后，雌激素水平下降，使老年妇女骨质丧失加速。

（5）胰腺功能：葡萄糖耐量减少，肾糖阈值升高。随着年龄的增长，人体空腹血糖水平无明显影响，但糖耐量则逐渐降低，胰岛细胞对血糖的反应减低。其原因包括：①内源性胰岛素对抗激素的作用或胰岛细胞对葡萄糖的敏感性降低；②老年人肌肉组织容量减少，糖原储备不足，血糖升高；③老年人组织脂肪代谢能力下降，出现高脂血症，血中游离脂肪酸损害外周组织对葡萄糖的利用；④老年人代谢率低下，对糖的需求和利用减少。

（6）人体基础代谢率：在30岁以后每年降低1%左右，老年人基础代谢率也逐渐降低，产热减少，对寒冷的血管收缩反应也降低，使体热容易丧失过多而使人体体温降低。降温对人体的不良影响：①首先是寒战，使机体耗氧增加，并加重心脏负担；②其次是引起术中低温，可使术后蛋白质分解代谢增加。因此，老年人在围术期应加强保温，防止低温对代谢的不良影响。

2.老年人内分泌系统生理改变的解剖学基础

（1）下丘脑：作为机体内最重要的神经内分泌组织，下丘脑随着年龄增长出现退行性改变。老年人下丘脑重量减轻，血供减少，结缔组织增加及细胞形态改变。

（2）垂体-肾上腺皮质系统：老年人垂体外形呈纤维性收缩和皱褶改变，重量减轻，血供减少，结缔组织增加，嗜酸细胞减少而嗜碱及嫌色细胞相对增加；老年人肾上腺老化特征为其纤维化性退行性改变和腺体增生，其结缔组织和色素增加。

（3）甲状腺和甲状旁腺：老年人甲状腺和甲状旁腺重量减轻，其中甲状腺滤泡间结缔组织增多，同时纤维化并有炎性细胞浸润及结节形成，甲状腺滤泡缩小。

（4）性腺：老年人无论男女，性腺均随增龄而萎缩：①老年男性睾丸退行性改变：体积缩小，生精上皮及毛细血管减少，管腔硬化变窄，前列腺重量减轻；②老年女性卵巢萎缩变小、重量减轻，80 岁的老年女性卵巢常缩小为一小片结缔组织。

（5）胰腺：老年人胰岛α细胞增多，β细胞减少，即胰岛α细胞/β细胞比例增加；老年人胰岛增生能力逐渐下降。

三、老年人的心理变化特征

生理功能和心理功能密切相关，因而老年人随着各系统和主要器官功能的衰退，其智力、注意力、记忆力等心理功能相应发生改变。

1.智力

老年人直接依赖于生理结构的智力功能下降，与积累知识和经验有关的习惯性智力常随年龄增长而增长，但解决问题的能力、逻辑推理能力、批判性思维能力下降，灵活性下降。现代心理学研究表明，老年人智力改变的特征为：①反映对新事物的学习能力的液态智力随增龄而减退；②反映与文化知识和经验积累有关的言语能力、判断力及习得技能的晶态智力在 70 岁之前常随着增龄而增加，70 岁后有所减退。

2.性格

老年人的性格受多种外因影响会发生变化，这种变化常常不是内源性的。性格与所处的地位、受教育的程度、健康及当时的环境密切相关。老年人对自己的身体状况过于关心，自尊心强、固执、易于激动，但对外界环境淡漠、缺乏兴趣，不易接受新鲜事物和适应新的环境。

3.情绪

（1）老年人情绪体验的强度和持久性随着增龄而提高，情绪趋向不稳定及行为的改变，表现为易兴奋、多疑、激惹、喜欢唠叨、与人争论，冲动难以平静下来并有较强的依赖性。

（2）一些事业心较强的人，年龄到了一定的界限，即要退休时，这时会发生严重的失落感，情绪抑郁。当贫困或丧失亲人时，容易导致独居，并产生孤独感和压力感。临床研究发现约有 60%的老年人感到孤独。

4.记忆能力的改变

成人记忆随增龄而发生变化，这是一种自然现象，属于生理性变化。虽然老年人记忆具备自己的_特点，它往往也会给老年人带来不便，但一般说来，对他们的工作、学习和日常生活还不致产生很大影响。

（1）初级记忆与次级记忆：初级记忆是人们对于刚刚看过或听过的，当时还在脑子里留有印象的事物的记忆；次级记忆是对于已经看过或听过了一段时间的事物，经过复述或其他方式加工编码，由短时储存转入长时储存，进入记忆仓库，需要时加以提取，这类记忆保持时间长。初级记忆随年老而减退较缓慢，老年人一般保持较好，与青年人差异不显著。次级记忆随年老而减退明显多于初级记忆，年龄差异较大。因而老年人初级记忆较次级记忆为好。

（2）再认与回忆：再认是当人们对于看过、听过或学过的事物再次呈现在眼前，能立即辨认出自己曾经感知过的事物；而回忆是刺激物不在眼前而要求再现出来，其难度大于再认，老年人再认能力明显比回忆能力好。因回忆年龄差异大于再认的年龄差异。

（3）意义记忆与机械记忆：老年人意义记忆比机械记忆减退缓慢，他们对有逻辑联系和有意义的内容，尤其是一些重要的事情或与自己的专业、先前的经验和知识有关的内容，记忆保持较好，说明信息储存的效果在于目前的信息与过去已学过的能否很好联系。意义记忆出现减退较晚，一般到 60~70 岁才有减退；相反，老年人对于需要死记硬背，无关联的内容很难记住，机械记忆减退较多，出现减退较早，70 岁已明显减退。这些结果也说明不同性质的记忆出现老化的时间不同，记忆减退是有阶段性的。

（4）日常生活记忆与实验室记忆：老年人对日常生活记忆的保持较实验室记忆好。老年人对于日常生活中的记忆保持尚好，对于保持日常生活能力和社会交往都十分重要。

虽然，老年人的记忆有减退趋势，但是在减退出现的时间、速度和程度各方面存在很大的个体差异，说明其中有很大的变异性，有些老年人仍能保持很好的记忆功能。

（赵薇）

第二节　老年患者的药理学特点

一、老年人静脉麻醉药理学

一项调查显示，法国住院患者中大约 1/8 需要接受不同程度的麻醉药物治疗，其中年龄在 60 岁以上的占 30%。老年患者使用静脉麻醉药物最常见的问题是全麻诱导用药过量、术中血流动力学不稳定、苏醒困难以及 PACU 发生胃内容物误吸。因此，全面了解老年人由于衰老引起的静脉麻醉药物的药理学改变可以帮助麻醉医生制定适当的麻醉方案，使麻醉及苏醒全过程尽可能完善。

（一）老年静脉麻醉药理学

1.药代动力学

（1）吸收：由于绝大多数口服药物以被动扩散的方式吸收，因此衰老通常不会改变药物的消化吸收。存在肝脏首过效应的药物（如咪哒唑仑），由于肝脏清除率降低，导致生物利用度增加，使同等口服剂量的药物血浆浓度增加。

（2）分布：年龄增长可能改变药物，尤其是脂溶性药物的分布。老年人肌肉含量和机体总水含量降低，脂肪含量增加，其中男性比女性变化更为显著。因此，脂溶性药物（如地西泮、咪哒唑仑等）稳态分布容积显著增加、血浆药物浓度降低、消除延迟。相反，脂溶性差的药物（如吗啡）分布容积小，在老年群体中血浆浓度降低更快。通常所谓老年患者对某些药物"敏感性增高"的原因与药物的初次分布容积或初次分布清除率降低（硫喷妥钠、依托咪酯、丙泊酚等）有关。同等剂量的药物在老年人体内会引起血浆药物浓度显著增加，药理学效应更强。

静脉麻醉药物在体内或多或少都会与血浆蛋白结合，麻醉药与血浆蛋白结合率的改变可导致药物的药理学效应发生明显改变。随着年龄增长，血浆白蛋白浓度降低，即使白蛋白保持正常浓度，但结构改变也会导致白蛋白结合位点效能降低。同时，由于许多老年人长期应用多种药物，可能与麻醉药竞争白蛋白结合位点，使麻醉药未结合部分增加。因此，对应重视老年病人术前长期服用药物情况，虽然它们可能不与麻醉药发生作用，但可能会通过干扰血浆蛋白结合影响麻醉药物的效能。

（3）消除：I.肝脏：成人肝脏体积随年龄的增加而降低：50岁之前，肝脏占总体重的比例稳定在体重的2.5%左右；50岁以后开始降低，90岁时仅占总体重的1.6%。老年人肝脏血流量每年减少0.3%~1.5%，65岁时肝血流量仅占25岁时的60%。这些改变的结果直接导致高解离度麻醉药物（依托咪酯、氯胺酮、氟马西尼、吗啡、芬太尼、舒芬太尼、纳洛酮、利多卡因等）的清除率降低。

肝脏药物代谢过程分为第一时相（氧化、还原、水解作用）和第二时相（乙酰化和结合）。其中微粒体单氨氧化酶，包括细胞色素P450系统参与第一时相，肝脏第一时相反应是否随年龄改变目前尚存争议。安替比林由于其肝脏提取系数低、血浆蛋白结合率低等特点，其全身清除率被用来评估肝脏第一时相代谢能力。虽然有研究显示安替比林清除率随年龄增长降低，但其他因素如吸烟、锻炼、饮食习惯等对安替比林清除率的影响更大。虽然年龄可以影响肝脏第一时相代谢能力，但并不是独立的因素。这也可以解释老年人为何存在明显的个体差异。目前研究认为虽然老龄化并不改变肝脏第二时相的代谢能力，如已结合药物的内在清除率，但由于该反应依赖肝脏的血流量，因此老年消除速率通常降低。

II.肾：多数麻醉药物为脂溶性，可以被肾小球滤过、肾小管全部重吸收，肾脏仅能排泄水溶性高药物的代谢产物。某些药物的代谢产物如6-葡糖苷酸-吗啡有药理学活性，老年肾功能降低可以使其长期蓄积，并产生药理学效应。某些肌松药部分经肾脏消除，老年人清除率也降低。

2.效应室转运

根据临床药物效应时程与血药浓度间的差异，可以建立效应室浓度研究模型。效应室浓度与效应时程紧密相关，转运速率常数可以反映药物由血浆向效应室转运的速度。研究认为老年人转运速率常数明显下降，即麻醉药物从血浆转运到生物相通常会延迟。这也可以解释老年人在药代动力学不发生改变的情况下起效和苏醒延迟的原因。

3.药效动力学

几乎所有麻醉药物的作用靶点都是中枢神经系统，因此，随年龄增加会直接影响其对麻醉药物的作用。老年人中枢神经系统主要改变表现为：①内源性催化酶改变引起合成降低和破坏增加，导致神经递质（儿茶酚胺、多巴胺、酪氨酸、血清素等）大量消耗，而代偿性的受体上调不能有效抵消神经递质的降低。这种改变是导致年龄相关性疾病如阿尔茨海默病和帕金森病的基础。②特定部位（丘脑、蓝斑等）皮质神经元选择性消耗。80岁老人大脑质量降低约30%，脑血流量和耗氧量也同样降低，存活细胞中神经元缺失伴随神经元间连接进行性降低。

（二）老年常用静麻麻醉药的药理学

1.催眠药

静脉催眠药在生物化学和药代学方面几乎均存在差异，但都是通过作用于不同结合位点干扰γ-氨基丁酸（GABA）受体而起作用。几乎所有催眠药都会对老年人血流动力学产生一定的影响。

（1）硫喷妥钠：许多研究证明，老年患者麻醉诱导时硫喷妥钠需要量明显降低，最高降低量大于60%。老年人对硫喷妥钠的反应性改变是由于年龄相关性药代学还是药效学改变目前存在争议。有学者发现老年人硫喷妥钠诱导剂量降低，但意识消失时硫喷妥钠血药浓度与年轻人并无差别，并认为硫喷妥钠药代动力学存在年龄相关性改变，而非药效动力学。

1）药代动力学：麻醉诱导时通常采用推注法给以诱导量的硫喷妥钠，有人用早期药物分布改变，即快速室间清除率降低，而非中央室容积降低来解释老年人对硫喷妥钠敏感性增加。由于衰老不改变初期分布容积，静脉推注后，老年硫喷妥钠血药峰浓度与年轻人没有差异。但老年快速室间清除率降低，达到血清峰浓度后硫喷妥钠血药浓度降低缓慢，推注数分钟后硫喷妥钠血药浓度增加，使可供分布到生物相的硫喷妥钠增加，产生更明显的麻醉作用。

然而，此解释不能用药代学原理充分解释老年人硫喷妥钠诱导剂量降低的原因。另有学者对最大效应时硫喷妥钠的表观分布容积进行估算，发现20~45岁年龄组和66~80岁年龄组间无差异，由此认为老年人硫喷妥钠需要量降低原因可能是由于肌肉含量减少。随后，对硫喷妥钠诱导需要量与年龄、性别、肌肉含量、心排血量等的相关性进行了深入研究，发现年龄比体重或肌肉比例更能预测硫喷妥钠的需要量。

老年人硫喷妥钠药代学还存在其他改变，如深部外周室容积增加和晚期消除半衰期增加。但在单次静脉推注情况下这些改变并没有临床意义。

2）药效学：Homer等用脑电图测量催眠效应的方法对老年硫喷妥钠药效学进行了研究，发现随年龄的增加脑电图出现早期爆发性抑制时硫喷妥钠需要量呈线性降低，20~80岁之间每增加10岁大约降低1mg/kg，而脑反应性与年龄没有相关性改变。

总之，虽然目前认为老年人硫喷妥钠诱导需要量降低似乎与年龄相关性药动学改变无关，但需要注意的是，当快速推注硫喷妥钠时，血药浓度的增加超过了药物与白蛋白结合的速度，使分布到大脑的药物游离部分迅速增加，麻醉效应增加。因此老年人硫喷妥钠应缓慢给药。同时即使考虑到所有影响诱导剂量的因素，老人个体间仍存在显著差异，应根据每个人对药物的反应调整剂量。

（2）丙泊酚：由于众多药理学优点，丙泊酚已成为普遍用于麻醉诱导和维持的催眠药之一，但由于其血流动力学效应使老年人的应用受到一定限制。1986年，Dundee等报道老年人对丙泊酚敏感性增加，达到意识消失的剂量降低、呼吸暂停和低血压的发生率增加。有报道60岁以下和60岁以上志愿者诱导剂量分别为2.25~2.5mg/kg和1.5~1.75mg/kg。同年，一项对60名患者的研究发现年龄与丙泊酚维持量呈明显负相关，年龄与动脉压降低幅度呈明显正相关，这与临床医生习惯降低老年人的丙泊酚用药量相一致。

1）药代动力学：丙泊酚脂溶性高，能广泛分布到包含脂肪的所有组织中，在血中98%与白蛋白结合；其消除依赖肝脏血流量，代谢清除率为20~30ml/（kg•min），超过肝血流量，证明丙泊酚存在肝外代谢途径。药代学研究证明丙泊酚存在年龄相关性改变，但不同的研究方法，特别是不同输注方式结果不同。

总之，老年人丙泊酚药代学改变包括初次分布改变（降低初次分布容积，和/或降低快速室间清除率）导致血药浓度增加，等量诱导剂量作用增加；肝脏血流量减少导致清除率降低。因此，在老年人靶控输注丙泊酚进行诱导和维持时，必须将年龄作为变量输入靶控装置。

2）药效学：目前，一般认为很可能老年人对丙泊酚催眠效应的敏感性中度增加，而效应室转移时间不改变。丙泊酚对老年血流动力学的影响丙泊酚能够明显扩张血管，目前有很多有关老年人应用丙泊酚时出现低血压的报道。为评价丙泊酚对血流动力学的影响，Kazama 等将 41 名 20~85 岁患者分别根据 4 种不同的靶浓度进行 TCI 输注丙泊酚 30 分钟，发现即使催眠效应与年龄无关，年龄对血流动力学的作用大大影响了 CE_{50} 和 KEO。年龄增加使收缩压达最大效应的时间显著延长：20~39 岁组 $t_{1/2}ke0$ 为 5.68min，70~85 岁组 $t_{1/2}ke0$ 为 10.2min，老年组收缩压降低的 CE_{50} 较年轻人降低一半以上）。可见丙泊酚对老年人血流动力学影响增加，考虑到药物间的相互作用以及缺乏肾上腺素能刺激等情况，可能导致严重低血压。

（3）依托咪酯：依托咪酯的主要优点是对血流动力学影响小，临床普遍用于对老年患者的麻醉诱导，但关于老年人依托咪酯药理学的研究很少。同其他药物一样，老年人依托咪酯初次分布容积显著降低，80 岁时降低了 42%，初期血药浓度增加是需要量降低的部分原因；老年依托咪酯清除率随年龄增加而降低，并与肝脏血流量降低程度一致。Arden 等对 21 名 22~82 岁患者予以依托咪酯恒速输注，直到达到预定的脑电图终点，发现达到同一脑电图终点和产生最大中频抑制的依托咪酯需要量随年龄增加显著降低。药效学模型参数包括 CE_{50} 或 ke0 都与年龄无关，提示年龄相关性剂量改变与老年人脑敏感性无关。老年依托咪酯需要量降低的基础为年龄依赖性的药代学改变，而不是脑反应性改变。

（4）咪哒唑仑：咪达唑仑为苯二氮䓬类药物，其清除率依赖肝血流量，消除半衰期短，约为 2 小时。为获得特定的镇静和催眠效果，多数老年患者苯二氮䓬类药物剂量比年轻人小。在胃肠道内窥镜检查时，患者年龄与咪达唑仑静脉镇静量呈负相关。由于内镜检查时咪达唑仑需要量一般很小，因此对 70 岁以上老年应非常谨慎，避免用药过量。

1）药代动力学：单次静脉推注咪达唑仑后，老年人咪达唑仑消除半衰期显著延长，总清除率降低约 40%，而组间总分布容积、中央室容积及血浆蛋白结合无差异。但有报道认为该差异仅存在于男性，而老年女性与年轻志愿者间无差异。Avram 等报道老年人分布容积显著增加，而与性别无关。一般认为总体清除率是唯一随衰老发生改变的药代学参数，而清除率受损可降低维持剂量，但不影响诱导剂量。可见，在衰老不影响或仅轻度影响咪达唑仑中央室容积、血浆蛋白结合和分布容积等影响诱导量的前提下，咪达唑仑药代学改变不能解释老年人麻醉诱导需要量的降低。

2）药效学：应用临床指标测量咪达唑仑催眠效应的研究发现对口头指令发生反应的 CE50 值，80 岁患者低于 40 岁的 25%。Albrecht 等应用中频谱脑电图测量研究发现老年人对咪达唑仑催眠效应的敏感性增加，老年人咪达唑仑达到观测点所需剂量降低约 50%，此差异不能用药代学改变来解释。老年受试者中央室转移速率常数显著降低，CE_{50} 减半，浓度反应曲线更陡。可见老年人咪达唑仑用量降低的主要原因药效学改变。老年人应用咪哒唑仑时应非常谨慎，在缓解焦虑和清醒镇静时的剂量应降低。

2.阿片类药物

目前，绝大多数手术患者应用阿片类药物，但如对其药理学作用缺乏了解可导致老年人发生严重的血流动力学或呼吸系统不良反应。目前一致认为随年龄增加，有必要降低吗啡等药物的用量。术后肌注吗啡的镇痛作用与年龄、身高、体重、手术部位及疼痛强度有关，其中年龄与镇痛的相关性最好。Kaiko 等认为老年患者对吗啡的反应与同样接受 3~4 倍药量的年轻人相似，因此年龄应作为选择首次麻醉镇痛剂量的主要依据。但目前为止，尚无对老年人镇痛药物减少提出合理的药代学或药效学解释。

（1）芬太尼：尽管老年患者麻醉中广泛应用芬太尼，但目前对老年人群芬太尼的药理学改变尚缺乏深入研究。芬太尼为脂溶性、稳态分布容积大、清除率高且依赖肝脏血流量。有关芬太尼药代学研究，特别是老年患者的研究结果目前还有争议。但无论药代学发生何种改变，芬太尼血药浓度似乎不产生很大变化。通过一项生理学模型的估算，芬太尼在单次给药后，35 岁和 90 岁个体之间峰浓度差异小于 3%。同样，由于肝脏血流量随年龄增加而降低，使老年人芬太尼消除半衰期延长。

临床上随年龄增加降低芬太尼剂量的结论可能是由于老年人芬太尼药效敏感性改变。Scott 等对 20 名 20~89 岁患者给予芬太尼，用脑电图评价其药效，表明芬太尼药代学参数不随年龄发生显著改变，仅快速室间清除率降低。但产生相同脑电图终点所需芬太尼浓度与年龄呈显著负相关，89 岁患者芬太尼浓度降低为 20 岁的 50%，其他药效学参数如最大效应、起效时间等未显示有年龄相关性改变。因此，老年患者芬太尼剂量降低 50% 的表现可以用药效学改变解释。

（2）阿芬太尼：与其他哌啶衍生物不同，阿芬太尼清除率极低，并依赖肝脏血流量和肝酶活性。阿芬太尼清除率随代谢酶活性（细胞色素 P450）发生改变，联合使用红霉素等药物时清除率降低，而酶诱导剂可增加其清除率，阿芬太尼清除率还受遗传学和孕激素的影响。上述因素使阿芬太尼的药代研究结果依赖受试群体，削弱了年龄对药代学的作用，使老年人阿芬太尼药代学结果偏差很大。

对 20~89 岁男性的研究发现年龄对阿芬太尼药代学无明显影响。应用脑电图谱评价药效则发现，从 20 岁到 85 岁，阿芬太尼的 CE_{50} 降低了 50%，而 ke0 不降低。因此，老年阿芬太尼剂量降低约 50% 主要归因于药效学改变，这一点与芬太尼相似。随后的观察发现，女性患者年龄与阿芬太尼清除率明显负相关，且绝经前后差异显著，提示激素水平影响阿芬太尼的清除率，而男性患者阿芬太尼药代学不受年龄影响。通过进一步的临床观察，包括使用不同模型的靶控药物输注，最终的结论认为年轻患者阿芬太尼药代学与性别无关，但年龄增加，尤其是绝经导致女性患者阿芬太尼清除率降低，而男性不受影响。

（3）舒芬太尼：最近有关年龄对舒芬太尼药代动力学影响的研究结果都认为除了初期分布容积降低导致血药峰浓度增加外，舒芬太尼药代动力学参数不受年龄影响，而药效学存在年龄相关性改变。一项比较芬太尼和舒芬太尼药效学参数的研究证实老年人舒芬太尼及其他受体激动药存在相似的药效学改变特点，因此，虽然缺乏老年人舒芬太尼药效学数据，但从芬太尼、阿芬太尼的研究中可以推断老年人舒芬太尼剂量应降低 50%。

（4）瑞芬太尼：瑞芬太尼是超短效β受体激动药，侧链中含甲基酯，容易被血液及组织中的酯酶水解。其作用时间短主要是由于代谢清除快，而与再分布无关。Minto 等详细研究了瑞芬太尼的药代动力学和药效学，其中包括 80 岁以上的老年群体。老年人瑞芬太尼药代动力学特点为初次分布容积降低（80 岁降低约为 20 岁的 20%），导致单次给药后血药浓度增加。同时，瑞芬太尼清除主要依赖组织酯酶的数量和性能，而非肝功能和肾血流量。从 20 岁到 80 岁，瑞芬太尼清除率降低约 30%。用脑电图评价显示药效学随年龄改变差异明显。老年瑞芬太尼 KEO 降低，提示起效延迟。与其他阿片类药物相似，老年中枢神经系统对瑞芬太尼的作用更敏感，80 岁老年人产生 50%脑电抑制所需浓度（CE_{50}）降低一半。

对瑞芬太尼单次给药和持续输注的研究表明，VI 降低导致静脉单次给药后老年人瑞芬太尼初期血药浓度增加。但 ke0 减低延缓了药物在血液和效应室间的平衡，导致效应室峰浓度在所有年龄组很接近。达到同样脑电图峰效应剂量 80 岁患者所需剂量约为 20 岁的 50%，达到峰效应的时间 20 岁约 1 分钟，而 80 岁老人延迟为 2 分钟。由于 CE_{50} 降低，老年人应调整初次注射剂量，根据年龄调整单次给药剂量远比体重重要。同样，80 岁老人维持稳定的脑电所需输注速度约为 20 岁的 1/3。给药速度减慢可能受药代动力学（清除率降低）和药效学（CE_{50} 降低）的双重影响。

长时间输注后，瑞芬太尼浓度降低 50%和 80%所需时间很短，几乎不受年龄和输注时间的影响，但老年人个体间差异增加。由于瑞芬太尼在老年人也没有明显延迟效应，因此，只要注意其滴定起效剂量，瑞芬太尼可用于老年患者。目前多数国家均应用靶控输注瑞芬太尼，并获得满意效果。但也应注意对老年人瑞芬太尼可能导致血流动力学抑制的危险。

（5）吗啡：Owen 等研究了老年人单次静脉注射吗啡 10mg/70kg 后，其稳态分布容积仅为年轻人的一半，原因时由于中央及外周室容积降低、血浆清除率降低。Baillie 等发现随年龄增长，吗啡血浆清除率降低约 35%。同时，由于老年人肾小球滤过率降低，吗啡在肝脏葡萄糖醛酸化后，产生的两个活性代谢产物吗啡-3-葡糖苷酸、吗啡-6-葡糖苷酸经肾脏消除减少在体内发生蓄积，使吗啡药代动力学改变明显。因此，前面提到的老年人对吗啡镇痛效应的敏感性增加，至少部分是由于药物体内代谢发生改变。目前对吗啡的药效学缺乏有效数据，但参考其他阿片类药物的研究结果，须谨慎降低老年人首次镇痛所需吗啡剂量，病人自控镇痛为比较理想的选择。

3.肌肉松弛剂

（1）临床研究结果

1）起效：老年人无论使用何种肌肉松弛药物（包括琥珀酰胆碱、维库溴铵、罗库溴按、哌库溴铵、顺式阿曲库铵、多库氯铵等），其神经肌肉阻滞作用通常起效延迟。虽然有老年与年轻患者肌松剂起效时间无差异的临床报道，但所用首次剂量均为 2~3 倍的 ED_{95}，仍难以准确预计其起效时间。

2）维持剂量与输注速率：老年人维持量的罗库溴铵和维库溴铵作用时间显著延长，而阿曲库铵不延长。在保证足够肌松作用条件下，米库氯铵输注速率减低。Hart 等证明，假性胆碱酯酶活性降低可能是导致米库氯铵维持输注速率降低的原因。

3）恢复：老年患者肌松作用恢复通常延迟，从 25%恢复到 75%的恢复指数，潘库溴铵增加约 60%、维库溴铵增加 230%、罗库溴铵增加 62%、米库氯铵增加 42%。老年多库氯铵恢复 25%的时间延迟 43%。但年龄不改变阿曲库铵、顺式阿曲库铵、哌库溴铵肌松作用的恢复。

（2）药代动力学：老年人肌松药药代动力学改变的原因可能归因于肾功能和肝功能减退、肌肉含量和机体总水含量降低等多种衰老的生理学改变。

1）甾类化合物：含甾类结构的肌松药（潘库溴铵、维库溴铵、罗库溴铵、哌库溴铵）主要通过肝脏代谢和胆汁排泄，部分通过肾脏排泄。在血中与血浆蛋白结合差、大分子的解离度高、受 pH 值影响小，限制其分布到细胞外室。因此其分布容积不随年龄发生改变或仅轻度降低。老年人潘库溴铵、哌库溴铵分布容积保持不变，而维库溴铵、罗库溴铵分布容积显著降低。

30%~70%的潘库溴铵以原形经尿液排泄，约 20%发生去乙酰化。老年人肾小球滤过率降低，潘库溴铵清除率也降低。维库溴铵 40%以原形经胆汁排泄，30%经尿液排泄，约 30%在肝脏去乙酰化，产生活性代谢产物。老年人肝脏血流量和肾小球滤过率降低，维库溴铵清除率降低约 30%，而分布容积不变。罗库溴铵与维库溴铵相似，约 75%经胆汁排泄，10%经尿液消除，少量去乙酰化，生成的代谢产物无明显活性。老年人罗库溴铵清除率降低约 30%。潘库溴铵和维库溴铵虽然都产生活性代谢产物，但在临床麻醉中意义并不显著。

2）苄异喹啉类：目前临床应用的苄异喹啉类药物包括阿曲库铵、米库氯铵、顺式阿曲库铵和多库氯铵。阿曲库铵和米库氯铵是异构体的混合物，强度和药代动力学不同，顺式阿曲库铵是阿曲库铵异构体中的一个。还没有研究考虑到年轻和老年患者间不同阿曲库铵异构体的药代动力学改变。米库氯铵含 3 个异构体，其中两个（顺式-反式和反式-反式）药效强，可以被血浆假性胆碱酯酶分解，占米库氯铵剂量的 90%以上。顺式-顺式异构体强度低，仅占米库氯铵剂量的不到 10%。

与甾类神经肌肉阻滞剂类似，苄异喹啉类药物分子量大，不能穿过脂溶性屏障，其分布容积与甾类化合物程度一样。老年人苄异喹啉类药物的分布容积轻度增加，与甾类药物相比，这些化合物与血浆蛋白结合更广泛。

苄异喹啉类化合物的代谢和水解作用方式较多，如多库氯铵并不被代谢，主要经尿液排泄，胆汁中含量少；阿曲库铵和顺式阿曲库铵经 Hofmann 消除，自发降解和酯酶水解，此方式占顺式阿曲库铵清除率的 83%，但仅占阿曲库铵总清除率的 40%。阿曲库铵不经过 Hofmann 消除的部分可能主要在肝脏代谢。虽然衰老可能降低其肝脏清除率，但可被非肝脏清除率增加抵消，使阿曲库铵总清除率不变。

米库氯铵的主要异构体被血浆假性胆碱酯酶分解代谢。顺式-顺式异构体清除率很低，老年患者假性胆碱酯酶活性虽然仍在正常范围内，但与年轻人相比活性降低，可能导致反式-反式、顺式-反式异构体清除率降低。

3）效应室浓度：肌肉血流量可以影响药物传递到终板的水平。老年人肌肉血流量减少，使效应室和血浆之间可能存在较高的浓度梯度，表现为排出速率常数和 KEO 降低。多数肌松药在老年患者起效缓慢，作用持续时间长可能与此相符合，而并非消除动力学改变。

4）药效学：所有临床有关老年人对肌松药反应改变的结果都用药代学改变来解释，而非药效学。目前认为引起一定程度麻痹的肌松药血药浓度不随年龄改变，且浓度反应关系最大曲线保持不变，提示衰老对肌松药反应的药效学并无影响。

5）肌松药拮抗剂：对目前广泛应用的肌松药拮抗剂如新斯的明，老年人起效通常延迟，作用持续时间延长，可能是由于肾功能下降导致的药物清除率降低，因此所需剂量增加。另外，使用新斯的明后心律失常的发生率也增加。

（三）老年人麻醉方法

目前全凭静脉麻醉与吸入麻醉争议主要集中在丙泊酚还是挥发性麻醉药，由于各大公司的竞争，使得此争议在文献中也表现出极大差异。对老年患者，临床医生最关注的两大主要问题，即麻醉诱导中的血流动力学稳定性和苏醒的问题。

1.诱导期间的血流动力学稳定性

一项研究比较了两组老年患者，一组仅用七氟烷诱导，另一组应用芬太尼和丙泊酚，评价诱导后左室功能，认为老年患者应用七氟烷对左室功能影响小，但并没有对单独应用丙泊酚与七氟烷进行比较。临床实践证实，老年人用七氟烷或丙泊酚缓慢给药行麻醉诱导，然后在气管插管前静脉推注起效快的阿片类药物是保证血流动力学安全的有效方式。Yamaguchi 等以 70~79 岁患者为研究对象，对两种七氟烷的给药方式和快速注射丙泊酚 2mg/kg 后予 2%七氟烷诱导进行了比较，认为丙泊酚诱导更迅速，平均动脉压降低约 30mmHg，但快速推注丙泊酚的做法遭到质疑。Kirkbride 等对此进行了完善，分组增加了丙泊酚缓慢输注组，结果表明各组诱导时间相似，丙泊酚组平均动脉压显著降低。理论上讲产生镇静的效应室浓度与 2 分钟前的血药浓度相符合，但由于效应室转移延迟，持续输注丙泊酚总是过量，因此老年人丙泊酚给药的最好方法是直接应用 TCI 装置滴定效应室浓度，前提是 TCI 系统中的丙泊酚药代模型将年龄作为联合变量。因此，老年人应用丙泊酚诱导，应当缓慢推注约 1mg/kg，当药物逐渐到达效应室后再给予追加剂量，或将年龄视为药代学模型变量输入 TCI 装置给药。对特殊患者如严重主动脉瓣狭窄，要避免使用丙泊酚，可以考虑使用依托咪酯进行诱导。

2.苏醒质量

通过比较门诊和住院手术中麻醉维持应用丙泊酚、异氟烷、七氟烷、地氟烷后病人苏醒的速度和质量，结果显示三种挥发性麻醉药中地氟烷早期苏醒最快，异氟烷苏醒时间最长。丙泊酚苏醒时间与七氟烷相似。丙泊酚维持麻醉可改善术后早期恢复质量，降低术后恶心呕吐发生率。老年患者术后认知功能障碍的发生率高于年轻成人，但似乎不受麻醉药物（吸入麻醉药或丙泊酚）的影响。糖尿病患者用七氟烷麻醉维持比用丙泊酚维持神经肌肉阻滞恢复明显延迟。

二、吸入麻醉药在老年患者的应用

长期以来，学者们就认为年龄会影响吸入麻醉药的作用。第一篇关于年龄影响吸入麻醉药作用的文章发表于 1848 年，至今其观点仍具有启发作用。吸入麻醉药的作用机制还没有完全明了，但临床已经证实吸入麻醉药的许多作用，如高浓度吸入麻醉药会导致老年人严重的低血压和无法预料的心脏副作用（冠状动脉灌注压降低、抑制心肌收缩力、血管扩张、电生理改变）以及自主神经调节功能改变等。吸入麻醉药的作用比较复杂，不仅引起迅速的生化、生理改变，还可能引起迟发的基因及其表达产物的继发性改变。基因表达改变突破了吸入麻醉只引起简单的、可逆的生化过程的传统观念。这里重点讨论有关吸入麻醉对老年人影响的传统和现代观点，以及对一些吸入麻醉药如异氟烷、七氟烷、地氟烷的争议性观点。

(一)老年患者吸入麻醉剂量

老年人无论使用何种吸入麻醉剂量，使老年人达到一定的麻醉深度所需的药物剂量均较年轻人少。MAC定义为使半数病人对有害刺激无动作反应的吸入麻醉药的最小肺泡浓度。在几项对MAC与年龄关系的Meta分析表明，随着年龄增加，各种吸入麻醉药的MAC均逐渐下降，浓度对数与年龄呈线性负相关。Nichall绘制的七氟烷、地氟烷的MAC等位图使MAC与年龄的关系更加容易理解，如为了维持80岁老人1.2MAC需要的呼气末地氟烷浓度分别为2%（67%氧化亚氮）和6.25%（纯氧）。而同等条件下维持40岁病人1.2MAC需要的地氟烷浓度分别为3.8%和8%。从图中可以看出，不论是否同时吸入氧化亚氮，要达到理想MAC需要的呼气末浓度都随年龄增加而降低。

一般认为吸入麻醉药的心血管反应在老年人增强。然而，尚没有研究能够清楚的量化这一改变。

(二)吸入麻醉与老年心肌保护

吸入麻醉药对心脏具有复杂的作用，从器官水平如心肌血流灌注的变化，到细胞水平如细胞内分子通路的改变。一些器官水平的改变较容易解释，如吸入麻醉药后可以引起血管舒张，继而引发低血压，全身性的低血压造成心肌血流灌注减少，这种低血压可以在临床迅速发现并处理。但难以预料的是心肌局部血流灌注的改变，即窃血现象。心肌窃血指缺血部位的心内膜依靠来自正常部位的侧支循环供血，当某些外在因素引起正常部位供血增加同时导致侧支循环供血显著减少造成缺血，吸入性麻醉药中，窃血特别涉及异氟烷。

已证实窃血现象在动物实验中确实存在，但其临床意义还不清楚。一项研究比较了约1000名病人分别使用氟烷、安氟烷、异氟烷、舒芬太尼后心肌缺血的发生率，结果没有差别，但后来认为是血流动力学改变掩盖了窃血现象。与传统的体外循环手术相比，不停跳心脏手术中肌钙蛋白T的变化较小，为研究不同麻醉技术间的差别提供了机会。对冠脉搭桥手术中肌钙蛋白T的检测发现丙泊酚、异氟烷、异氟烷联合胸段硬膜外麻醉间比较并无显著差别，由此甚至有人得出结论认为"异氟烷引起冠脉窃血的争议已经解决，只要能够维持血压和心率，异氟烷可以用于冠心病的高危病人"。由于异氟烷可以引起低血压，并进而导致心肌缺血，是否由于血流动力学的改变掩盖了窃血现象。一项研究在严格控制血压、心率波动在基础值20%范围以内的条件下观察缺血的发生情况，通过心电图、超声心动图、冠状窦乳酸测定等指标发现异氟烷（50%）较安氟院（20%）缺血发生率高，证实了血流动力学稳定的情况下可能发生窃血的观点。有报告一例病人在使用异氟烷后短时间内动脉血压稳定，而心电图出现了严重的缺血改变，停止使用异氟烷这些改变很快恢复。Murugesan对10例血管造影证实解剖学上存在窃血倾向的病人进行观察，在CABG术中是以1.2%异氟烷进行麻醉，半数有窃血倾向的病人发生了缺血，而对照组无一例发生。该结果提示对于特殊人群，异氟烷所致的窃血可能仍是一个严重问题。

吸入麻醉药能够保护心、脑、肾等重要器官，阻止由于缺血和再灌注引起的细胞内生化和基因表达改变导致的器官损伤。吸入药的心肌保护和预适应是过去20多年研究热点，即如果在心肌缺血前或过程中使用吸入麻醉药，似乎可以减少心肌损害的发生。给狗吸入 30 分钟异氟烷后，停止吸入 30 分钟再进行冠脉阻断，发现梗死面积减小，提示异氟烷具有保护作用。吸入麻醉药的预适应保护作用涉及多种信号途径，与一氧化氮、蛋白激酶 C（PKC）、氧自由基、腺苷受体、ATP-敏感钾离子通道（K_{ATP}）等有关。关键点的是挥发性麻醉药激活肌浆网和线粒体上的 K_{ATP}，肌浆网 K_{ATP} 激活使静息膜电位降低、细胞动作电位缩短从而减少细胞 Ca^+ 内流；线粒体 K_{ATP} 激活通过各种机制促进缺血和再灌注后线粒体能量的产生与储备。

肌浆网和线粒体 KATP 通道，肌浆网电压依赖性 Ca^+ 通道和线粒体通透性孔道（PTP）如图所示。膜间隙的特殊标记，代表超分子复合体（SMC）。SMC 包括质子泵，ATP 合成酶，腺苷转运体，线粒体肌酸激酶。箭头的方向代表离子流动的方向和强度。

预适应作用是一种复杂的现象，是否具有临床意义还不清楚。有关吸入麻醉药预适应对心脏手术的心肌保护作用有截然不同的观点。Zaugg 回顾了 CABG 术中麻醉药预适应心肌保护作用方面的研究，发现机械指标（如心指数、射血分数）和生化指标（如 CPK-MB）的变化并不一致。Belhomme 的研究不仅使用了传统的缺血指标如肌耗蛋白和 CPK，同时从右心房中采取心肌组织标本研究预适应引起的信号通路改变。通过检测右房组织的 5'-核苷酸酶外切酶活性作为 PKC 活化的指标发现，异氟烷处理后 5'-核苷酸外切酶显著增加，但组间肌钙蛋白和 CPK-MB 没有显著差别。除信号通路外，挥发性麻醉药所具有的抗炎效应是否具有心肌保护作用也是近年研究的重点。与对照组相比，七氟烷麻醉的病人术后一年生存率较高，血小板-内皮细胞黏附分子表达水平降低。有人据此推断吸入性麻醉药减轻 CPB 病人的血液与人工合成材料接触所产生的炎症反应程度，可能是其提高生存率的原因，但该作用对非心脏手术病人可能没有临床意义。虽然有证据表明冠脉手术病人使用挥发性麻醉药有一定预防心肌缺血的保护作用，但在非心脏手术中是否具有保护性作用尚缺乏临床证据。老年人冠心病的发生率很高，手术过程中心肌缺血的发生率也随之增加，非心脏手术围术期心肌梗死的发生率为 6.6%。对这些围术期心肌缺血的高危病人挥发性麻醉药很可能在临床缺血-再灌注过程中起到保护作用。

与之相反，有研究认为预适应对老年人心肌可能并无保护作用。甚至在老年小鼠心脏预适应实验中心肌缺血明显加重，原因可能是由于 PKC 异构体的改变。这一实验结论同时得到临床研究结果的支持。最近的一项经皮冠脉成形术的临床研究中发现年轻人和老年人的预适应相比，老年人心肌缺血预适应作用减弱，原因可能是年龄相关的线粒体 KATP 通道抑制作用上调。许多研究资料表明，多数患者缺血预适应效果随着年龄增加而下降。目前认为心梗前心绞痛可能是一种自然发生的缺血预适应，可以使梗死面积减小，改善住院病人的预后，而老年人冠心病死亡率较高的原因可能是这种自然的预适应能力下降。例如在一项回顾性研究中发现，65 岁以下患者如果心梗前 48 小时内发生过心绞痛，则充血性心衰、休克、住院期间死亡的发生率下降。而 65 岁以上病人心梗前心绞痛对预后没有改善作用，提示预适应作用随着年龄增加而消失。动物实验也证明对缺血预适应，中年大鼠反应开始迟钝，老年大鼠几乎没有反应。同样，有研究证明老年大鼠对吸入麻醉药预适应没有反应或者反应减弱。虽然没有证据表明缺血预适应与吸入麻醉药预适应具有相同的作用机制，但至少其中许多基本机制是相似或相同的，因此吸入麻醉预处理对老年到底具有多少益处值得商榷。应该注意的是，有证据表明，预适应作用在老年人虽然下降，但仍然存在。如对体重指数很低的瘦体型、经常活动的老人以及体力活动评分（PASE）得分高的老年人群心梗前心绞痛仍有预适应作用，并可以降低住院死亡、心源性休克的发生率。

1.随年龄增加心脏对损伤（如缺血再灌注损伤）的阈值降低。生活方式的改变包括运动和适当的热量限制可能一定程度地减小年龄的影响。同时存在的疾病（如糖尿病）有负面的影响。

2.随年龄增加激活心脏保护信号机制的阈值增高。各种药物（如硫脲类，抗氧化剂，部分脂肪酸氧化抑制剂（PFAO），和COX₂抑制剂）能够干扰心脏保护信号途径，从而加剧这种趋势，提高阈值。运动和热量限制可能减小年龄依赖性的变化趋势。

（三）吸入麻醉与脑保护

这里并不全面讨论有关脑保护及脑缺血的预防等问题，仅探讨有关挥发性麻醉药预适应的临床研究结果。需要指出，由于已知的各种原因的综合影响，老年人的大脑对缺血更加敏感。多数挥发性麻醉药，特别是异氟烷具有多种脑保护作用，如减少大脑氧代谢率、N-甲基-D-天冬氨酸（NMDA）抑制作用、γ-氨基丁酸（GABA）促进作用等。但是，神经损伤发生的早期是通过兴奋性氨基酸的神经毒性引起细胞死亡，而晚期则通过凋亡。既然脑缺血可以引起迟发性细胞死亡，有关神经保护作用的观察就必须持续足够长的时间，如数天甚至数周以保证可以对晚期细胞凋亡同样有作用。有研究发现异氟烷在缺血2天后显示出一定的脑保护作用，但这一作用在2周后消失，最终的结果是没有显示出有效的脑保护作用。Warner在总结麻醉药的脑保护作用时认为，"目前没有证据表明麻醉药对脑缺血有独立的、有意义的、长时间的保护作用。虽然麻醉药进行脑保护不会增加危险性，但除了必须进行麻醉以外，依靠麻醉药来增加大脑对缺血的耐受性，在现有科学证据基础上并未得到公认"。

（四）吸入麻醉药的慢性作用

吸入麻醉药是否具有慢性毒性至今仍有争论。在某些情况下，甚至芬太尼和氟烷也可能成为化学武器。但临床正常使用的吸入麻醉药会有毒性问题吗？针对这一争议，Monk观察了1064例病人，发现并发症、低血压、深度催眠时间（病人BIS值小于45的总时间）等因素与1年死亡率的相关性在部分高危模型中有统计学意义。麻醉药的慢性作用可能是由TNF-a和IL-6等炎性因子介导的炎症引起的。在Monk的研究中，90.9%的病人接受吸入麻醉维持，平均时间为3.1小时。据此研究结果提出的吸入麻醉药的作用时间远超过其药理学清除和消除时间的观点是值得思考的。

直到十多年前，吸入麻醉药的作用机制还鲜为人知，几乎所有的观点都认为它是一种可逆的生化过程。大部分现代麻醉药的半衰期很短、消除迅速，吸入挥发性气体，到达脑和脊髓，使病人失去意识，关闭气体后能使病人恢复意识是现代麻醉实践的基础。但对麻醉后慢性改变的发生机制研究也在进行着。如早在1955年即有人发现麻醉与严重痴呆及轻度痴呆有关联。有关阿尔茨海默氏病的流行病学研究也发现，50岁以前接受过麻醉与早期发生阿尔茨海默氏病之间有关联，特别是当对氟烷和巴比妥类药物。神经变性的机制一定程度上是正常蛋白的寡聚化反应失控的结果，而吸入麻醉药可能引起淀粉样β-蛋白寡聚化可能是其慢性作用的分子基础。氟烷和异氟烷增加阿尔茨海默病相关蛋白的寡聚化和细胞毒性已经得到临床证实。此外，关于吸入麻醉药的慢性作用的理论还包括中枢胆碱能活性改变。

遗憾的是探讨吸入麻醉药慢性作用的文献并不多。如果吸入麻醉药具有毒性，就需要大量有力的数据加以证明，而该方面的研究很少。动物研究发现初生大鼠用咪达唑仑、氧化亚氮、异氟烷麻醉可以导致发育大脑的程序化神经变性、海马联合功能缺陷以及永久性记忆、学习功能障碍。氧化亚氮和氯胺酮可以对老年大鼠引起更严重的损伤。青年和老年大鼠分别吸入2小时1.2%异氟烷与70%氧化亚氮的混合气会引起获得和执行空间记忆功能的持续性损害，表明吸入麻醉药引起的记忆功能改变并不与年龄有关。

此外，吸入麻醉药可能会影响某些基因表达。七氟烷麻醉大鼠0、2、6小时后血液、脾、肾、肝、肺、心脏、大脑中的基因表达有一定数量的改变。肝脏的基因表达改变可能与药物转化酶相关，肺脏内皮素-1基因表达上调的原因可能由于肺中高浓度的七氟烷；大脑中有三种基因上调，六种下调。这些基因编码转录因子和昼夜节律相关基因。大脑中被吸入麻醉药影响的基因曾被报道在安非他命、可卡因和吗啡戒断时上调，在静脉麻醉时下调，这些结果提示吸入麻醉药的慢性作用的原因可能是引起基因表达的改变。

目前临床研究中一个最大的问题是对老年的定义问题，首先是对"老年人"的定义。在老年病学研究中，1985年就开始使用"oldest-old"表示大于85岁的人群。在2001年提出55岁进入老年人群，65~74岁为young-old，80或85岁以上为oldest-old。但目前麻醉界还没有统一使用这些新的分类标准。此外，即使在同一年龄组，个体差异也会很大，如身体虚弱情况、社会和经济保障、从事社会活动和不从事社会活动等等。因此年龄与吸入麻醉药的相互关系的临床研究首先应该明确的是具有统一的中老年人的分类方法，从而使试验结果具有可比性。

三、老年与局麻药

随着老龄化人口的增多，麻醉医生的压力就越来越大。老年人的正常生理变化本身会对围术期管理带来一系列问题，何况又并存着其他疾病。麻醉方法的选择取决于手术本身的特性、并发症、手术时间长短、手术医生和麻醉医生的水平以及患者本人的意愿。如何根据老年人的解剖、生理、药理学变化选择合适的局麻药和局部麻醉方法对老年麻醉非常重要。

（一）解剖与生理史化

1.脊椎间隙

人类脊柱是由椎间盘和脊椎构成的复杂结构体，脊柱构成成分的组成与形式的改变是人类衰老的一部分。随着年龄增加，椎间盘变得越来越干燥，胶原增多和弹性蛋白减少使椎间盘硬度增加，不易发生形变。由于椎间盘厚度的减少使黄韧带进一步挤压椎管，同时棘突间的间隙也会变窄，加上黄韧带钙化会导致椎管麻醉时穿刺困难。同时，椎体的骨密度下降，椎板通过微裂缝渐渐弓入椎体，形成了向腹侧和内侧的凹陷。由于生化和结构的改变，使椎间关节活动度下降，导致穿刺时体位摆放困难。

2.硬膜外间隙

随着年龄的增长，硬膜外间隙的解剖结构也发生改变。围绕于椎间孔的结缔组织变硬变密，导致椎间孔变窄。硬膜外间隙的脂肪组织退变，顺应性升高、阻力下降。Hogan等通过椎间盘摘除术患者的研究发现了年龄越大，椎间盘变得越扭曲，压缩得越厉害，黄韧带的钙化越加严重，椎旁关节面的变化也越加明显。以上这些变化会导致椎管狭窄，使得硬膜外导管难以置入。此外，由于椎间孔被阻塞，使得局麻药的纵向扩散增加，使老年人阻滞平面容易扩大。

Saitoh 等用造影剂研究了年龄与椎间孔的狭窄程度、药液纵向扩散程度的关系。发现年龄与药液的纵向扩散程度有关，而与药液通过椎间孔的程度无关。因此认为老年人药液纵向扩散程度与椎间孔的狭窄程度无关。Igarashi 等发现随着年龄的增长，L_{2-3} 硬膜外间隙变大且其中的脂肪组织减少。同时，老年人由于蛛网膜粒的变大使蛛网膜对药物的通透性增加，导致局麻药通过硬膜直接作用于硬膜下隙使阻滞范围扩大。

3.蛛网膜下隙

随着年龄的增长，脑脊液容量减少、比重增加，包绕于脊神经根的硬膜变薄，对局麻药的通透性增加。

4.外周神经组织

一般来说，老化引起的解剖变化并不会影响老年人的外周神经阻滞，并且老年人相对明显的体表骨性标志有利于更好地进行定位。但老年人关节僵硬可能会影响体位的摆放。

5.中枢神经组织

随着年龄的增长，中枢神经系统发生了许多生理变化，这些变化多数会增加老年人对局麻药的敏感性。

（1）脊髓背角及腹侧神经根有髓神经纤维的直径变小，90 岁后有髓神经的数目减少 1/3。

（2）有髓神经纤维中施旺细胞之间的距离减小，导致局麻药作用的阳离子位点增加。

（3）神经鞘周围黏多糖的退化使局麻药更容易穿过。

（4）随着年龄增长，神经元数目减少，感觉运动神经的传递速度减慢，感觉诱发电位以及 F 波的潜伏期缩短。

（5）蛛网膜粒越来越小，使硬膜对局麻药通透性增加。

（6）神经组织的再生能力下降。

（二）老年局麻药药理改变

1.药代动力学

（1）吸收药物注射之后被血液吸收，然后进入具有高灌注量组织，如脑、肾、肝等。与其他药物不同，局麻药的注射部位就是作用部位。注射局麻药后局部吸收的结果是神经阻滞，而血液吸收的结果表现为药物的全身副反应。任何增加药物吸收、降低神经组织含量的因素都会影响药物的阻滞效应。

剂量：局麻药的总剂量是决定神经阻滞的起效时间、作用强度、作用时间的重要因素。高容量、低浓度的药物并不比低容量药物作用效果要好。

pKa 和 pH：药物的 PKa 越接近于组织的 pH，局麻药的解离状态越少，非解离药物才可穿过细胞膜。在局麻药中加入钠盐可增加溶液的 pH，缩短起效时间。

注射部位：局麻药的吸收速率取决于注射部位，即肋间神经>骶管>臂丛神经>坐骨神经和股神经>蛛网膜下隙。肋间神经吸收速率最快的原因是脂肪组织相对较少，血流灌注量较大。虽然硬膜外间隙也存在大量血管，但血管并不对组织进行灌注，同时大量脂肪组织也可隔绝局麻药。

局麻药的吸收速率取决于局麻药分配系数、脂肪瘢痕组织对局麻药的再吸收、pH 值、吸收面积、组织内的血管数量、血液灌注量、血管舒缩程度以及药物本身的脂溶性。

硬膜外间隙吸收：局麻药在硬膜外间隙不会被代谢，所有注射量要完全被吸收。局麻药在硬膜外的吸收符合 flip-flop 模型，即吸收速率常数小于清除速率常数。用氚标记丁哌卡因研究其在硬膜外间隙和蛛网膜下隙的吸收与分布发现，丁哌卡因的吸收与分布符合二房室模型，且吸收是双时相的，即一个较快的吸收时相后伴随一个较慢的吸收时相。较快的时相是因为血管吸收，而较慢的则是因为脂肪再摄取造成。所有局麻药的较快相吸收速率一致，利多卡因的慢相吸收速率快于丁哌卡因。Veering 等用同位素标记研究老年人丁哌卡因吸收发现年龄并不影响丁哌卡因的吸收，丁哌卡因的半衰期、最大血浆浓度（C_{max}）和 T_{max} 都不发生改变。

蛛网膜下隙吸收：与硬膜外一样，局麻药不会被蛛网膜下隙代谢，而是要完全吸收。用同位素法研究利多卡因和丁哌卡因在蛛网膜下隙的吸收发现，两药的快吸收相速率要慢于硬膜外间隙，原因可能是两个部位的血管密度不同。利多卡因表现为典型的一房室模型，而丁哌卡因与在硬膜外一样，但速率要小于硬膜外的吸收速率，原因可能是丁哌卡因相对高的脂溶性和高蛋白结合率。Veering 等用同位素法研究重比重丁哌卡因在蛛网膜下隙的吸收发现，随着年龄的增长，第一时相吸收速率下降而第二时相吸收速率增加，C_{max} 未变，而 T_{max} 增加。并发现重比重会影响老年人丁哌卡因的药代学，使用不含葡萄糖的丁哌卡因其 C_{max} 和 T_{max} 都增加。

（2）分布和蛋白结合局麻药被血液吸收后分布到其他组织，首先分布到高灌注的组织如肾、脑、肺等，称为分布的 α 相，即局麻药从血液的再分布。由于肺的高灌注特性，是局麻药首先分布的器官，由于肺组织 pH 值高于血浆 pH 值，因此局麻药暂时会被肺"隔离"，对大量局麻药进入循环起到缓冲的作用，避免形成中毒浓度。此后局麻药进入低灌注组织如骨骼肌、脂肪（作为存储地点），称为局麻药的 β 分布。γ 相为局麻药的清除相，包括代谢与排泄，主要取决于给药部位。

局麻药与血浆蛋白的结合程度直接影响向其他组织的分布，只有游离的局麻药才能发挥药理学活性。a-酸性糖蛋白（AAG）是血浆蛋白中主要结合局麻药的蛋白，大部分局麻药与高亲和性而量少的 AAG 结合，也有少量局麻药与低亲和性而量大的白蛋白结合。某些疾病或生理状态下 AAG 浓度会升高，如围术期、肿瘤、创伤、心肌梗死、尿毒症和炎症，妊娠期和口服避孕药时 AAG 下降。AAG 对血浆的 pH 值变化也很敏感。

老年随着年龄的增长，肌肉减少、脂肪增加，机体整体水分减少。对脂溶性局麻药的分布产生影响，表现为分布容积增加、清除时间延长。曾有研究认为随着年龄增长，利多卡因的血浆蛋白结合率增加。但现在认为在不合并其他疾病情况下，AAG 不会随年龄的增加而改变，局麻药血浆蛋白结合率也不随年龄改变。有并发症导致 AAG 升高可以使游离局麻药浓度下降。老年人血浆白蛋白水平下降，但由于仅与少量局麻药结合，不影响药物的整体分布。

血浆蛋白是否可以防止局麻药毒性尚不清楚，理论上其可以降低因静脉注射造成的毒性浓度，但血浆蛋白会被迅速饱和，研究显示静脉注射 400mg 利多卡因、150mg 丁哌卡因后，其血浆蛋白结合率只有 20% 和 50%。

（3）代谢多数局麻药在肝脏中被代谢为水溶性物质从肾脏排出。

酰胺类：酰胺类局麻药在肝细胞的内质网进行生物转化，包括芳香环羟化、脱烷基作用和酰胺键水解三个过程。不同局麻药的代谢速率由大到小为丙胺卡因、依替卡因、利多卡因、甲哌卡因、丁哌卡因。多数代谢产物与原型药物具有相似作用，有的仍然具有毒性。

利多卡因 80% 的代谢产物为单乙基甘氨酸二甲代苯胺（MEGX）、甘氨酸二甲代苯胺（GX）和二甲苯酸。血浆中未结合利多卡因的 70% 代谢为 MEGX，其半衰期短于利多卡因，并被进一步清除。在动物实验中 MEGX 具有抗心律失常和抗惊厥作用。GX 的半衰期是 10 小时，50% 以原型从尿中排出，连续给予利多卡因会导致 GX 蓄积。GX 的抗心律失常作用小于利多卡因，没有抗惊厥作用。关于丁哌卡因代谢产物的研究少于利多卡因，其主要产物之一 2,6-PipeColylxylidide（PPX）的半衰期长于丁哌卡因，硬膜外给药后浓度是丁哌卡因的 1/10。

丙胺卡因可水解为邻甲苯胺和 propylalanine。邻甲苯胺进一步氧化为 2-氨基-3-苯甲醇和 2-氨基-5-苯甲醇，其可以氧化血红蛋白。因此 600mg 的丙胺卡因可以导致高铁血红蛋白血症。甲哌卡因的代谢途径主要是苯环的羟化。其代谢产物包括 PPX、3-羟基复合物、4-羟基复合物和中性的内酰胺，PPX 和 4-羟基复合物的毒性分别是甲哌卡因的 68% 和 36%。依替卡因脂溶性高，因而很少以原型排出。大约在尿中有 20 种代谢产物，其毒性尚不清楚。

罗哌卡因被细胞色素 P450 代谢为 PPX、3-羟基罗哌卡因，未结合的 PPX 和 3-羟基罗哌卡因在动物模型中的药理学活性要小于罗哌卡因。左旋丁哌卡因的代谢类似于丁哌卡因，其主要代谢产物 3-羟基左旋丁哌卡因从尿中排出。

酯类：可卡因可以被血浆和肝脏中的胆碱酯酶代谢，主要形式是酯键的水解和氮末端的脱甲基作用。酯键水解可产生苯甲酰芽子碱，进一步分解为芽子碱甲基脂和芽子碱。脱甲基作用产生去甲可卡因，是唯一具有药理活性的代谢产物。

普鲁卡因被肝脏和血液中的假性胆碱酯酶和红细胞酯酶代谢，其半衰期短，可以被快速清除。一般认为普鲁卡因水解产物和 2-氯普卡因无药理学活性。

年龄对局麻药代谢的影响：研究表明，老年人血中游离利多卡因浓度升高，由于担负主要代谢作用的细胞色素 P450 活性降低，导致半衰期延长，清除率下降，MEGX 浓度下降。目前对老年其他局麻药代谢的研究比较少。

（4）清除局麻药的清除并不依赖于给药途径，而是取决于组织血流量、血浆蛋白结合率、药物的生物转化和排泄。局麻药大部分经代谢后排泄，仅 1%~6% 以原型从尿中排出，酰胺类主要经过肝脏清除。肝脏清除依赖于肝脏的摄取率（HER），HER 主要取决于血浆蛋白结合率。蛋白结合率比较高的药物（如利多卡因、甲哌卡因）的摄取率要高于丁哌卡因和依替卡因。具有高摄取率药物的清除主要决定于肝血流量，而低摄取率药物的清除主要决定于游离药物浓度。酰胺类局麻药的清除由低到高顺序为丁哌卡因、甲哌卡因、利多卡因、罗哌卡因。静脉注射后所有药物的最终清除半衰期为 2~3 小时。

有研究表明，随着年龄增加利多卡因的血浆浓度下降，清除半衰期延长。而另一项研究发现男性利多卡因的清除率随年龄的增加而下降。可以推测年龄增加导致肝脏血流量减少、肝脏容积下降、内源性代谢产物的活性下降。此外还有研究显示老年人硬膜外给予丁哌卡因后，其半衰期延长，清除率下降。这种清除率的下降并不是由于肝血流减少，而是由于肝脏代谢能力的下降。有报道称硬膜外应用左旋丁哌卡因后清除率随年龄的增加而下降。虽然单次给药并不会影响药物的清除，但如果连续给药，对老年人就要考虑蓄积的危险。

2.药效学

老年人对局麻药的作用非常敏感，原因是老年人的生理变化、药代学和药效学改变的综合作用。

硬膜外用药量分段剂量需求（SDR）是指经过硬膜外给药达到单一脊髓节段被阻滞的局麻药用量。Bromage 等证实 18 岁到 80 岁之间 SDR 呈线性下降，80 岁以后个体差异加大。Shorrock 等用 0.75%丁哌卡因观察显示，20~40 岁之间被阻滞的脊髓节段与药量呈线性关系，50 岁以后此相关性不再存在，超过 60 岁，阻滞很容易达到 T_3、T_4 水平。对利多卡因与麻黄碱、甲哌卡因与肾上腺素、左旋丁哌卡因的临床观察均显示年龄与 SDR 的相关性。老年人左旋丁哌卡因的药代学、感觉运动阻滞的起效和持续时间与丁哌卡因相似，但镇痛作用更强，硬膜外应用罗哌卡因的效能是丁哌卡因的 0.6 倍，随着年龄的增加，罗哌卡因的特性也会发生改变。局麻药药量与年龄的关系虽然不能用公式描述，但老年人硬膜外用药量应该减少。由于老年人对局麻药的敏感性增加，减少用量不会影响阻滞效果。

蛛网膜下隙阻滞用药量局麻药在蛛网膜下隙的扩散取决于药物的比重，重比重丁哌卡因镇痛效果和持续时间增加，但运动阻滞起效时间延长。等比重或不含葡萄糖的丁哌卡因对老年人可缩短运动阻滞的起效时间，但镇痛效果改善没有临床意义，等比重甲哌卡因运动阻滞起效时间也缩短。老年人应用左旋丁哌卡因和丁哌卡因的感觉运动阻滞起效时间相似，罗哌卡因的效能小于丁哌卡因，在老年人髋部手术中，17.5mg 的罗哌卡因与同剂量的丁哌卡因起效时间没有差别，但罗哌卡因持续时间较丁哌卡因短。通过对老年髋关节置换术中应用连续蛛网膜下隙阻滞研究显示左旋丁哌卡因和罗哌卡因的 MLAD 分别为 11.7mg 和 12.8mg。

外周神经阻滞药量老人有髓神经纤维数目减少和直径变细，神经传导减慢，阳离子受体位点增加以及神经元数目的减少导致对局麻药敏感性增加，需要减少局麻药物用量。比较了老年人与年轻人应用罗哌卡因臂丛阻滞的起效时间和持续时间发现，老年感觉和运动阻滞持续时间延长。可见老年人行神经阻滞可减少药物用量，但目前并没有证据表明确切的用量。

3.辅助用药

（1）肾上腺素和麻黄碱:肾上腺素和麻黄碱会使局部血管收缩而延缓局麻药的吸收，增加作用时间和镇痛效果。肾上腺素用量一般为 0.2~0.5mg，麻黄碱为 0.5~5mg，由于其也不会在注射部位被代谢，需要血液完全吸收后代谢。肾上腺素引起局麻药的作用增加取决于组织的灌注、吸收面积以及局麻药本身的特性。肾上腺素可增加普鲁卡因、氯普鲁卡因、甲哌卡因和利多卡因的效应，而对丁哌卡因和依替卡因效应的增加取决于药物浓度（浓度越低，效应越强）。对高浓度（0.5%、0.75%）、高脂溶性、高蛋白结合率的局麻药本身即有较长的作用时间，不必加用肾上腺素。肾上腺素可加剧硬膜外阻滞，但似乎与年龄无关。

使用肾上腺素的另一目的是作为实验量判断导管是否置入血管。但随着年龄增加，受体的反应性下降，可能降低该反应的准确性。Gurnard 等证实老人中使用肾上腺素后其心率增加的幅度减小，即阴性的实验结果未必可靠。

（2）可乐定：可乐定是α-肾上腺素受体激动剂，作用相当于局麻药的30%~50%。虽然也可抑制脊髓背角传出纤维的冲动，但具体作用机制仍不确定。副反应包括低血压、心动过缓和镇静，副反应均为剂量依赖性，比较容易处理。

可乐定可作为联合用药与利多卡因、丁哌卡因、左旋丁哌卡因、罗哌卡因用于术后镇痛和硬膜外麻醉。既可以和局麻药合用，也可以与局麻药、阿片药物合用，增加局麻药的作用时间和麻醉效果，使阻滞持续时间延长、延长术后第一次使用镇痛药的时间。可乐定与阿片类药物具有协同作用，可减少椎管内阿片类药物的用量。硬膜外应用可乐定目前尚未找到最佳用量，其剂量范围是单次1~8μg/kg，连续0.3~2μg/（kg·h）。

单独应用可乐定不能提供满意的外科麻醉效果。丁哌卡因、丁卡因、罗哌卡因与可乐定联合用于老年人硬膜外可以延长感觉、运动阻滞持续时间，增加麻醉效果。鞘内应用可乐定和吗啡具有协同或相加作用。小剂量可乐定用于蛛网膜下隙阻滞的量效关系研究显示150μg可乐定可延长重比重丁哌卡因的阻滞时间。此外，可乐定似乎在外周神经阻滞中具有镇痛效果。局麻药辅以可乐定可用于臂丛、肋间神经、颈丛、坐骨神经、股神经、球后神经以及腰丛神经的阻滞。但对将可乐定作为辅助用药应用于外周神经阻滞以改善麻醉和镇痛效果、减少辅助镇痛药量的结论目前还有异议。有学者认为只有当可乐定达到150μg时，才是一种有效的辅助药物。可乐定加丁哌卡因用于肋间神经阻滞可短期改善术后胸痛，促进氧合；150μg可乐定加利多卡因用于局部静脉麻醉可改善病人对止血带的耐受性；1μg/kg可乐定加0.75%丁哌卡因用于坐骨神经/股神经或者腋神经阻滞中可使病人第一次要求使用镇痛时间延长3小时。对可乐定加丁哌卡因或左旋丁哌卡因用于臂丛阻滞的观察发现可乐定并不能增加两者的作用时间；1μg/ml的可乐定加0.2%罗哌卡因硬膜外术后镇痛，其临床镇痛效果并未改善。

氯胺酮氯胺酮是NMDA受体的非竞争性拮抗剂，可以作为椎管内麻醉的辅助用药。氯胺酮和丁哌卡因合用时可缩短丁哌卡因的起效时间，增加感觉阻滞平面。但也有报道在老年人全膝置换术中三种剂量的氯胺酮（0.3mg/kg、0.5mg/kg、0.67mg/kg）与丁哌卡因合用并没有缩短起效时间以及增加感觉阻滞平面，可见鞘内应用氯胺酮也存在着争议。鞘内单独使用氯胺酮可完成下肢手术，但中枢神经系统的并发症明显增多。因此虽然对心血管系统无抑制作用，但中枢神经系统的副反应仍然弊大于利。

左旋氯胺酮镇痛效能是右旋氯胺酮的10倍，因此可能具有很好的前景。0.1mg/kg左旋氯胺酮加丁哌卡因行鞘内阻滞显示起效加快、作用维持时间缩短、运动阻滞减弱。HimmeLseher等发现0.25mg/kg左旋氯胺酮与罗哌卡因用于膝关节手术比单纯罗哌卡因可产生更好的术后镇痛效果，同时罗哌卡因用量减少。但左旋氯胺酮的真实作用还需要大量的临床数据来证实。

阿片类阿片类药物用于鞘内阻滞已有30余年历史。最初是使用吗啡用以缓解癌痛，鞘内阿片类药物主要作用于脊髓ex-受体，选择性的调节C/A类神经纤维，同时对体感诱发电位和脊髓背根轴突没有影响。水溶性阿片类药物如吗啡，或脂溶性药物如芬太尼、舒芬太尼都可以用于鞘内。水溶性药物因其脂溶性差而起效时间长，但作用时间也长，同时，由于可在脑脊液中向头段扩散而可能发生延迟行呼吸抑制。脂溶性阿片类药物起效快、作用时间短、延时呼吸抑制发生率低。阿片类药物与局麻药具有协同作用，两者合用时小剂量局麻药就可满足手术需求。

鞘内应用阿片类药物最主要的副反应是呼吸抑制、尿潴留、瘙痒和恶心呕吐。发生呼吸抑制的危险因素包括高龄、胸段给药、剂量大、使用水溶性药物、呼吸功能下降、既往存在呼吸系统疾病以及同时从其他途径给予阿片类药物或其他中枢神经系统抑制药物。有调查发现蛛网膜下隙给予阿片类药物后呼吸抑制的发生率是 4%~7%，而硬膜外给予发生率是 0.25%~0.4%。呼吸抑制的发生时间变化较大，通常蛛网膜下腔用药后 6~10 小时，少数在 12 小时后发生；硬膜外给药后呼吸抑制的发生时间是 5~24 小时后。硬膜外给予 2~6mg 吗啡后尿潴留的发生率是 20%~40%，并且尿潴留的发生率并不是剂量依赖的，阿片类药物引起的尿潴留可以被纳洛酮缓解。瘙痒可以是局部或者全身性的，硬膜外使用吗啡后瘙痒的发生率是 2%~5%。但似乎与剂量相关，硬膜外应用 10mg 吗啡瘙痒的发生率是可以超过 50%，而应用 2mg 时只有 1% 出现瘙痒。

（3）吗啡

1）蛛网膜下隙应用：将吗啡作为老年人椎管内麻醉的联合用药可以减少局麻药用量，降低低血压的发生率。通过比较 4 种剂量的吗啡（0.025mg、0.05mg、0.1mg、0.2mg）与局麻药联合进行蛛网膜下隙阻滞发现，0.1mg 既可提供良好的术后镇痛又可降低副反应的发生率。Murphy 比较 15mg 丁哌卡因合用 50~200）ug 吗啡应用于 65 岁以上老人蛛网膜下隙阻滞，结果也是以 100/xg 效果最好。Sakai 等发现对 TURP 手术的老年病人，0.05mg 吗啡既可满足镇痛需要，又不会引起呼吸抑制和低氧血症，但应注意这种剂量只可满足小手术，而对于创伤大的伤害性手术并不合适。

2）硬膜外应用：与蛛网膜下隙阻滞一样，硬膜外吗啡也可与局麻药产生协同效应，且年龄与硬膜外吗啡用量存在相关性。在一项回顾性研究中，吗啡用量与年龄存在负相关。在使用相同剂量的吗啡情况下，老年镇痛效果好于年轻人。有关老年人单次注射吗啡后镇痛效果好于年轻人，即老年人对吗啡敏感的原因前面已经讨论。老人吗啡的清除率下降，可高达 50%，导致吗啡作用时间延长。硬膜外使用吗啡，尤其是老人是否发生呼吸抑制一直是备受关注的问题。如前所述，在一项对 9150 名患者的统计中，呼吸抑制的发生率为 0.25%~0.40%。这些患者均通过胸段硬膜外给予吗啡 2~4mg，其中 22 名患者在最后一次给药 1 小时后出现呼吸抑制，6 名患者在最后一次给药 6 小时后出现呼吸抑制，可见对老年人硬膜外给予吗啡要考虑给药后较长时间仍出现呼吸抑制的可能。

3）芬太尼：由于芬太尼是脂溶性的，所以在椎管内使用起效快、作用时间短，芬太尼可以与局麻药产生协同作用，也可在不增加运动阻滞的条件下增加感觉阻滞效果。在一项大样本观察中，局麻药辅用芬太尼行椎管内麻醉起效时间增加、阻滞效果改善、术后镇痛时间延长，但住院时间并不缩短。

由于脂溶性的特点，椎管内应用芬太尼的副反应与吗啡有所不同。在现行的剂量下一般不会发生呼吸抑制，镇静和尿潴留的概率也比较低。研究显示老年人使用 25μg 以下芬太尼 CO_2 呼吸反应曲线几乎没有影响；重比重利多卡因或丁哌卡因辅用芬太尼并不会增加尿潴留的发生率。但应注意如果同时存在其他途径给予芬太尼，则呼吸抑制的危险会增加。此外，芬太尼可以造成中等程度的瘙痒。

4）蛛网膜下隙应用：同吗啡一样，小剂量局麻药辅用芬太尼可以降低副反应的发生率。目前有许多研究在寻找椎管内应用芬太尼的最佳剂量。短小手术如尿道手术，4~5mg

丁哌卡因辅用 10~20μg 芬太尼既可满足麻醉的要求也可降低低血压的发生率。Walsh 等发现 1mg 重比重丁哌卡因加或不加芬太尼，低血压的发生率没有变化，但当局麻药用量加大时，不使用芬太尼的血流动力学波动很大。对老年髋关节置换术的观察显示，4~5mg 丁哌卡因辅以 15~20μg 芬太尼行蛛网膜下隙阻滞既可满足手术需要，又可降低低血压发生率。

5）硬膜外应用：有研究认为硬膜外应用芬太尼后要被吸收入血后再分布入脑才会作用于脊髓。如果该假设正确，则经硬膜外使用芬太尼与静脉或使肌肉注射相比没有任何优势。Ginosar 等综合目前研究结果提出，当硬膜外单次给予芬太尼时，其作用途径是直接作用于脊髓，而当连续给予芬太尼时，则通过吸收再分布起作用，但该假设仍有待验证。

6）舒芬太尼：当鞘内给予舒芬太尼后，可以快速从脑脊液中清除，不会提供足够的术后镇痛。在老年人髋关节手术中，7.5mg 重比重丁哌卡因和 5μg 舒芬太尼行蛛网膜下隙阻滞，既可满足手术需要又降低了低血压的发生率。术后连续输注舒芬太尼可提供良好的镇痛，但恶心呕吐的发生率较高。应注意的是，舒芬太尼使用后 30 分钟之内可能引起严重的呼吸抑制，需要特别小心。目前舒芬太尼常与低浓度罗哌卡因联合用于老年髋关节术后的连续镇痛，可明显减少术后阿片类药物的用量，且运动阻滞作用很小。

（三）局麻药与其他药物的相互作用

老年人经常服用多种药物，这些药与局麻药之间可能存在着相互作用。但关于其他药物与局麻药之间相互作用的研究很少。

治疗剂量的普萘洛尔会直接抑制肝细胞氧化酶，同时通过抑制肝脏β受体和减少心排血量来减少肝脏血流量，结果使利多卡因清除率下降了 40%，丁哌卡因的清除率也有所下降。但其他的β-受体阻滞剂由于对肝脏血流影响较小，不会对局麻药的代谢产生影响。H_2 受体拮抗剂西咪替丁，可直接抑制肝脏微粒体酶，使利多卡因代谢减少，静脉或硬膜外给予利多卡因后清除率下降了 20%~30%。动物实验表明，西咪替丁也可抑制丁哌卡因的代谢。另一种 H_2 受体拮抗剂雷尼替丁对局麻药的代谢没有影响。抗惊厥药苯妥英钠可诱导肝脏微粒体酶，服用苯妥英钠者未结合利多卡因的清除率上升了 25%。同时苯妥英钠还可诱导 AAG，减少游离利多卡因含量。二乙氧膦酰硫胆碱可抑制血浆假性胆碱酯酶，从而抑制酰胺类局麻药的代谢。奎尼丁、丙吡胺等药物可以通过与血浆蛋白结合，将已结合的局麻药置换出来，提高未结合局麻药的血浆浓度。

（赵薇）

第三节　老年患者手术麻醉特点

一、老年患者麻醉前评估

（一）老年患者麻醉前评估重点

同所有其他手术一样，对老年病人的麻醉前评估应该在手术前完成，评估包括病史、体检和相关检查。同时应该积极与外科医生沟通以了解手术的方式和可能发生的危险，与病人及其家属沟通以减轻病人的顾虑和缓解紧张。应该向病人充分解释围术期可能需要的治疗处理例如留置导尿管、胃管和中心静脉置管，这样病人苏醒后就不会发生焦虑；同时应该签署征求病人或者家属意见的麻醉同意书；如果病人手术后将被安置在其他病房，最好事先告知病人或者安排病人参观术后病房以减少病人手术后的困惑。

应该进行完整的病史询问与复习、体检，全面地评估心脏、肺和肾脏等重要器官的功能和疾病情况。所有的老年病人均应行心电图和胸部平片检查，同时也应该记录老年病人认知功能状态和了解其所生活的社会环境，后者可能影响围术期的预后和手术后康复计划的制订。ASA分级可以较好地预测病人预后，因此术前的ASA分级是非常必要的。

老年麻醉前评估重点应该包括：器官生理状态、认知功能、营养状况和功能状况。下面分别详细叙述所要评估的内容：

1. 器官生理状态评估

对老年人器官生理状态评估应该包括心脏、肺、肾、血液、皮肤和软组织，同时对老年病人的器官基础功能状态应该做完善的记录，一旦手术前评估时发现重要器官功能状态不佳，应该考虑手术后在ICU进行过度治疗和观察。

（1）老年病人心血管并发症较多，围术期与心血管并发症相关的病死率明显高于青壮年病人。接受非心脏手术时，Hamel等统计发现80岁以上老年病人心肌梗死、肺水肿和心跳停止的发生率分别为1%、1%和2.1%，与上述并发症相关的死亡率明显高于年轻病人，分别高出48%、29%和88%。因此所有老年病人均应该进行细致的心血管评估，最好根据美国心脏病协会和美国心脏学会（ACC/AHA）的非心脏手术的围术期心血管评估指南进行。这些评估从病史、体检开始，应该特别注意可能增加围术期心血管并发症的主要危险因子，包括6个月以内的心梗、严重的心绞痛、充血性心力衰竭、严重的瓣膜疾病和室性心律失常；中度危险因子包括糖尿病、轻度心绞痛、心梗病史和肾功能不全；年龄、非窦性心律、生理功能降低和脑血管意外则属于轻度危险因子。评估应该围绕心血管危险因子为主进行，但如果具有主要和中度危险因子而接受的手术具有高风险性，则应该做进一步的检查如运动耐量试验、超声心动图或者冠状动脉造影检查，ACC/AHA对此有非常详细的描述。完整的心血管评估应该包括运动耐量试验，运动耐量较好者手术后死亡率明显降低；运动耐量较差病人可能是因为同时并存心功能不全、贫血或者关节炎，这些疾病最好在手术前进行控制。但如果具有中度危险因子而接受高风险性的手术也应该考虑进一步的检查以判别能否使用β-受体阻滞剂和是否需要行冠状动脉成形。还有各种其他有关心血管危险因子的评估标准（如美国医师协会的评分）也可以作为参考。虽然有些研究认为手术前常规进行心电图检查显示的异常结果对预测老年病人预后的意义不大，但如果心电图表现为左束支传导阻滞、ST段压低可以提示心脏风险增加。虽然对心电图检查结果异常和老年病人的预后有无必然关系还存在不同看法，但目前多数国内麻醉医师认为手术前进行心电图检查评估是必需的，因为术前心电图至少可以提供与围术期比较的基线。

1）合并缺血性心脏病的老年病人麻醉前评估：接受手术治疗的老年病人缺血性心脏病的发病率明显高于青壮年病人，而合并缺血性心脏病的病人围术期死亡率为一般病人的2~3倍。对合并缺血性心脏病的老年病人的评估，应该结合病人的既往病史、体检结果、有关手术和药物治疗史、实验室和特殊检查结果来综合评估，重点了解病人缺血性心脏病的类型、严重程度和心脏功能。怀疑合并缺血性心脏病的老年病人，应该行 24小时长程心电图监测，并根据监测结果决定是否需要进一步作冠状动脉造影检查。

老年病人手术前心脏病的治疗处理取决于病人心血管风险评估结果和所要实施手术的风险。有心绞痛病史者应该明确其类型，根据心绞痛的类型并结合内科医师的会诊意见对病人进行积极处理，待症状稳定后再考虑接受手术治疗，内科治疗无效时可以考虑冠状动脉成形或冠状动脉搭桥。许多研究比较了手术前冠状动脉成形的作用，例如 Eagle等的一项前瞻性研究提示在腹部和大血管手术前冠状动脉成形可以将心血管并发症或死亡率从 4% 降低到 2%。ACC/AHC 指南推荐具有高危险的冠心病病人在高或中危手术前接受冠状动脉成形。另有资料表明有冠状动脉搭桥手术（CABG）指征者，行 CABG 手术后 30 天再接受择期手术治疗更安全。

围术期急性心肌梗死（AMI）是老年病人的最危险的并发症，发生 AMI 后死亡率明显增加。围术期 AMI 多见于老年病人，合并缺血性心脏病者发生率高出非缺血性心脏病者 10 倍。围术期 AMI 还与手术种类、时间和手术部位密切相关，有心肌梗死病史者围术期再发率明显增加。大多数麻醉医师认为有心肌梗死病史的病人接受择期手术的安全间隔为 6 个月以上，需要接受急诊手术者围术期应该严密控制血流动力学的变化，同时保证冠状动脉血流，减少心肌氧耗。

2）合并高血压病的老年病人麻醉前评估：高血压的发病率与年龄呈正相关。增加老年病人围术期危险性的主要原因是高血压引起的重要器官功能障碍，如左心功能不全、肾功能损害和脑血管病变等。麻醉前评估时应全面了解老年病人的高血压病史、药物治疗情况、重要器官功能状况和有无其他严重并发症（如冠心病、糖尿病等）。为了稳定血压、避免手术中血压波动及降低围术期危险性，推荐术前的抗高血压治疗一直持续到手术当日。了解药物治疗情况，主要是长期治疗可能发生的副作用包括水、电解质紊乱等。

3）合并心律失常的老年病人麻醉前评估：心律失常是老年病人的常见疾病，有统计报道 60 岁以上无心脏疾病人群中，74% 存在房性心律失常，64% 存在室性心律失常。对合并心律失常的老年病人进行麻醉前评估时应该首先查明病因如有无器质性心脏病、药物中毒或电解质紊乱等，尽可能针对病因进行治疗。然后可以根据心律失常的类型选用不同类型的抗心律失常药物作对症治疗。下面详细介绍老年病人比较常见的两种心律失常的评估：

房颤在住院病人的检出率达 15%~30%。房颤是心房内出现各部分肌纤维不协调、不规则的颤动，其频率为 350~600 次/分钟，此时心房失去了有效的机械收缩。老年人房颤的常见病因为风湿性心脏病、高血压性心脏病、肺心病、甲状腺功能亢进、心肌病或洋地黄中毒等。临床表现为心律绝对不规则，心室率一般 100~160 次/分钟，心音强弱不等。对于老年人房颤首先应该针对病因治疗，消除病因后大部分房颤可以消失；房颤伴心室率持续超过 100 次/分钟者，应该使用药物（如洋地黄）将心室率控制在休息时 60~70 次/分钟，轻微体力活动时 80~90 次/分钟较为合适。对于持续性房颤者，一般不推荐复律。同时老年房颤病人行术前准备时推荐行心脏 B 超检查以明确有无心房内附壁血栓形成。

心动过缓可以发生于有或无心脏病的老年病人，一般为窦性心动过缓。老年病人窦性心动过缓的原因可能是迷走神经张力过高或颈动脉窦敏感性增高所致，还有可能是器质性心脏病（如冠心病、心肌病、窦房结病变等）或其他病因（如药物作用、颅内压增高、梗阻性黄疸）引起。一般的窦性心动过缓，如不影响血压且无临床症状，术前可以不做特殊处理，必要时可以应用阿托品、异丙肾上腺素治疗。窦性心动过缓伴Ⅱ度 2 型或Ⅲ度房室传导阻滞、三束支阻滞、病窦综合征和 Adams-stockes 病史者推荐在术前安装临时或永久性人工心脏起搏器。

4）合并心脏瓣膜病的老年病人麻醉前评估：老年病人由于机体退化、免疫力降低、营养不良和心脏储备能力降低，如果同时合并心脏瓣膜病，特别是由于瓣膜病引起心力衰竭、心律失常、感染和血栓形成等，麻醉的危险性明显增加。合并心脏瓣膜病者围术期推荐常规应用抗生素预防感染性心内膜炎。心功能Ⅲ、Ⅳ级者麻醉手术风险极大，围术期心血管并发症难免，Ⅳ级者禁忌择期手术。二尖瓣狭窄伴肺动脉高压者易于发

生急性肺水肿，伴心房颤动者存在围术期栓塞的危险。二尖瓣关闭不全者一旦出现左心功能不全则麻醉手术风险很大。主动脉瓣狭窄严重者可以影响血流动力学而出现心绞痛、充血性心力衰竭或晕厥等症状，麻醉手术具有高度危险性。主动脉瓣重度关闭不全可以导致冠状动脉供血不良，麻醉风险极大。因感染性心内膜炎或主动脉夹层动脉瘤引起的急性主动脉瓣膜关闭不全者，对麻醉耐受性差。

有人工瓣膜并拟接受非心脏手术的老年病人，围术期主要危险是并发感染性心内膜炎和血栓栓塞。

5）β-受体阻滞剂：一些随机临床试验已经证实围术期β-受体阻滞剂应用可以降低心脏危险性，McGory 等完成的包括 632 例临床试验发现β-受体阻滞剂应用将 6 个月的心源性死亡率从 12%降低到 2%，心肌缺血发生率从 33%降低到 15%。迄今没有研究证实何时开始使用β-受体阻滞剂最佳，美国心脏病协会推荐应该在手术前开始使用，目标是将心率控制在 60 次/分钟以下。

（2）肺功能的评估：呼吸系统并发症是老年病人非心脏手术后最常见的并发症，肺功能的评估应该从病史和体检开始，同时注意可能影响呼吸功能的病史如严重肺部疾病、肺切除术后、病态肥胖和严重吸烟。这些病人一般需要做进一步的肺部检查。老年病人胸部平片检查应该作为常规，研究报道老年病人胸部平片不正常的比例为 2.5~37%；手术前动脉血气检查对患有严重的阻塞性肺病（COPD）者非常有意义，而肺功能试验可以为准备接受肺切除手术的病人提供有用的参考。影响肺功能的因素包括：

1）高龄：70 岁时肺活量约减少 40%，90 岁时减少至原来的 30%。一项对 80 岁老年病人的研究发现接受非心脏手术者 5%罹患肺炎，其中 30%死于并发的肺炎；3%的病人需要较长时间机械通气，其中的死亡率高达 40%。不同的研究者也发现老年病人肺部并发症可以高达 40%。另外研究表明 80 岁以上接受胸部手术者约有 30%术后需要做呼吸支持。

2）吸烟史：有长时间吸烟史的病人即可认为合并慢性支气管炎，手术后肺部并发症明显高于不吸烟者。所有的病人手术前均应该停止吸烟，虽然手术前停止吸烟的时机存在争议，有研究发现术前停止吸烟 2 个月，术后并发症减少 1/4；如果术前戒烟 6 个月以上，其术后并发症与不吸烟者相似。目前一般推荐术前戒烟的时间最好是 8 周以上。

3）病态肥胖：体重超过标准体重 30%以上者胸廓扩张受限，呼吸功耗高于正常，

呼吸运动效率低下，手术后易于发生肺部并发症。

4）老年慢性支气管炎：慢性支气管炎是由于感染或非感染因素引起的气管-支气管黏膜及其周围组织的慢性非特异性炎症，是老年人的一个常见病。主要表现为慢性咳嗽、咳痰或气喘等，病变加重时可出现呼吸困难甚至呼吸衰竭。手术后易于并发肺通气不足或肺不张，因此手术前应该行痰培养，抗感染治疗。

5）慢性阻塞性肺疾病（chronic obstructive pulmonary disease，COPD）：COPD病缓慢，病程漫长，稳定期和加重期交替。病人可以表现为咳嗽、咳痰、胸闷气急、疲乏，合并感染时常有发热；严重者可以出现呼吸衰竭和心力衰竭的表现。临床上可以分为三型：气肿型、支气管炎型和混合型。年龄大于70岁的病人，约50%存在慢性肺部疾病，并可伴发肺动脉高压和肺心病。美国胸科协会根据肺功能损害的程度将其分为三期：

I期：$FEV_{1.0} \geq$ 预期值的50%；

II期：$FEV_{1.0}$ 为预期值的35%~49%；

III期：$FEV_{1.0} < 35\%$。

COPD是术后并发呼吸衰竭的主要原因。对于COPD及其并存的疾病，手术前应该明确诊断，仔细准备，在手术前将肺功能调至最佳状态；有急性呼吸系统感染的病人应该推迟择期手术，并使用适当的抗生素治疗。

（3）肝功能评估：由于机体衰老，老年人肝萎缩，肝细胞体积增大而数量减少并伴有不同程度的变性，肝功能降低，可能影响机体的代谢、解毒和凝血功能。由于肝脏的储备功能，正常的衰老虽然可以延长经肝脏代谢的麻醉药物作用时间，但一般不增加麻醉危险性。既往有肝炎、营养代谢障碍病史和长期饮酒史的老年病人应该特别注意其肝功能的变化。

轻度肝功能不良对麻醉影响不大；伴并发症如贫血、凝血机制障碍、肝性脑病的严重肝功能不全者应该推迟择期手术。

（4）肾功能评估：随着年龄的增加，肾小球滤过率、肾血流和肾浓缩功能均有不同程度的降低，肾功能这种与年龄相关的变化使得老年病人围术期的液体治疗变得非常重要；如果同时合并高血压、糖尿病等可以进一步降低肾功能，围术期的麻醉手术应激和血流动力学变化可能导致肾功能损害加重甚至急性肾衰竭。Dzankic等的统计研究提示70岁以上的病人，0.5%~5%血电解质有不同程度的异常，12%血肌酐高于5mg/dl，7%血糖高于200mg/dl。手术前通过计算肌酐清除率来评估老年病人肾功能的改变是非常必需的，因为肾功能变化可以影响麻醉药物剂量、手术中输血输液管理和电解质平衡维持；此外肾功能良好与否还影响人们决定是否使用静脉造影剂进行诊断和治疗。

可以根据老年病人的病史、体检和实验室检查结果对肾功能进行初步了解，对高度怀疑存在肾功能损害的老年病人应该进行多项肾功能检查，了解肾功能状态。肾衰竭者应该尽可能在手术前行透析以纠正电解质紊乱，纠正体液失衡。急性肾炎病人一般禁忌手术麻醉，需治疗稳定4~6周后再考虑择期手术。

（5）血液系统功能评估：有统计研究表明70岁以上的病人，10%血红蛋白（Hb）低于10g/dl。根据不同人群和不同标准，老年人贫血发病率的报道不一，从3%到61%不等。贫血与老年病人痴呆密切相关，可以减弱病人身体状况、增加住院时间和降低生存率。虽然没有证据表明术前贫血可能影响外科治疗的预后，但是一般认为在手术前对贫血的原因进行评估和治疗是必需的。英国标准委员会关于血液病的指南推荐65岁以上的老年病人，特别是同时患有心血管和呼吸疾病者，一旦手术前血红蛋白低于8g/dL，应该进行输血治疗。当然是否需要输血应该根据老年病人个体情况决定，有的老年病人可能在血红蛋白高于8g/dL也需要输血。

老年病人特别是75岁以上者发生深静脉血栓的危险性大大增加，所以应该特别关注既往有深静脉血栓、下肢瘫痪、慢性下肢水肿、急性心衰、制动、高凝倾向、恶性肿瘤或糖尿病病史、骨科手术、创伤以及有血栓家族史的病人。如果把年龄和由于手术引起的不能活动作为危险因子，那么几乎所有老年病人至少具有中等以上的危险性；接受大手术、骨科手术和具有上述其他危险因子者均可以归纳为深静脉血栓的高危病人。预防深静脉血栓可以采用低分子肝素治疗、弹力袜和序惯性压力装置，临床试验已经证明上述措施是安全有效的。

（6）皮肤和软组织评估：对皮肤和软组织的仔细评估可以预防围术期由于压迫引起的溃疡，压迫性溃疡是花费较大但是可以预防的并发症。比较具有特异性的危险因子包括大便失禁、贫血和长期住院治疗。评估内容主要包括贫血和皮肤的营养状况。预防的关键是处理大便失禁、减轻压力和改善营养状况。

2.认知功能评估

老年病人围术期一旦发生认知功能的损害，则易于发生术后谵妄。MMSE（The Folstein Mini-Mental State Examination）是床边定量分析认知功能损害的工具，评分少于24分者发生术后谵妄的危险增加。虽然手术前病人的痴呆和认知功能障碍不一定能纠正，但是精确地评估术前认知功能基线可以了解老年病人发生认知功能障碍的危险性和用于评估术后认知功能是否恢复到术前水平。因此术前应该仔细评估老年病人精神状态，这样有助于评估病人术后有无认知功能障碍（POCD）发生。术前访视提供了一个检查病人正在使用药物良好机会，因为药物毒副作用可能导致认知功能改变，另外服用药物种类增加也可以增加POCD发生的危险性，因此建议停止所用不必要的药物，同时应该关注可能增加认知功能障碍的药物如抗胆碱能药物、苯二氮 类、抗抑郁药和抗帕金森病药物。也有报道其他药物如阿片类、皮质激素、非甾体消炎药和一些抗生素也可以增加POCD发生率。

3.营养状况评估

老年病人营养不良发生率较高，65岁以上营养不良者约达10%~15%。营养状况可以通过不同的方法评估，例如BMI（body mass index）和白蛋白测量。BMI低于18.5kg/m^{2}提示营养不良。低白蛋白提示营养不良，白蛋白低于21g/dl者手术后并发症发生率和死亡率分别高达65%和29%。但是白蛋白并非测量营养状况的特异指标，因为一些其他疾病也可以影响白蛋白水平。1个月体重下降5%或6个月体重下降10%也提示营养不良。老年病人体重下降是预后不良的危险因子，但是由于病人一般无法量化体重变化，同时由于膳食更改，因此体重改变作为营养状态的评估不是特别可靠。术前应该改善老年病人营养状况，通常主要通过胃肠道营养解决；对于营养状态特别差的病人，可以通过非胃肠道营养解决，使老年病人的营养状况达到最好状态，建议避免长时间禁食。

功能评估功能状态主要通过询问病人是否具有从事日常活动的能力。这些能力包括进食、沐浴、更衣和排便。

总之，老年病人进行术前访视、麻醉评估时应该注重以下问题：①病人神经精神状况是否适合区域麻醉；②有无冠心病史及其治疗经过，特别注意可能存在而没有发现的冠心病；③注意病人功能贮备情况，如能否上下楼梯；④有无肺病史，有无呼吸困难，能否平卧；⑤有无高血压病史，记录基础血压；⑥病人是否厌食、有无脱水和特别虚弱，或者病人与年龄比较显得年轻；⑦病人对自己所用药物是否了解；⑧病人有无手术史，能否耐受麻醉，有无 POCD 病史。

（二）老年人术前用药对麻醉的影响

术前用药目的在于缓解焦虑、提高手术中血流动力学的稳定性、降低误吸的危险性、改善术中和术后镇痛、控制术后恶心和呕吐以及治疗合并疾病。但是考虑到老年病人的特殊情况，应该特别注意术前用药可能对麻醉及麻醉后事件的影响，下面简要叙述常见术前用药对老年病人麻醉可能产生的影响。

1.抗生素

围术期应用抗生素可能是手术前治疗，也有可能用于预防感染。大部分接受外科手术的老年病人同时需要进行抗生素治疗，抗生素对麻醉的主要影响在于其与肌松药的相互作用。有些抗生素包括氨基糖甙类、四环素类等可以增加肌松药的肌肉松弛作用，特别当老年病人合并有神经肌肉疾病者。同时一些麻醉手术可能使用的其他药物如维拉帕米、利多卡因、氟烷等可以增强这些抗生素的肌松作用。抗生素的这种作用可能导致病人呼吸抑制，此时发生的呼吸抑制作用一般不能被新斯的明拮抗，而且有时新斯的明甚至可能加重肌松作用。

2.三环类抗抑郁药

三环类抗抑郁药的主要药理作用是抑制去甲肾上腺素和5-羟色胺的再摄取，同时可以产生抗胆碱、抑制房室传导和降低心肌收缩力。因此这类药物可以成倍增加一些药物如去甲肾上腺素、肾上腺素和去氧肾上腺素的心血管作用，严重者可能引起心律失常、高热、高血压危象甚至死亡。另外三环类抗抑郁药还可以增加奎尼丁、普鲁卡因胺的传导抑制作用和巴比妥类药物的作用。

3.单胺氧化酶抑制剂（MAOI）

MAOI 由于其对单胺氧化酶的抑制可以显著地增加一些拟交感药物如肾上腺素的心血管作用，可能发生高血压危象、惊厥或高热昏迷。MAOI 与阿片类药物的相互作用分两种：一种为与哌替啶作用，产生兴奋表现甚至惊厥、高热和昏迷；一种为抑制，因为MAOI 抑制了阿片类药物的肝脏代谢从而可能增加后者的呼吸抑制、镇静和降低血压的作用。如果可以停用 MAOI，建议手术前至少停用 2~3 周。

4.锂剂

锂剂可以延长一些肌松药如潘库溴铵、维库溴铵和琥珀胆碱的肌松作用；还可以降低房室和室内传导，因此合用β-受体阻滞剂、钙拮抗剂、吸入麻醉药、奎尼丁和普鲁卡因胺时应该特别注意可能发生的传导抑制作用。

5.钙拮抗剂

钙拮抗剂类药物种类繁多，不同的药物对心肌收缩性、传导性和外周和冠脉系统血管的影响不同。如维拉帕米和β-受体阻滞剂合用可能发生心肌收缩性和传导性的严重抑制；吸入麻醉药、笑气和镇痛药物可以增强钙拮抗剂对心肌收缩性、传导性和周围血管阻力的影响。维拉帕米可以增强去极化和非去极化肌松药的肌松作用。

6.β-受体阻滞剂

地高辛、维拉帕米可以增加β-受体阻滞剂对心率和心肌传导性的抑制，已经使用β-受体阻滞剂的病人应该避免静脉应用维拉帕米。麻醉和手术对肝血流和肝代谢活动的作用可以影响β-受体阻滞剂的清除。

7.血管紧张素转化酶抑制剂（ACEI）

ACEI 常用于高血压病的治疗，与利尿药合并使用时存在手术中发生严重低血压的可能；在有肾功能损害的病人，甚至可能发生急性肾衰竭。ACEI 类药物与非甾体类镇痛药物合用时可能加重肾损害。也有报道 ACEI 类药物卡托普利可以增加地高辛血药浓度。

8.地高辛

由于地高辛在老年病人中广泛应用和其狭窄的治疗指数，因此应该特别重视地高辛对麻醉的影响。地高辛本身可以导致诸如房室传导阻滞、室性心律失常等。一些药物如非甾体类镇痛药物、奎尼丁等可以加重这种作用；另外，内环境紊乱如低钾、低镁或低钙和甲状腺素、儿茶酚胺等均可加重地高辛的毒性。

9.抗心律失常药

奎尼丁可以加重地高辛的毒性，还可以通过抑制胆碱酯酶而延长琥珀胆碱作用时间。普鲁卡因胺可以延长琥珀胆碱的作用时间和增加奎尼丁浓度，西咪替丁可以通过抑制清除而增加普鲁卡因胺的血药浓度。利多卡因可以用于治疗室性心律失常，但是低钾时此种治疗作用消失；同时利多卡因可以增加普萘洛尔、耗竭抗剂和吸入麻醉药的负性肌力作用。广谱抗心律失常药物胺碘酮可以降低心内传导、非竞争抑制α、β受体和抑制心肌收缩等作用，全身麻醉时可能发生心率减慢和对升压药物反应不佳的低血压。

10.某些年轻病人常用的术前用药可能影响老年病人手术后意识功能

如所有的抗胆碱药物均可以增加术后认知功能障碍发生率，因此老年病人术前不推荐使用此类药物；某些合并器质性心脏病的老年病人术前使用阿托品可以加快心率，增加心肌氧耗，可能诱发心肌缺血；阿托品也存在诱发老年病人青光眼急性发作的可能。老年病人对镇静药物敏感性增加，部分苯二氮䓬类药物可能引起烦躁、意识混乱从而造成病人坠床的危险，因此不建议用于老年病人。哌替啶由于其代谢产物作用时间长且具有神经毒性，反复使用此毒性作用可以累加，所以应该避免使用，改用吗啡。H_2受体阻滞剂特别是西咪替丁可能引起术后意识功能改变。

通常在手术前一周应该停用阿司匹林；推荐应用肝素代替华法林，因为肝素半衰期短于华法林，停药几小时可以保证手术安全进行。为防止容量降低和低血钾发生，建议术前晚上停用呋塞米（呋塞米）。

（三）老年门诊手术的麻醉前评估

在发达国家，择期手术中门诊手术所占的比例正在稳步增加，例如美国过去二十年内门诊手术比例明显增加：1980 年为 16%，1990 年为 50%，2000 年为 63%。门诊手术具有诸如降低治疗费用、减少医源性感染等优点。适应于门诊手术的麻醉包括区域神经阻滞、局部麻醉加镇静、全身麻醉和手术后镇痛。老年病人的许多短小手术如腔镜手术、眼科手术、绝育手术、疝修补术、整形手术都可以在门诊完成。

由于老年病人本身和门诊手术的特殊性，门诊手术的安全问题不容忽视，2000 年美国由于麻醉而投诉的门诊手术占总投诉病例的 23%。为了门诊手术安全，麻醉医师一贯特别重视病例的选择和麻醉前评估有关研究，但是目前的有关门诊手术术前评估合适时机、方法等意见不一；另外一方面，通过广泛而细致的筛选检查来确保安全的做法也不符合卫生经济学的要求。老年门诊手术的麻醉前评估应该包括麻醉医师和外科医师一起对病例进行严格选择，并通过详细询问病史、体格检查和了解拟进行的手术方案进行仔细评估和完善的麻醉前准备。

1.建议应该注意如下病史

（1）一般病史：疾病是否影响日常生活；过去 6 个月内是否因为疾病需要帮助和监测治疗；过去 2 个月有无因为急性疾病或慢性疾病急性加重而住院治疗。

（2）心血管系统：有无高血压、心绞痛、冠心病、心肌梗死、心律失常、充血性心力衰竭病史。

（3）呼吸系统：有无吸烟，有无须要药物治疗的哮喘或 COPD 病史，近 6 个月有无急性发作或加重；气道有无解剖学异常，有无手术史，有无肿瘤或梗阻；有无须要机械通气治疗的慢性呼吸衰竭病史。

（4）有无糖尿病、肾上腺或甲状腺疾病。

（5）有无中枢神经系统疾病、有无肌肉系统病史。

（6）有无肝、胆疾病。

（7）有无骨、关节疾病，有无脊髓损伤。

（8）有无胃食道反流、裂孔疝。

（9）有无肿瘤病史，是否正在接受化疗。

（10）体型：是否肥胖，肥胖者易于并发心血管疾病、糖尿病等疾病，而且可能发生区域阻滞时定位困难、气管插管困难。

（11）有无阻塞性睡眠呼吸暂停病史。

（12）病人有无慢性疼痛的病史，有慢性疼痛病史者手术后的疼痛可能难于控制。建议应该完善的基本检查包括血、尿常规，凝血功能，血电解质、肾功能、胸部 X 线

（13）检查和心电图。麻醉前应该常规禁食、禁饮。

2.可以选择进行门诊手术的老年病例为

（1）病人应该是 ASA 分级的I级或者II级，通常 ASA 分级III级及其以上者不推荐选择门诊手术。

（2）曾经患有的系统性疾病必须得到良好控制，至少 3 个月无症状。

（3）年龄并非最主要的取舍因素，应该更加注意病人的合并疾病。

（4）综合考虑手术的体位、时间长短、刺激大小、失血失液量的多少。

（5）应该考虑有无家属可以进行手术后看护。

（四）其他注意事项

对于老年病人的某些疾病、症状或主诉，应该积极寻找导致其发生的可能病因。例如由于骨折而接受手术的老年病人，应该积极寻找引起骨折的潜在病因。如果病人由于跌倒所致，则跌倒的病因可能是心律失常、心肌梗死、短暂脑缺血发作、肺栓塞或者消化道出血等。

二、麻醉期管理

青壮年病人适用的麻醉药物均可以应用于生理条件允许的老年病人。但是由于机体衰老和本身并存疾病的影响，麻醉方法和药物剂量应该根据老年病人的具体情况做一些变动。

（一）麻醉方法选择

麻醉的实施应该保障病人安全，尽可能提供满意的手术条件。选择麻醉方法的依据包括：病人的基本情况和并存疾病的状态；拟行手术的种类；麻醉医师个人经验和设备条件；麻醉方法和药物的优缺点。原则上尽量选用操作简单、易于控制的麻醉方式，确有指征时才选用复杂的麻醉方法。例如神经阻滞非常适合于四肢手术，老年病人疝气和白内障手术可以选择局部麻醉。

1.区域麻醉

一般认为与全身麻醉比较，区域麻醉具备以下优点：可以提供良好的术中、术后镇痛、恢复迅速、病人满意度高；可以方便预镇痛；可以避免气管插管和机械通气，呼吸系统并发症低；可以降低应激反应和对免疫系统的抑制；可以减少由于应用阿片类药物引起的并发症如胃肠道系统的副作用如恶心、呕吐，胃肠道可以提前通气；良好的镇痛可以降低接受门诊手术病人的再入院率，手术后血栓栓塞和手术后认知功能障碍发生率较全身麻醉低，减少入住 PACU 和 ICU 的时间，费用低廉。至于区域阻滞麻醉能否降低心血管并发症的发病率和死亡率目前仍存在不同的意见。

但是老年病人行椎管麻醉可能存在穿刺困难、阻滞不全和内脏反射存在等缺点，同时由于老年病人交感神经调节功能受损和动脉弹性降低，接受椎管内麻醉时更容易发生低血压，因此对于那些合并严重心血管疾病而需要严格控制血压水平的老年病人，全身麻醉可能更加理想。有人总结了 17 个临床观察共 2800 例股骨骨折的病人手术麻醉后发现：区域麻醉可以降低手术后一个月内的死亡率；但是如果做更长时间（大于一个月后）的死亡率分析，全身麻醉和区域麻醉没有显著性差异。随着神经刺激器和 B 超定位的应用，神经丛阻滞的效果明显提高、并发症显著降低，但是操作不熟练者可能导致麻醉效果不佳、局麻药中毒甚至神经损伤等并发症。

2.全身麻醉

随着对老年人生理变化的进一步了解和新型短效麻醉药物和监测技术应用，麻醉医师对维持老年病人全身麻醉时稳定的血流动力学越来越有信心，老年病人接受全身麻醉更加普遍。

（1）麻醉诱导：原则上，老年病人麻醉诱导对心血管系统稳定和血液氧供的要求比青壮年严格得多。由于老年人呼吸系统的退行性变和可能并存的疾病使老年人的氧储备明显低于青壮年，呼吸停止后氧饱和度下降很快；同时老年病人更易于因缺氧而诱发心血管事件，所以麻醉诱导时的去氮给氧非常重要。有研究认为在氧浓度 100%氧气流量 10L/分钟时 60 秒内作 8 次呼吸即可达到最大。老年病人由于神经元密度的减少和神经递质浓度的改变导致老年人对作用于中枢神经系统的药物敏感性明显增加，与青壮年病人相比，诱导所需药量明显减少。麻醉诱导时应该采用较慢的推注速度，同时最好将药物推入正在滴注的静脉溶液中。依托咪酯和丙泊酚是老年病人常用的诱导药物，缓慢注射可以避免过量和血压降低。也有报道认为与丙泊酚诱导相比，合适浓度的七氟烷面罩诱导可以明显降低低血压的发生率。氯胺酮对老年病人没有明显的致幻作用，对老年病人可以认为是安全有效的镇痛、麻醉和镇静药物。但

合并心脏疾病的老年病人不应该使用氯胺酮，因为其血压升高和心率增快作用可能导致心肌耗氧增加从而诱发心肌缺血。

诱导期间暴露声门和行气管插管时应该注意可能出现的心率减低甚至心跳停止、心动过速、心律失常和血压升高等反应，及时作出相应处理。

（2）麻醉维持：由于吸入麻醉药基本不在体内代谢、麻醉深度易于调节，因此吸入麻醉可以用于老年病人麻醉的维持。老年人吸入麻醉药的MAC几乎随年龄增长呈直线下降，青壮年吸入麻醉药浓度的2/3可以在80岁的老年人产生相同的麻醉效果。老年病人麻醉维持目前倾向于使用短效麻醉药物如丙泊酚、瑞芬太尼、七氟烷和地氟烷，同时辅以BIS监测；手术将近结束时缓慢降低药物浓度以避免苏醒过程的延长。以往研究报道认为异氟烷对心血管系统影响不大，代谢率低（0.2%），起效和消失时间均较短，适宜于老年病人。但是近期实验室离体研究结果提示异氟烷可能与某些神经退行性疾病有关，虽然实验结果并未在临床证实，还是应该引起临床医师重视。氟烷具有呼吸道刺激小的优点，但它提高心肌对儿茶酚胺的敏感性，可能诱发心律失常，目前较少使用于老年人临床麻醉。

七氟烷麻醉性能较强，成人的MAC为1.71%。诱导时间比恩氟烷、氟烷短，苏醒时间三者无大差异。麻醉期间镇痛、肌松效应与恩氟烷和氟烷相同。对呼吸道基本无刺激性，不增加呼吸道的分泌物。对呼吸的抑制作用较氟烷小，对气管平滑肌有舒张作用。对脑血管有舒张作用，可引起颅内压升高；对脑血流量、颅内压的影响与异氟烷者相似。对心血管系统的影响比异氟烷小，轻度抑制心肌，对心肌传导系统无影响，不增加心肌对外源性儿茶酚胺的敏感性；可降低外周血管阻力，引起动脉压和心排出量降低。吸入浓度大于1.5MAC以上时对冠脉有明显舒张作用，有引起冠脉窃血的可能。对眼黏膜刺激轻微。七氟烷的主要副作用为：①血压下降、心律失常、恶心及呕吐，发生率约13%。②可诱发重症恶性高热。③可增强肌松药的作用，可增强非去极化肌松药的作用，并延长其作用时间，合用时宜减少后者的用量。对卤化麻醉药过敏者禁用，肝胆疾患及肾功能低下者慎用。用面罩诱导时，呛咳和屏气的发生率很低。维持麻醉浓度为1.5%~2.5%时，循环稳定。麻醉后清醒迅速，清醒时间成人平均为10分钟，小儿为8.6分钟。苏醒过程平稳，恶心和呕吐的发生率低。

地氟烷麻醉性能较弱，成人MAC值为6.0%~7.25%。抑制大脑皮层的电活动，可降低脑代谢率；高浓度可以舒张脑血管，并降低其自身调节能力。不增加心肌对外源性儿茶酚胺的敏感性，对心肌收缩力有轻度抑制作用，对心率、血压和心排血量影响较轻。当浓度增加时可引起外周血管阻力降低和血压下降；对呼吸有轻度抑制作用，可抑制机体对$PaCO_2$升高的反应，对呼吸道也有轻度刺激作用。可以增强肌松药的效应。因其血/气分配系数很低，肺泡浓度上升很快，容易达到平衡状态。几乎全部由肺排出，其体内代谢率极低，肝、肾毒性很低。麻醉诱导和苏醒都非常迅速。可单独以面罩诱导，浓度低于6%时呛咳和屏气的发生率低，浓度大于7%可引起呛咳、屏气、分泌物增多，甚至发生喉痉挛。吸入浓度达12%~15%时，不用其他肌松药即可行气管内插管。可单独或与n2o合用维持麻醉，麻醉深度可控性强，肌松药用量减少。因对循环功能的影响较小，

对心脏手术或心脏病人行非心脏手术的麻醉或可更为有利。其诱导和苏醒迅速，也适用于门诊手术病人的麻醉，而且恶心和呕吐的发生率明显低于其他吸入麻醉药。

有 Meta 分析认为在不超过 3 小时的麻醉中，接受七氟烷和地氟烷麻醉者在 PACU 中的滞留时间和 PONV 发生率没有显著差异，但是清醒和拔管时间地氟烷稍早于七氟烷（1.0~1.2 分钟）。

（二）体温管理

正常人体的中心体温随昼夜节律和女性生理周期发生一定范围的波动（0.5~1℃）。目前没有与年龄相关的中心体温变化的研究报道，考虑到各种可能的影响因素，一般认为 36.5~37.5℃是中心体温的正常范围。老年病人由于体温调节功能减退和基础代谢率降低，在围术期易于发生热量散失，虽然轻度低温（-2℃）可以用于某些特殊手术（如主动脉手术）中脑、脊髓和肾功能保护，但是低体温可能引发一系列的生理反应：低体温导致的寒战会显著增加氧耗（平均可达 40%，最高可 100%）；降低机体对 CO_2 的反应；激活交感神经系统，去甲肾上腺素分泌可以增加 100%~500%；血压升高，可能发生心律失常和心肌缺血；降低凝血功能、免疫功能；导致麻醉药物如肌肉松弛药作用延长。所以维持术前、术中以及术后体温非常重要，应该尽量避免发生体温降低。

麻醉期控制和维持老年病人体温的方法包括：维持手术室保温系统正常工作，尽量给病人覆盖保温、输注温热的液体、使用病人加温系统如电热毯等等均有助于维持老年病人体温并有助于病人恢复。

（三）液体管理

应该精心管理老年病人围术期的液体量，对于估计手术中可能大量输液的病人，中心静脉置管是必需的。虽然多数围术期的病人经常发生输液量不足，但是老年病人应该特别强调输液不要过量，否则可能引起肺水肿（有肾功能不全者更易于发生）。当然，过度脱水可能会加重肾功能不全的发生。因此对接受大手术的老年病人，应该定期评估其液体管理的程度，以保证体液量维持于最佳状态。

输血可能导致输血相关的急性肺损伤、感染（病毒性如肝炎、AIDS，细菌性等）、免疫功能的改变、容量超负荷甚至充血性心力衰竭等，使围术期输血变得非常敏感。随着年龄的增加，血红蛋白的水平下降，同时由于慢性病多发和营养不良，所以贫血也是老年人的多发病。何时可以启动围术期输血治疗，应该郑重考虑两个方面的要求：如何避免输血的并发症和怎样维护机体正常输氧功能。老年病人及其往往合并心血管疾病的特殊情况要求围术期血液不应该过度稀释，应该保持血红蛋白不少于 60~80g/L，Hct 不低于 28%。大量多中心研究认为血红蛋白低于 100g/L 不应该作为常规的启动输血的指标，推荐最好为 70g/L。这样才能保证氧的输送和重要器官的氧供。

（四）β-受体阻滞剂

大规模多中心的临床试验已经证明，β-受体阻滞剂可以显著地降低合并冠心病病人接受中度或高危险的手术时围术期严重的心血管并发症发生率（心肌缺血发生率降低 65%，心肌梗死发生率降低 56%，心源性死亡率降低 67%）。对于可以应用β-受体阻滞剂的病人，建议至少在手术前几天即应开始，并且根据病人的心率来调节药物的剂量。同时围术期心肌梗死发生是多因素促成的，现在仍不清楚其完整机制，因此具有发生围术期心肌梗死高危因素的病人应该采取多种防范方法如β-受体阻滞剂、抗血小板和他汀类药物等。应用β-受体阻滞剂可以减慢心率，因此对长期接受β-受体阻滞剂治疗的病人，建议围术期不要停止使用以预防反跳性心动过速。

现有的研究资料不认为阻塞性肺病（COPD）是β-受体阻滞剂的禁忌证，因为 meta 分析后发现 COPD 病人应用β-受体阻滞剂时的肺部并发症与非 COPD 者相似。但是合并 COPD 的老年病人使用β-受体阻滞剂应该综合考虑肺部情况。

推荐围术期使用β-受体阻滞剂的病人包括：既往没有接受此类药物治疗、Goldmans 心脏危险指数>3 或者中度危险等。β-受体阻滞剂应用的目标心率可以控制在 55~65 次/分，保持收缩压高于 100mmHg，舒张压维持在基础舒张压±10%范围，但老年病人必须高于 60mmHg。研究结果证实不恰当地停用β-受体阻滞剂可能增加病人围术期心肌缺血发作，因此应该逐渐减少药物剂量，手术后停用β-受体阻滞剂的时间存在不同的意见，有的研究随访发现不间断使用 2 年可以使心血管并发症所引起的死亡率下降 20%，但是多数的研究是在手术后 7 天停用β-受体阻滞剂。

（刘冲）

第四节　老年患者围术期常见并发症

人均寿命延长，人口老龄化的出现以及麻醉学和外科学的进步，使得每年接受麻醉和手术的老年病人迅速增加。在美国 65 岁以上者每年有 21%接受手术治疗。由于机体衰老引起的重要器官功能改变和老年病人本身合并的多种慢性疾病，老年病人围术期并发症的发生率和死亡率明显高于青壮年病人。因此应该重视老年病人麻醉风险的评估，细致和认真的评估是降低围术期并发症和死亡率的基础，可以大大提高病人接受手术治疗的安全性。年龄增长本身可以增加手术并发症发生的可能性，但是并发症增加的主要原因是由于随着年龄增加，一些重要脏器的器质性病变如心血管疾病等的发生率增加。虽然对年龄是否是独立的危险因素一直存在争论，但是多数麻醉医师并不区分年龄本身还是老年性疾病在麻醉中的作用，往往把两者合在一起考虑。

随着年龄的增长，人群接受外科手术治疗的比例随之增加。美国的统计表明：45 到 60 岁人群中只有近 12%，而 60 岁以上的人群中 21%将接受手术和麻醉。由于麻醉技术的进步和高水平麻醉医师的增加，与二十年前相比，老年病人接受手术和麻醉出现并发症的可能性有所降低，但是由于：①老年患者急诊手术比例较高，②衰老和慢性疾病对重要器官功能的影响使老年机体对创伤、感染等应激的防御能力降低，对麻醉药物的反应与青壮年不同，所以老年病人围术期并发症的发生率和死亡率仍然高于普通人群。

老年病人麻醉风险仍然适合使用美国麻醉医师协会（ASA）提出的病情估计分级。ASA 分级Ⅰ、Ⅱ级的病人，其麻醉手术耐受性一般良好。多数老年病人 ASA 分级在Ⅱ级以上，ASA 分级Ⅲ级的老年病人，接受手术麻醉有一定的危险性，应该进行充分的术前准备，积极预防和治疗围术期可能出现的并发症；ASA 分级Ⅳ、Ⅴ级的老年病人麻醉风险极大，术前准备更加重要。ASA 分级对老年病人麻醉风险的评估有一定的应用价值，多数老年病人麻醉风险研究中同时将生理机能状态测定和特定疾病状态作为危险因子和影响预后的因素。一般麻醉医师都认为应该将所谓老年人的功能状态作为评估麻醉风险的一个重要部分，功能状态可以定义为维持日常生活的能力，包括社会功能和认知功能。

以下从几个方面讲述老年病人围手术麻醉期可能出现的风险和并发症。

一、死亡

美国的统计资料表明老年病人围术期死亡率呈逐年下降趋势：20 世纪 60 年代为 20%，80 年代已经下降到 5%~6%。近年的统计研究提示，即使是特别高龄的病人，围术期死亡率也不高，Warner 等 1998 年报道 31 例 100 岁以上病人围术期无一死亡，一月内死亡率为 16.1%，一年内死亡率为 35.5%，病人的生存率与相同年龄段未接受手术者几乎没有区别。增加老年病人围术期死亡率的危险因子包括：

1. 急诊手术，一项包括 795 例 90 岁以上病人的研究表明：急诊手术死亡率是择期手术的 13 倍（7.8% 比 0.6%）。

2. 手术部位也是重要的影响因素，胸、腹部手术的死亡率和并发症的发生率明显高于其他类型手术。

3. 老年病人合并的各种疾病也是预测围术期是否死亡的重要因素，研究资料证实合并疾病的种类比年龄高低更能预测病人的预后。

4. 评估人体营养状态的白蛋白水平，也可以作为预测老龄病人手术预后的重要指标。

二、心血管并发症

老年病人往往合并心血管疾病，而且随着年龄的增加，冠心病、高血压等疾病的发病率和严重程度明显增加，因此引起的围术期并发症的发生率和死亡率也明显上升。Pedersen 在 1990 年报道：与 50 岁以下病人心血管并发症发生率 2.6% 相比，80 岁以上病人围术期心血管并发症高达 16.7%；手术前有心血管病史特别是充血性心力衰竭、冠心病、心肌梗死者，围术期心血管并发症高达 40%。近几年的一项包括 367 例 80 岁以上的病人的研究表明围术期心血管并发症发生率为 12.5%。老年病人接受非心脏手术的心脏风险可以采用 Goldmans 心脏危险指数来评估，它把年龄作为一个独立的危险因子。也有人认为这一评估体系更注重冠状动脉疾病而忽略了手术的应激。多数研究者认为麻醉种类的选择并不影响心血管并发症的发生率，而平稳控制围术期血流动力学更为重要。对于有心血管病史的老年病人，如果没有特殊检查手段可以准确估计心脏功能，最大限度地改善其心功能和控制症状是非常重要的。心脏核素扫描、Holter 监测和运动试验可以进一步评估心脏功能，预测并发症发生率。在高危老年病人，手术中推荐进行直接动脉测压，但有创测压在减少心血管事件的同时又带来其他风险。

三、肺部并发症

由于衰老引起的通气贮备量减少、通气和换气功能减低和清除呼吸道分泌物能力的下降导致老年病人手术后肺部并发症明显增加。同时既往有充血性心力衰竭和神经系统病史也可以增加肺部并发症的发生率，因此手术前将老年病人的呼吸功能调至最佳状态是非常重要的。在发达国家，大量的多中心研究表明，80 岁以上病人围术期肺部并发症的发生率为 10% 左右（7%~10.2%）。吸烟、过度肥胖、低白蛋白血症、既往呼吸系统疾病史、慢性阻塞性肺病（COPD）和高龄均增加肺部并发症如肺炎、肺不张和需要机械通气的发生率。肺功能检查 MBCCSO，FEV，<2L 及 $PaCO_2$>45mmHg 预示肺部并发症增加，而且因此引起的死亡率也增加。因此手术前可以通过病史询问、体检、胸部 X 线片、肺功能检查甚至结合血气分析结果对肺部情况作出综合判断，对于高度危险的老年择期手术病人应该通过住院治疗改善肺功能，同时停止吸烟和增加运动耐量来减少肺部并发症的发生；接受急诊手术且易于发生肺部并发症的老年病人应该在手术后接受机械通气支持治疗。

四、神经系统并发症

近年来，老年病人手术后认知功能障碍（postoperative cognitive dysfunction，POCD）引起了麻醉医师和社会的普遍关注，其发生率各家报道不尽一致。一般认为老年病人中枢神经系统功能减退所以易于发生 POCD，POCD 症状发生的机制可能是进一步降低了老年病人已经减少的神经递质。与 POCD 相关的麻醉因素可能为低血压、低氧血症、药物作用等。这些麻醉药物包括可以诱发谵妄的麻醉药物如氯胺酮、苯二氮䓬类药物、丙泊酚和抗胆碱类药物。Moller 等进行的大宗老年病例研究提示 POCD 发生率手术后一周为 25.8%，术后 3 个月为 9.9%；而对照组没有接受手术的老年病人入院一周认知功能障碍发生率为 3.4%，3 个月发生率为 2.8%。增加手术后认知功能障碍发生率的因素包括年龄、麻醉时间、教育程度低、二次手术、既往神经系统疾病（如抑郁、痴呆）、酗酒、代谢紊乱、手术后感染和呼吸道并发症。目前的研究表明麻醉种类的选择与 POCD 发生无关。而且至今没有研究提示为何同样的麻醉药物和麻醉技术在年轻和老年病人产生不同的影响。由于目前尚未阐明 POCD 的发生机制，因此没有有效的预防措施。可以采用的预防方法包括：最大限度地降低所用药物的种类、避免低氧和高二氧化碳血症、完善的术后镇痛。同时统计分析表明接受门诊手术的老年病人较少发生 POCD，可能与接受门诊手术的老年病人接受较少的麻醉药物、迅速回到正常的生活环境有关。

总之，虽然近年来麻醉及相关技术的进步大大降低了老年病人麻醉围术期死亡，但是老年病人麻醉的风险仍然很大。在术前评估中，老年病人的并存疾病比单纯年龄更为重要。同时在手术前将老年病人各个器官的功能状态调整到最佳，尽量控制并发症，进行充分的术前准备以避免急诊手术，充分改善病人营养状况等都有助于改善老年病人预后。

（刘冲）

第五节　老年人的体液特点

自从 65 岁以上的老年人成为人口中数量增长最快速的部分，老年人的围术期治疗受到越来越多的关注。老龄人口的增长以及预期寿命的增加使需要进行外科手术的老年人不断增加，医学的快速发展也使得更多较高危的患者能够进行手术治疗，对于这些患者，重视水电解质平衡成为围术期治疗的一个重要方面。

一、老年体液特点

老年人体内总水量的变化体液指人体各种细胞内外的水溶液，由细胞内液和细胞外液两部分组成，主要成分是水和电解质，体液的量和成分随年龄而变化。

随着年龄增长，去脂肪体重和体液总量减少，脂肪含量增加。年轻男性和女性的体液含量分别约占体重的 60% 和 52%，到超过 65 岁的老年男性和女性，这一数字减少至 54% 和 46%。老年人体液总量的减少主要是细胞内液的减少，细胞内液和细胞外液的比例发生变化，细胞内液比例降低，细胞外液的比例增加。

由于体液的减少，老年人在体液丢失或是水分摄入不足的情况下更易发生脱水，而在饮水过多或输液过多时更易发生体液过负荷和低钠血症。

老年人电解质的特点除了血钾水平，健康老年人的血浆电解质水平并没有一致的变化趋势，而大多处于正常水平。多项研究发现，血钾水平随衰老而轻微的增加，而体内总钾含量却减少。根据一项对 800 名 55 岁以上的老年急诊患者的电解质筛查，16% 患者的电解质水平存在明显异常，1/3 患者的水电解质治疗计划根据电解质筛查结果需要做出调整。

老年人电解质异常发生率较高。老年人的口渴机制、肾功能和激素调节能力常常受到损害，使老年人非常易于发生电解质紊乱，常常发生低钠血症、高钠血症、低钾血症、高钾血症等。

贫血与低蛋白血症老年人一般都有不同程度的贫血，主要原因是老年人的骨髓体积随年龄增长而减少，退化萎缩的骨髓造血组织被脂肪组织所代替，其次是老年人肉类摄取量减少，胃肠功能下降所致。这种贫血状态对老年人可降低其血液黏稠度，符合生理的适应性改变。

老年人白蛋白合成少，循环血浆量减少，血浆球蛋白相对增多，A/G 比值减少，血浆总蛋白减少。如果有良性或恶性高的球蛋白血症，则可能出现高血黏度综合征。

二、影响老年体液电解质的因素

（一）肾脏功能和解剖学改变

如同其他器官系统，进入老年以后，肾脏的基本功能发生进行性减退。40 岁以后，肾单位开始减少，皮质部分减少超过髓质部分，衰老肾脏的血管壁还会发生玻璃样变，并且肾小球数量减少。老年人的肾小球滤过率降低，肾小管功能逐渐下降是导致体液和电解质紊乱的重要原因。

肾小球滤过率下降：Rowe 等人在 1976 年首先发现老年人标准化肾小球滤过率连续性下降。随后的研究发现老年人肾小球滤过率下降并非不可避免的。对健康人群长达二三十年的规律随访发现，大多数人的肾小球滤过率以每 10 年 10ml/mm 的速度降低，男性比女性降低更为明显。然而，也有 30% 的健康老年人肾小球滤过率没有下降。除了本身并存肾脏疾病者，通常认为从 30 岁到 80 岁，肾小球滤过率约减少 50%~63%。尽管如此，健康老年人的血浆肌酐浓度仍然可以保持在正常范围。这是由于伴随衰老过程，肌肉组织的含量也下降，而后者是肌酐生成的主要来源。老年人肌肉组织减少与肾小球滤过率的下降相平行，因此血肌酐水平保持不变。因此血肌酐浓度不能用来评价老年人的肾小球滤过率。然而，很明显，一个老年人血肌酐值升高与同样程度升高的年轻人相比，说明他的肾小球滤过率更低。对于老年人来说，肌酐水平升高说明肾小球滤过率降低到以至于任何轻微的生理性应激就可能导致尿毒症发生的危险。因此，老年外科病人发生急性肾衰竭的危险性较高，而后者的死亡率超过 50%。

肾小管功能的下降：伴随着肾小球数量的减少，间质纤维化和肾小管功能减退逐渐加重，重吸收和分泌功能都下降。肾小管功能减退与肾小球数量的减少是成比例的，于是球管平衡得以较好的保持。

保钠排钠能力的下降：机体内约90%的钠经由肾脏排出，经肾小球滤过的钠约99%被肾小管重吸收。老年人处理钠不足和钠多余的能力要稍逊于年轻人。当饮食中摄入的盐分突然减少时，老年人保存钠的能力降低，结果需要较长时间来达到钠平衡，约比年轻人长一倍。这是由于肾脏髓质血流的相对增加，冲洗掉髓质的溶质，降低了髓质间质的渗透浓度，如此减少了钠在髓袢升支的重吸收。老年人肾脏交感神经系统活性的降低，也使钠的重吸收减少。

相类似，老年人排除钠负荷的能力也进一步降低，会在夜间排除较多的钠。这是由于肾小球滤过率降低，使钠的滤过减少。

（二）神经体液因素

1.口渴感减弱

口渴感为正常机体最有效的补充失水机制。在正常情况下，水的摄入和排出是大致相当的。如果水的丢失超过摄入，就会感到口渴，水的主动摄取会增加。当血浆渗透压高于290~295mOsm/kg时，会产生口渴感，低血压和低血容量也会导致口渴。肾脏对水的保留作用对水丢失起着第一线的防御作用，但在严重脱水及高渗状态下，这种作用则不足够保证水的平衡，需要口渴的刺激来实现。

口渴机制随着年老而减弱，使老年人维持水平衡的能力受到损害，增加了脱水的危险。老年人口渴机制内源性缺失，导致即使渗透压和血钠水平升高的情况下，水的摄入也不足。Phillips等人的试验发现，在失水情况下，老年人一致表现为并不口渴，即使在脱水达到体重减轻、血浆渗透压升高的情况下依然如此。另外，一旦可以自由摄入水，年轻人的血浆渗透压可以在一小时内恢复正常，而老年人数小时也不能达到平衡。口渴机制的缺失可能由于中枢神经系统内阿片调节的口渴中枢退化。

2.激素

激素对水电解质平衡的调节，需要醛固酮、抗利尿激素（ADH）和心房利尿多肽（ANP）之间复杂的相互作用。这些激素水平的变化，部分导致了老年人液体平衡的改变。

（1）ADH：它是下丘脑视上核及室旁核神经元分泌的一种激素，能提高远曲小管和集合管上皮细胞对水的通透性，从而增加水的重吸收，使尿液浓缩，尿量减少。ADH还增加髓袢升支粗段对氯化钠的主动重吸收，并提高内髓部集合管对尿素的通透性，从而增加髓质组织间液的溶质浓度，提高髓质组织间液的渗透浓度，利于浓缩尿液。血浆渗透压是ADH分泌的主要刺激因素，然而，血容量和血压的变化也会参与刺激ADH释放。老年人ADH的释放并未损害，但是任意血浆渗透压水平下ADH的水平均增加，提示肾脏对于ADH的反应出现异常。年轻人的ADH分泌呈现昼夜波动，夜晚的分泌量增加。老年人并不如此。这些改变造成老年人无法排出过多的水分，易于发生低钠血症。

（2）肾素-血管紧张素-醛固酮系统：很多证据表明，衰老过程中血浆肾素的活性降低。这并不是由于血浆中肾素底物的浓度改变，而可能是由于无活性的肾素转变为有活性肾素的转换减缓而导致的血浆中激活的肾素浓度降低。血浆肾素活性降低也可能与较多量的ANP对肾素分泌的抑制作用有关。醛固酮浓度降低是血浆肾素活性降低的直接作用，而不是肾上腺衰老改变所致，因为老年人对促肾上腺激素的醛固酮和皮质醇反应并没有改变。

老年人醛固酮分泌改变使老年人对盐分和细胞外液体丢失的适应性较差。研究发现，给予老年人低盐饮食，需要比年轻人长 2~3 倍的时间来达到钠的平衡。还有研究发现，老年人对于低盐饮食的肾素反应迟钝，这导致血管紧张素 II 和醛固酮对钠丢失的反应减弱。

已经了解，老年人对高钾血症的醛固酮反应也消失，肾小管对醛固酮的反应性降低，也导致钠的重吸收受损。年龄相关的醛固酮分泌减少是老年人肾失钠的主要原因。

（3）ANP：ANP 由心房产生和分泌，老年人心房利尿激素的水平较高，要高于正常值 5 倍。另外老年人对于生理或药物刺激的 ANP 释放反应更强，可能是由于衰老导致的心肌顺应性下降。对外源性 ANP 的利尿反应和对醛固酮的抑制作用也增强。ANP 水平的升高直接抑制肾素，继而使血管紧张素 II 和醛固酮的分泌减少，最终导致老年人肾失钠。这可能可以保护老年人防止容量过多。有趣的是，即使存在低血容量，ANP 也不会完全抑制。

ANP 可能是年龄相关性肾失钠的重要调节因素，这可能是基础 ANP 水平、ANP 对刺激的反应、肾脏对 ANP 的反应以及 ANP 诱导的肾上腺保钠激素抑制都得到增强的结果。

3.游离水的清除能力

老年人排出游离水的清除能力明显减弱，特别是在使用噻嗪类利尿剂的时候。

4.并存的慢性疾病及医源性因素

老年人经常并存各种疾病，导致水电解质平衡紊乱的危险性增加。充血性心衰常见于老年患者，其病生理改变会导致细胞外液增加。Martin 等人作出了心衰或其他疾病导致水肿机制的精妙假设，心肌收缩力的下降导致动脉血压下降，压力感受器传入冲动减少，由此导致血管升压素分泌增加和肾素-血管紧张素-醛固酮系统的激活，使水钠潴留增加，血压得以维持。这些神经体液的变化还导致了外周和肾血管阻力的增加，钠由近端肾小管重吸收增加以及经肾小球滤过减少。钠从远端肾小管的重吸收减少导致醛固酮分泌进一步增加。

动脉压力感受器对于肝硬化病人神经体液的激活也起着重要作用。肝功能失代偿以后，毒性物质具有血管舒张活性，导致动脉舒张以及上述神经体液系统激活。水钠潴留作为动脉系统充盈不足的结果，导致了充血性心力衰竭和肝硬化病人的水肿形成。

精神方面损害如痴呆或谵妄，也常常会导致水摄入不足。药物如利尿药或催眠药的使用，发热过程中经皮肤和肺丧失水分，也都会导致脱水和电解质紊乱。

老年患者如果口服或是静脉输注低渗液体（如 0.45%盐水或是 5%糖）摄入增加、低钠饮食或是正在利尿治疗，发生医源性低钠血症的危险较高。对于大部分或全部通过胃管摄取营养的患者，常常发生间断或持续的低钠血症，原因是大多数胃肠道营养中含钠较低。

总之，年龄相关的肾功能下降以及神经体液机制变化等原因使老年人体液平衡的储备能力降低，调节机制受损，易于发生水和电解质的紊乱。

（刘冲）

参考文献

1.（美）米勒，邓小明，曾因明.米勒麻醉学（翻译版）.北京：北京大学医学出版社有限公司，2011.

2.（英）麦格康纳谢.姚尚龙.高危患者麻醉技术（翻译版）.北京：人民卫生出版社，2012.

3.（美）艾德默，倪家骧.区域麻醉与急性疼痛治疗学（翻译版）.北京：人民卫生出版社，2011.

4.（美）海特米勒，（美）施温格尔，黄宇光.约翰·霍普金斯麻醉学手册（翻译版）.北京：人民军医出版社，2013.

5.CarA.Warfield，ZahidH.Bajwa 主编.樊碧发译.疼痛医学原理与实践（第二版）.北京：人民卫生出版社，2009.

6.（美）艾伦·桑托斯（AlanSantos）著.产科麻醉.北京：北京大学医学出版社，2017.08.

7.（美）John F.Butterworth，David C.Mackey，John D.Wasnick 主编.摩根临床麻醉学英文.北京：北京大学医学出版社，2016.06.

8.（美）希拉·瑞安·巴尼特著.老年麻醉手册.上海：上海世界图书出版公司，2017.01.

9.（美）菲利浦·M.哈帝根主编.胸科麻醉手册.合肥：安徽科学技术出版社，2016.10.

10.弗里德伯格.丑维斌，费剑春译.美容外科麻醉学（翻译版）.沈阳：辽宁科学技术出版社，2015.

11.罗纳德·米勒原著；邓小明，曾因明，黄宇光主译.米勒麻醉学第 8 版.北京：北京大学医学出版社，2016.08.

12.田玉科.麻醉科指南（第三版）.北京：科学出版社，2013.

13.杭燕南.当代麻醉学（第二版）.上海：上海科学技术出版社，2013.

14.于布为.麻醉学的进步与嗜铬细胞瘤的手术治疗.上海医学，2009，02：92-93.

15.鞠辉.麻醉科住院医师手册.北京：北京大学医学出版社，2017.08.

16.叶铁虎，罗爱伦主编.静脉麻醉药.上海：上海世界图书出版公司，2017.01.

17.郭绍红，王晶晶.麻醉学监护下的局部麻醉胸腔镜胸交感神经阻断术 114 例.中国内锐杂志，2012，01：21-25.

18.李惠芳，张小梅.临床麻醉学亚专业——疼痛治疗.昆明医学院学报，2007，04：138.

19.江伟，仓静主编.骨科手术麻醉经典病例与超声解剖.上海：上海交通大学出版社，2017.08.

20.张惠艳主编.临床麻醉与复苏.长春：吉林科学技术出版社，2016.06.

21.邓小明.姚尚龙.曾因明.2013 麻醉学新进展.北京：人民卫生出版社，2013.

22.姚尚龙.现代麻醉学进展.华中医学杂志，2006，02：77-78.

23.孙增勤.使用麻醉手册.（第五版）北京：人民军医出版社，2012.

24.实用临床麻醉学.北京：北京科学技术出版社，2017.09.

25.韩国哲编著.现代重症医学与麻醉技术.长春：吉林科学技术出版社，2016.04.

26.米卫东.麻醉的秘密.北京：北京大学医学出版社，2017.06.

27.陈杰，缪长虹.老年麻醉与围术期处理.北京：人民卫生出版社，2016.11.

28.王保国.麻醉科诊疗常规.北京：中国医药科技出版社，2012.

29.方向明.分子麻醉学.北京：科学出版社，2012.

30.高亚利，方才.循证医学与麻醉学.国外医学.麻醉学与复苏分册，2004，04：231-234.

31.曲元.刘秀芬.疼痛治疗与麻醉咨询.北京：人民军医出版社，2010.

32.于奇劲，肖兴鹏.围术期麻醉相关高危事件处理.北京：人民军医出版社，2011.

33.盛卓人著.实用临床麻醉学第4版.北京：科学出版社，2017.01.

34.临床麻醉疼痛诊治及重症护理.哈尔滨：黑龙江科学技术出版社，2017.03.

35.章明，祝胜美.临床麻醉和疼痛治疗解剖学.杭州：浙江大学出版社，2008.

36.余志平.麻醉学研究关注疼痛治片.中国医药报，2003-12-04.

37.邓小明，姚尚龙，曾因明.麻醉学新进展2017版.北京：人民卫生出版社，2017.02.

38.戴体俊，张咏梅，秦迎松主编.麻醉机能实验学第2版.北京：科学出版社，2016.01.

39.宋德富.麻醉科合理用药.北京：人民军医出版社，2011.

40.杜晓宣，郑传东，李宏主编.脊柱外科麻醉学.广州：广东科技出版社，2017.07.

41.杨承祥.麻醉与舒适医疗.北京：北京大学出版社，2011.

42.郭政.老年麻醉学与疼痛治疗学.济南：山东科学技术出版社，2002.

43.连庆泉，张马忠主编.小儿麻醉手册第2版.北京/西安：世界图书出版公司，2017.08.

44.佘守章.围术期临床监测手册.北京：人民卫生出版社，2013.

45.王士雷，曹云飞，孟岩.麻醉危象急救与并发症治疗（第二版）.北京：人民军医出版社，2012.

46.刘铁军主编.临床麻醉与疼痛医学.长春：吉林科学技术出版社，2016.06.

47.李文志.麻醉学高级系列丛书•危重病症的诊断与治疗.北京：人民卫生出版社，2013.

48.杭燕南，孙大金.麻醉学的新概念和新进展.上海医学.2005，11：905-907.

49.刘海艳主编.临床麻醉技术与疼痛学.长春：吉林科学技术出版社，2016.09.

50.赵俊.现代麻醉诊断治疗学.北京：中国铁道出版社.2007.

51.韩济生，倪家骧.临床诊疗指南疼痛学分册.北京：人民卫生出版社，2007.

52.张贤军.创伤麻醉及重症监护治疗学.南京：东南大学出版社，2013.

53.冯华，王天龙.颈动脉内膜切除术麻醉学进展.中国现代神经疾病杂志.2010，04：420-425.

54.吴新民.麻醉学高级教程.北京：人民军医出版社，2014.

55.张野，顾尔伟主编.麻醉苏醒期的监护与治疗.合肥：安徽科学技术出版社，2016.09.

56.庄心良.现代麻醉学.北京：人民卫生出版社，2004.

57.静脉麻醉理论与实践.广州：广东科技出版社，2017.12.

58.熊利泽.麻醉学高级系列丛书•危重病症治疗技术.北京：人民卫生出版社，2011.

59.曲元.刘秀芬.疼痛治疗与麻醉咨询.北京：人民军医出版社，2010.

60.岳云.简明神经麻醉与重症监护.北京：人民卫生出版社，2009.

61.徐德玲主编.临床麻醉技术.长春：吉林科学技术出版社，2016.07.